Falko Brede

Gesundheitspolitik und Politikberatung

SOZIALWISSENSCHAFT

Falko Brede

Gesundheitspolitik und Politikberatung

Eine vergleichende Analyse deutscher und kanadischer Erfahrungen

Deutscher Universitäts-Verlag

Bibliografische Information Der Deutschen Nationalbibliothek
Die Deutsche Nationalbibliothek verzeichnet diese Publikation in der
Deutschen Nationalbibliografie; detaillierte bibliografische Daten sind im Internet über
<http://dnb.d-nb.de> abrufbar.

Dissertation Universität Augsburg, 2005
u.d.T.: Brede, Falko, Gesundheitsreformen und Politikberatung in Kanada und
Deutschland – Zur Rolle politikberatender Gremien in gesundheitspolitischen
Entwicklungsprozessen.

Gedruckt mit freundlicher Unterstützung der Gesellschaft für Kanada-Studien e.V.

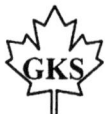

1. Auflage Oktober 2006

Alle Rechte vorbehalten
© Deutscher Universitäts-Verlag | GWV Fachverlage GmbH, Wiesbaden 2006

Lektorat: Brigitte Siegel / Ingrid Walther

Der Deutsche Universitäts-Verlag ist ein Unternehmen von Springer Science+Business Media.
www.duv.de

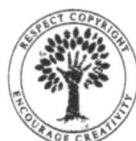

Das Werk einschließlich aller seiner Teile ist urheberrechtlich geschützt.
Jede Verwertung außerhalb der engen Grenzen des Urheberrechtsgesetzes
ist ohne Zustimmung des Verlags unzulässig und strafbar. Das gilt insbesondere für Vervielfältigungen, Übersetzungen, Mikroverfilmungen und die
Einspeicherung und Verarbeitung in elektronischen Systemen.

Die Wiedergabe von Gebrauchsnamen, Handelsnamen, Warenbezeichnungen usw. in diesem
Werk berechtigt auch ohne besondere Kennzeichnung nicht zu der Annahme, dass solche
Namen im Sinne der Warenzeichen- und Markenschutz-Gesetzgebung als frei zu betrachten
wären und daher von jedermann benutzt werden dürften.

Umschlaggestaltung: Regine Zimmer, Dipl.-Designerin, Frankfurt/Main
Druck und Buchbinder: Rosch-Buch, Scheßlitz
Gedruckt auf säurefreiem und chlorfrei gebleichtem Papier
Printed in Germany

ISBN-10 3-8350-6048-1
ISBN-13 978-3-8350-6048-7

Danksagung

Kaum eine wissenschaftliche Arbeit wird letztendlich so geschrieben, wie sie zu Beginn der ersten Vorarbeiten konzipiert wurde. Von den ersten Überlegungen bis zum Abschluss der nun vorliegenden Arbeit zur Rolle politikberatender Gremien in gesundheitspolitischen Reformprozessen sind nicht nur einige Jahre vergangen. Auch der Fokus der Arbeit wurde mehrfach angepasst, da sich insbesondere durch die Einsetzung der Rürup-Kommission nach der Bundestagswahl 2002 die Möglichkeit ergab, nicht nur historisch die Rolle der Politikberatung in gesundheitspolitischen Reformprozessen zu analysieren, sondern auch anhand der Arbeit der Rürup-Kommission und der kanadischen Romanow-Kommission einen synchronen Vergleich der Arbeit politikberatender Gremien in der kanadischen und deutschen Gesundheitspolitik vorzunehmen.

Da ein Projekt wie diese Studie ohne die tatkräftige Hilfe vieler Menschen nicht erfolgreich abzuschließen wäre, möchte ich mich an dieser Stelle bei allen bedanken, die zum Gelingen dieser Studie beigetragen haben. An erster Stelle ist in diesem Zusammenhang die herausragende Betreuung dieser Arbeit durch Professor Dr. Rainer-Olaf Schultze vom Institut für Kanada-Studien der Universität Augsburg anzuführen. Trotz der räumlichen Distanz zwischen Wohnort und Universitäts-Standort fand eine umfassende und direkte Betreuung statt, welche besser nicht hätte sein können. Seine konstruktive Kritik, seine Anregungen und Hinweise trugen maßgeblich zum Gelingen dieser Arbeit bei. Auch sei Frau Claudia Glöckner und den anderen Mitarbeiterinnen und Mitarbeitern des Instituts für Kanada-Studien an dieser Stelle für ihre Unterstützung gedankt.

Des Weiteren möchte ich Professor Hugh Armstrong von der *Carleton University* in Ottawa danken, der meinen Forschungsaufenthalt in Kanada nicht nur mit einem „Dach über dem Kopf" unterstützte, sondern während des gesamten Aufenthalts nützliche Ratschläge und Unterstützung anbot. Natürlich sei an dieser Stelle auch allen Interviewpartnerinnen und -partnern gedankt, die Zeit opferten, um mir einen tieferen Einblick in die Arbeitsabläufe von gesundheitspolitischen Beratungsgremien in Kanada und Deutschland zu ermöglichen.

Insbesondere möchte ich Roy Romanow und Professor Dr. Bert Rürup danken, die mit ihrer freundlichen und zügigen Reaktion auf Gesprächsanfragen bewiesen haben, dass auch Personen mit einem vollen Terminkalender durchaus Zeit zur Unterstützung des wissenschaftlichen Nachwuchses aufwenden können. Auch möchte ich Staatssekretär Heinrich Tiemann für die Unterstützung dieses Forschungsvorhabens danken.

Für die Veröffentlichung wurde die vorliegende Studie aktualisiert und um einen kurzen Ausblick ergänzt. Für die finanzielle Unterstützung des Drucks dieses Buches danke ich der Gesellschaft für Kanada-Studien e.V. (GKS). Für die zahlreichen und wertvollen Hinweise sowie die tatkräftige Unterstützung bei Korrekturarbeiten danke ich Jörg Broschek, Sven T. Siefken, Susanne Mauersberg und Stephan Borghorst.

Schließlich möchte ich meiner Lebenspartnerin, Stephanie Ozdoba, danken. Es ist mit Worten nicht zu beschreiben, wie sehr sie mir bei der Abfassung dieser Arbeit geholfen hat. Widmen möchte ich diese Arbeit meinen Eltern. Nur ihrer langjährigen Unterstützung und Förderung ist es zu verdanken, dass diese Arbeit erfolgreich abgeschlossen werden konnte.

Falko Brede

Inhaltsverzeichnis

Danksagung ... V
Inhaltsverzeichnis ... VII
Abbildungsverzeichnis ... XIII
Abkürzungsverzeichnis ... XV

Einleitung ... 1

Teil I:
Politikberatung und gesundheitspolitischer Wandel

1. Policy-Lernprozesse und politischer Wandel ... 7
2. Modelle wissenschaftlicher Beratung der Politik ... 11
 2.1. Dezisionistische Politikberatung ... 12
 2.2. Technokratische Politikberatung ... 13
 2.3. Pragmatistische Politikberatung ... 14
3. Funktionen politikberatender Gremien ... 15
4. Die Besetzung von Beratungsgremien ... 18
5. Einfluss von Politikberatung ... 21
6. Öffentlichkeitsbezug von Politikberatung ... 26
7. Politikberatung und gesundheitspolitische Reformen ... 29

Teil II:
Die Rolle politikberatender Gremien in der Entwicklung des kanadischen Gesundheitssystems

1. Einleitung ... 33
 1.1. Politische Beratung durch Royal Commissions in Kanada ... 36
2. Strukturmerkmale des kanadischen Gesundheitssystems ... 41
 2.1. Verfassungsordnung und Gesundheitspolitik ... 43
 2.1.1. Federal spending power ... 44
3. Entstehung des kanadischen Gesundheitssystems ... 45
4. Gesundheitspolitik in Kanada nach dem Ersten Weltkrieg ... 48
 4.1. Royal Commission on Dominion-Provincial Relations ... 49
 4.2. Einfluss der Beveridge- und Marsh-Berichte ... 51
5. Das National Health Grants Program ... 56
6. Saskatchewan als Keimzelle des kanadischen Gesundheitssystems ... 57
7. Der Hospital Insurance and Diagnostic Services Act ... 59

8. Der Saskatchewan Medical Care Insurance Act 61
9. Die Royal Commission on Health Services 64
   9.1. Einsetzung und Mitglieder der Kommission 66
   9.2. Aufgabenstellung und Arbeitsweise 67
   9.3. Vorstellung des Abschlussberichts und Reaktionen 68
   9.4. Umsetzung der Kommissionsempfehlungen 70
   9.5. Bedeutung und Einfluss der Hall-Kommission 75
10. Veränderungen im Finanzierungssystem 79
11. Das Health Services Review Committee 81
    11.1. Einsetzung 82
    11.2. Empfehlungen des Gremiums und deren Umsetzung 83
12. Der Canada Health Act 86
    12.1. Kritik am Canada Health Act 87
    12.2. Folgen der Einführung des Canada Health Act 88
13. Sozialpolitik in Kanada nach 1984 89
14. Die Einführung des Canada Health and Social Transfer 93
15. Das National Forum on Health 97
    15.1. Beratungsverlauf 98
    15.2. Veröffentlichung des Abschlussberichts und Reaktionen 100
    15.3. Der Einfluss des National Forum on Health 102
16. Das Social Union Framework Agreement 106
17. Der First Ministers' Accord vom September 2000 108
18. Resümee: Gesundheitsreformen und Politikberatung in Kanada 111

Teil III:
Die Commission on the Future of Health Care in Canada

1. Beratungsgremien und Reformdebatte im Vorfeld der Einsetzung 115
2. Die Einsetzung der Kommission 119
3. Die Besetzung der Kommission 124
4. Die erste Beratungsphase 126
5. Die wissenschaftliche Arbeit der Kommission 130
6. Der Öffentlichkeitsbezug der Kommissionsarbeit 132
7. Veröffentlichung und Diskussion über den Zwischenbericht 135
8. Die zweite Beratungsphase und die Vorbereitung des Abschlussberichts 137
   8.1. Der Citizens' Dialogue 139
   8.2. Weitere Veranstaltungen der Kommission 141
   8.3. Bewertung der Konsultationsphase 143
9. Vorstellung des Abschlussberichts, Inhalt und Reaktionen 146
   9.1. Inhalt des Abschlussberichts 147

9.2. Reaktionen auf den Bericht 152
10. Einfluss der Kommissionsempfehlungen 156
11. Konkurrierende Politikberatungsgremien: Romanow versus Kirby? 162
12. Resümee: Die Romanow-Kommission – eine weitere erfolgreiche Royal Commission? 167

Teil IV:
Die Rolle politikberatender Gremien in der Entwicklung des deutschen Gesundheitssystems

1. Einleitung 173
  1.1. Politische Beratung in Deutschland 177
2. Die Entstehung des deutschen Gesundheitssystems 179
3. Fortentwicklung des Gesundheitssystems in der Weimarer Republik 183
4. Beständigkeit und Wandel während der nationalsozialistischen Diktatur 184
5. Die Restauration des Gesundheitssystems nach 1945 186
6. Erste Reformansätze und das Scheitern der Blankschen Gesundheitsreformen 189
7. Die Sozialenquête-Kommission 191
8. Die Konzertierte Aktion im Gesundheitswesen 196
  8.1. Organisation 198
  8.2. Ziele 199
  8.3. Einfluss 201
  8.4. Resümee 202
9. Der Sachverständigenrat für die Konzertierte Aktion im Gesundheitswesen 204
  9.1. Einsetzung und Mitglieder 205
  9.2. Gutachten des Sachverständigenrates 1987 – 2003 206
  9.3. Der Sachverständigenrat als politikberatendes Gremium 215
10. Die Enquete-Kommission „Strukturreform der gesetzlichen Krankenversicherung" 220
  10.1. Enquete-Kommissionen im politischen System der Bundesrepublik Deutschland 221
  10.2. Einsetzung der Enquete-Kommission 223
  10.3. Mitglieder und Beratungsverlauf 225
  10.4. Abschlussbericht der Kommission 227
  10.5. Resümee 228
11. Das Gesundheits-Reformgesetz 230

11.1. Entstehung 230
11.2. Das Scheitern des Gesetzes 232
12. Das deutsche Gesundheitssystem nach 1989 233
12.1. Die Wiedervereinigung und das deutsche Gesundheitswesen 234
12.2. Entstehung und Inhalt des Gesundheits-Strukturgesetzes 235
12.3. Politikberatung und Gesundheits-Strukturgesetz 237
12.4. Resümee 238
13. Die Reformdebatte nach dem Gesundheits-Strukturgesetz 240
14. Eine neue Gesundheitspolitik unter der rot-grünen Regierungskoalition? 241
15. Resümee: Gesundheitsreformen und Politikberatung in Deutschland 245

Teil V:
Die Kommission Nachhaltigkeit in der Finanzierung der Sozialen Sicherungssysteme

1. Hintergründe und Vorgeschichte der Einsetzung 249
2. Die Einsetzung der Kommission 251
3. Die Besetzung der Kommission 255
4. Organisation der Kommissionsarbeit 262
5. Der Beginn der Arbeit der Kommission 263
6. Beratungsverlauf und Medienberichterstattung bis April 2003 270
7. Zwischenbericht zur Reform der Finanzierung der gesetzlichen
   Krankenversicherung 276
   7.1. Inhalt des Zwischenberichts 277
   7.2. Reaktionen 279
8. Der weitere Beratungsverlauf 282
9. Vorstellung des Abschlussberichts, Inhalt und Reaktionen 284
10. Medienberichterstattung und Öffentlichkeitsbezug 290
11. Die wissenschaftliche Arbeit der Kommission 295
12. Einfluss der Kommissionsergebnisse 298
    12.1. Das GMG und die Reform der Finanzierung der
          Krankenversicherung 298
    12.2. Einfluss in den Bereichen Renten- und Pflegeversicherung 300
13. Konkurrierende Politikberatungsgremien: Rürup versus Herzog? 302
    13.1. Beratungsverlauf 303
    13.2. Abschluss der Kommissionsarbeit und Einfluss 305
14. Resümee: Die Rürup-Kommission – eine Fortsetzung der deutschen
    Politikberatungstradition? 307
    14.1. Rürup-Kommission und Öffentlichkeit 312

Teil VI:
Fazit

1. Politikberatung und Gesundheitsreformen in Kanada und Deutschland 316
2. Romanow- und Rürup-Kommission im Vergleich 321
3. Ausblick 331

Primärquellen und Dokumente 333
Bibliographie 343
Interviewte Personen 397
Anhang 399

Abbildungsverzeichnis

Abbildung 1: Externe Politikberatungsinstrumente in Kanada 37
Abbildung 2: Umfrage zum Vertrauen in das Gesundheitssystem 116
Abbildung 3: Internetauftritt der CFHCC 133
Abbildung 4: Entwicklung der Finanztransfers 2000/2001 bis 2010/2011 157
Abbildung 5: Internetauftritt der KNFSS 295
Abbildung 6: Internetauftritt der KNFSS zur Vorstellung des
　　　　　　　Abschlussberichts 296

Abkürzungsverzeichnis

AG	Arbeitsgruppe
AHP	Aboriginal Health Partnerships
AOK	Allgemeine Ortskrankenkasse
BMGS	Bundesministerium für Gesundheit und Soziale Sicherung
CCF	Co-operative Commonwealth Federation
CFHCC	Commission on the Future of Health Care in Canada
CICS	Canadian Intergovernmental Conference Secretariat
CMA	Canadian Medical Association
CPAC	Canada Public Affairs Channel
GKV	Gesetzliche Krankenversicherung
GMG	GKV-Modernisierungsgesetz
GKV-SolG	Gesetz zur Stärkung der Solidarität in der gesetzlichen Kranken versicherung (GKV-Solidaritätsstärkungsgesetz)
GOBT	Geschäftsordnung des Deutschen Bundestages
GRG	Gesetz zur Strukturreform im Gesundheitswesen (Gesundheits-Reformgesetz)
GRG 2000	Gesetz zur Reform der gesetzlichen Krankenversicherung an dem Jahr 2000 (GKV-Gesundheitsreformgesetz 2000)
GSG	Gesetz zur Sicherung und Strukturverbesserung der gesetzlichen Krankenversicherung (Gesundheits-Strukturgesetz)
HIDS	Hospital Insurance and Diagnostic Services Act
HMO	Health Maintenance Organizations
KNFSS	Kommission Nachhaltigkeit in der Finanzierung der Sozialen Sicherungssysteme
NDP	New Democratic Party
NFH	National Forum on Health
PKV	Private Krankenversicherung
RCHS	Royal Commission on Health Services
SGB	Sozialgesetzbuch
SSCSAST	Standing Senate Committee on Social Affairs, Science and Technology
SVRBgE	Sachverständigenrat zur Begutachtung der gesamtwirtschaftlichen Entwicklung
SVRKAiG	Sachverständigenrat für die Konzertierte Aktion im Gesundheitswesen

Einleitung

Der Begriff der Reform ist schon seit vielen Jahren aus der tagespolitischen Debatte in Deutschland kaum mehr wegzudenken. Ob Reform der Bundeswehr, Reform der Arbeitsvermittlung, Reform der sozialen Sicherungssysteme oder Reform des Zuwanderungsrechts, um nur einige Beispiele zu nennen; in nahezu allen bedeutsamen Politikfeldern hat es in den vergangenen Jahren in der Bundesrepublik Debatten über strukturelle Reformen gegeben. Interessanterweise wurde die Mehrzahl dieser Reformbemühungen durch die Arbeit politikberatender Gremien begleitet. Die Hartz-Kommission im Bereich der Arbeitsvermittlung, die Weizäcker-Kommission zur Reform der Bundeswehr, die Süßmuth-Kommission zum Zuwanderungsrecht oder die Rürup-Kommission zur nachhaltigen Finanzierung der sozialen Sicherungssysteme. Es scheint, als werde in Deutschland in den vergangenen Jahren jeder Versuch der Initiierung struktureller Reformen durch zeitlich befristete, problemorientierte politikberatende Kommissionen vorbereitet oder zumindest begleitet.

Obgleich die Nutzung von beratenden Gremien für die politischen Akteure offensichtlich seit vielen Jahren eine große Attraktivität besitzt, wird in der wissenschaftlichen Analyse häufig Kritik an der Beratung und ihrem Einfluss artikuliert (vgl. statt vieler: Heinze 2002: 85ff und Bonß 2004: 32). So beschreibt etwa Bandelow die Tradition politikberatender Gremien in Deutschland folgendermaßen: „Staatliche Institutionen wie Parlament und Regierung greifen in Deutschland meist auf streng proportional zusammengesetzte Beratungsgremien zurück, die sich an engen und wenig innovationsfreudigen Maßstäben zur Beurteilung alternativer Vorschläge für politische Strategien orientieren." (Bandelow 2003: 323) Andere Beobachter kritisieren, dass die Nutzung von politikberatenden Gremien dazu geführt hat, dass Entscheidungsprozesse aus den Institutionen der repräsentativen Demokratie in kaum legitimierte Beratungszirkel (unter Beteiligung einzelner Interessengruppenvertreter) verlagert und so der Demokratie Schaden zugefügt wurde (vgl. Papier 2003).

In der politikwissenschaftlichen Befassung mit politikberatenden Gremien existiert hierbei eine große Vielfalt von Begrifflichkeiten und Kategorisierungen (vgl. Siefken 2003: 495f). Auch wenn die genaue Anzahl politikberatender Gremien in Deutschland umstritten ist, so gehen Experten doch davon aus, dass allein auf Bundesebene rund 600 Gremien tätig sind (vgl. Schuh 2002). Zumeist wird implizit oder explizit davon ausgegangen, dass diese Kommissionen, Räte, Beiräte, usw. in erster Linie als Mittel dienen, um die verantwortlichen politischen Akteure von unmittelbarem Handlungsdruck zu entlasten und notwendige Entscheidungen auf die lange Bank von Kommissionsberatungen zu schieben. Die Umsetzungsbilanz von Empfehlungen politikberatender Kommissionen scheint diese Vorstellung einer zumeist „symbolischen Funktion" von Politikberatungsgremien auf den ersten Blick zu bestätigen.

Zwar werden schon seit vielen Jahren Politikberatungsprozesse wissenschaftlich untersucht. Jedoch ist feststellbar, dass sich die Mehrzahl der Studien entweder auf ein Land, auf ein Politikfeld, auf ein Beratungsgremium oder auf eine (politikfeldübergreifende) Beratungstendenz (etwa Deparlamentarisierung) konzentriert. Das hier bestehende Forschungsdefizit soll für den Bereich der Gesundheitspolitik durch diese Arbeit gefüllt werden. Im Rahmen dieser Studie soll versucht werden, die Rolle politikberatender Gremien in gesundheitspolitischen Reformprozessen in Kanada und Deutschland vergleichend zu analysieren. Im Gegensatz zu den soeben beschriebenen, begrenzten Untersuchungsansätzen wird im Rahmen dieser Studie die Arbeit von zwei nahezu gleichzeitig arbeitende Gremien (der Romanow- und der Rürup-Kommission) analysiert und in die historische Entwicklung von Beratungsprozessen in der Gesundheitspolitik in Kanada und Deutschland eingeordnet. Somit ist diese Arbeit als ein diachroner und synchroner Vergleich der Rolle von politikberatenden Gremien in einem spezifischen Politikfeld (Gesundheit) angelegt. Im Gegensatz zur Mehrzahl bisheriger Analysen wird somit der Einfluss von Beratung im Zeitverlauf beschrieben und der Politikberatungstradition größere Beachtung geschenkt.

Im Folgenden soll konkret der Frage nachgegangen werden, welche Wechselwirkungen sich zwischen der Entwicklung eines Politikfeldes (der Gesundheitspolitik) und der Arbeit von Politikberatungsgremien nachweisen lassen. Insofern steht die Qualität und Signifikanz von Politikberatung für die Entwicklung eines Politikfeldes im Zentrum des Interesses. Als Politikfeld bietet sich die Gesundheitspolitik aus mehreren Gründen an. So handelt es sich bei der Gesundheitspolitik um eines der wohl umstrittensten Politikfelder der letzten 15 Jahre. Demographischer Wandel und steigende Kosten durch neue medizinische Innovationen sind nur zwei Probleme, die dazu beitragen, dass die Gesundheitssysteme der westlichen Demokratien seit vielen Jahren unter erheblichem Veränderungsdruck stehen.

Gleichzeitig lässt sich ein länderübergreifender Trend erkennen, wonach die Systeme zwar auf der einen Seite unter erheblichem Wandlungsdruck standen und stehen, sich gleichzeitig aber in ihrer Substanz als äußerst stabil erwiesen haben. Aufgrund dieser Beobachtungen scheint es analytisch besonders gewinnbringend, die gesundheitspolitischen Entwicklungsprozesse dahingehend zu untersuchen, welchen Einfluss politikberatende Gremien in den vergangenen Jahrzehnten in diesem sich überdurchschnittlich pfadabhängig entwickelnden Politikfeld auszuüben in der Lage waren. Diese Rolle politikberatender Gremien in der Gesundheitspolitik lässt sich hierbei immer nur aus dem Kontext der Entwicklung des Politikfeldes im Zeitverlauf erklären. Folglich bedarf es nicht nur einer Beschreibung der Beratungsgremien, sondern auch einer zumindest überblicksartigen Darstellung der gesundheitspolitischen Entwicklungsprozesse und Reformbemühungen in den beiden Ländern. Der auf die Herausarbeitung längerfristiger Entwicklungsprozesse angelegte Ansatz dieser Studie wurde gewählt, da in den vergangenen Jahren unter anderem im Rahmen der neo-institutionalistischen Debatte über die Pfadabhängigkeit institutioneller (insbesondere sozialpolitischer) Entwicklungsprozesse deutlich geworden ist, welch große Rolle die historische Dimension für die Erklärung aktueller Reformoptionen und Reformblockaden in einem Politikfeld spielt (vgl. etwa Pierson 1994: 39). Außerdem lassen sich politisch-kulturelle Faktoren nur im Rahmen einer historisch-vergleichend angelegten Fallanalyse angemessen herausarbeiten (vgl. Wagschal 2000b: 92).

Daher wird im Folgenden der Einfluss von Politikberatung als ein historisch geprägter und von Lernprozessen in erheblichem Maße beeinflusster Prozess dargestellt und analysiert. „By examining differences and similarities *in context* it is possible to determine how different combinations of conditions have the same causal significance and how similar causal factors can operate in opposite directions." (Ragin 1987: 49, Hervorhebung im Original) Die historische Einordnung des Einflusses politikberatender Gremien erlaubt die Herausarbeitung langfristiger politischer Dynamiken, welche bei kürzer angesetzten Vergleichszeiträumen aus dem Blick geraten würden. Solche Prozesse beschreibt Pierson treffend als „big, slow moving and invisible" (Pierson 2000a). Insbesondere die zeitliche Sequenzierung von politischen Beratungs- und Wandlungsprozessen rückt somit in das Blickfeld dieser Analyse.

Als Fallbeispiele für diese Studie wurden mit Kanada und der Bundesrepublik Deutschland zwei Länder ausgewählt, die nicht nur stark durch ihren föderalistischen Staatsaufbau geprägt sind, sondern auch zu der Gruppe der entwickelten OECD-Länder mit vergleichsweise überdurchschnittlichen Ausgaben im Gesundheitssektor gehören. Hieraus ergibt sich für beide Staaten ein vergleichbarer Problemdruck im Gesundheitssektor, der seit Jahren durch Reformmaßnahmen abgesenkt werden soll. Mehrfach wurde hierzu in beiden Ländern auf politikberatende Gremien zurückgegriffen, welche Reformansätze zur Modernisierung der jeweiligen Versorgungssysteme entwickeln sollten. Im Verlauf der Entwicklung der Gesundheitssysteme wurden hierbei in beiden Ländern nicht zuletzt aufgrund der unterschiedlichen politischen Kulturen und Entscheidungsmechanismen verschiedenartige Gremien eingesetzt, welche sich mit diesem Themenkomplex befasst haben.

Zwar mögen Zwei-Länder-Vergleiche auf den ersten Blick beliebig erscheinen, jedoch wäre eine reine Länderstudie des kanadischen Falls kaum fruchtbar, um Erkenntnisse zu gewinnen, die man erkenntnissteigernd auf den deutschen

Fall hätte übertragen können. Eine sowohl diachrone als auch synchrone Mehr-Länder-Studie hätte durch die auf längere Entwicklungsprozesse bezogene Darstellung der Länderbeispiele den Umfang der Studie bei weitem gesprengt. Hinzu kommt, dass Mehr-Länder-Studien im Bereich wohlfahrtsstaatlicher Forschungsvorhaben generell unter dem „small-n" Problem leiden (vgl. Scharpf 2000a: 765). Gerade aufgrund der Unterschiedlichkeit in den Traditionslinien der Nutzung politikberatender Gremien in den beiden ausgewählten Ländern wird mit dieser Studie trotz der geringen Fallzahl eine große Bandbreite der Institutionalisierungsformen von Politikberatungsgremien erfasst.

Durch den Vergleich zweier recht unterschiedlicher Regierungssysteme wird es möglich sein, systemübergreifende Kontextfaktoren für Politikberatung deutlicher herauszuarbeiten, als dies bei stärker verwandten politischen Systemen möglich wäre. So wird auch die Gefahr des „Zuviel an Gemeinsamkeiten", welches zu voreiligen Generalisierungen führen kann, zumindest verringert (vgl. Siegel 2001: 69). Der folgende Vergleich folgt somit dem fallorientierten Ansatz: „[...] case-oriented methods stimulate a rich dialogue between ideas and evidence. [...] they provide a basis for examining how conditions combine in different ways and in different contexts to produce different outcomes." (Ragin 1987: 52). Ziel des Vergleichs ist hierbei nicht nur ein besseres Verständnis der Rolle von Politikberatung in der gesundheitspolitischen Entwicklung in Kanada und Deutschland, sondern auch – hierauf aufbauend – ein verbessertes Verständnis von Beratungsvorgängen und der Erweiterung des Horizontes bezüglich möglicher Verfahrens- und Problemlösungsmuster im Rahmen politikberatender Gremienarbeit (vgl. Schmid 2002b: 27).

Für diese Analyse werden lediglich diejenigen Kommissionen und Gremien einer eingehenderen Untersuchung unterworfen, welche auf Bundesebene und durch die jeweilige Regierung initiiert wurden und hier Beratungsleistungen erbracht haben. Hierzu gehören im kanadischen Fall insbesondere die *Royal Commission on Health Services*, das *National Forum on Health* und die *Commission on the Future of Health Care in Canada* (Romanow-Kommission). Im deutschen Fall werden sich die Ausführungen insbesondere auf die Arbeit der Sozialenquête-Kommission, auf den Sachverständigenrat für die Konzertierte Aktion im Gesundheitswesen und auf die Kommission Nachhaltigkeit in der Finanzierung der sozialen Sicherungssysteme (Rürup-Kommission) beziehen.

Eine Ausnahme bildet im Rahmen des deutschen Fallbeispiels die Enquete-Kommission „Strukturreform der gesetzlichen Krankenversicherung", welche jedoch aufgrund der Bedeutung, die Enquete-Kommissionen in der Politikberatung auf Bundesebene spielen und angesichts der Tatsache, dass sich hier interessante Anknüpfungspunkte für Vergleiche mit den kanadischen *Royal Commissions* (vgl. auch Schultze/Zinterer 1999) sowie dem *National Forum on*

Health ergeben, ebenfalls analysiert werden soll. Auf die Rolle von *Think Tanks* und anderen Beratungseinrichtungen wird hingegen lediglich am Rande einzugehen sein (zur Arbeit von *Think Tanks* siehe Thunert 1999 und 2003b)

Für den synchronen Vergleich politikberatender Gremien wurden die Romanow- und die Rürup-Kommission ausgewählt, da sich im direkten Vergleich dieser beiden Gremien gerade im Hinblick auf den Öffentlichkeitsbezug der Beratungsarbeit sehr unterschiedliche Ansätze herausarbeiten lassen, obgleich sich beide Kommissionen mit ähnlichen Fragen in vergleichbaren Problemkontexten befasst haben. Durch die verschiedenartige Vorgehensweise unterschieden sich auch die Aussichten hinsichtlich einer Umsetzung der Kommissionsergebnisse erheblich, was darauf hindeutet, dass die Tendenz zu einer häufig generalisierend geäußerten Kritik bezüglich des Einflusses politikberatender Gremien in vielerlei Hinsicht einer Revision bedarf.

Es soll bei der Darstellung der Arbeiten politikberatender Gremien nicht darum gehen, den Erfolg jedes Gremiums zu bewerten. Eine Erfolgsmessung für politikberatende Kommissionen wäre aufgrund der verschiedenartigen Interessenlagen der beteiligten Akteure und der resultierenden Schwierigkeiten hinsichtlich einer Operationalisierung des „Erfolges" politischer Beratung kaum möglich. Hinzu kommt, dass eine detaillierte Darstellung der Umsetzung einzelner Empfehlungen wenig zielführend wäre, da nicht selten ein ganzes Bündel von Einflussfaktoren für die Umsetzung einzelner Kommissionsempfehlungen anzuführen wäre. Des Weiteren muss in Betracht gezogen werden, dass eine Messung des Erfolges eines Beratungsgremiums nach der Umsetzung seiner Empfehlungen zumindest implizit auf der Prämisse beruht, dass eine Umsetzung von Empfehlungen wünschenswert wäre (vgl. Cassel 2001: 70). Dabei kann auch eine ausdrückliche Ablehnung der Umsetzung von Seiten politischer Akteure zur Klärung politischer Zielsetzungen beitragen und somit „erfolgreich" sein.

Im Folgenden wird stattdessen zu analysieren sein, inwieweit der Entwicklungspfad des kanadischen und bundesdeutschen Gesundheitssystems durch die Arbeit politikberatender Gremien beeinflusst wurde. Zur Operationalisierung dieses Einflusses wird auf die Ausführungen von Peter Hall zu *policy-*Lernprozessen und politischem Wandel erster, zweiter und dritter Ordnung zurückgegriffen. An einzelnen Stellen wird hierzu selbstverständlich auch auf die Umsetzung konkreter Empfehlungen einzugehen sein, sofern dies für die übergreifende Fragestellung von Bedeutung ist. Außerdem wird zu untersuchen sein, ob sich hinsichtlich der Nutzung politikberatender Gremien Traditionslinien erkennen lassen.

Zur Analyse der Romanow-Kommission wurden neben einer intensiven Analyse der vorhandenen Dokumente der Kommission und der Medienberichterstattung zur Vertiefung der im Literaturstudium gewonnenen Erkenntnisse vor

Ort leitfadengestützte Experteninterviews durchgeführt. Da die Romanow-Kommission nur aus einem Kommissionsmitglied bestand, wurden neben dem Kommissionsvorsitzenden Roy Romanow außerdem einige der wichtigsten Mitarbeiter der Kommission befragt. Ein Teil dieser Interviews wurde telefonisch durchgeführt. Des Weiteren wurden Interessengruppenvertreter über die Positionen ihrer Organisationen zur Arbeit der Romanow-Kommission befragt.

Die Analyse der Arbeit der Rürup-Kommission beruht neben den öffentlich zugänglichen Dokumenten der Kommission auf einer Reihe von Interviews mit Mitgliedern der Kommission sowie mit Mitarbeitern der Geschäftsstelle.[1] Auch hier ergänzte eine umfassende Medienanalyse die Untersuchung der Arbeit der Kommission. Des Weiteren wurden Mitglieder des Sachverständigenrates zur Begutachtung der Entwicklung im Gesundheitswesen befragt. Durch die Kooperation des Bundesministeriums für Gesundheit und Soziale Sicherung war es außerdem möglich, auf interne Dokumente der Rürup-Kommission zuzugreifen, sofern dies nicht im Widerspruch zur Vertraulichkeit der Beratungsdokumente stand.

In der folgenden Darstellung werden aus Gründen der Lesbarkeit weibliche und männliche Formen synonym verwendet. Die Verwendung der männlichen Form dient ausschließlich der besseren Lesbarkeit. Der Begriff des Wohlfahrtsstaates wird im Folgenden synonym zum Begriff des Sozialstaats verwendet (vgl. Kaufmann 1996: 25 und Ritter 1991: 14ff). Bevor näher auf die beiden Länderbeispiele einzugehen sein wird, sollen zunächst einige einleitende theoretische Ausführungen zur Rolle von Politikberatungsgremien in modernen Gesellschaften in die weitere Diskussion einführen.

---

[1] In einzelnen Fällen wurde von den befragten Personen einem Interview nur unter der Prämisse vollkommener Anonymität zugestimmt. Erkenntnisse aus diesen Gesprächen können daher nicht direkt belegt werden. Auch in der Übersicht der befragten Personen werden diese Gespräche nicht angeführt.

Teil I:
Politikberatung und gesundheitspolitischer Wandel

1. Policy-Lernprozesse und politischer Wandel

In der wissenschaftlichen Debatte über die Reform(un)fähigkeit moderner westlicher Gesellschaften rückte in den vergangenen Jahren vermehrt die Sozialpolitik ins Zentrum des Erkenntnisinteresses. In zahlreichen Abhandlungen über die historische Entwicklung der Sozialpolitik bzw. sozialpolitischer Institutionen wird hierbei auf das hohe Maß institutioneller Stabilität dieser Einrichtungen auch über fundamentale Umbrüche in politischen Systemen hinweg verwiesen. Diese Rigidität wird in einigen Abhandlungen auch mit dem Begriff der Pfadabhängigkeit institutioneller Entwicklungsprozesse umschrieben (vgl. Pierson 2000c, Mahoney 2000 und Thelen 1999). Mit der Betonung der Bedeutung „ererbter" Prozeduren und Institutionen (vgl. auch Scharpf 2000a: 768) verweist das Pfadabhängigkeitskonzept insbesondere auf die unzureichende Erklärungsreichweite rein funktionalistischer Deutungen. Jedoch existieren derzeit nur wenige Ansätze, die eine Erklärung dafür liefern können, unter welchen Bedingungen bestimmte „Erblasten" oder Pfade eine dominierende Wirkung im jeweiligen Politikfeld ausüben.

Die Analyse sozialer Lernprozesse kann diesbezüglich nützliche Anregungen liefern (vgl. Hall 1990 und 1993). Geht man davon aus, dass die historische Entwicklung eines Politikfeldes die bestehende Bandbreite möglicher Reformoptionen beeinflusst, so fällt der Blick unweigerlich auf die Rolle von Lernprozessen. Hall hat in Anknüpfung an Ausführungen von Heclo (vgl. Heclo 1974) zur Analyse dieser Prozesse das Konzept des *social learning* entwickelt. Als *social learning* bezeichnet Hall „[...] a deliberate attempt to adjust the goals or techniques of policy in response to past experience and new information. Learning is indicated when policy changes as the result of such a process." (Hall 1993: 278)

Folglich lässt sich etwa die gesamte Geschichte der Sozialpolitik als institutioneller Lernprozess auffassen (vgl. Wiesenthal 2003: 35). Ganz allgemein geht es beim *policy*-Lernen um die Beantwortung der Frage, wie Erfahrungen und Informationen *policy*-relevantes Verhalten der Akteure in einem Politikfeld verändern. Hierbei sind die Möglichkeiten des *policy*-Lernens selbstverständlich stark von den Eigenheiten des Themas bzw. des Problems abhängig (vgl. Sabatier 1988: 135).

Hall unterscheidet zwecks einer differenzierten Analyse des Einflusses von *social learning* zwischen Wandlungsprozessen erster, zweiter und dritter Ordnung. Diese Prozesse unterscheiden sich insbesondere durch die Tiefe der Lernerfahrungen. Während bei Wandel erster Ordnung lediglich die Instrumente zur Durchsetzung von Politik durch Erfahrungen verbessert werden, werden bei Wandel zweiter Ordnung auch die Instrumente der Politikdurchsetzung hinterfragt und im Lernprozess einer kritischen Überprüfung unterzogen. In den Worten von Hall:

> „We can call the process whereby instrument settings are changed in the light of experience and new knowledge, while the overall goals and instruments of policy remain the same, a process of first order change in policy. [...] when the instruments of policy as well as their settings are altered in response to past experience even though the overall goals of policy remain the same, might be said to reflect a process of second order change." (Hall 1993: 278f).

In beiden Fällen werden zwar die Instrumente der Politikfeldgestaltung einer Überprüfung unterzogen (bei Wandel erster Ordnung werden sie weiterentwickelt bzw. ihre Anordnung verändert, bei Wandel zweiter Ordnung werden neue Steuerungsinstrumente gewählt); jedoch findet nur bei Wandel dritter Ordnung ein radikaler Bruch mit bisherigen Traditionen und eine tief greifende Neugestaltung im jeweiligen Politikfeld statt (vgl. Schultze/Zinterer 1999: 883). In Anlehnung an die Ausführungen von Kuhn (Kuhn 2003) – auf welchen Hall aufbaut – kann man Wandlungsprozesse erster und zweiter Ordnung daher auch als Formen des „normalen *policy-making*" bezeichnen.

Zum besseren Verständnis dieser Wandlungsprozesse hat Hall ein sechsstufiges Phasenmodell entwickelt (vgl. Hall 1993: 280f). Hall spricht davon, dass lange Phasen „normaler Politik" den Regelfall darstellen. In diesen Phasen werden die herrschenden Problemlösungsmuster oder allgemeiner das vorherrschende *policy*-Paradigma (vgl. Kuhn 2003) lediglich inkrementalistisch verändert. Diese langen Phasen werden jedoch an *critical junctures* unterbrochen und es entsteht das Potential für grundlegenden Wandel bzw. die Etablierung eines neuen Paradigmas (vgl. Bradford 1999a: 543f). Solche *critical junctures* entstehen zumeist dann, wenn die eingeübten Problemlösungsmuster im Angesicht neuer Herausforderungen nicht mehr in der Lage sind, hinreichende Ergebnisse zu produzieren und somit die Suche nach alternativen Lösungen an Reiz gewinnt.

Lange Phasen der Stabilität eines Paradigmas (*paradigm stability*) werden somit unterbrochen, wenn es zu einer Anhäufung von Anomalien (*accumulation of anomalies*) kommt. In Reaktion hierauf kommt es zu Experimenten mit alternativen Problemlösungen (*experimentation*), während weitestgehend gleichzeitig die Autorität des „alten" Paradigmas abnimmt (*fragmentation of authority*). In einem weiteren Schritt kommt es sodann zu einer Wettbewerbssituation, in der mehrere alternative Paradigmen um die Vorherrschaft im jeweiligen Politikfeld konkurrieren (*contestation*). In der diese Entwicklungen abschließenden, sechsten Phase wird ein neues Paradigma institutionalisiert (*institutionalization of a new paradigm*) und es beginnt eine neue Phase des „normalen *policy-making*". Zusammenfassend stellen Bennett und Howlett fest: „For public policies, as for scientific paradigms, periods of relative stability give way to experimentation, contestation and ultimately a new paradigm, if the accumulation of anomalies undermines the original normative and empirical assumptions." (Bennett/Howlett 1992: 288).

Im Falle eines grundlegenden Wandels dritter Ordnung stehen in Folge dieser Entwicklungsprozesse die Ziele der politischen Aktivitäten selbst zur Disposition, so dass es als Folge von Lernprozessen zu einer Veränderung der Zielhierarchie und damit zu einem grundlegenden Paradigmenwandel kommen kann. Entsprechend sind Prozesse erster und zweiter Ordnung immer auch Teil eines umfassenderen Wandels dritter Ordnung, da sich bei einem Wandel der Zielhierarchien notwendigerweise auch die Instrumente zur Zielerreichung verändern müssen. Wandel dritter Ordnung

„[...] entails simultaneous changes in all three components of policy: the instrument settings, the instruments themselves, and the hierarchy of goals behind policy. Such wholesale changes in policy occur relatively rarely, but when they do occur as a result of reflection on past experience, we can describe them as instances of third order change." (Hall 1993: 279)

Das Ergebnis von Wandel dritter Ordnung wäre damit ein politischer Paradigmenwechsel, der eine Veränderung der Zielhierarchien zur Folge hat. Einem so grundlegenden Wandel geht zunächst eine Schwächung vorherrschender Paradigmen im jeweiligen Politikfeld mit entsprechenden Veränderungen im politischen Diskurs voraus. Wenn Probleme nicht mehr im Rahmen des dominierenden Paradigmas bearbeitet werden können, beginnt die Suche nach Alternativen. Nicht selten wird diese Suche flankiert durch eine intensive (wissenschaftliche und) öffentliche Debatte über alternative Problemlösungsansätze, in deren Verlauf selbstverständlich auch die Generierung einer hinreichenden Unterstützung in der Bevölkerung notwendig ist. „When policy paradigms become the object of open political contestation, the outcome depends on the ability of each side to mobilize a sufficient electoral coalition in the political arena." (Hall 1993: 287).

Im Rahmen eines Wandels dritter Ordnung verändern sich also nicht nur die Ziele der politischen Akteure, sondern hiermit einher gehend auch der Diskurs im jeweiligen Politikfeld. Diese Veränderungen im politischen Diskurs sind für Wandel dritter Ordnung von zentraler Bedeutung, da erst im Rahmen dieses Diskurses neue Ziele definiert werden (vgl. Bleses/Seeleib-Kaiser 1999: 119).

Wenn die politischen Akteure realisieren, dass die eingefahrenen Problemlösungsmuster und die entsprechenden Paradigmen neuen Herausforderungen nicht mehr gerecht werden, so greifen sie nicht selten auf politikberatende Gremien zurück. Da Experten bei paradigmatischen Wandlungsprozessen eine bedeutsame Rolle spielen, kann politische Beratung in einer solchen Phase einen entscheidenden Einfluss auf den weiteren Entwicklungsprozess ausüben (vgl. Hall 1993: 280).

Politikberatung kann somit, wie anhand der folgenden Beispiele zu konkretisieren sein wird, eine wichtige Rolle in Prozessen des *social learning* und den hieraus folgenden Veränderungsprozessen spielen. Insbesondere in Phasen, in denen unterschiedliche Paradigmen im Zentrum einer öffentlichen und politischen Auseinandersetzung und damit in einem Wettbewerb stehen (*contestation*), können beratende Gremien pfadentscheidenden Einfluss nehmen. Dies liegt nicht zuletzt daran, dass sich in einer solchen Phase der *policy*-Entwicklung das öffentliche Interesse auf die Arbeit des jeweiligen politikberatenden Gremiums fokussiert, da man von einem Einfluss der Ergebnisse der Beratung auf die weitere Reformdebatte ausgeht. Selbst bei nicht-öffentlich tagenden Gremien ist diese Fokussierung des öffentlichen Interesses häufig nachweisbar. In diesen Zeiten tragen politikberatende Gremien dazu bei, die Unsicherheit der politischen Akteure zu vermindern, was die Attraktivität von Beratungsangeboten insbesondere in Krisenzeiten teilweise erklärt. In einer solchen Phase entsteht somit aufgrund einer krisenhaften Situation ein *window of opportunity*, welches Spielräume für Lernprozesse (im Rahmen von politischer Beratung) eröffnen kann (vgl. Fleckenstein 2004: 648ff und Schultze/Zinterer 1999: 897).

Um jedoch einen Lernprozess und hierauf aufbauend einen Wandel herbeizuführen, ist dem Deutungswandel in der Öffentlichkeit und damit der Rückkopplung der Arbeit der Beratungsgremien an die Öffentlichkeit eine zentrale Rolle beizumessen. Dies gilt insbesondere, da vor allem Reformprozesse dritter Ordnung einer demokratischen Legitimation bedürfen, welche sich nur durch eine öffentliche Auseinandersetzung mit den Vorschlägen herstellen lässt (vgl. Bleses/Seeleib-Kaiser 1999: 131). Entsprechend können Wandlungsprozesse dritter Ordnung auch längere Zeit in Anspruch nehmen und sind aufgrund ihres umfassenden Charakters vergleichsweise selten.

Zinterer weist außerdem darauf hin, das bei Wandel dritter Ordnung eine andere Akteurskonstellation für den Transfer von (neuen) Ideen in das politische System sorgt. Während bei Wandel erster und zweiter Ordnung die Bürokratie und die dominanten Akteursnetzwerke (sozial-) wissenschaftliche Ideen in das politische System transferieren, verhelfen bei Wandel dritter Ordnung „[...] die dynamischen Prozesse breit angelegter öffentlicher Diskurse und politischer Auseinandersetzungen unter der Beteiligung von Politikern, externen *Policy-*

Experten und Wissenschaftlern, Medien und Interessengruppen [...]" (Zinterer 2004: 40, Hervorhebung im Original) neuen Ideen und Paradigmen zum Durchbruch. Auch andere Autoren weisen in ihren Analysen von *policy*-Lernprozessen auf die (potentielle) Relevanz von politikberatenden Gremien hin. Entsprechend kann man beispielsweise folgende Ausführungen von Sabatier interpretieren: „Policy-oriented learning across belief systems is most likely when there exists a forum which is: a) prestiguous enough to force professionals from different coalitions to participate, and b) dominated by professional norms." (Sabatier 1988: 156). Als ein solches Forum fungieren nicht selten politikberatende Gremien. Die Nutzung beratender Gremien kann folglich einen „Möglichkeitsraum" (Jaehrling 1999: 693) für die Politik eröffnen. Dies ist ein wichtiger Faktor, warum insbesondere im Hinblick auf weit reichende Reformmaßnahmen in einem klar absteckbaren (Sozial-) Politikfeld die Nutzung von Beratungsgremien einen so großen Reiz für politische Akteure ausübt.

Im Gegensatz zu Sabatiers *advocacy coalitions*-Ansatz (vgl. Sabatier 1988) geht Hall davon aus, dass im Rahmen von politischen Lernprozessen nicht nur die Strategien zur Verbesserung der Zielerreichung im Zentrum des Lernens stehen, sondern dass auch Ziele und Werte im Lernprozess einem Wandel unterworfen sein können. Nach den Ausführungen von Sabatier sind hingegen die *core beliefs* der an Lernprozessen beteiligten Akteure kaum veränderbar und somit von diesen Prozessen weitgehend ausgeschlossen. „(Hall, d.A.) [...] argued that learning can be extended to policy goals as well as the means of implementing policy." (Bennett/Howlett 1992: 285). Im Folgenden soll daher versucht werden, den Einfluss politischer Beratung unter Bezugnahme auf die Ausführungen von Hall zum *social learning* zu analysieren und entsprechend zu kategorisieren. Hierauf aufbauend lassen sich sodann Aussagen über die Rolle politikberatender Gremien in gesundheitspolitischen Reformprozessen treffen.

2. Modelle wissenschaftlicher Beratung der Politik

Politische Beratung ist kein modernes oder neuartiges Phänomen. Schon immer wurden Handlungen und Ziele von Herrschern und anderen politischen Akteuren von Beratern beeinflusst (für einen historischen Abriss der Politikberatung in Deutschland siehe Bleek 2002 und Thunert 2004). Gleichwohl lässt sich in den vergangenen Jahrzehnten ein stetig steigendes Komplexitätsniveau hinsichtlich der zu bearbeitenden Themenkomplexe und der entsprechenden Entscheidungsprozesse in der Politik nachweisen. Ob man nun das Schlagwort der Globalisierung nennt, die Unübersichtlichkeit des Steuer-, Arbeits- und Sozialrechts anführt, oder auf die Wechselwirkungen von technologischen Innovationen und ökologischen Risiken verweist; in vielen Bereichen ist politisches Handeln ohne eine flankierende Beratung durch Wissenschaftler, Interessengruppen oder Experten kaum mehr denkbar. Insbesondere in Zeiten, in denen krisenhafte Entwicklungen zu einem erhöhten Reformbedarf führen, wird der Ruf nach politischer Beratung lauter. Allerdings wurde nach dem Abklingen der großen Planungseuphorie, welche in Deutschland vor allem nach dem Regierungswechsel 1969 eingetreten war, die Legitimation politischer Beratung mehr denn je hinterfragt (vgl. Bleek 2002: 80ff).

Der Begriff der Beratung sei im Folgenden analog zu den Ausführungen von Cassel verwendet:

„Wenn man von Beratung spricht, so ist damit gemeint, dass bestimmte Personen (Berater), die in einem bestimmten Bereich über qualifiziertes Wissen verfügen, Ratschläge an Personen (Ratsuchende, Beratene) zu bestimmten Sachfragen abgeben. Dabei geht es meist um Empfehlungen darüber, wie, das heißt mit welchen Mitteln, der Ratsuchende seine Ziele und Interessen am besten verwirklichen kann." (Cassel 2001: 64ff).

Grundsätzlich lassen sich hierbei zwei Formen von Beratung unterscheiden:

1. Binnenberatung oder interne Beratung etwa durch Schaffung spezieller Positionen, über welche beispielsweise innerhalb eines Ministeriums Beratungsleistungen erbracht werden und
2. Außenberatung oder auch externe Beratung etwa durch Gutachten eines an einer Universität beschäftigten Wissenschaftlers.

Bevor wir uns der Frage der konkreten Ausgestaltung von Beratungsprozessen zuwenden, macht es die Komplexität und die Vielfältigkeit der Beratungslandschaft erforderlich, zunächst eine Kategorisierung politischer Beratungsmodelle vorzunehmen. In der theoretischen Befassung mit Prozessen der wissenschaftlichen Beratung von Politik werden hierbei zumeist drei Modelle unterschieden (vgl. Habermas 1969: 121ff).

2.1. Dezisionistische Politikberatung

Nach diesem Modell liefern die Experten das Fachwissen und die politischen Akteure entscheiden autonom, welches Wissen sie nutzen und welche Entscheidungen sie treffen wollen. Die Entscheidungen der politischen Akteure basieren hierbei in erster Linie auf ihren persönlichen Wertorientierungen. Wenn Beratungsergebnisse auf diesen Werten aufbauen, so werden die Ergebnisse genutzt und umgesetzt. Sind sie jedoch mit den Werten der politischen Akteure inkompatibel, so entfalten sie keinerlei Wirkung, da sie nicht aufgegriffen werden (vgl. Krott 1999: 675). Die Wissenschaft bietet in diesem Modell die Grundlage für optimale Entscheidungen. Die Politik kann jedoch autonom darüber entscheiden, welche Lösung unter politischen und wertbezogenen Gesichtspunkten für sie am nützlichsten wäre (vgl. Hauser 1992: 30). Aufgabe des Beraters ist es, den politischen Akteuren werturteilsfrei die möglichen Handlungsoptionen und Reformwege sowie deren wahrscheinliche Folgen aufzuzeigen. Das Entscheidungsmonopol verbleibt beim Politiker und definiert geradezu seine Rolle im Beratungsprozess. Der Berater wird auf die Rolle des Informierenden bzw. des Dienstleisters, der Politiker auf die Rolle des Entscheiders festgelegt.

Die externe Beratung etwa durch Wissenschaftler oder Expertengremien entspricht daher tendenziell diesem Modell. Die Beratung dient der möglichst erfolgreichen Durchsetzung von politischen Zielen, welche wissenschaftlichen Kriterien unzugänglich sind und sich an nicht rational begründbaren Wertentscheidungen ausrichten. „Gerade die Rationalität der Mittelwahl geht zusammen mit der erklärten Irrationalität der Stellungnahme zu Werten, Zielen und Bedürfnissen." (Habermas 1969: 121) Die Trennung von Wert- und Sachproblematik ist gleichzeitig eine der am häufigsten kritisierten Prämissen dieses Modells (vgl. Böhret 1997: 89).

Die Öffentlichkeit spielt in diesem Modell nur eine untergeordnete Rolle. Selbstverständlich steht es den Bürgern frei, in einer Demokratie eine Auswahl zwischen den politischen Eliten zu treffen, von substantiellen Entscheidungsprozessen werden sie jedoch weitestgehend ausgeschlossen (vgl. Heinrichs 2002: 44). Da sie weder über von der Politik gewünschtes Fachwissen verfügen (im Gegensatz zu den Experten, die als „Lieferanten empirischen Wissens für instrumentelles Handeln" (Heinrichs 2002: 44) dienen), noch zu denjenigen gehören, die wertbasierte, politische Entscheidungen zu treffen haben, ist die Öffentlichkeit für die Beratung in diesem Modell ohne nennenswerte Bedeutung.

2.2. Technokratische Politikberatung

In diesem Modell wird davon ausgegangen, dass es so etwas wie eine ideale Lösung für jedes politische Problem gibt. Diese Lösung kann durch wissenschaftliche Expertise herausgearbeitet werden, so dass der Politik nur mehr eine „fiktive Entscheidungstätigkeit" (Schelsky 1965: 457) verbleibt. In diesem Modell wird von einem Primat der Wissenschaft gegenüber der Politik ausgegangen, da letztere nur noch die Erkenntnisse der Wissenschaft umzusetzen hat. „Das

Expertenwissen des Beraters gilt als direkt handlungsanleitend." (Böhret 1997: 89) Der Sachzwang dominiert das politische Handeln, welches im Gegensatz zum dezisionistischen Modell nicht das Ergebnis einer Wertentscheidung der politischen Akteure darstellt.

Die Verringerung des Handlungsspielraums der Politik in Folge umfassenderer wissenschaftlicher Erkenntnisse ist hierbei – laut Modell – nicht negativ zu sehen, da sich die Problemlösungen an wissenschaftlich nachgewiesenen Fakten orientieren und somit als (nahezu) ideal zu gelten haben. Allerdings muss in diesem Zusammenhang kritisch angemerkt werden, dass „Beratung" im Sinne einer Aufklärung über alternative Problemlösungsansätze und –optionen kaum mehr stattfindet (vgl. Cassel 2001: 14). Stattdessen werden die politischen Akteure zu einer Art „Befehlsempfänger" der Wissenschaft degradiert.

Der Hinweis auf das nicht unübliche Vorhandensein von mehreren wissenschaftlichen Stellungnahmen unterschiedlichen Inhalts zu einem Problemkomplex wird mit der Unvollkommenheit wissenschaftlicher Erkenntnis erklärt. Laut diesem Modell werden die Unterschiede in wissenschaftlichen Analysen mit zunehmendem Wissen immer geringer, bis schlussendlich nur noch eine Lösung – der *best one way* – von der gesamten Wissenschaft propagiert wird (vgl. Krüger 1975: 8). Die Öffentlichkeit spielt auch in diesem Modell keine Rolle, da die Bürger nicht als Experten an der wissenschaftlichen Erarbeitung rationaler Problemlösungen beteiligt sind. Vielmehr lässt sich die Rolle der Öffentlichkeit in diesem Modell als „passive Empfängerin expertokratischer Weisheiten" (Heinrichs 2002: 45) beschreiben.

2.3. Pragmatistische Politikberatung

Habermas zielte mit seiner Konzeption einer pragmatistischen Politikberatung insbesondere darauf ab, die klare Rollentrennung zwischen Politik und Wissenschaft, welche sowohl im dezisionistischen als auch im technokratischen Modell für die Beratungssituation konstitutiv ist, aufzulösen. Stattdessen geht er von einer „wechselseitigen Durchdringung" (Mai 1999: 660) beider Ebenen aus, welche in Form eines kritischen Dialoges zu Lernerfolgen auf beiden Seiten führt. Die Gegenüberstellung von Wissenschaftler und Politiker wird so überwunden. Somit spielen wechselseitige Lernprozesse eine herausragende Rolle. Außerdem wird in diesem Modell eindeutig auf die Wertbezogenheit von fachwissenschaftlichem Wissen hingewiesen. Folglich ist für eine Erfolg versprechende Beratungssituation ein sachkundiger Politiker und ein politisch denkender Berater erforderlich (vgl. Heinrichs 2002: 45). Unter dieser Voraussetzung kann sich eine konstruktive Diskurssituation einstellen, in deren Verlauf es zu einer wechselseitigen Durchdringung der wissenschaftlichen wie der politischen Ebene kommt und eine erkenntnissteigernde Beratungssituation entsteht. Nur eine Offenlegung der Wertorientierungen aller am Beratungsprozess Beteiligten ermöglicht diese Herausarbeitung optimaler Lösungswege.

Hinzu kommt die Öffentlichkeit als dritter an der Beratung beteiligter Akteur, da sich Wissenschaft und Politik im Rahmen ihres kommunikativen Beratungsprozesses an die Diskurse in der Öffentlichkeit rückbinden. Diese Rückbindung an die Öffentlichkeit ist von herausragender Bedeutung für den Erfolg der Beratung, da nur durch die Interpenetration von Wissenschaft und Öffentlichkeit die gesellschaftlichen Probleme als Gegenstand der Beratungen einer diskursiven Problemlösung zugeführt werden können: „Für die Verwissenschaftlichung der Politik ist das Verhältnis der *Wissenschaften* zur *öffentlichen Meinung* konstitutiv." (Habermas 1969: 129, Hervorhebung im Original)

Laut diesem Modell entsteht ein gemeinsamer Problemlösungsprozess, der nicht durch die Dominanz von einem der beteiligten Akteure gesteuert wird. Jedoch erscheint klar, dass insbesondere in persönlichen, kleinräumigen Beratungssituationen die Ein- bzw. die notwendige Rückbindung an die Öffentlichkeit nur mittelbar stattfinden kann (vgl. Böhret 1997: 90). Eine Rückbindung ist außerdem nur dann möglich, wenn eine Übersetzung der wissenschaftlichen Erkenntnisse in eine allen Bürgern zugängliche Denk- und Sprachform erfolgt (vgl. Krüger 1975: 10). Henke weist daher korrekterweise darauf hin, dass die Aufklärung der Öffentlichkeit in diesem Modell von herausragender Bedeutung ist, da so die für die Teilnahme an Beratungsprozessen notwendige Mündigkeit und Kompetenz der Bevölkerung gesteigert wird (vgl. Henke 1999: 199).

Folglich scheint lediglich für das pragmatistische Beratungsmodell die Existenz einer demokratischen Öffentlichkeit erforderlich. Man kann daher auch sagen, dass jenes Modell insofern das demokratischste Politikberatungsmodell darstellt.

3. Funktionen politikberatender Gremien

Politikberatung wird im Regelfall durch politische Akteure in Anspruch genommen, wenn Probleme oder Problemkomplexe mit den zur Verfügung stehenden Ressourcen und/oder Problemlösungsmustern nicht mehr hinreichend bearbeitet werden können. Mit der steigenden Komplexität moderner Gesellschaften und den hieraus folgenden Steuerungsproblemen wird Politikberatung als Instrument zur Steigerung der politischen Steuerungsfähigkeit daher immer beliebter (vgl. Renn 1999: 532). Gerade in Politikfeldern, in denen politische Entscheidungen über neuartige wissenschaftlich-technologische Problemstellungen getroffen werden müssen, bedingt die Komplexität der Fragestellungen eine enge Zusammenarbeit von wissenschaftlichen Experten und politischen Entscheidungsträgern. Politikberatungsgremien stellen ein Forum für diese Zusammenarbeit dar. Grundsätzlich gilt somit, dass politische Beratung dazu dient, wissenschaftliche Erkenntnisse in das politische System zu transferieren, um so die Problemangemessenheit politischer Programme zu verbessern. Neben dieser sachlichen Unterstützung der politischen Akteure lassen sich aber noch weitere Funktionen politikberatender Gremien anführen (vgl. Brohm 1987: 220f).

So wird nicht selten der Vorwurf geäußert, ein spezifisches Beratungsgremium werde genutzt, um den politischen Akteuren Zeit zu verschaffen, damit jene notwendigen Entscheidungen ausweichen können (Aufschiebungs- oder Entlastungsfunktion). Allerdings ist nach aktuellem Forschungsstand bestenfalls unklar, ob die Einsetzung eines Beratungsgremiums wirklich dazu führt, politischen Handlungsdruck abzusenken (vgl. Salter 2003). In einem solchen Fall wäre Politikberatung ein Mittel, *non-decisions* der politischen Akteure zu legitimieren (vgl. Aucoin 1990: 197). Natürlich kann man solche Veränderungen im Zeithorizont der Politik durch die Nutzung politikberatender Gremien auch positiv bewerten. Generell stehen heutzutage politische Akteure unter kurzfristigem Erfolgszwang. Dieser Druck kann durch die Erweiterung der zeitlichen Dimension politischen Handelns basierend auf längerfristig angelegten Vorschlägen politikberatender Gremien zumindest abgeschwächt werden. Politikberatung kann so langfristige Politikziele aufzeigen, welche unter normalen Bedingungen durch die politischen Akteure nicht entwickelt worden wären.

Auch kann man von einer symbolischen Funktion von Beratungsgremien sprechen, wenn durch die Hinzuziehung von (zumeist externem) Sachverstand versucht wird, eine bereits beschlossene politische Entscheidung aus Legitimationsgründen wissenschaftlich zu „unterfüttern" (vgl. Külp 1992: 53ff). Brohm spricht hierbei von einer „Dekor- oder Feigenblattfunktion" (Brohm 1987: 220). Eine solche „Unterfütterung" gelingt insbesondere dann, wenn die Öffentlichkeit der wissenschaftlichen Legitimierung einer politischen Entscheidung überdurchschnittliche Bedeutung zumisst (dies gilt insbesondere für politische Fragestellungen im Bereich der Naturwissenschaften). Wenn die Grundrichtung der gewünschten Beratungsleistung den politischen Akteuren bekannt ist, so tendieren sie häufig dazu, bereits unter strategischen Gesichtspunkten die an der Beratung zu beteiligenden Wissenschaftler auszuwählen, um so den „Legitimationswert" der Beratung für die eigenen politischen Positionen zu erhöhen (vgl. Krott 1999: 678). Außerdem lässt sich fallweise eine Prestigefunktion von Beratung feststellen, wenn sich etwa Minister mit bestimmten Beratern „schmücken", um so ein positiveres Bild ihrer ministeriellen Tätigkeit zu erlangen (vgl. Renn 1999: 537).

Des Weiteren wird gegen Politikberatung eingewandt, dass Wissenschaftler, welche zumeist als Berater hinzugezogen werden, über keine demokratische Legitimation verfügen und dass Politiker Beratungsgremien in erster Linie dazu nutzen, um die Verantwortung für unpopuläre Entscheidungen auf andere Personen oder Einrichtungen zu verschieben (vgl. Renn 1999: 536). In diesem Fall wäre Politikberatung ein Instrument der *blame avoidance*. Politische Beratung kann aber auch dazu dienen, eine politisch kontroverse Frage durch die Hinzuziehung von externem Sachverstand zu neutralisieren (Schiedsrichterfunktion). Positiv gewendet kann man Politikberatung die Funktion zusprechen, dass über Beratungsleistungen die politischen Akteure versuchen, eine intensive Analyse von Politiken erarbeiten zu lassen und basierend hierauf Handlungsempfehlungen zu erhalten. Dies wäre die bereits erwähnte, klassische Beratungs- oder Unterstützungsfunktion.

Im Idealfall können hierbei durch die Zusammenführung verschiedener Akteure neue, innovative Problemlösungsansätze entwickelt werden. Des Weiteren kann Politikberatung genutzt werden, um einen neuen Konsens in einem Politikfeld herzustellen. Hieraus kann sich insbesondere dann eine Integrationsfunktion ergeben, wenn die bedeutendsten Interessengruppen im jeweiligen Politikfeld bereits in den Beratungsprozess einbezogen wurden (hierzu kritisch: Oberender 1989). In diesem Fall würde durch die Arbeit politischer Beratungsgremien das Ziel der Interessenartikulation und -aggregation erreicht. Außerdem kann es externen Beratungsgremien möglich sein, problemadäquatere Prognosen über langfristige Entwicklungsprozesse in einem Politikfeld zu erstellen und somit fundiertere Grundlagen für zukünftige politische Entscheidungen zur Verfügung zu stellen als dies Bürokratien, welche in alltägliche administrative Abläufe eingebunden sind, möglich ist (vgl. Mai 1999: 662).

Hinsichtlich der dargestellten Funktionen politikberatender Gremien muss man generell festhalten, dass es kaum möglich ist, in einer politisch polarisierten „Nutzungsumwelt" zwischen einer sachorientierten Verwendung von Empfehlungen und Instrumentalisierungsversuchen klar zu unterscheiden (vgl. Schneider 1989: 302f). Eine klare Trennung dieser beiden Ebenen ist auch nicht sinnvoll, da Empfehlungen als Ergebnis politischer Beratungsprozesse nur dann mit Aussicht auf eine Übernahme durch die Politik entwickelt werden können, wenn sich die Berater mit den politischen Entscheidungszyklen, den Präferenzen der Akteure und den Grundstrukturen des (politischen) Systems auseinandergesetzt haben und ihre Empfehlungen auf diese Kontextfaktoren abstimmen. Hierzu gehört auch die Bereitschaft, im Angesicht politischer Zwänge gegebenenfalls „zweitbeste Lösungen" zu entwickeln. In jedem Fall macht die Aufzählung deutlich, dass die Einsetzung und die Arbeit eines politikberatenden Gremiums im Regelfall ein ganzes Bündel von Funktionen erfüllen soll.

Für jedes politikberatende Gremium ist es hierbei eine Herausforderung, auf der einen Seite eine grundlegende Debatte über das zu bearbeitende Problemgebiet zu initiieren und gleichzeitig umsetzbare Empfehlungen auszuarbeiten (vgl. Salter 1990: 174). Auch die Zeit für politische Beratungsprozesse ist ein wichtiger Faktor. So kann zeitlicher Druck, welcher durch politische Veränderungen etwa aufgrund von Neuwahlen entsteht, dazu führen, dass ein Gremium nicht in der Lage ist, seine Aufgabenstellung hinreichend zu bearbeiten. Aber auch politische Opportunitätserwägungen können Veränderungen der Zeitplanung eines Beratungsgremiums durch politische Vorgaben zur Folge haben. So kann durch die Auftraggeber versucht werden zu verhindern, dass unerwünschte Untersuchungen durchgeführt oder ungenehme Empfehlungen abgegeben werden. Auf der anderen Seite kann eine Verkürzung des Arbeitsplanes aber auch dazu beitragen, dass die Empfehlungen eines Gremiums schneller in den politischen Prozess eingespeist werden und sich die politischen Berater auf die wesentlichen Fragen konzentrieren.

4. Die Besetzung von Beratungsgremien

Da nicht selten die Besetzung eines Beratungsgremiums dessen Einflusschancen in erheblicher Weise beeinflusst, sollen für die folgenden Ausführungen drei Besetzungsmodi unterschieden werden:

1. wissenschaftliche Expertengremien, die ausschließlich mit Wissenschaftlern besetzt werden (z.B. der Sachverständigenrat zur Begutachtung der gesamtwirtschaftlichen Entwicklung);
2. Sachverständigengremien, in welche neben Wissenschaftlern auch Vertreter von Interessengruppen berufen werden (z.B. Süßmuth- oder Hartz-Kommission);
3. gemischt-besetzte Gremien, in welchen neben Wissenschaftlern und Interessengruppenvertretern auch Politiker unmittelbar in den Beratungsverlauf eingebunden sind (z.B. Enquete-Kommission).

Da die Zusammensetzung eines Gremiums Rückwirkungen etwa auf die internen Arbeitsabläufe hat, ergeben sich aus jeder dieser Besetzungsformeln Vor- und Nachteile. So verringert etwa die ausschließliche Besetzung eines Gremiums mit Experten (potentiell) die politische Anwendbarkeit der Empfehlungen, wohingegen mit Interessengruppenvertretern und/oder mit Politikern besetzte Gremien in dem Ruf stehen, praktikablere Vorschläge zu erarbeiten (vgl. Meßerschmidt 2004: 336). Durch die unmittelbare Beteiligung von Politikern ist außerdem der

Bezug zum politischen „Tagesgeschäft" gegeben und damit die Umsetzungswahrscheinlichkeit der Empfehlungen größer (so Külp 1992: 59). Jedoch besteht gleichzeitig die Gefahr, dass das Gremium aufgrund von partei- oder interessenpolitischen Erwägungen instrumentalisiert wird bzw. lediglich bekannte Positionen (gegebenenfalls noch einmal wissenschaftlich fundiert) reproduziert (vgl. Cassel 2003a: 8).

In diesem Zusammenhang stellt sich die Frage, nach welchem Rollenverständnis Mitglieder von Politikberatungsgremien agieren. Bei Politikern ist davon auszugehen, dass sie sich in einem Beratungsgremium entsprechend ihrer durch (partei-) politische Konkurrenz geprägten, eingespielten Handlungsmuster am Beratungsprozess beteiligen. Dass ein Politiker durch die Arbeit in einem politikberatenden Gremium etwa seine politischen Auffassungen im Grundsatz verändert, ist mehr als unwahrscheinlich, wenngleich gewisse Anpassungen der eigenen Position durchaus möglich sind.

Auch für Interessengruppenvertreter gilt, dass es eher unwahrscheinlich ist, dass jene ihre inhaltlichen Positionen im Rahmen der Arbeit eines Beratungsgremiums aufgrund von neuen (wissenschaftlichen) Erkenntnissen tief greifend verändern. Obgleich diese Individuen zumeist „ad personam" benannt werden, ist dennoch davon auszugehen, dass sie in Beratungsgremien stark machtorientiert agieren. Wenn diese Personengruppe dann in einem Beratungsgremium auf Wissenschaftler trifft, die in erster Linie problemorientiert agieren, so kann dies die gemeinsame Arbeit nachhaltig erschweren (vgl. auch Trampusch 2004). In der Öffentlichkeit trägt die Interessengebundenheit von Mitgliedern außerdem häufig zur Schwächung der Legitimation des Beratungsprozesses bei.

Die Rolle der Wissenschaftler stellt sich hingegen anders dar. Das Idealbild des Wissenschaftlers als unabhängiger, der Suche nach der „Wahrheit" bzw. der „wahren Erkenntnis" verpflichteter und mit besonderem (nicht von politischen Wertungen getrübtem) Sachverstand ausgestatteter Experte hat mit der Realität kaum etwas zu tun. Es wäre in einer Demokratie mit politisch interessierter Bürgerschaft auch kaum wünschenswert, dass sich gerade die mit besonderem Sachverstand ausgestatteten Fachleute politischer Aktivitäten enthalten. Hinzu kommt, dass Wissenschaftler, wie jeder „normale" Bürger auch, eigeninteressiert agieren. Da sie sich nicht selten bereits in Abhandlungen über das im Rahmen einer Beratungstätigkeit zu bearbeitende Themenfeld geäußert haben, dürften sie zunächst versuchen, die anderen Mitglieder im jeweiligen Gremium von ihren Positionen zu überzeugen, wohingegen sie ihre eigenen Positionen nur begrenzt in der Beratungsarbeit zur Disposition stellen. Eine Abkehr von ihren zumeist seit vielen Jahren vertretenen Positionen wäre nicht zuletzt ihrem Ansehen in der *scientific community* abträglich.

Des Weiteren äußern sich Wissenschaftler im Rahmen von Beratungsprozessen im Regelfall nicht nur zu wissenschaftlichen Fachfragen, sondern auch zu nicht-wissenschaftlichen Fragestellungen. Hieraus ergibt sich, dass im Rahmen von Politikberatungsprozessen auch Wissenschaftler durchaus politisch agieren können und teilweise agieren müssen. Wissenschaftler sollten daher immer als in den jeweiligen *policy*-Kontext eingebunden gesehen werden (vgl. Robinson 1992: 248ff). Dies gilt umso mehr, wenn sie „politisch aktiv" waren oder sind (etwa im Rahmen von Beratungstätigkeiten oder Zuarbeiten für politische Parteien oder Politiker).

Allerdings ist noch eher als bei Politikern oder Interessenvertretern möglich, dass im Rahmen der Kommissionsarbeit neue Erkenntnisse vorgestellt werden, welche die Wissenschaftler zu Anpassungen ihrer eigenen Position bewegen könnten. Gleichwohl muss man bedenken, dass Politikberatung alles andere als eine rein wissenschaftliche Tätigkeit darstellt, was unter anderem daran deutlich wird, dass auch ein als wissenschaftlich schlecht zu qualifizierendes Beratungsergebnis politisch durchaus von erheblichem Nutzen (und damit „erfolgreich") sein kann (vgl. Mai 1999: 667). Daher muss Wissenschaftlern in politischen Beratungsgremien immer klar sein, dass es gilt, eine Abwägung von wissenschaftlichen und politischen Standards bei der Abfassung von Beratungsergebnissen zu treffen (vgl. Mai 1999: 671). Eine wissenschaftlich noch so fundierte Abhandlung ist unter Beratungsgesichtspunkten nutzlos, wenn die Autoren im Zuge der Beratungstätigkeit nicht den politischen Handlungskontext und die Rezeptionsmuster der politischen Akteure berücksichtigen.

Des Weiteren sind natürlich auch Wissenschaftler Bürger mit politischen Ansichten und als solche wird ihre wissenschaftliche Arbeit immer auch durch ihre politischen Auffassungen geprägt sein. Oder wie es Bakvis ausdrückt: „The advice given by technical experts will often have embedded within it, consciously or unconsciously, certain political preferences and values." (Bakvis 1997: 91). Diese Tatsache kann sich insbesondere dann negativ auswirken, wenn Wissenschaftler im Rahmen von politikberatenden Tätigkeiten als *policy*-entrepreneur (vgl. Dolowitz/Marsh 2000: 10ff) auftreten und für bestimmte Positionen oder Reformen werben. In diesen Fällen verschwimmt die Grenze zwischen wissenschaftlicher Beratung und politischer Gestaltung vollständig.

Nicht zuletzt die große Nähe mancher Wissenschaftler zu politischen Parteien oder bestimmten Regierungen hat dazu geführt, dass wissenschaftliche Erkenntnisse als Fundierung einer politischen Reformagenda in den letzten Jahren stark an Glaubwürdigkeit verloren haben (vgl. Mai 1999: 661). Ein Resultat dieser Entwicklung ist ein wachsendes Misstrauen in der breiten Öffentlichkeit gegenüber der Rolle von Wissenschaftlern in politischen Beratungsprozessen.

Hennen spricht diesbezüglich auch von einer „Krise der Experten" (Hennen 2004: 10).

Außerdem muss bedacht werden, dass sich in vielen Politikfeldern (nicht zuletzt auch in der Gesundheitspolitik) in den vergangenen Jahren ein immer dichteres Geflecht von Beratungsangeboten gebildet hat. Zum einen hat dies die Möglichkeiten der politischen Akteure, sich politisch besonders nahe stehende Berater auszuwählen, erweitert; zum anderen hat die „neue Unübersichtlichkeit" in der Beratungsbranche zu einer Konzentration auf (besonders) bekannte Berater geführt (vgl. Böhret 1997: 82). Gleichzeitig verringert sich der Einfluss politischer Beratung, da die Bindungswirkung wissenschaftlicher Expertisen mit dem Aufkommen (widersprüchlicher) Empfehlungen tendenziell abnimmt (vgl. Tiemann 2004: 48). In der Zusammenschau führen diese Entwicklungen und Trends zu einer Art „Beratungswettbewerb", an dem unter anderem auch professionelle Beratungsunternehmen aus der Wirtschaft teilnehmen. Für eine wissenschaftlich fundierte und problemorientierte Politikberatung sind diese Entwicklungstendenzen eindeutig abträglich.

5. Einfluss von Politikberatung

Bezüglich der Ergebnisse von politischen Beratungsprozessen stellt sich zunächst die generelle Frage, wann es Beratern möglich ist, in einem Politikfeld über Beratungsleistungen Einfluss auszuüben. Anhand des Beispiels der Enquete-Kommissionen in Deutschland führt Altenhof hierzu aus: „Die Möglichkeit des Beraters, Einfluß auszuüben, erscheint dann besonders groß, wenn die Politik zu dem betreffenden Thema noch keine Position bezogen hat." (Altenhof 2002: 207). Es muss jedoch bedacht werden, dass die politischen Akteure heutzutage in nahezu allen Politikfeldern bereits feste Positionen eingenommen haben (sieht man von Detailbereichen wie etwa in der Folge des Aufkommens einer neuen Krankheit (AIDS) oder von Problemen in Folge der Entwicklung neuer Technologien (Kernkraft) ab).

Hierbei besteht ein grundlegendes Spannungsverhältnis hinsichtlich des Einflusses von Politikberatung: wenn Beratungsleistungen keinen Einfluss haben, so wird die „Beratungsresistenz" der Politik und die „Verschwendung" von Steuergeldern für (wissenschaftliche) Beratungen kritisiert. Wenn im Gegensatz hierzu der Eindruck entsteht, dass Beratung Einfluss hat, dann wird die „Deparlamentarisierung" von Entscheidungsprozessen und hieraus eine Gefahr für die Demokratie allgemein abgeleitet.

In diesem Zusammenhang stellt sich die grundsätzliche Frage, wann man überhaupt von einem Erfolg politikberatender Gremien sprechen kann? Hinsichtlich der Messung des Erfolges von Politikberatung werden in der Literatur eine ganze Reihe von Indikatoren angeführt. Hierzu gehört etwa das wissenschaftliche Niveau der Beratungsleistung, die weit reichende Integration unterschiedlichster Interessen, die Erkenntnissteigerung auf Seiten der Politik und/oder der Wissenschaft oder auch der Grad der Umsetzung der Empfehlungen (so etwa Krüger 1975: 170). Auch kann bereits dann eine erfolgreiche Beratung gegeben sein, wenn die Politik durch die Einsetzung eines entsprechenden Gremiums Zeit gewonnen hat oder ein Thema dank der Arbeit eines Politikberatungsgremiums von der tagespolitischen Agenda genommen werden konnte. Grundsätzlich muss man davon ausgehen, dass erfolgreiche Beratung aus politischer Sicht nicht mit erfolgreicher Beratung aus wissenschaftlicher Sicht übereinstimmt. Außerdem besteht für Beratungsgremien immer auch äußerst vielschichtiger Ziel-Mix, was eine Erfolgsmessung weiter erschwert.

Trotz dieser Einwände gilt die mangelhafte Umsetzung von Empfehlungen zumeist als zentraler Indikator für das Scheitern von Politikberatungsgremien. Dieser technokratisch geprägte Ansatz ist jedoch insofern fehlgeleitet, als Politikberatung immer nur ergänzend zu den üblichen politischen Entscheidungswegen und -verfahren wirkt und daher auch eine Nicht-Umsetzung eine politische Entscheidung darstellt, die nicht per se den Einfluss eines Gremiums in Frage stellt (vgl. Marchildon 2002: 13f). Somit kann auch die klare Herausarbeitung möglicher Handlungsoptionen mit entsprechenden Empfehlungen und deren explizite Ablehnung durch die politischen Akteure als einflussreiche Beratung gelten, wenn die Entscheidungsfähigkeit der Politik durch eine klare Darstellung alternativer Handlungswege verbessert worden ist und insofern eine „Rationalisierung des politischen Willensbildungsprozesses" (Rürup/Bizer 2002: 65) stattgefunden hat. Aus der Sicht der Berater, die die Empfehlungen formulierten, muss eine solche Ablehnung natürlich zunächst als ein Scheitern der Beratung gewertet werden. Aber auch eine Kommission, deren Empfehlungen durch die politischen Akteure nicht unmittelbar aufgenommen werden, kann längerfristigen Einfluss auf die weitere Debatte in einem Politikfeld ausüben. Hierbei kann der Einfluss auf längere Zeit gesehen sogar weit über den Einfluss, welcher durch eine Umsetzung der Kommissionsempfehlungen gegeben wäre, hinausgehen.

> „The fact that a government appears to accept them or reject them tells us very little about their real influence on its thinking. A recommendation that is ultimately rejected may have been influential. On the other hand, a government claim that it is following commission advice may be misleading [...]" (Christie/Pross 1990: 13)

Die Frage, wann Beratungsgremien Einfluss auf politische Entscheidungsprozesse ausüben können, steht in einem engen Bezug zur institutionellen Ausgestaltung des Beratungsinstruments. Hierbei ist nicht nur die Einbindung des Gremiums in die politischen Entscheidungsabläufe, sondern auch die Diskursstrukturierung im Rahmen des Beratungsverfahrens von erheblicher Bedeutung für den Einfluss der Beratung (vgl. Lehmbruch/Singer/Grande/Döhler 1988: 258). Mit dem Einsatz eines Politikberatungsgremiums öffnet die Politik ein *window of opportunity* und einen Kommunikationsraum, welcher nicht nur durch die beteiligten Experten und Politiker, sondern auch durch die Öffentlichkeit genutzt werden kann. Renn nennt diesbezüglich drei Faktoren, die für eine einflussreiche Politikberatung gegeben sein müssen:

> „[...] erstens der Fähigkeit, innerhalb eines Beratungsgremiums Konsens oder zumindest einen Konsens über den Dissens über konkurrierende Wissensansprüche zustande zu bringen; zweitens, die Ergebnisse in eine Form zu fassen, dass sie mit den Erwartungen und strukturellen Anforderungen der politischen Auftraggeber anschlussfähig sind; und drittens, dass die mit wissenschaftlicher Hilfe getroffenen Entscheidungen bessere Chancen auf Legitimation in die Gesellschaft hinein besitzen." (Renn 1999: 531)

Folglich bestehen insbesondere im Rahmen von Politikberatungsprozessen mit einem klaren Bezug zur Öffentlichkeit Chancen, dass ein Gremium auf die politischen Akteure und deren Entscheidungen Einfluss nehmen kann. Allerdings darf man hierbei nicht vergessen, dass die Interessen der Politiker und der Bürger nicht immer identisch sind. So können politische Akteure durchaus aufgrund eigeninteressierter Erwägungen auf die Umsetzung von Empfehlungen verzichten, obwohl die Mehrheit der Bürger eine Umsetzung wünscht.

Eine Bewertung des Einflusses politikberatender Gremien kann selbstverständlich nur unter Einbeziehung des Kontextes der politischen Entscheidungsstrukturen im jeweiligen politischen System erfolgen. So erscheint es auf den ersten Blick logisch, dass die Einflusschancen von Beratung in einem zentralisierten politischen System wie etwa in einer „Westminster-Demokratie" anders bewertet werden müssen als in einem stark föderalistisch geprägten System. „In einem zentralisierten Regierungssystem wie dem britischen ist das ‚window of opportunity' für politische Interventionen erheblich größer als in der Bundesrepublik, wo durch das stärker dezentrale politische Entscheidungssystem jede Politikinnovation komplexen Aushandlungsmechanismen unterworfen ist." (Lehmbruch/Singer/Grande/Döhler 1988: 256). Weitere Faktoren wären etwa das Parteiensystem (Mehrparteien-/Zweiparteiensystem) und die Formen der Interessenvertretung (stark korporatistisch/schwach korporatistisch). Selbstverständlich beeinflussen auch diese Faktoren die Umsetzungschancen von Beratungsergebnissen.

Döhler und Manow haben in ihren Ausführungen zur Entwicklung der Gesundheitspolitik in Deutschland jedoch nachgewiesen, dass man diese strukturellen Faktoren immer auch im jeweiligen zeitlichen Kontext sehen muss. Beispielsweise kann der Bundesrat bei Reformvorhaben durchaus als Blockadeinstrument genutzt werden (wenn die Oppositionsparteien hier über eine Mehrheit verfügen). Allerdings ist der Bundesrat nicht per se ein Blockadeinstrument, was im Rahmen der erfolgreichen Verhandlungen zum Gesundheits-Strukturgesetz Anfang der 1990er Jahre deutlich wurde. Somit stellen strukturelle Faktoren durchaus wichtige Einflussgrößen dar, die jedoch in Bezug auf ihre Wechselwirkungen mit Politikberatungsgremien keine Faktoren darstellen, die unabhängig vom zeitlichen Kontext ihre Wirkungen entfalten.

„Durch die Kontrastierung unterschiedlicher Zeitpunkte wird deutlich, dass jene Faktoren wie Mehrparteienkoalitionen, föderale Entscheidungsverflechtungen und Einflussnahme durch organisierte Verbandsinteressen, denen überwiegend die bisherige Blockierung von Gesundheitsreformen zugeschrieben wird, keine zeitlich invarianten Größen darstellen, sondern selbst erheblichen Veränderungen unterliegen, die durch die Interaktionen zwischen Entscheidungsstrukturen und Interessenkonstellation mit hervorgerufen werden." (Döhler/Manow 1995: 2)

Auch Pierson hat in seiner Studie zu Versuchen des Rückbaus wohlfahrtsstaatlicher Programme in den USA und Großbritannien festgestellt, dass die Erfolgsaussichten von Reformmaßnahmen im wohlfahrtsstaatlichen Bereich weniger stark an die institutionelle Ausgestaltung des politischen Systems gebunden sind, als man dies zunächst erwarten würde (vgl. Pierson 1994). Hinzu kommt, dass auch institutionelle Faktoren historischen Wandlungsprozessen unterliegen, was dazu führen kann, dass jene zu unterschiedlichen Zeiten sehr unterschiedliche Wirkungen (auch und gerade in Bezug auf die Ausgestaltung und den Einfluss von Politikberatungsprozessen) ausüben.

Überträgt man diese Überlegungen nun auf den Bereich der Politikberatung, so lässt sich die These formulieren, dass Politikberatung zwar immer im Rahmen spezifischer politischer und gesellschaftlicher Institutionen und Strukturen agiert, dass aber diese Faktoren (Parteiensystem, Föderalismus, usw.) den möglichen Einfluss politikberatender Gremien weniger stark begrenzen als man dies zunächst erwarten würde. Stattdessen spielt die konkrete Ausgestaltung der Politikberatungsgremien und hierbei insbesondere der Öffentlichkeitsbezug der Arbeit dieser Gremien eine herausragende Rolle. Die Bedeutung, welche der Öffentlichkeit im Rahmen der Beratungsprozesse zukommt, ist hierbei nicht nur abhängig von den konkreten politischen Faktoren bei der Einsetzung des jeweiligen Gremiums, sondern lässt sich auch aus der spezifischen Politikberatungstradition erklären.

Wichtig für die Beantwortung der Frage, wann politische Beratung Einfluss ausüben kann, ist außerdem die Feststellung, dass Politikberatung immer auch ein Stück weit einen Versuch darstellt, zukünftige Entwicklungen zu antizipieren bzw. Wahrscheinlichkeitsaussagen über die weitere Entwicklung in einem Politikfeld zu treffen (vgl. Renn 1999: 538). Dass solche Vorhersagen nicht immer vollständig zutreffen, sollte von den politischen Akteuren bei der Umsetzung von Kommissionsergebnissen bedacht werden. Hinzu kommen *unintended consequences*, also beispielsweise Wechselwirkungen zwischen empfohlenen politischen Handlungen und anderen Entwicklungen, welche auch durch noch so gute wissenschaftliche Arbeiten im Rahmen eines Beratungsgremiums nicht alle bedacht und abgedeckt werden können (vgl. Kaufmann 1996: 32). Hier wirkt sich auch das häufige Vorhandensein von widersprüchlichen Beratungsergebnissen negativ aus, da sich angesichts der Vielzahl von Beratungsgremien, Gutachten, Berichten usw. nahezu jede Handlung und jedes politische Ziel wissenschaftlich „fundieren" lässt. Ironischerweise kann so mehr Beratung zu mehr Unsicherheit führen.

Des Weiteren besteht die Gefahr, dass sich Interessengruppen mit Gegenexpertisen in der öffentlichen Debatte zu Wort melden, um die Umsetzung von für sie negativen Beratungsergebnissen zu verhindern. Nicht selten lässt sich beobachten, dass Interessengruppen versuchen, die Arbeit von Beratungsgremien mit der Vorstellung eigener Gutachten oder Stellungnahmen zu relativieren. Hierbei ist nicht zuletzt von Bedeutung, dass im täglichen politischen Geschäft Interessengruppen eine ständige Informationsbasis für die Politik darstellen. Politiker können zumeist aus einer ganzen Reihe von – nicht selten wissenschaftlich fundierten – Expertisen auswählen, die ihnen von Interessengruppen mit dem Ziel der Beeinflussung politischer Entscheidungsprozesse zur Verfügung gestellt werden. Es besteht also ein Stück weit eine Konkurrenzsituation von politikberatenden (Experten-) Gremien und interessenpolitischer Beeinflussung (welche selbstverständlich auch eine Form von Politikberatung darstellt), was sich wiederum auf die Einflusschancen politikberatender Gremien auswirkt (vgl. Cassel 2001: 113).

Aus diesen Ausführungen zum Einfluss politikberatender Gremien folgt, dass es am Erfolg versprechendsten erscheint, den Einfluss von Politikberatungsgremien in die drei von Hall entwickelten und bereits dargestellten Kategorien politischen Wandels einzuordnen. Die drei Kategorien von politischem Wandel sind hinreichend konkret, um den Einfluss politikberatender Gremien zu systematisieren, ohne im Detail auf jede Empfehlung und deren (Nicht-) Umsetzung einzugehen. Gleichzeitig ermöglicht diese Kategorisierung einen internationalen Vergleich des Einflusses politikberatender Gremien, wobei diese Systematisierung allerdings nicht bedeuten soll, dass die Initiierung von Wandel durch politikberatende Gremien per se als „Erfolg" anzusehen ist. Grundsätzlich und trotz aller zumeist eher diffusen Kritik kann man an dieser Stelle festhalten, dass Politikberatung Einfluss auf Reformen in einem Politikfeld ausüben kann, denn institutionelle Reformprozesse bauen auch auf Veränderungen in den Problemperzeptionsmustern der politischen Akteure, auf gewandelten Zielvorstellungen und/oder auf neuen Deutungen des politischen Handlungsbedarfs auf. Solche Veränderungen können von Politikberatungsgremien initiiert und beeinflusst werden (vgl. Zinterer 2004).

6. Öffentlichkeitsbezug von Politikberatung

Ein besonderes Augenmerk soll im Rahmen dieser Studie auf den Öffentlichkeitsbezug von politischen Beratungsprozessen gerichtet werden, da dieser Aspekt große Rückwirkungen auf den Einfluss von Politikberatung ausübt. Bereits im Abschnitt zu *policy*-Lernprozessen wurde darauf hingewiesen, da insbesondere Wandel dritter Ordnung immer auch in enger Beziehung zu öffentlichen Diskussionen über alternative Problemlösungsmuster stattfindet. Aus diesem Grunde muss im Folgenden kurz auf das Verhältnis von politischer Beratung und Öffentlichkeit eingegangen werden. Dass sich bisher die Politikberatungsliteratur kaum mit der Frage des Öffentlichkeitsbezuges von Beratungsprozessen befasst hat, erscheint verwunderlich, da die Öffentlichkeit nicht nur im Rahmen des Wandels dritter Ordnung nach Hall, sondern auch im pragmatistischen Beratungsmodell von Habermas eine bedeutende Rolle spielt.

Hall weist in seinen Ausführungen explizit auf die Bedeutung öffentlicher Diskurse im Rahmen von Wandlungsprozessen hin: „Organized interests, political parties, and policy experts do not simply ‚exert power'; they acquire power in part by trying to influence the political discourse of their day." (Hall 1993: 290). Dennoch wird dieser Sachverhalt in der Mehrzahl der Abhandlungen über die Arbeit von Politikberatungsgremien übersehen oder schlicht ignoriert. Dabei kann man lediglich bei einer hinreichenden Transparenz und Übersetzung der Beratungsergebnisse auch auf eine öffentlich vermittelte Legitimation für jene Ergebnisse hoffen (vgl. Renn 1999: 539ff).

Hierbei muss jedoch das Spannungsverhältnis von möglichst umfassender und intensiver öffentlicher Debatte über einen Problemkomplex und politischer Entscheidungsfähigkeit berücksichtigt werden (vgl. Ziegler 1990: 176). Bislang diente die Einbeziehung der Öffentlichkeit in erster Linie dazu, die mangelhafte Legitimation von expertenzentrierter, staatlicher Beratung und Steuerung durch Partizipationsangebote zu kompensieren. Im Bereich der Politikberatung wird daher in jüngster Zeit vermehrt versucht, die Öffentlichkeit aktiv in politische Beratungsprozesse einzubeziehen (vgl. Hennen/Petermann/Scherz 2004: 23ff).

Allein schon die öffentliche Rezeption der Arbeit von Politikberatungsgremien kann zu einem längerfristig angelegten Wandel in einem Politikfeld führen, ohne dass die konkreten Empfehlungen des Gremiums politisch umgesetzt werden. Wenn man die öffentliche Rezeption von Beratungsprozessen nicht mit in die analytischen Betrachtungen einfließen lässt, fehlt daher ein zentraler Baustein zum Verständnis dieser Prozesse. Somit gilt: „Auch die öffentliche Darstellung von politischen Handlungsanlässen, Handlungszielen und Maßnahmen ist Realpolitik. Denn nicht nur die Maßnahme selbst ist Realität, sondern auch die überwiegend anerkannte oder geltende Vorstellung der politischen Akteure und Politikadressaten von dieser Maßnahme." (Bleses/Seeleib-Kaiser 1999: 117) Folglich kommt nicht nur der inhaltlichen Arbeit eines Politikberatungsgremiums Bedeutung zu. Auch die öffentliche Rezeption und Darstellung der Arbeit und der Ergebnisse des Gremiums ist für den Einfluss der Beratung von herausragender Bedeutung. Aus diesem Grunde plädiert etwa Cassel dafür, klar zwischen den Adressatengruppen „Politiker" und „Öffentlichkeit" zu trennen und über die Begriffe Politikerberatung und Politikberatung diesem Unterschied Ausdruck zu verleihen (vgl. Cassel 2003b: 152).

Durch die gezielte Nutzung von öffentlicher Aufmerksamkeit kann ein Beratungsgremium in der Gesellschaft einen Konsens über die notwendigen Reformmaßnahmen erzielen und so den Empfehlungen des Gremiums eine größere Legitimation sichern (vgl. Christie/Pross 1990: 13). Schneider bezeichnet dieses Ziel von Politikberatung als Initiierung „gesamtgesellschaftlicher Konsensprozesse" (Schneider 1990: 146). Die Beeinflussung der Perzeption von Problemlagen kann nicht nur kurzfristig Reformvorhaben erleichtern und deren Legitimation erhöhen, sondern auch langfristig paradigmatische Wandlungsprozesse im jeweiligen Politikfeld initiieren (vgl. Pierson 1994: 16). Hierbei ist wichtig, dass nicht selten allein schon die Darstellung einer Problematik die Entscheidung über Problemlösungsalternativen nachhaltig beeinflussen kann (vgl. Frey 1990: 166). Die Diskurssituation, die im Rahmen eines politikberatenden Prozesses initiiert wird, kann (auch wenn die Öffentlichkeit nicht direkt eingebunden wird) zu einer Veränderung der Problemperzeption führen und über den Austausch von Präferenzmustern die Fähigkeit der beteiligten Akteure, zu gemeinsamen Problemdefinitionen und somit zu gemeinsamen Problemlösungen zu gelangen, in erheblicher Weise verbessern. Wenn jedoch die Politik die Ergebnisse von Politikberatungsgremien ignoriert, so kann dies insbesondere dann, wenn das Beratungsgremium bereits einen Meinungswandel in der Öffentlichkeit eingeleitet hat, nicht nur die Glaubwürdigkeit des Beratungsgremiums, sondern der Politik allgemein nachhaltig beschädigen (vgl. Renn 1999: 540).

Hinsichtlich der öffentlichen Diffusion von Beratungsergebnissen ist zu berücksichtigen, dass Bürger in erster Linie daran interessiert sind, wie sich unterschiedliche Reformalternativen für sie persönlich auswirken könnten. Wenn das Beratungsgremium oder die Beratenen folglich eine breitere Rezeption der Beratungsergebnisse wünschen, so müssen sie diese über eine entsprechende, breite Bevölkerungskreise ansprechende und allgemein verständliche Aufarbeitung der Ergebnisse ermöglichen. Selbstverständlich wäre es kaum realistisch, davon auszugehen, dass alle Bürger bereit und in der Lage sind, sich umfassend mit allen zur Verfügung stehenden Handlungsalternativen ausgiebig zu befassen.

Daher sollte die öffentliche Diffusion der Beratungsergebnisse in erster Linie darauf abzielen, die asymmetrische Informationsbasis von Politik und Bürger zumindest zu verringern (vgl. Cassel 2001: 43). Hierbei wäre gleichzeitig darauf hinzuweisen, welche Folgen ein Verzicht auf die Umsetzung der einen oder anderen Empfehlung für die Bürger hätte. Hinzu kommt, dass es den politischen Entscheidungsträgern zumeist schwer fällt, Beratungsergebnisse zu ignorieren, wenn in einem intensiven öffentlichen Diskurs über ein Gutachten oder einen Kommissionsbericht die Legitimation der entsprechenden Empfehlungen erhöht wurde. Der Versuch, die Adressaten von politischen Entscheidungen (also etwa die von Maßnahmen betroffenen Teile der Bevölkerung) möglichst frühzeitig in den Problemdiskurs einzubinden, kann sich daher in nicht zu unterschätzender Weise positiv auf die Durchsetzungschancen politischer Maßnahmen auswirken (vgl. Mai 1999: 665).

Die Medien spielen natürlich für die Diffusion von Beratungsergebnissen und für die Strukturierung der sich anschließenden Diskussion eine herausragende Rolle. Als Schnittstelle zwischen Bürgern und Beratungsgremium können die Medien die Aufmerksamkeit auf die Arbeit eines Gremiums lenken und durch Berichterstattungen über in dem Gremium beratene Sachverhalte eine öffentliche Debatte initiieren und fundieren. Durch die Anregung einer möglichst umfassenden Auseinandersetzung mit den Themenfeldern, welche durch ein Gremium bearbeitet werden, können die Medien außerdem dazu beitragen, dass die öffentliche Meinung auf den Beratungsprozess zurückwirkt. Hierdurch steigt die Umsetzungswahrscheinlichkeit, da die Bürger von ihren politischen Vertretern die Umsetzung der Empfehlungen, welche auf ihren Rückmeldungen im Rahmen des öffentlichen Diskurses basieren, eher fordern würden als von Ergebnissen, welche rein technokratisch und in intransparenten Beratungsprozessen entwickelt wurden.

Auf der anderen Seite können die Medien jedoch auch durch negative Berichterstattungen das öffentliche Bild eines politikberatenden Gremiums in einer Weise prägen, dass es für die politischen Akteure unattraktiv (oder sogar unmöglich) wird, selbst fachlich fundierte und politisch akzeptable Empfehlungen umzusetzen. Somit stellt die Diskussion und Verarbeitung von Beratungsergebnissen in den Medien ein zentrales Element politikberatender Prozesse dar (vgl. Rürup/Bizer 2002: 65). Es sei jedoch darauf hingewiesen, dass eine Messung der Beeinflussung der öffentlichen Debatten durch ein Politikberatungsgremium nahezu unmöglich ist, da hier nicht nur konkrete Positionierungen in einzelnen Fachfragen, sondern auch allgemeinere Problemperzeptionsmuster beeinflusst werden (vgl. Cassel 2001: 73).

Seit den 1970er Jahren hat das Vertrauen in technokratische Beratungsformen stark abgenommen. Ein Resultat dieses Trends ist die in der jüngeren Vergangenheit vermehrt zu beobachtende Tendenz, Teile der Öffentlichkeit an politischer Beratung teilhaben zu lassen (vgl. Hennen/Petermann/Scherz 2004). Diese Beteiligung der interessierten Öffentlichkeiten an politischen Deliberationsprozessen findet jedoch in Deutschland zumeist eher kleinräumig, etwa bei Entscheidungen über die Ansiedlung von Industrieanlagen statt (vgl. Hennen 2004: 10). Versuche, auf nationaler Ebene die Öffentlichkeit an politischen Beratungsprozessen teilhaben zu lassen, sind noch immer die Ausnahme. Dass stärker partizipationsorientierte Instrumente der Politikberatung auf nationaler Ebene durchaus einflussreiche Beratungsleistungen erbringen können, verdeutlicht – wie im Folgenden detailliert nachzuweisen sein wird – das Fallbeispiel Kanada.

7. Politikberatung und gesundheitspolitische Reformen

Das Politikfeld Gesundheit bietet sich aus einer ganzen Reihe von Gründen für die folgende Untersuchung politikberatender Prozesse an. Wie bereits erwähnt unterliegen die Gesundheitssysteme nahezu aller westlichen Industrienationen seit vielen Jahren einem hohen Veränderungs- und Reformdruck. Der Einfluss der Globalisierung auf die wirtschaftliche Entwicklung und hierbei insbesondere auf die Entwicklung der Lohnnebenkosten, der demographische Wandel, die Verbesserung und Erweiterung des Therapie- und Arzneimittelspektrums und allgemein der steigende Kostendruck haben dazu geführt, dass die politischen Akteure mehr denn je versuchen, unter Hinzuziehung von (externem) Sachverstand Lösungen für die drängenden und komplexen Probleme in diesem Politikfeld zu finden. Der Handlungsdruck wird noch verstärkt durch die Tatsache, dass nahezu alle Bürgerinnen und Bürger im Verlauf ihres Lebens mehrfach auf Leistungen ihres jeweiligen Gesundheitssystems zurückgreifen. Insofern treffen gesundheitspolitische Diskussionen tendenziell auf ein überdurchschnittlich großes öffentliches Interesse und sind entsprechend relevant für die politischen Akteure, da sich hieraus eine erhebliche Bedeutung der Thematik für den politischen Wettbewerb ergibt.

Aber noch andere Gründe haben dazu geführt, dass Beratungsleistungen im Politikfeld Gesundheit in den vergangenen Jahren an Bedeutung gewonnen haben. So hat etwa die Disziplin der Gesundheitsökonomie im Zeichen der Kostendämpfungspolitik einen starken Auftrieb in Deutschland erfahren. Auch andere Disziplinen etwa im Bereich des Krankenhaus- oder Pflegemanagements haben von dem steigenden Kostendruck und der hieraus resultierenden Suche nach alternativen Problemlösungen profitiert. Gleiches gilt für das Fallbeispiel Kanada. Insofern hat die wissenschaftliche Befassung mit gesundheitspolitischen Themen stark zugenommen, was sich wiederum in einer gestiegenen Nachfrage nach politikberatenden Leistungen niederschlug. Die Politik fragt hierbei selbstverständlich Beratungsleistungen nicht aufgrund des Vorhandenseins eines gestiegenen Beratungsangebotes ab, jedoch erweitert und erleichtert ein breiteres Spektrum von spezialisierten Beratungsangeboten die Möglichkeiten des Zugriffs auf entsprechende Leistungen.

Mit dem Anstieg des Problemdrucks in der Gesundheitspolitik stellte sich die Frage nach der Steuerungsfähigkeit der politischen Akteure. Die Vielzahl von Akteuren und die große Bedeutung der Selbstverwaltung in der Gesundheitspolitik begrenzt die Fähigkeit der Politik, gestalterisch-steuernd in diesem Bereich tätig zu werden, in erheblicher Weise. Die hohe Stabilität der institutionellen Ausgestaltung der gesundheitlichen Versorgung in vielen westlichen Industrienationen verdeutlicht die großen Hürden für die Initiierung von Veränderungen in diesem Politikfeld. Angesichts der Komplexität dieser Wechselbeziehungen wird für gesundheitspolitische Entscheidungen ein umfassendes Wissen benötigt, welches über Politikberatungsinstrumente erhoben, gegebenenfalls analysiert und so für die Entscheidungsträger nutzbar gemacht werden kann. Die Beratung trägt dazu bei, durch die (wissenschaftliche) Fundierung politischer Entscheidungen die Problemangemessenheit und damit die Durchsetzungschancen der Politik zu steigern. Gleichzeitig können die politischen Akteure versuchen, die gesundheitspolitischen Interessenvertreter bereits in die Formulierung von Empfehlungen politikberatender Gremien einzubeziehen und so Konsensbildungsprozesse über politische Beratung initiieren.

Ein weiterer wichtiger Grund für die Attraktivität politikberatender Gremien im Rahmen von tief greifenden wohlfahrtsstaatlichen Reformvorhaben ergibt sich aus der begrenzten Innovationsfähigkeit der Bürokratie. Die Ministerialbürokratie hat in vielen westlichen Wohlfahrtsstaaten ein Bestandsinteresse in Bezug auf die vorhandenen (sozial-) politischen Programme entwickelt. Der Grund hierfür ist weniger darin zu suchen, dass der Inhalt der Programme als unbedingt bewahrenswert angesehen wird (obwohl auch dies ein Faktor sein kann), sondern eher darin, dass mit der Herausbildung von komplexen Interaktionsmustern die Experten in der Bürokratie ein Fachwissen akquiriert haben, welches bei einer völligen Umgestaltung der Systeme schlagartig wertlos werden würde. „Ihre Vertrautheit mit diesen Systemen basiert meist auf langjährigen Sozialisationsprozessen und kann, zunehmend mit Alter und Rang, als persönliches Kapital betrachtet werden. Institutionelle Bestandsinteressen werden auf diese Weise über individuelle Kalküle vermittelt." (Czada 1989: 285)

Entsprechend zurückhaltend werden daher grundlegende Reformvorschläge von dieser Akteursgruppe aufgenommen. Dies gilt im deutschen Fallbeispiel ganz besonders für den Sozialversicherungsbereich, denn in diesem Politikfeld „[...] können insbesondere sozialversicherungstechnisch bedingte Pfadabhängigkeiten zur Verengung des politischen Reformdiskurses durch den Status quo präferierende Sozialversicherungs-Expertokratien instrumentalisiert werden [...]." (Siegel 2001: 78) Politikberatung kann hier als externe Quelle von Reformvorschlägen – bei hinreichendem öffentlichen Druck – die politischen Akteure dazu zwingen, sich über die Bestandsinteressen der Bürokratie(n) hinwegzusetzen und so Reformen erleichtern.

Strukturelle Faktoren wie etwa die vernetzte Struktur der Leistungserbringung, die durch vielfältige Aushandlungsnetzwerke bestimmten Entscheidungsstrukturen und die Vielzahl der Themen, welche im Rahmen gesundheitspolitischer Entscheidungsprozesse behandelt werden müssen, steigern die Attraktivität von politischer Beratung für die Akteure in diesem Politikfeld noch weiter. Hinzu kommen Verknüpfungen mit anderen Politikfeldern, welche ihrerseits wieder Rückwirkungen auf gesundheitspolitische Prozesse entwickeln. Auch die Tatsache, dass sich die Gesundheitsversorgung zu einem äußerst wichtigen Wirtschaftsfaktor entwickelt hat, macht Expertenberatung als Mittel der „Rationalisierung" von Entscheidungen in diesem Bereich für die politischen Akteure interessant.

All diese Faktoren steigern die Attraktivität der Hinzuziehung von (externem) Sachverstand zu gesundheitspolitischen Entscheidungsprozessen. Gleichzeitig scheint der Gesundheitssektor aber auch ein gutes Beispiel für das Scheitern von Politikberatungstätigkeiten im Angesicht von hohem und weiter steigendem Problemdruck zu sein (vgl. Oberender/Fleischmann 2003: 199). Daher bietet sich dieses Politikfeld für die vergleichende Analyse im Rahmen dieser Studie besonders an.

Teil II:
Die Rolle politikberatender Gremien in der Entwicklung des kanadischen Gesundheitssystems

1. Einleitung

Bei Kanada handelt es sich um einen Staat mit einem parlamentarischen System nach dem Modell der Westminster-Demokratie und einem dezentralen, föderalistischen Staatsaufbau. Diese einzigartige Mischung wirkt sich nachhaltig auf die politisch-kulturelle Prägung des Landes aus. So spielen etwa im Rahmen des kanadischen Exekutivföderalismus die Aushandlungsprozesse zwischen den Eliten der beiden Entscheidungsebenen eine zentrale Rolle für die Entwicklung von Politikprogrammen (vgl. Schultze 2004: 197). Dieser Politikstil wird auch mit dem Begriff der *elite accomodation* umschrieben. Nach Cameron und Simeon umschreibt dieser Begriff „[...] bargains made by autonomous elites free to negotiate on behalf of their populations, and sure in their ability to implement whatever agreements are reached." (Cameron/Simeon 2001: 63f)

In den letzten Jahren lässt sich jedoch in Kanada – nicht zuletzt in Folge der gescheiterten Verfassungsreformbemühungen (vgl. Russell 2004) – eine Delegitimierung dieses jahrzehntelang dominanten Aushandlungsmusters feststellen. Des Weiteren zeichnet sich die kanadische Politik durch eine starke Konsensorientierung und durch eine Präferenz für Aushandlungsprozesse gegenüber konfrontativen politischen Strategien aus (vgl. Schultze 1989: 28). Diese Präferenz für konsensorientierte politische Strategien ergibt sich insbesondere aus der sozioökonomischen, ethnischen und kulturellen *cleavage*-Struktur der kanadischen Gesellschaft.

In der kanadischen Geschichte hat die aktive Rolle des Staates eine lange Tradition, oder wie es Schultze zusammenfasst: „Die kanadische Gesellschaft war [...] von Beginn an: gemeinschaftsorientiert – askriptiv – partikularistisch und elitär; sie ist bis heute konservativ – traditional und statisch." (Schultze 1989: 22). Insbesondere das öffentliche und steuerfinanzierte Gesundheitssystem *Medicare* genießt in diesem Zusammenhang als das einzige bundesweite und gleichzeitig universelle Sozialprogramm bei der Bevölkerung eine äußerst hohe Wertschätzung. So schreibt beispielsweise Maioni: „Many policy makers and pundits celebrate the health-care system as the ‚jewel of the crown' of the Canadian welfare state." (Maioni 2002: 178).

Korrekterweise müsste man hierbei eigentlich von 10 (verschiedenen) kanadischen Gesundheitssystemen sprechen, denn jede Provinz kann frei über die

Ausgestaltung des jeweiligen provinzweiten Systems zur Gesundheitsversorgung entscheiden. Allerdings wird diese Freiheit heutzutage durch den *Canada Health Act* begrenzt, welcher die Grundlagen und Konditionen für die Beteiligung des Bundes an der Finanzierung der Provinzsysteme regelt. Somit prägt die föderalistische Macht- und Kompetenzverflechtung von Bund und Provinzen in Kanada auch die Ausgestaltung der Gesundheitspolitik nachhaltig.

Die beiden großen kanadischen Bundesparteien (die Liberale Partei und die Konservative Partei) teilen eine prinzipiell pro-staatsinterventionistische Grundhaltung, wobei diese Positionierung über die Jahre gewissen Veränderungen unterworfen war (für eine umfassende Darstellung des kanadischen Parteiensystems siehe Thorburn/Whitehorn 2001). So traten die Liberalen insbesondere in der Zeit nach der Depression und nach dem Zweiten Weltkrieg für eine aktive wohlfahrtsstaatliche Rolle des kanadischen (Bundes-) Staates ein.

Auch die Konservativen befürworteten eine (obgleich subsidiäre) interventionistische Rolle des Staates, wobei diese Position insbesondere aus einem paternalistischen Verständnis der Verantwortung der Eliten für die Armen bzw. für benachteiligte Gruppen herrührt (vgl. Eberle/Schultze/Sturm 2003: 15 und Maioni 1997: 176f). Die Parteienlandschaft in Provinzen und Territorien unterscheidet sich allerdings in erheblicher Weise von der auf Bundesebene (vgl. Schultze 2004: 199). Grund hierfür ist in erster Linie, dass Provinzparteien versuchen müssen, ihre Parteiprogrammatik für eine Mehrheit der Provinzbevölkerung attraktiv zu gestalten, während die Parteien auf Bundesebene ihre Programmatik und Politik an andere (nationale) *cleavage*-Strukturen anpassen müssen, um ihre Chancen bei bundesweiten Wahlen zu erhöhen.

Die programmatischen Fähigkeiten der kanadischen Parteien, langfristige politische Programme zu entwickeln und diese durchzusetzen, sind insgesamt eher gering anzusetzen (vgl. Aucoin 1990: 203). Keine der großen bundespolitischen Parteien verfügt über historisch gewachsene Verbindungen mit spezifischen sozialen Gruppen. Vielmehr verfolgen insbesondere die Liberale Partei und die Konservativen das Prinzip der *politics of accomodation* (Lijphart 1968). Bei Wahlen auf Bundesebene geht es demnach nicht so sehr um die Durchsetzung detaillierter Programme, sondern vielmehr um einen Balanceakt zwischen vielfältigen Gruppen und (nicht selten regional definierten) Interessen im kanadischen Gemeinwesen. Das Bestehen auf politischen Ideen oder auf grundlegenden politischen Programmen wäre mit diesen Versuchen des Ausgleichs nicht kompatibel (vgl. Bradford 1999a: 545). Hieraus ergibt sich ein Politikstil, der auch als *brokerage politics* umschrieben wird.

> „The essence of this interpretation is that, given the multiple cleavages in Canadian society and the function of parties to aggregate interests, political parties in Canada

should be conciliators, mediators, or brokers among the cleavages [...] – that is, regions, ethnic and linguistic groups, genders, classes, religions, and ages." (Dyck 2000: 290).

Diese *brokerage politics* spiegeln sich insbesondere in den elitenbezogenen Aushandlungsprozessen anlässlich der Treffen der Premierminister des Bundes und der Provinzen im Rahmen der regelmäßigen *First Ministers' Meetings* wider. Zur politischen Innovationsfähigkeit dieser Treffen äußert sich Bradford jedoch äußerst kritisch: „First Ministers' meetings function mostly to clarify differences and air grievances among leaders. [...] At times of breakdown and crisis, [...] it has delivered more political stalemate and policy paralysis than innovation." (Bradford 1999a: 547)[2] Diesbezüglich ist generell anzumerken, dass eine auf Aushandlung und Ausgleich bezogene Politik, wie sie im kanadischen Fall vorliegt, grundlegende politische Innovationen und Reformmaßnahmen nachhaltig erschwert, oder wie Bradford schreibt: „[...] brokerage politics supplies few incentives for governing parties to produce their own ideas, much less to use such novel concepts in seeking mandates from voters for policy innovation." (Bradford 2000: 140)

Die Interessengruppen haben im kanadischen Staatswesen einen vergleichsweise geringen Einfluss und können daher ebenfalls nur begrenzt auf politische Wandlungsprozesse Einfluss ausüben. Diese im Vergleich zum deutschen Fallbeispiel schwächere Position etwa der Gewerkschaften erklärt sich zu großen Teilen aus der dezentralen und fragmentierten Struktur des kanadischen Bundesstaates (vgl. Resnick 1987: 392). Auch die Interessengruppen in der Gesundheitspolitik wie etwa die Ärzteverbände haben im Vergleich zu Deutschland politisch nur einen begrenzten Einfluss. So existiert zwar in jeder Provinz ein eigener Ärzteverband, der über einen nationalen Dachverband (die *Canadian Medical Association*) auf Bundesebene vertreten wird. Diese Provinzverbände verfügen jedoch über ein hohes Maß an Autonomie.

Korporatistische Aushandlungsmuster sind folglich nur schwach ausgeprägt, da die Mehrzahl der Verbände kaum in der Lage ist, auf nationaler Ebene getroffene Verhandlungsergebnisse in den jeweiligen Mitgliedsverbänden autoritativ durchzusetzen (vgl. Bradford 2000: 141). Hinzu kommen regionale *cleavages*, welche die Ausbildung korporatistischer Aushandlungsmuster hemmen (vgl. Resnick 1987: 393). Da im Vergleich zum bundesdeutschen System außerdem keine mit den Krankenkassen vergleichbaren Organisationen bestehen, fehlt in Kanada eine in der deutschen Gesundheitspolitik besonders einflussreiche Akteursgruppe.

---

[2] Bezüglich der Verhandlungen über gesundheitspolitische Fragen bei *First Ministers' Meetings* wurde diese Einschätzung von Romanow bestätigt (vgl. Interview Romanow).

Angesichts der insgesamt äußerst begrenzten Fähigkeiten der kanadischen Parteien, der Bürokratie – welche eher als konservativer Verwalter des Status Quo und nicht als treibende Kraft im Rahmen politischer Reformprozesse gilt (vgl. Bradford 1999a: 546) – und auch der Interessengruppen, kohärente Politikprogramme zu entwickeln, wurde in der Vergangenheit häufig versucht, diese programmatischen Defizite durch die Arbeit politikberatender Gremien und hierbei insbesondere durch die Arbeit von *Royal Commissions* zu kompensieren (vgl. Bradford 2000: 137ff). Dies gilt nicht zuletzt auch für die Gesundheitspolitik. Andere Beratungseinrichtungen wie beispielsweise *Think Tanks* oder Nicht-Regierungsorganisationen haben im Vergleich zur Arbeit von *Royal Commissions* nur selten entscheidenden Einfluss auf die Ausgestaltung staatlicher Politikprogramme nehmen können (vgl. Lindquist 1993 und Abelson/Carberry 1998).

Neben den *Royal Commissions* existieren auch in Kanada Beiräte bei Ministerien, *Task Forces*, Projektgruppen und weitere Gremien, die in unterschiedlicher Häufigkeit und Intensität politikberatend auf gesundheitspolitische Reformprozesse Einfluss zu nehmen versuchen. Klare Trennlinien zwischen universitären Einrichtungen, *Think Tanks* und Forschungseinrichtungen etwa von Gewerkschaften oder anderen Interessengruppen lassen sich hierbei nur schwer ziehen (vgl. Abelson/Carberry 1998: 530).

Zusammenfassend gilt jedoch für all diese Gremien und politikberatenden Institutionen, dass ihr Einfluss eher gering ist. Bedenkt man außerdem, dass auch auf Provinzebene eine ganze Reihe von politikberatenden Einrichtungen und Verbänden existiert, so ergibt sich das Bild einer vielschichtigen Beratungslandschaft in Kanada. Trotz dieser Vielfalt von Beratungsformen konnten in der Vergangenheit in erster Linie *Royal Commissions* nachhaltigen Einfluss auf die Ausgestaltung politischer Programme ausüben.

1.1. Politische Beratung durch Royal Commissions in Kanada

Aufgrund der herausragenden Bedeutung des Instruments *Royal Commission* für die folgenden Ausführungen sollen an dieser Stelle einige grundlegende Ausführungen zur Rolle von *Royal Commissions* im politischen System Kanadas und zu Politikberatung in Kanada allgemein gemacht werden. Grundsätzlich stehen der kanadischen Regierung drei verschiedene Formen von Politikberatungsgremien zur Verfügung, die zur umfassenden Untersuchung eines politischen Themas bzw. Politikfeldes geeignet sind.

Abbildung 1: Externe Politikberatungsinstrumente in Kanada

External Instruments Available for Extraordinary Policy Review						
Type of Instrument	Temporary or Permanent	Policy Capacity	New Research Evidence	Public Consultations	Independence from Government	Public Reporting
Permanent External Advisory Body	Permanent	Can be extensive	Varies	Non to limited	Yes	Yes
Ministerial Task Force	Temporary	Varies considerably	Varies (no strong expectation)	Can be extensive	Yes / No	Yes / No
Royal Commission	Temporary	Extensive	Yes (Strong expectation)	Extensive	Yes	Yes

Quelle: Marchildon 2001: 9.

Diese Darstellung von Marchildon entspricht im Grundsatz auch der auf den deutschen Fall bezogenen Unterscheidung von Renn, der zwischen fortlaufenden Beratungsgremien (wie z.B. dem Sachverständigenrat zu Begutachtung der gesamtwirtschaftlichen Entwicklung), institutionell verankerten, aber temporären Gremien (z.B. Enquete-Kommissionen) und ad hoc zusammengerufenen, problemorienterten Beratungskommissionen (also etwa der Zuwanderungs-Kommission) unterscheidet (vgl. Renn 1999: 537).

Nach Ansicht vieler Beobachter haben *Royal Commissions* in Kanada in der Vergangenheit wiederholt eine zentrale Rolle bei der Initiierung von paradigmatischen Wandlungsprozessen einnehmen können. „These (innovations, d.A.) include generating policy ideas, empowering social movements, galvanizing policy experts inside and outside the state, and providing both rationales and blueprints for action for federal governing parties, often in desperate need of both." (Bradford 1999a: 518). Die zentrale Rolle von *Royal Commissions* hinsichtlich politisch-programmatischer Innovationen ist insbesondere dann verständlich, wenn man bedenkt, dass – wie bereits ausgeführt – weder die Parteien, noch die Ministerialbürokratie oder die Interessengruppen über hinreichende Strukturen und Ressourcen verfügen, um eigenständig mit Aussicht auf Erfolg grundlegende Wandlungsprozesse zu initiieren. Aus diesem Defizit der politischen Akteure in Kanada ergibt sich die zentrale Rolle von *Royal Commissions* (vgl. Jenson 1994: 51).

In einer Reihe von Fällen haben *Royal Commissions* hierbei auch erheblichen Einfluss auf die wissenschaftliche Bearbeitung eines Themenkomplexes ausüben können (vgl. Christie/Pross 1990: 14). Durch öffentliche Anhörungen und andere Formen des Austausches mit der interessierten Öffentlichkeit steigern *Royal Commissions* außerdem das Interesse an den Themen, die sie bearbeiten. Über diese Öffentlichkeitsfunktion leisten sie einen wichtigen Beitrag zur Steigerung des Vertrauens in den politischen Prozess allgemein (vgl. Berger 2003: 25) und legitimieren gleichzeitig politischen Wandel durch die Beteiligung von Interessengruppen und nicht-organisierten Bürgern am Beratungsverlauf.

Grundsätzlich lassen sich zwei Formen von *Royal Commissions* unterscheiden: zum einen werden *Royal Commissions* eingesetzt, um ein Politikfeld umfassend zu analysieren und Reformnotwendigkeiten sowie alternative Politikoptionen aufzuzeigen. Die umfassende und weit reichende Aufgabenstellung dieser Kommissionen wurde durch Inwood prägnant mit den Worten „The Universe is in Trouble: Please Advise" (Inwood 1998) umschrieben. Diese Kommissionen zeichnen sich häufig dadurch aus, dass sie versuchen, eine möglichst breite öffentliche Debatte zu generieren und hierzu diverse Partizipationsinstrumente nutzen (vgl. Timpson 2003: 234). Allerdings gibt es auch *policy*-orientierte *Royal Commissions*, welche nur zu einem begrenzten Themenfeld Empfehlungen abgeben sollen. Bradford spricht hierbei von „,guide to decision' royal commissions" (Bradford 1999a: 548).

Zum anderen werden *Royal Commissions* eingesetzt, um in Skandalfällen investigativ Fehlverhalten und Defizite aufzuzeigen. Als Beispiel für eine solche *Commission of Inquiry* ließe sich etwa die *Royal Commission on the Blood System in Canada* anführen. In dieser Funktion als Skandalenqueten sind *Royal Commissions* grundsätzlich mit bundesdeutschen Untersuchungsausschüssen vergleichbar. Aus dieser Unterteilung ergibt sich, dass die Erwartungen an die Arbeit von *Royal Commissions* vergleichsweise klar definiert sind. Mit einem weiten Mandat eingesetzte *Royal Commissions* sollen in der Regel eine umfassende Analyse eines Politikfeldes und gegebenenfalls tief greifende Reformvorschläge entwickeln, wohingegen *Commissions of Inquiry* mit einem begrenzten Mandat nur kleinere Anpassungen einer *policy* (also Wandel erster und zweiter Ordnung) vorbereiten sollen.

Obgleich *Royal Commissions* von der Bundesregierung eingesetzt werden[3] und als entsprechend regierungsnah anzusehen sind, so operieren sie doch unter

---

[3] Auch Provinzregierungen haben die Möglichkeit, *Royal Commissions* einzusetzen. Da sich diese Analyse allerdings in erster Linie mit Politikberatung auf Bundesebene auseinandersetzt, beziehen

dem *Federal Inquiries Act* und verfügen damit über eine rechtliche Unabhängigkeit von der Regierung verbunden mit erheblichen Rechten etwa hinsichtlich des Zugangs zu vertraulichen Regierungsdokumenten. Aus diesem Grunde werden *Royal Commissions* als vergleichsweise unabhängige und objektive Beratungsgremien der Regierung charakterisiert (vgl. Aucoin 1990: 197ff). Diese Unabhängigkeit eröffnet der jeweiligen Kommission weit reichende Möglichkeiten, neue Ideen und *policy*-Innovationen in den Politikprozess einzuspeisen. Nahezu alle bedeutsamen Themen der kanadischen Bundespolitik (Wirtschaftspolitik, Verfassungsreform, Kulturpolitik, Ureinwohner, Sozialreform usw.) wurden in der Vergangenheit bereits durch *Royal Commissions* bearbeitet. In erster Linie haben sich diese Gremien jedoch mit ökonomischen oder sozialen Themenkomplexen befasst (vgl. Iacobucci 1990: 22).

Neben ihrer Unabhängigkeit lässt sich noch ein weiteres Charakteristikum anführen, welches *Royal Commissions* von anderen Kommissionen und Beratungseinrichtungen unterscheidet. *Royal Commissions* arbeiten nicht nur das vorhandene Fachwissen auf und diskutieren etwa in öffentlichen Veranstaltungen mit Wissenschaftlern, Interessengruppen und anderen Vertretern der Öffentlichkeit, sondern sie zeichnen sich auch durch eigenständige wissenschaftliche Arbeiten aus. So werden im Rahmen von *Royal Commissions* regelmäßig wissenschaftliche Abhandlungen in Auftrag gegeben. Die von der jeweiligen Kommission in Auftrag gegebenen Studien bilden einen Wissenspool, der die wissenschaftliche Befassung mit dem jeweiligen Thema auch viele Jahre nach Abschluss der Arbeit der Kommission noch nachhaltig prägen kann.

Außerdem steigern *Royal Commissions* häufig das Interesse an ihrem jeweiligen Themenfeld sowohl auf wissenschaftlicher, als auch auf politischer und gesamtgesellschaftlicher Ebene (vgl. Resnick 1987: 381 und Iacobucci 1990: 21). Entsprechend verfügen *Royal Commissions* nicht nur über die Ressourcen und die Verfahrensrechte, um wissenschaftlich und investigativ tätig zu werden, sondern sie haben immer auch eine (zumeist explizite) Öffentlichkeitsfunktion. Die Beteiligung der Öffentlichkeit an den Beratungen von *Royal Commissions* wird häufig ausdrücklich im Einsetzungsbeschluss erwähnt. Jenson bezeichnet *Royal Commissions* daher auch als „[...] institutions that provide representation by providing access for individuals and groups to a forum of debate and policymaking." (Jenson 1994: 39) Die Medien spielen hierbei eine wichtige Rolle für die öffentliche Auseinandersetzung mit den Themen der Kommission: „It is the media which must act as an intermediary between the work of a particular commission and the broader public that it is designed to serve." (Mackay 1990: 31).

---

sich – soweit nicht ausdrücklich anders erwähnt – die folgenden Ausführungen auf die Arbeit von *Royal Commissions* im Bund.

Aufgrund der vielfältigen wissenschaftlichen Auftragsarbeiten und der hohen administrativen Kosten sind *Royal Commissions* aber auch ein vergleichsweise teures Beratungsinstrument. Zwar unterscheidet sich der finanzielle Aufwand für eine solche Kommission je nach Thema und Aufgabenstellung. Generell muss man jedoch festhalten, dass sie im Gegensatz etwa zu einem Ausschuss des kanadischen Senats nicht auf bereits vorhandene administrative Strukturen zurückgreifen können, was zum vergleichsweise hohen finanziellen Aufwand für die Arbeit einer *Royal Commission* beiträgt. Außerdem versuchen *Royal Commissions* – insbesondere bei pankanadischen Themen – durch Reisen in alle Regionen Kanadas regionale Interessen (symbolisch) anzuerkennen und in ihre Arbeit einfließen zu lassen, was die Kosten für die Beratung weiter erhöht. Jedoch müssen auch die positiven Aspekte einer solchen „Reisetätigkeit" beachtet werden:

> „Nicht selten wird dann nicht nur zu Hearings nach Ottawa oder in die jeweilige Provinzhauptstadt eingeladen (was wegen der großen Entfernungen für viele Gruppen zu teuer wäre), sondern die Kommissionen halten nicht selten lokale Anhörungen im ganzen Land ab. [... Es, d.A.] entsteht durch solche Konsultationsprozesse ein Klima öffentlicher Erörterung und demokratischer Relevanz von Interessen und Meinungen, die auch die Konsultierten zur prägnanten Formulierung ihrer Positionen anregt." (Schiller 1994: 67)

Selbst Kritiker der häufigen Nutzung von *Royal Commissions* durch die kanadische Regierung wie etwa Hodgetts sehen in den Reisen und öffentlichen Veranstaltungen dieser Kommissionen einen nützlichen und wichtigen Beitrag: „The cathartic value of this exercise is especially significant in a pluralist society like Canada's." (Hodgetts 1964: 480). Der Kritik an den Kosten muss man außerdem entgegenhalten, dass es sich um überschaubare Aufwendungen handelt, da ein solches Gremium nur über einen vorab definierten Zeitraum hinweg arbeitet und somit keine dauerhafte neue Bürokratie geschaffen wird, wie dies bei permanenten Beratungsgremien der Fall ist (vgl. Iacobucci 1990: 27). Den hohen Kosten müssen außerdem die positiven Folgen der Arbeit dieser Gremien gegenübergestellt werden. Im Gegensatz zu vielen anderen Politikberatungsgremien ist es *Royal Commissions* in der Vergangenheit immer wieder gelungen, eine große öffentliche Aufmerksamkeit zu generieren und über die Beteiligung der Öffentlichkeit die Bearbeitung von politischen Grundsatzfragen nachhaltig zu prägen. Insofern kann man *Royal Commissions* auch dem pragmatistischen Beratungsmodell zuordnen, da die Wechselwirkung von politischer Beratung und öffentlichen Diskursprozessen für ihre Arbeit eine im Vergleich zu anderen Beratungsgremien überdurchschnittliche Bedeutung besitzt.

In einem Aufsatz über *Royal Commissions* weist Marchildon korrekterweise darauf hin, dass jede Nutzung dieses Beratungsinstruments außergewöhnlich ist, da normalerweise das ministerielle Fachwissen, welches der Regierung zur Verfügung steht, ausreichen sollte, um die Mehrzahl der zu bearbeitenden politischen Probleme zufrieden stellend zu lösen. Nur bei Vorliegen einer grundlegenden Fragestellung, welche die Regierung nicht mit den durch die Bürokratie offerierten Handlungsmöglichkeiten und Wissensbeständen bearbeiten kann und extensive Konsultationen mit Interessengruppen und der Öffentlichkeit notwendig sind, um neue, kreative Problemlösungsoptionen zu entwickeln, sollte seiner Auffassung nach die Exekutive auf das Instrument der *Royal Commission* zurückgreifen (Marchildon 2002: 14f).

In der Vergangenheit ist es *Royal Commissions* mehrfach gelungen, in einer solchen Situation nachhaltigen Einfluss auf die Entwicklung in einem Politikfeld auszuüben. Daher bezeichnen Schultze und Zinterer *Royal Commissions* auch als die „[...] großen, einflussreichen politikberatenden Kommissionen, die in angelsächsischen Ländern zur Formulierung von grundlegenden Politik-Programmen eingesetzt werden und oft signifikanten Politik-Wandel eingeleitet haben." (Schultze/Zinterer 1999: 881) Wie im Folgenden darzustellen sein wird, lässt sich dieser grundlegende Einfluss auch in der Gesundheitspolitik nachweisen.

2. Strukturmerkmale des kanadischen Gesundheitssystems

Bis in die 1960er Jahre ähnelte das Gesundheitssystem Kanadas stark dem in erster Linie auf privater Vorsorge aufbauenden System der USA. Mit der Einführung der universellen, staatlich verwalteten und über allgemeine Steuern finanzierten Krankenversicherungsprogramme in Kanada entwickelten sich jedoch beide Systeme stark auseinander. Seit dieser Zeit ähnelt das kanadische System eher dem *National Health Service* in Großbritannien.

Während die Leistungserbringung im kanadischen Gesundheitssystem weitgehend privatwirtschaftlich erfolgt, werden die Finanzierung der Versorgung der Bevölkerung mit medizinisch notwendigen Leistungen und die entsprechende Verwaltung staatlich organisiert. Im Gegensatz zum bundesdeutschen Fall ist die Kompetenz zur Ausgestaltung der Gesundheitsversorgung nicht auf Bundes-, sondern auf Provinzebene angesiedelt. Die provinzweiten Krankenversicherungen finanzieren alle medizinisch notwendigen Behandlungen für ihre jeweilige Bevölkerung. Für alle Behandlungen, welche nicht in diese Kategorie fallen, müssen private Zusatzversicherungen abgeschlossen werden oder sie müssen privat finanziert werden.

Die Beschreibung des kanadischen Gesundheitssystems als „öffentlich finanziert" wäre daher nur im Grundsatz richtig, denn faktisch verfügten am 31. Dezember 2000 76,4 Prozent der kanadischen Bevölkerung über eine private Zusatzkrankenversicherung (vgl. Flood 2002a: 33). In den vergangenen Jahren ist der Anteil der privat finanzierten Ausgaben für die Gesundheitsversorgung kontinuierlich gestiegen. Rund 30 Prozent der Ausgaben für Gesundheitsleistungen wird derzeit privat finanziert (vgl. CIHI 2004: 7).

Die größten Ausgabenblöcke bei den öffentlichen Gesundheitsausgaben in Kanada sind der Krankenhaussektor mit rund 47 Prozent und die Arztkosten mit 20 Prozent. Die privat finanzierten Gesundheitsausgaben verteilen sich insbesondere auf den Arzneimittelbereich mit rund 31 Prozent und auf die Kosten für Angestellte im Gesundheitswesen (vor allem im Bereich der Pflegeeinrichtungen) mit 27 Prozent der gesamten privaten Ausgaben (vgl. Deber/Baranek 1998: 77). Ärzte in Kanada sind zumeist selbstständige Leistungsanbieter, die nach dem *fee-for-service*-Prinzip entlohnt werden. Die Höhe dieser *fees* wird zwischen der Selbstverwaltung der Ärzteschaft und der jeweiligen Provinzregierung ausgehandelt.[4] Die Ärzteorganisationen verteilen die Gelder dann unter ihren Mitgliedern (vgl. Tuohy 1988: 275).

Neben der Standesorganisation der Ärzteschaft, dem *College of Physicians and Surgeons* gibt es – wie auch in Deutschland – eine die politischen Interessen der Ärzteschaft vertretende Einrichtung, die *Canadian Medical Association*. Auf Provinzebene haben beide Einrichtungen außerdem weitgehend eigenständige Untergliederungen. Lediglich ein kleiner Teil der kanadischen Ärzte hat sich entschieden, komplett außerhalb des staatlichen Krankenversicherungssystems zu arbeiten. Diese *opted-out doctors* rechnen ihre Gebühren und Behandlungskosten privat und unmittelbar mit den Patienten bzw. mit den privaten Krankenversicherungen ab. Private Versicherungsunternehmen dürfen jedoch nur Versicherungen für medizinische Maßnahmen anbieten, die nicht bereits über die staatliche Versicherung abgesichert sind.[5] Entsprechend besteht in Kanada im Gegensatz zu Deutschland keine Konkurrenz von staatlicher und privater Krankenversicherung.

---

[4] Man könnte diese institutionalisierten Aushandlungen der „Gebührenordnung" für ärztliche Behandlungen und Dienstleistungen auch als neokorporatistisches Element in der kanadischen Gesundheitspolitik bezeichnen.

[5] Nach einem aktuellen Urteil des *Supreme Court of Canada* verstösst diess Verbot gegen die kanadische Grundrechtecharta. Ob und inwieweit dieses Urteil Folgen für die institutionelle Ausgestaltung des Gesundheitssystems haben wird, ist bei Abschluss dieser Studie aber noch nicht absehbar.

2.1. Verfassungsordnung und Gesundheitspolitik

In der ersten „Verfassung" Kanadas (dem *British North America Act* von 1867) fanden sich nur wenige Referenzen zur Gesundheitspolitik. Während dem Bund die Zuständigkeit für „[...] Quarantine and the Establishment and Maintenance of Marine Hospitals [...]" zugewiesen wurden, konnten die Provinzen die Zuständigkeit für „[...] Establishment, Maintenance, and Management of Hospitals, Asylums, Charities, and Eleemosynary Institutions in and for the Province, other than Marine Hospitals [...]" (Government of Canada 1982, sections 91 und 92) für sich reklamieren.

Damit wurde nach herrschender Auffassung den Provinzen weitgehend die Zuständigkeit für die Gesundheitsversorgung zugeschrieben. Allerdings fehlt bis heute eine klare Kompetenzabgrenzung, woraus sich wiederholt Streitfälle entwickelten. So ist beispielsweise für die Regulierung von Schwangerschaftsabbrüchen auf der einen Seite das bundesstaatliche Strafrecht von Bedeutung; auf der anderen Seite ist hierfür aber auch die Ausgestaltung der Gesundheitsversorgung relevant, welche in den Kompetenzbereich der Provinzen fällt (vgl. Pal 1991a). Der Bund hat lediglich in einzelnen Spezialbereichen der Gesundheitspolitik Handlungskompetenzen: an erster Stelle sei hier auf die Bundesaufgabe der Gesundheitsversorgung der *Aboriginal Peoples* verwiesen (vgl. Flood 2002a: 16). Außerdem regelt der Bund die Gesundheitsversorgung der Veteranen, des Militärs und der Insassen von Bundesgefängnissen.

Diese verfassungsrechtliche Kompetenzverteilung macht deutlich, dass Mitte des 19. Jahrhunderts die Gesundheitspolitik kein Politikfeld war, das aus Sicht der an der Ausarbeitung des *British North America Act* Beteiligten einer ausdrücklichen Erwähnung und entsprechender Kompetenzzuweisung bedurfte. Auch die *repatriation* der Verfassung am 17. April 1982 hat an dieser Kompetenzabgrenzung nichts Grundlegendes verändert (vgl. Gibbins 1999: 206).[6] Diese Nicht-Erwähnung führt bis heute insbesondere aufgrund der Verknüpfung von Gesundheits-, Verfassungs- und Finanzpolitik zu erheblichem Koordinierungsaufwand und zu Konflikten zwischen Bund und Provinzen.

---

[6] Der heute geltende *Constitution Act* aus dem Jahr 1982 ist inhaltlich mit dem *British North America Act* weitgehend identisch. Er wurde lediglich um eine Formel zu Verfassungsänderungen und um die *Canadian Charter of Rights and Freedoms* ergänzt, in welcher die Bürger- und Menschenrechte aufgeführt werden (vgl. Dyck 2000: 371ff und 429ff).

2.1.1. Federal spending power

Da es angesichts der verfassungsrechtlichen Kompetenzzuweisungen ohne die Nutzung der *federal spending power* durch die Bundesregierung wohl niemals zur Herausbildung des nationalen *Medicare*-Systems gekommen wäre, muss an dieser Stelle kurz auf einige Grundzüge des kanadischen Finanzföderalismus eingegangen werden. Dieser hat in der Vergangenheit wiederholt einen entscheidenden Einfluss auf die Entwicklung von Politikprogrammen ausgeübt (vgl. Schultze 2004: 201ff). Insgesamt gesehen ist der finanzföderalistische Rahmen in Kanada komplex und ein ständiger Streitpunkt zwischen Bund und Provinzen (vgl. Brown 2002 und Hale 2002).

Das kanadische Parlament hat aufgrund seiner steuerrechtlichen Kompetenzen (vgl. Government of Canada 1982, section 91-1A) die Möglichkeit, Provinzen oder auch Individuen finanzielle Unterstützung zukommen zu lassen. Diese Unterstützung kann das Parlament an Bedingungen knüpfen. Je nachdem, wie das Parlament diese Bedingungen ausgestaltet, kann diese *federal spending power* etwa dazu genutzt werden, Provinzen durch finanzielle Anreize dazu zu bewegen, bestimmte Politikprogramme auf den Weg zu bringen oder in einem bestimmten Politikbereich aktiv zu werden. Hierbei kann die *spending power* auch in Politikfeldern eingesetzt werden, welche eigentlich in den Kompetenzbereich der Provinzen fallen (vgl. Tremblay 2000).

Die Notwendigkeit der Finanzierung des Ersten und insbesondere des Zweiten Weltkriegs führte in Kanada zu einer (temporären) Konzentration der Steuerkompetenzen auf Bundesebene (vgl. Hobson/St-Hilaire 2000: 162). Allerdings scheiterten nach Ende des Krieges Versuche, dieses System unter keynesianischen Vorzeichen[7] zu verfestigen. Dennoch stellten die kriegsbedingten Veränderungen die Grundlage für die Weiterentwicklung des kanadischen Steuersystems dar. Geprägt vom *cooperative federalism* (vgl. Banting 1998: 47) der Nachkriegsjahre und basierend auf einer positiven Wirtschaftsentwicklung entstanden in dieser Phase insbesondere in der Sozialpolitik eine ganze Reihe von mischfinanzierten Programmen (vgl. Maslove 1996: 294ff). Hierbei nutzte die Bundesregierung die *spending power* zur Herstellung einer gewissen Einheitlichkeit der Leistungserbringung in den unterschiedlichen (Sozial-) Programmen wie etwa in der Gesundheitspolitik durch die Festsetzung von Konditionen für den Erhalt bundesstaatlicher Finanztransfers: „[...] the federal government used the federal spending power to shape policy-making in a provincial jurisdiction so

---

[7] Die zentrale Idee des Keynesianismus lässt sich folgendermaßen beschreiben: „[...] an attempt to unite the principle of continued private control of the investment and production processes of a capitalist economy with public demands for a change in the market-determined patterns of employment and income." (Wolfe 1985: 47)

as to avoid the development of excessive differentiation in provincial health-care systems." (Maioni 1999: 100) Das Ziel war hierbei nicht so sehr ein einheitliches nationales System, sondern eine an bestimmte Prinzipien und Grundwerte gebundene Leistungserbringung, oder wie es Romanow ausdrückt: „[...] the federal spending power gives the federal government the opportunity to encourage all provinces to adopt ideas that have become broadly supported throughout the nation so that all citizens can benefit from equal access to new social programs." (Romanow 1998: 11)

Da der Bund im Bereich der Erhebung von Steuern über weit mehr Kompetenzen verfügt als die Provinzen, welche sich gerade im Sozialsektor mit steigenden Ausgaben konfrontiert sahen, wurden vermehrt Finanztransfers des Bundes an die Provinzen notwendig. Hierbei machte der Bund unter anderem Gebrauch von der Möglichkeit, sich aus gewissen Besteuerungsfeldern zurückzuziehen, um den Provinzen neue Besteuerungsoptionen zu eröffnen. Außerdem trat er Prozentpunkte *(tax points)*[8] am Steueraufkommen aus bestimmten Steuern an die Provinzen ab und er verpflichtete sich zu direkten Finanztransfers *(cash transfers)*. Diese Beteiligung der Bundesregierung an der Finanzierung einzelner Politikprogramme erlaubt ihr so bis heute einen erheblichen Einfluss auf die (Sozial-) Politikgestaltung der Provinzen. Der Bund war und ist hierbei nur begrenzt auf die Kooperation der Provinzen angewiesen (vgl. O'Neill 1997).

3. Entstehung des kanadischen Gesundheitssystems

Zur Zeit der Verabschiedung des *British North America Act* existierte in Kanada von staatlicher Seite keine nennenswerte medizinische Versorgung. Stattdessen wurde die Gesundheitsversorgung in erster Linie als eine private Angelegenheit angesehen:

„In 1867 the administration of public health was still in a very primitive state, the assumption being that health was a private matter and state assistance to protect or improve the health of the citizens was highly exceptional and tolerable only in emergencies." (Smith 1995: 320)

Lediglich die Ärmsten erhielten daher im Rahmen der Elisabethanischen *poor law*-Tradition durch ihre Gemeinden Unterstützung für medizinische (meist

---

[8] „Tax points are a percentage of personal and corporate income tax levied by the federal government. In transferring a percentage of income tax to the provinces, the federal government was in effect transferring to the provinces the capacity to levy and to benefit from that percentage of taxation in the future." (Maioni/Smith 2003: 302)

Notfall-) Behandlungen (vgl. Taylor 1987: 4). Außerdem gab es eine Reihe von privaten und kirchlichen Wohlfahrtseinrichtungen, welche aber keine umfassende Versorgung der Bevölkerung gewährleisten konnten. Auch die Krankenhausversorgung war zu dieser Zeit noch nicht flächendeckend ausgebildet. Die vorhandenen Einrichtungen waren zumeist kirchlich und weniger auf Krankheitsbehandlung ausgerichtet, sondern sie fungierten zumeist eher als „Sterbehäuser" (vgl. Rachlis/Kushner 1994: 9).

Im Ersten Weltkrieg wurden jedoch die Defizite des bestehenden Systems aufgrund der hohen Zahl von Ausmusterungen offensichtlich. Diese Ausmusterungen bewiesen zum ersten Mal statistisch nachvollziehbar, dass der allgemeine Gesundheitszustand der Bevölkerung erheblich schlechter war als zuvor bekannt. In den folgenden Jahren entwickelte sich eine intensive Debatte über die Rolle des Staates beim Schutz der Bevölkerung vor sozialen Risiken wie etwa Krankheit oder Arbeitslosigkeit. Viele Bürger waren der Auffassung, dass, nachdem sie ihr Leben und ihre Gesundheit im Krieg in den Dienst ihrer Nation gestellt hatten, sie nunmehr das Anrecht auf vermehrte soziale Leistungen hätten.

Die medizinische Profession war zur Zeit des Ersten Weltkriegs bereits in einem nationalen Interessenverband organisiert. Schon im Jahre 1867 war die *Canadian Medical Association* (CMA) gegründet worden. In den folgenden Jahrzehnten hatten sich die Mediziner schrittweise das ausschließliche Recht auf die Erbringung von medizinischen Versorgungsleistungen erkämpft: „[...] in the early part of the twentieth century the profession's self-government privileges were firmly established in all provinces." (Naylor 1986: 21). Begründet wurde diese Monopolstellung der medizinischen Profession vor allem mit dem Ziel der Qualitätssicherung. Entsprechend bewertete die Ärzteschaft in Kanada Ende des 19./Anfang des 20. Jahrhunderts staatliche Eingriffe im Grundsatz positiv, denn der Staat sicherte die rechtliche Monopolstellung der Mediziner ab und stellte unter anderem Ausbildungseinrichtungen für den ärztlichen Nachwuchs zur Verfügung. Interessanterweise hatte sich in Kanada somit die Interessenorganisation der Ärzteschaft vor der Entwicklung eines nationalen Gesundheitssystems herausgebildet. Es ließe sich daher vermuten, dass die Ärzteschaft einen großen Einfluss auf die Entwicklung der nationalen Gesundheitsversorgungsstrukturen nehmen konnte, da ihr Organisationsgrad bereits zu Beginn des 20. Jahrhunderts vergleichsweise hoch war und sie somit im Vorfeld politischer Entscheidungen Kräfte mobilisieren und gegebenenfalls interessenpolitisch intervenieren konnte.

Die Gewerkschaften waren im Gegensatz hierzu nur schwach organisiert. Zwar nahmen die Mitgliederzahlen der Gewerkschaften insbesondere zwischen 1911 und 1919 erheblich zu. Insgesamt war der Einfluss der Gewerkschaften jedoch gering (vgl. Moscovitch/Drover 1987: 23f) und er kann nicht als ein zentraler Faktor für die weitere Entwicklung der kanadischen Sozialpolitik angesehen werden (vgl. Schultze 1991b: 11). Auch gab es keine starke, bundesweit agierende, sozialistische oder sozialdemokratische Partei, die sich aktiv für den Ausbau des kanadischen Wohlfahrtsstaates einsetzte. Dies änderte sich erst in den 1930er Jahren. Die Depression und ihre Folgen – unter anderem stieg die Arbeitslosigkeit in Kanada von 3 Prozent 1929 auf 20 Prozent 1933 an (vgl. Cameron 1986: 33) – trafen Kanada zu einer Zeit, in der die beiden großen kanadischen Parteien vor einem *policy vacuum* standen, da die Ziele des *policy*-Paradigmas der *First National Policy* weitgehend erreicht worden waren (vgl. Phillips/Watson 1985: 21).

Angesichts der offensichtlichen Unfähigkeit der Liberalen und Konservativen, den neuen Herausforderungen angemessene politisch-programmatische Lösungen zu entwickeln, entstanden in den von der Depression besonders stark betroffenen Prärieprovinzen Protestparteien, die unter anderem für eine aktivere Rolle des Staates in der Sozialpolitik eintraten. Von besonderer Bedeutung für die weitere Entwicklung des kanadischen Gesundheitssystems war hierbei die Entstehung der sozialistisch/sozialdemokratischen *Co-Operative Commonwealth Federation* (CCF), welche in der Provinz Saskatchewan 1933 aus einem Zusammenschluss von Arbeiter- und Agrarinteressen entstand (vgl. Schultze 1991b: 20).

Die CCF teilte im Grundsatz mit der Liberalen Partei und den Konservativen das Ziel des *nation building*. Im Gegensatz zu diesen Parteien sprach sich die CCF jedoch (unter anderem in ihrem Gründungsdokument, dem *Regina Manifesto*) für eine stärkere Rolle des Staates zum Schutz der Bevölkerung vor Risiken (wie etwa Krankheit, Alter, usw.) aus und forderte in diesem Zusammenhang eine größere Rolle des Bundes im föderalistischen System Kanadas (vgl. Bradford/Jenson 1992: 196). Des Weiteren war die Gründung der CCF auch ein Ausdruck von Deprivationsgefühlen der agrarisch strukturierten westlichen Prärieprovinzen (vgl. Schultze/Zinterer 2002: 259). Die CCF (und später die aus ihr hervorgehende *New Democratic Party*) übte in der Folge einen nicht unerheblichen Einfluss auf das Parteiensystem in den kanadischen Provinzen und auf Bundesebene aus, was sich auch nachhaltig auf die Gestaltung der kanadischen Sozial- und hierbei insbesondere der Gesundheitspolitik auswirkte (vgl. Wolfe 1985: 52f).

4. Gesundheitspolitik in Kanada nach dem Ersten Weltkrieg

Im Rahmen der Diskussionen über die zukünftige sozialpolitische Rolle des kanadischen Staates nach Ende des Ersten Weltkriegs wurde insbesondere über mögliche Formen der Einführung einer nationalen Krankenversicherung debattiert. Neben der steigenden Industrialisierung spielten hierfür auch die vermehrte Urbanisierung und die Veränderungen der Familienstrukturen eine wichtige Rolle (vgl. Meilicke/Storch 1980: 4). Der gestiegenen Bedeutung der Gesundheitspolitik trug die Bundesregierung im Jahre 1919 mit der Schaffung eines eigenen *Department of Health* Rechnung. In dem neuen Ministerium sollten die zuvor über mehrere Ressorts verteilten Aktivitäten mit Bezug zur Gesundheitsversorgung der Bevölkerung konzentriert werden. Insbesondere die CMA hatte seit längerem die Einrichtung eines Gesundheitsministeriums gefordert (vgl. Heagerty 1980: 143). Aber nicht nur in der Gesundheitspolitik kam es nach Ende des Ersten Weltkriegs zur Einrichtung neuer Programme und neuer Institutionen. So sei an dieser Stelle etwa auf neue Programme in den Bereichen der *worker's compensation* und *old age pensions* verwiesen (vgl. Pal 1985: 6f). Die Liberale Partei hatte ebenfalls 1919 auf die gesamtgesellschaftlichen Entwicklungen reagierte und das Ziel der Einführung einer nationalen Krankenversicherung in ihr Programm aufgenommen.

Durch die Erweiterung ihrer Programmatik versuchten die Liberalen, sozialdemokratische und sozialistische Positionen zu schwächen und gleichzeitig die Arbeiterschaft und die Farmer an die Liberale Partei zu binden (vgl. Netherton 1991: 69). Insbesondere der Parteivorsitzende Mackenzie King setzte sich für die Formulierung dieser neuen sozialpolitischen Ziele ein. Durch die Gründung der CCF 1933 und die wachsende Bedeutung der Arbeiterbewegung gewannen sozialpolitische Fragen für die Liberale Partei in den folgenden Jahren weiter an Bedeutung (vgl. Moscovitch/Drover 1987: 27). Dennoch gab es starke Kräfte innerhalb der Liberalen Partei, die unter fiskalischen Gesichtspunkten eine baldige Einführung einer Krankenversicherung ablehnten (vgl. Blankenau 2001: 41).

Nicht nur in Saskatchewan führte die wirtschaftliche Krisensituation zu Veränderungen im Parteiengefüge und zu vermehrten sozialpolitischen Aktivitäten. Auch in British Columbia gab es sozialistische Tendenzen, welche sich nicht zuletzt in vermehrten Streikaktionen äußerten und in dieser Provinz zur Einsetzung einer *Royal Commission* zur Krankenversicherungsfrage führten (vgl. Swartz 1993: 222). Nach einer Reihe von weiteren Untersuchungen brachte die liberale Provinzregierung unter Premier Thomas Dufferin Patullo 1935 dann ein Krankenversicherungsgesetz auf den Weg. Nach 1933 hatte die CCF auch in British Columbia stark an Zustimmung hinzugewonnen, was den Handlungsdruck auf die Regierung erheblich verstärkt hatte (vgl. Irving 1987: 156). Mit diesem Gesetz wurde zum ersten Mal versucht, eine Krankenversicherung in einer kanadischen Provinz einzuführen. Das Gesetz wurde jedoch nicht umgesetzt, da sich die wirtschaftlichen Rahmenbedingungen erheblich verbesserten und die Ärzteschaft sowie die Arbeitgeber das Gesetz vehement ablehnten (vgl. Irving 1987: 167). Außerdem hatte die Bundesregierung die Bitte von Premier Patullo um finanzielle Unterstützung abgelehnt (vgl. Maioni 1999: 99). In der Provinz Alberta wurde 1934 ebenfalls ein Krankenversicherungsgesetz eingebracht. Die regierende *United Farmers of Alberta* Partei verlor jedoch 1935 die Provinzwahlen und die neue *Social Credit* Regierung verfolgte den Gesetzentwurf nicht weiter. Auch hier scheiterte also die Einführung eines Krankenversicherungsprogramms auf Provinzebene.

4.1. Royal Commission on Dominion-Provincial Relations

Im Jahre 1937 setzte die kanadische Bundesregierung eine *Royal Commission on Dominion-Provincial Relations* ein. Im gleichen Jahr hatte das *Judicial Committee of the Privy Council* als höchste Revisionsinstanz den von der konservativen Bundesregierung unter Richard B. Bennett verabschiedeten *Employment and Social Insurance Act*, welcher in Anlehnung an die Maßnahmen in den USA auch als „Bennetts New Deal" bezeichnet wurde, für unvereinbar mit den *British North America Act* und damit für verfassungswidrig und nichtig erklärt. Bennett hatte unter anderem per Gesetz eine Arbeitslosenversicherung sowie Mindestlöhne einführen wollen. Das *Judicial Committee of the Privy Council* stellte in seiner Entscheidung fest, dass Versicherungsfragen in den Kompetenzbereich der Provinzen fielen. Gleichzeitig wurde jedoch die Existenz der *federal spending power* zum ersten Mal anerkannt.

Die *Royal Commission* sollte sich vor diesem Hintergrund mit der zukünftigen Macht- und Kompetenzverteilung im kanadischen Bundesstaat befassen und entsprechende Regelungsvorschläge erarbeiten. Als Vorsitzender wurde von Premierminister Mackenzie King Newton Wesles Rowell ernannt. Da dieser jedoch krankheitsbedingt bereits 1937 den Vorsitz niederlegen musste, wurde sein Stellvertreter Joseph Sirois neuer Vorsitzender. Daher wird diese *Royal Commission* häufig auch kurz als Rowell-Sirois-Kommission bezeichnet. Hintergrund der Einsetzung waren die unklaren Kompetenzabgrenzungen im kanadischen Bundesstaat, welche insbesondere im Bereich der von der Bundesregierung geplanten Sozialprogramme zu erheblichen Problemen und Konflikten führten.

Außerdem bestand durch die vielfältigen gesetzgeberischen Initiativen auf Provinzebene die Gefahr, dass ein zersplittertes Sozialversorgungssystem entstehen würde, was langfristig die ökonomische Einheit des kanadischen Bundesstaates bedroht hätte (vgl. Deber/Baranek 1998: 74). Durch die ohnehin bereits sehr stark ausgeprägten Unterschiede in der wirtschaftlichen Leistungsfähigkeit der einzelnen Provinzen bestand die Gefahr, dass reichere Provinzen Sozialprogramme initiieren könnten, wohingegen andere Provinzen vergleichbare Sozialprogramme nicht hätten finanzieren können. Die bestehenden ökonomischen und sozialen Disparitäten zwischen den Provinzen wären so noch weiter verstärkt worden. Hinzu kam, dass man in Reaktion auf die immer noch spürbaren Folgen der Depressionszeit und der hieraus resultierenden sozialen Verwerfungen eine neue umfassende sozialpolitische Programmatik für den kanadischen Bundesstaat entwerfen wollte (vgl. Bradford 1999a: 550). Hierzu bedurfte es jedoch einer verfassungsrechtlichen Klärung der sozialpolitischen Kompetenzen.

1940 veröffentlichte die Kommission ihren Abschlussbericht. Hierin sprach sich die Kommission unter anderem dafür aus, dass der Bund in der Sozialpolitik über Finanzzuweisungen und im Rahmen von *cost sharing*-Programmen die Entwicklung von Sozialprogrammen in den Provinzen anregen bzw. unterstützen sollte (vgl. Maioni 2002: 175). Begründet wurde dies insbesondere damit, dass durch die unterschiedlichen Belastungen für Arbeitgeber und Arbeitnehmer mit Abgaben für Sozialprogramme chaotische ökonomische und soziale Zustände sowie ein ruinöser Standortwettbewerb zwischen den Provinzen entstehen würden. Aus diesem Grunde sollte der Bund die Erhebung der Abgaben für entsprechende Programme übernehmen und den Provinzen finanzielle Hilfen im Rahmen eines *cost sharing* anbieten (vgl. Armstrong/Armstrong 1999: 1201). Die Kommission stellte außerdem klar, dass die Gesundheitsversorgung der Bevölkerung und die Schaffung von Krankenversicherungen in den Kompetenzbereich der Provinzen fallen.

Insgesamt gilt die Arbeit der Rowell-Sirois-Kommission als wegweisend, was nicht zuletzt darauf zurückzuführen ist, dass sie in einer krisenhaften Situation mit der Entwicklung einer Vision für eine keynesianische Politik einen Wandel im vorherrschenden gesellschaftlichen und wissenschaftlichen Paradigma einleitete (vgl. Schultze/Zinterer 1999: 889). Mit ihrem Bericht legte sie den Grundstein für die Entwicklung des kanadischen Wohlfahrtsstaates. In Folge der Weltwirtschaftskrise waren im ökonomischen und sozialen Gefüge Kanadas Friktionen entstanden, welche mit den klassischen, marktorientierten Handlungsmustern nicht mehr erfolgreich zu bearbeiten waren. Die Weltwirtschaftskrise hatte hierbei nicht nur generell die Fragilität rein marktgesteuerten Wirtschaftshandelns verdeutlicht, sondern Kanada sowohl in zeitlicher Dimension wie auch vom Ausmaß her besonders stark getroffen. Gerade die Prärieprovinzen hatten unter den Folgen der Depression stark gelitten. So sank beispielsweise das Durchschnittseinkommen in Saskatchewan von 1929 bis 1933 um circa 72 Prozent (Schultze 1991b: 4). Der Keynesianismus schien angesichts so schwerwiegender Probleme als neues Paradigma für die kanadische Politik äußerst attraktiv.

Neben der Entwicklung eines keynesianischen Politikansatzes für Kanada verstärkten die Ergebnisse der Kommission auch den allgemeinen Trend zu einer engeren Kooperation von Bund und Provinzen im Rahmen eines *cooperative federalism*. Diese stärkere Kooperation und die Zusammenarbeit in sozialpolitischen Fragen führten jedoch auch zu einer größeren Abhängigkeit der Provinzen von Finanztransfers des Bundes. Im Vergleich zu anderen keynesianisch geprägten Wohlfahrtsstaaten verfügten die Provinzen aber weiterhin über einen hohen Autonomiegrad hinsichtlich der konkreten Ausgestaltung der wohlfahrtsstaatlichen Programme (vgl. Schultze/Zinterer 2002: 259 und 268).

Der große Einfluss der Rowell-Sirois-Kommission lässt sich nur im Kontext der so genannte *mandarin revolution* verstehen. In den 1920er Jahren hatte sich eine neue Generation von Sozialwissenschaftlern herausgebildet, welche in erster Linie aus dem englischsprachigen Teil Kanadas stammten. Diese wissenschaftlich ausgebildete Gruppe war geprägt worden durch einen neuen Wissenschaftsbegriff und ein entsprechend stark ausgeprägtes sozialtechnologisches Verständnis. Diese Gruppe war gegen Ende der 1920er Jahre in den Staatsdienst eingetreten und hatte hier im Angesicht neuer und mit den bisherigen Problemlösungsmustern nicht mehr befriedigend zu bewältigenden Herausforderungen zu einem langsamen, aber beständigen Paradigmenwandel beigetragen (vgl. Owram 1986). Durch die Mitarbeit einiger Vertreter dieser Gruppe in der Rowell-Sirois-Kommission war dieses Gedankengut breiter reflektiert worden und konnte sich letztendlich in Wissenschaft und Gesellschaft durchsetzen (vgl. Schultze/Zinterer 1999: 895).

4.2. Einfluss der Beveridge- und Marsh-Berichte

In den Jahren nach Abschluss der Arbeit der *Royal Commission on Dominion-Provincial Relations* kam es zu einer „keynesian revolution" (Bradford 1999a: 541) in der kanadischen Politik, welche sich insbesondere in einem paradigmatischen Wandel bezüglich des Verhältnisses von Staat und Wirtschaft sowie von Staat und Gesellschaft äußerte. Auch das Selbstverständnis der (Sozial-) Wissenschaften war von diesem Wandel in erheblicher Weise betroffen (vgl. Schultze 1991b: 7). Dieser grundlegende Einfluss der Rowell-Sirois-Kommission auf die weitere Entwicklung des kanadischen Staatswesens hing nicht zuletzt mit der

Tatsache zusammen, dass – wie bereits ausgeführt – die politischen Parteien, die Interessengruppen und die Bürokratie nicht in der Lage waren, kohärente Politikprogramme zu entwerfen (vgl. Bradford 2000: 138). Hinzu kam, dass in Folge des Zweiten Weltkrieges dem Bund die notwendigen Ressourcen für die Umsetzung einer keynesianischen Agenda zur Verfügung standen.

Der kanadische Staat hatte bereits in der Kriegswirtschaft eine größere regulative und aktive Rolle eingenommen als je zuvor. So stiegen beispielsweise die Ausgaben der Bundesregierung von 9,2 Prozent des Bruttosozialprodukts 1938 auf 44,6 Prozent im Jahr 1944. Ende der 1940er sanken sie zwar wieder auf rund 12 Prozent, sie lagen damit aber trotzdem signifikant über dem Ausgabenniveau der Vorkriegsjahre (vgl. Phillips/Watson 1985: 22f). Die hieraus resultierende, erhöhte Steuerungsfähigkeit sollte nach Auffassung vieler nunmehr auch für sozialpolitische Aktivitäten genutzt werden. Neben finanziellen Ressourcen in Form der durch die Kriegswirtschaft bedingten Anpassungen im Steuerrecht gehörten hierzu auch Leistungsverbesserungen in der administrativen Struktur des Bundes (vgl. Bradford 1999a: 551). Diese neuen Ressourcen sollten nunmehr genutzt werden, um steuernd und stabilisierend auf die Konjunktur und allgemein auf die wirtschaftliche Entwicklung Kanadas durch neue staatliche Programme einzuwirken.

> „Keynesian programs grew out of the Depression era and wartime bureaucracies, which saw the solution to the problems of the Canadian economy residing in a strong central government endowed with the will to intervene in the economy in a countercyclical fashion." (Bradford/Jenson 1992: 193)

In diesem Zusammenhang wurden auch die Entwicklungen im „Mutterland" Großbritannien aufmerksam beobachtet. So wurden etwa die Ergebnisse des Beveridge-Berichts *Social Insurance and Allied Services* in Kanada breit rezipiert. Beveridge hatte in seinem im November 1942 veröffentlichten Bericht den Kampf gegen soziale Problemlagen als eine der zentralen Aufgaben des modernen Staates beschrieben. Seine Vorschläge zur Zukunft des britischen Sozialstaates wurden von manchen Autoren auch als *limited socialism* bezeichnet, da sich der Beverdige-Bericht zum einen durch liberalistisches Gedankengut, zum anderen aber auch durch konservativ-paternalistische Argumentationen auszeichnete (vgl. Wiesenthal 2003: 53). Heutzutage wird der Beveridge-Bericht zumeist eher als eine Zusammenfassung damals bereits existierender Reformvorschläge und weniger als ein radikal neuer Ansatz gewertet (vgl. Pierson 1998a: 122). Dennoch war der Bericht äußert einflussreich. Beveridge selbst sah seinen Bericht als einen zentralen Baustein für einen kompletten Neuaufbau der Gesellschaft mit einer aktiveren Rolle des Staates (vgl. Ritter 1991: 147f). Unter anderen empfahl der Bericht die Einführung eines unendgeldlichen Gesundheitsdienstes für alle Bürger. Dieser Vorschlag führte in Großbritannien zur Einführung des *National Health Service*. Mit seinem Bericht prägte Beveridge weit über Großbritannien hinaus die folgenden Debatten über die Einführung bzw. Fortentwicklung des *welfare state* nachhaltig, wobei Beveridge selbst den Begriff *social services state* bevorzugte (Ritter 1991: 6f).

In Kanada wurde der Beveridge-Bericht insgesamt äußerst positiv bewertet:

„The Beveridge Report not only tapped the core of Canadian aspirations for a postwar world but it also addressed, with unaffected simplicity and directness, the anxieties engendered in urban-industrial employment, the costs associated with illness and disability, and of the penury of old age or retirement." (Guest 1987: 206f)

Insbesondere Premierminister Mackenzie King begrüßte den Beveridge-Bericht, da aus seiner Sicht viele seiner Pläne zur Zukunft des kanadischen Gemeinwesens mit den Empfehlungen von Beveridge übereinstimmten (vgl. O'Neill 1997: 170).

Die aus dem Beveridge-Bericht hervorgegangene, staatliche Krankenversorgung in Großbritannien wurde in den folgenden Jahren in Kanada sowohl von Unterstützern als auch von denjenigen, die eine staatliche Gesundheitsversorgung ablehnten, immer wieder als Musterbeispiel angeführt. Während die Unterstützer auf die umfassende Versorgung der gesamten Bevölkerung verwiesen, wurde von anderer Seite insbesondere der dirigistische Charakter des NHS und die Einschränkung der ärztlichen Berufsfreiheit kritisiert. Außerdem waren viele kanadische Ärzte im Rahmen ihrer Ausbildung nach Großbritannien gegangen und hatten so Erfahrungen mit dem *National Health Service* gesammelt, die sie in die kanadische Debatte einbrachten (vgl. Lindenfield 1980: 175).

Die Ergebnisse des Beveridge-Berichts fanden auch im Bericht von Leonhard Marsh Niederschlag, der zu Beginn des Zweiten Weltkriegs als *director of research* Mitarbeiter des von Premierminister MacKenzie King eingesetzten *Advisory Committee on Reconstruction* war. Man könnte hier auch von einem begrenzten *policy transfer* im Sinne einer „international diffusion of social policy patterns" (Pierson 1998a: 97) sprechen. Marsh verfasste den Bericht des *Advisory Committees* über die zukünftige Ausgestaltung der sozialen Sicherung in Kanada und plädierte hierbei für ein umfassendes, soziales Sicherungsprogramm. Der wenige Monate zuvor veröffentlichte Beveridge-Report beeinflusste ihn hierbei in nicht unerheblicher Weise. Der später nach ihm benannte Marsh-Bericht (Original-Titel: *Report on Social Security in Canada*) wurde im Dezember 1942 durch die Regierung angefordert und im März 1943 veröffentlicht. Die zeitliche Nähe der Einsetzung des *Advisory Committees* zur Veröffentlichung des Beveridge-Reports verdeutlicht, welchen Einfluss die Empfehlungen von Beveridge auf die sozialpolitische Debatte in Kanada hatten (vgl. Moscovitch/Drover

1987: 28 und Guest 1987: 210). Angesichts der großen (zeitlichen und auch inhaltlichen) Nähe von Beveridge- und Marsh-Bericht könnte man auch davon sprechen, dass Marsh die Erkenntnisse von Beveridge auf den kanadischen Fall übertrug. Schiller spricht diesbezüglich von einer „Übersetzung" (Schiller 1994: 40) des Beveridge-Berichts.

Marsh plädierte ähnlich wie Beveridge für die Anerkennung der Tatsache, dass soziale Nöte nicht nur individuell verantwortet seien, sondern auch abstrakt und somit etwa als Folge gesamtgesellschaftlichen Handelns entstehen konnten. Marsh sprach sich folglich für eine aktivere Rolle des Staates in der sozialen Absicherung der Bevölkerung aus. Zu seinen Vorschlägen gehörte etwa ein *Medical Care*-Programm, welches durch Arbeitnehmer beitragsfinanziert und gemeinsam von Bund und Provinzen staatlich verwaltet werden sollte (vgl. Guest 1987: 213). Interessanterweise unterstützte in dieser Zeit nicht nur die CMA, sondern auch die *Canadian Life Insurance Officers Association* im Grundsatz die Idee einer staatlichen Krankenversicherung (vgl. Guest 1987: 209). Die Bundesregierung reagierte jedoch eher zurückhaltend auf die Vorschläge von Marsh, da sie erhebliche Mehrkosten für den Bund befürchtete (vgl. Duffin/Falk 1996: 660).

Der Beveridge-Bericht, der Marsh-Bericht und der Bericht der Rowell-Sirois-Kommission[9] waren die gemeinsame Basis der keynesianisch-interventionistischen kanadischen (Sozial-) Politik bis in die späten 1970er / Anfang 1980er Jahre (vgl. Jenson 2003: 95). Als Reaktion insbesondere auf die Ergebnisse der Rowell-Sirois-Kommission und angesichts des großen Reformbedarfs im Bereich der Sozialpolitik entschloss sich die Bundesregierung, eine Reihe von Vorschlägen zur zukünftigen Ausgestaltung des kanadischen Bundesstaates vorzulegen. Den entsprechenden Entwurf für eine umfassende Sozialreform fasste die liberale Bundesregierung in den *Green Book Proposals* zusammen (vgl. Maioni 1998: 75). Diese Vorschläge basierten vor allem auf den Empfehlungen der Rowell-Sirois-Kommission. Insgesamt fügten sich die Pläne, zu denen neben Reformvorschlägen für den Renten- und den Sozialhilfebereich auch ein Plan zur Einführung einer nationalen Krankenversicherung gehörte, in das inzwischen dominierende keynesianische Paradigma ein. Gleichzeitig muss man die Vorschläge jedoch auch im Kontext der anstehenden Bundeswahlen und der Parteienkonkurrenz durch CCF und Konservative sehen.

Die Wahlen im Jahr 1945 gewannen die Liberalen (Wahlslogan: *A New Social Order for Canada*) zwar; sie erreichten jedoch nur noch eine Mehrheit von 5

---

[9] In diesen Jahren wurden auf unterschiedlichen politischen Ebenen noch weitere Berichte und Abhandlungen angefertigt, auf die an dieser Stelle jedoch aus Platzgründen nicht im Detail eingegangen werden kann. Zu nennen wäre hier etwa der sogenannte Heagerty-Bericht (vgl. Guest 1987: 214ff und Irving 1987: 159ff).

Sitzen. Premier Mackenzie King war überzeugt, dass die CCF einen erheblichen Anteil an den Verlusten der Liberalen hatte, da die CCF ihren Sitzanteil im *House of Commons* von 8 auf 28 hatte erhöhen können (vgl. Maioni 1998: 76). Daher wollte Mackenzie King die noch im gleichen Jahr stattfindende *Dominion-Provincial Conference on Reconstruction* nutzen, um die *Green Book Proposals* durchzusetzen und so das sozialpolitische Profil der Liberalen Partei zu stärken. Außerdem zielten die Liberalen mit ihren Plänen auf eine allgemeine Stabilisierung des kanadischen Staatswesens. „To avert economic depression and social unrest after the war and spurred by the threat of CCF gains, the government put a great deal of effort into planning for postwar reconstruction." (Torrance 1998: 16) Neben den Krankenversicherungsvorschlägen der Bundesregierung waren auch die zukünftige institutionelle Struktur des kanadischen Staates und der Ab- bzw. Umbau der Kriegswirtschaft in Kanada Themen der Konferenz. Auch musste in diesem Zusammenhang über eine Neugestaltung der föderalen Finanzbeziehungen verhandelt werden.

Die Vorschläge für ein nationales Krankenversicherungsprogramm gingen so weit, dass die Bundesregierung bereits ein Modellgesetz ausgefertigt hatte, welches von den Provinzregierungen übernommen werden sollte, um so eine einheitliche Versorgungsstruktur aufzubauen. Außerdem schlug die Bundesregierung konkrete Programme in den Bereichen Rente und Arbeitslosigkeit vor (vgl. Taylor 1987: 50). Für eine Umsetzung der Vorschläge hätten die Provinzen jedoch auf weite Teile ihrer Rechte zur Steuererhebung verzichten müssen und wären im Gegenzug durch den Bund mit Transferzahlungen kompensiert worden (vgl. Pal 1985: 8). Dies hätte jedoch die Unabhängigkeit der Provinzen nachhaltig verringert und war entsprechend inakzeptabel. Die Konferenz scheiterte letztendlich daran, dass sich Bund und Provinzen nicht auf die Rechte zur Erhebung von Steuern zur Finanzierung der Sozialprogramme einigen konnten. „The price tag for the comprehensive federal social security proposals was the transfer from the provinces to the federal government of exclusive jurisdiction over personal income, corporation income, and succession taxes. The wealthiest provinces refused and the effort collapsed." (Taylor 1980: 187)

Auch die bereits sehr konkreten Vorschläge für ein nationales Krankenversicherungsprogramm wurden von einigen Provinzen mit dem Verweis auf die einschlägigen Provinzkompetenzen abgelehnt. Damit waren die Bemühungen der Bundesregierung zur Einführung einer bundesweiten Krankenversicherung vorerst gescheitert. Die inhaltlichen Vorarbeiten für die *Dominion-Provincial-Conference* hatten aber eine neue Wissensbasis auf Seiten der Bundesregierung geschaffen, welche zusammen mit den in der Folge des Zweiten Weltkriegs gestiegenen *policy-making*-Kapazitäten des Bundes den Grundstein für die sozialpolitische Expansion in den 1950er und 1960er Jahren legte (vgl. Cameron 1986: 40).

5. Das National Health Grants Program

Nach dem Scheitern der *Dominion-Provincial-Conference* entschloss sich die Bundesregierung 1948 unter Federführung des neuen Gesundheitsministers Paul Martin sen., zumindest im Krankenhaussektor aktiv zu werden. Aufgrund der Depression und der Ausgaben für den Zweiten Weltkrieg war insbesondere in diesem Bereich der Gesundheitsversorgung das Investitionsvolumen erheblich zurückgegangen. Die Folge war ein hohes Investitionsdefizit, welches durch ein bundesstaatliches *National Health Grants Program* ausgeglichen werden sollte. Die *Health Grants* waren ein Teil der drei Jahre zuvor gescheiterten *Green Book Proposals*.

Der Bund bot den Provinzen im Rahmen seiner *federal spending power* über dieses Programm Finanztransfers für die Verbesserung der öffentlichen Gesundheitsvorsorge und insbesondere für den Bau neuer bzw. für die Renovierung bestehender Krankenhausbauten an (vgl. Maioni 1998: 77). Durch diesen kleinen Schritt konnten die Liberalen ihre Verbundenheit mit ihrem seit 1919 festgeschriebenen Ziel der Einführung eines nationalen Krankenversicherungsprogramms trotz des Scheiterns der *Dominion-Provincial Conference* dokumentieren. Außerdem bestand keine Gefahr, dass es zu Konflikten mit der Ärzteschaft und den Provinzen kommen würde, da die zusätzlichen Mittel für die Krankenhausversorgung von beiden Gruppen begrüßt wurden.

Die *Health Grants* wurden positiv aufgenommen, da die Ärzteschaft durch die Geldzuweisungen für – in erster Linie – Infrastrukturmaßnahmen in ihrer Berufsausübung nicht eingeschränkt wurde (und sich die *Health Grants* durch eine Verbesserung der Rahmenbedingungen für die Ärzteschaft sogar positiv auswirkten). Die Provinzen begrüßten das Programm ebenfalls, da sie dringend benötigte Gelder erhielten, ohne Einbußen in ihrer provinzstaatlichen Autonomie hinnehmen zu müssen. Auch die Bevölkerung nahm das Programm positiv auf, was zumindest ein Faktor für den klaren Wahlsieg der Liberalen im Jahr 1949 war. Neben der Förderung des Krankenhausbaus wurden auch Gelder für eine fortlaufende Gesundheitsberichterstattung zur Verfügung gestellt. Diese Informationen bildeten die Datenbasis für das spätere Krankenversicherungsprogramm, denn sie verdeutlichten die Defizite der bestehenden Versorgung und wiesen starke regionale Versorgungsunterschiede nach (vgl. Lindenfield 1980: 172). Insofern wurden im Rahmen dieses Programms wichtige Vorarbeiten für die späteren Krankenversicherungsdiskussionen geleistet.

Die *Health Grants* markierten außerdem den Beginn der finanziellen Beteiligung des Bundes an der Gesundheitsversorgung in den Provinzen. Die liberale Bundesregierung selbst sah in diesem Programm einen wichtigen ersten Schritt auf dem Weg hin zu einer nationalen Krankenversicherung (vgl. Gelber 1980: 161). Hierbei waren die finanziellen Folgen für den Bund vergleichsweise moderat, da das Programm nur ein Volumen von rund 30 Mio. Can$ aufwies. Trotz dieses eher geringen Volumens trug das Programm nicht nur zu einer Verbesserung der Versorgungslage, sondern auch zur Entstehung von strukturellen Defiziten bei. Insbesondere die Konzentration auf die stationäre Behandlung war für die weitere gesundheitspolitische Entwicklung von Bedeutung. Der Boom beim Krankenhausbau, welcher in Folge der Einführung der *Health Grants* zu beobachten war, führte zu langfristigen Kosten (insbesondere Personalkosten), welche das kanadische Gesundheitssystem bis heute belasten (vgl. Rachlis/Kushner 1994: 33).

Aufgrund der Neuartigkeit des Programms gestaltete sich die Umsetzung zunächst schwierig (vgl. Inlow 1967: 434). Diese Anfangsschwierigkeiten konnten jedoch überwunden werden. Einigen Provinzen gingen jedoch diese Maßnahmen noch nicht weit genug. Da die Kompetenz für die Gesundheitsversorgung bei den Provinzen lag und trotz des Scheiterns der Bemühungen der Bundesregierung einige der Provinzregierungen den Versicherungsschutz im Krankheitsfall verbessern wollten, kam es zur Einführung provinzweiter Krankenversicherungsprogramme.

6. Saskatchewan als Keimzelle des kanadischen Gesundheitssystems

Am 15. Juni 1944 wurde in der Provinz Saskatchewan die CCF zum ersten Mal in die Regierungsverantwortung gewählt. Seit ihrer Gründung hatte die Partei als eines ihrer zentralen parteipolitischen Ziele die Einführung eines umfassenden Krankenversicherungsprogramms gefordert. Durch das Scheitern der *Dominion-Provincial Conference on Reconstruction* 1945 schien es jedoch unwahrscheinlich, dass die Bundesregierung in absehbarer Zukunft ein nationales Krankenversicherungsprogramm auf den Weg bringen würde. Wollte die CCF unter ihrem Vorsitzenden und Provinzpremier Tommy Douglas also ihr Wahlversprechen einlösen, so musste sie provinzweit und ohne Bundeshilfen eine entsprechende Versicherung einführen. In Saskatchewan bestand zu dieser Zeit bereits ein so genanntes *municipal doctor*-System, in dessen Rahmen Gemeinden Ärzte – zunächst gegen Zuschüsse zum Gehalt und später durch komplette Anstellung im Gemeindedienst – insbesondere in entlegeneren Gebieten einstellen konnten. Nur so konnte die medizinische Versorgung in den zumeist spärlich bewohnten Prärieregionen gesichert werden. Ohne ein solches System[10] wären viele Regionen Saskatchewans ohne hinreichende medizinische Versorgung geblieben. Aufgrund der Erfolge des Systems war in dieser Provinz die Rolle des Staates in der Gesundheitsversorgung schon früh allgemein akzeptiert.

Aber nicht nur in Saskatchewan entwickelte sich in diesen Jahren eine Debatte über die angemessene Versorgung der Bevölkerung mit Gesundheitsleistungen. So hatte sich beispielsweise die *Social Credit Party* in Alberta zunächst grundsätzlich für vermehrte individuelle, staatliche Hilfen für Bürgerinnen und Bürger in sozialen Notsituationen (etwa im Krankheitsfall) ausgesprochen. Erst später entwickelte diese Partei eine gegen den Wohlfahrtsstaat gerichtete politische Ideologie. Zwischen 1940 und Mitte der 1960er Jahre zeichnete sich die *Social Credit* Regierung in Alberta durch eine insgesamt als pragmatisch zu bezeichnende Sozialpolitik aus (vgl. Eberle 2003: 101f). Interessanterweise kann man somit feststellen, dass die Liberalen und die Konservativen ab den 1930er Jahren sowohl von links als auch von rechts unter sozialpolitischen Handlungsdruck gesetzt wurden. So plädierte sowohl die CCF in Saskatchewan als auch *Social Credit* in Alberta für die Einführung einer Form von „Staatsmedizin". Auch wenn sich die Konzepte im Detail unterschieden, so waren diese Vorschläge doch deutlich aktivistischer und interventionistischer ausgerichtet als die Programmatik von Liberalen und Konservativen im Bund und in den Provinzen (vgl. Eberle 2003: 105).

Bereits unmittelbar nach seiner Wahl zum Premier von Saskatchewan beauftragte Douglas, der gleichzeitig auch das Amt des Gesundheitsministers übernommen hatte, den Professor für Medizingeschichte der Johns-Hopkins-Universität und gebürtigen Schweizer, Dr. Henry Sigerist, mit der Erarbeitung einer Studie zur Einrichtung einer provinzweiten Krankenhausversicherung. „His role was that of a distinguished outsider, a well-chosen catalyst who lent authoritative credibility and political detachment to a course of action." (Duffin/Falk 1996: 658f) Sigerist hatte sich bereits vor diesem Engagement mit Fragen der *social medicine* befasst, unter anderem in Deutschland und der Schweiz geforscht und ein Buch über die Gesundheitsversorgung in der Sowjetunion geschrieben (vgl. Duffin/Falk 1996: 659). Des Weiteren hatte er bereits mehrfach Kanada besucht und kannte daher die Situation vor Ort. Am 31. Juli 1944 nahm er die Aufgabe an. Nach einer Reihe von Besuchen und Anhörungen legt Sigerist am 4. Oktober 1944 seinen Bericht vor, welcher als „Blaupause" für die weitere Entwicklung in Saskatchewan diente.

---

[10] 1948 hatten 107 Gemeinden, 59 Orte und 14 Städte in diesem System Verträge mit 180 Ärzten abgeschlossen (vgl. Taylor 1980: 184).

Als ersten Schritt auf dem Weg zu einem umfassenden Gesundheitsversorgungssystem plante Douglas die Einführung einer Krankenhausversicherung. Douglas traf sich hierzu bereits im Vorfeld der Veröffentlichung des Berichts von Sigerist mit Vertretern der Selbstverwaltung der Ärzteschaft in Saskatchewan (dem *Saskatchewan College of Physicians and Surgeons*). Mit ihrer grundsätzlichen Zustimmung zur Einführung einer Krankenhausversicherung akzeptierte die Ärzteschaft, dass die Provinzregierung in einer bisher noch nicht gekannten Intensität regulativ in das Gesundheitswesen eingreifen würde. Zum 1. Januar 1947 trat die allgemeine staatliche Krankenhausversicherung in Saskatchewan in Kraft. Die Versicherung übernahm (steuerfinanziert) die Kosten für alle medizinisch notwendigen Krankenhausbehandlungen und diagnostischen Leistungen. Zwar stiegen die Kosten für den Krankenhaussektor in den folgenden Jahren erheblich an, was aber – aufgrund der großen Popularität des Programms – nicht zu Veränderungen des Versicherungsschutzes führte. Nach der Einführung der Krankenhausversicherung in Saskatchewan und dem Erfolg derselben, folgten die Provinzen British Columbia und Alberta 1948/49 bzw. 1950 diesem Beispiel und führten ähnliche (wenngleich nicht universelle) Programme zum Schutz der Bevölkerung vor hohen Kosten für Krankenhausbehandlungen ein (vgl. Flood 2002a: 17).

Die Entscheidung der CCF-Regierung in Saskatchewan, auch ohne konkrete Zusagen des Bundes eine staatlich verwaltete und steuerfinanzierte Krankenhausversicherung einzuführen, kann man als erste *critical juncture* in der Entwicklung des kanadischen Gesundheitssystems bezeichnen. In diesem Sinne äußert sich auch Taylor, wenn er festhält: „[...] the Saskatchewan decision not only accelerated the timetable but had a major influence in shaping the course of the development of health insurance in Canada." (Taylor 1987: 69)

7. Der Hospital Insurance and Diagnostic Services Act

Nachdem einige Provinzen unterschiedlich ausgestaltete Programme zur Absicherung der Bürger vor den hohen Kosten für Krankenhausbehandlungen eingeführt hatten, sah die Bundesregierung in Ottawa eine neue Chance, zumindest für den Krankenhaus- und Diagnosesektor ein bundesweites Programm zu initiieren. Insbesondere die Unterstützung durch Ontarios Premierminister Leslie Frost führte dazu, dass die Bundesregierung der Umsetzung eines nationalen Programms zur Kofinanzierung von Krankenhaus- und Diagnosekosten Erfolgschancen einräumte. Premier Frost selbst war kein überzeugter Vertreter eines nationalen Krankenversicherungsprogramms. Spätestens seit Anfang der 1950er waren jedoch Fragen des Sozialschutzes zu einem bedeutenden Themenfeld in der kanadischen Politik geworden (vgl. Bryden 1994: 28).

Aufgrund des erheblichen Drucks von Seiten der Arbeiterschaft und anderer Interessengruppen und angesichts der hohen Kosten für den Aufbau und Erhalt der medizinischen Infrastruktur in Ontario sah sich Frost dazu gezwungen, beim Bund für ein nationales, kofinanziertes Versicherungsprogramm einzutreten, um so die Belastungen für seine Provinz zu verringern (vgl. Swartz 1993: 225f). Insbesondere im Krankenhausbereich hatten die finanziellen Probleme in den 1950er Jahren in Ontario erheblich zugenommen. Entsprechend stieg das Interesse auf Provinzseite an bundesstaatlichen Finanztransfers für diesen Versorgungsbereich (vgl. Swartz 1987: 257).

Trotz der programmatischen Festlegung der Liberalen aus dem Jahre 1919 auf das Ziel der Einführung eines nationalen Krankenversicherungsprogramms hatte Premier Louis St. Laurent aber angesichts der zu erwartenden hohen Kosten für den Bund gewisse Bedenken. „While the liberal party had always supported the idea of national hospital insurance, St. Laurent, a former corporate lawyer with a strong predilection toward market-oriented solutions to social problems, was not enthused about a national hospital plan." (Blankenau 201: 44) Erst der politische Druck, den diejenigen Provinzen ausübten, die bereits Krankenhausversicherungsprogramme eingeführt hatten, überzeugte ihn von der Notwendigkeit eines nationalen Programms (vgl. Cameron 1986: 34). Hierbei spielte auch die Tatsache eine Rolle, dass der Bund kein Interesse an der Entstehung unterschiedlichster wohlfahrtsstaatlicher Regime innerhalb Kanadas hatte (vgl. Maioni 1999: 99). Aus diesen Gründen musste die Bundesregierung handeln.

Der *Hospital Insurance and Diagnostic Services Act* (im Folgenden: HIDS) aus dem Jahr 1957 sah vor, dass alle Provinzen, die eine universelle Versicherung für die Krankenhausversorgung und für diagnostische Leistungen eingerichtet hatten, ein Anrecht auf eine 50prozentige Kofinanzierung ihrer Programme durch den Bund erhalten sollten. Für die Verabschiedung des Gesetzes spielte natürlich auch eine große Rolle, dass am 10. Juni 1957 Bundeswahlen stattfinden sollten (vgl. Adams 2001a: 71). Bei dieser Wahl wurden (überraschenderweise) die Liberalen abgewählt und die Konservativen unter John Diefenbaker übernahmen die Regierungsverantwortung (vgl. Moscovitch/Drover 1987: 28). Der HIDS blieb jedoch trotz der veränderten Mehrheitsverhältnisse weitgehend unverändert und trat zum 1. Juli 1958 in Kraft (vgl. Naylor 1986: 167). Ein wichtiger Faktor hierfür war, dass sich eine Zusammenführung der Provinzprogramme unter ein einheitliches Rahmengesetz des Bundes gut in die Rhetorik der Diefenbaker-Regierung (*One Canada, One Nation*) einfügte (vgl. Bradford 1999a: 552).

Nach vier Jahren hatten alle Provinzen eine Krankenhausversicherung eingeführt, welche den Anforderungen des HIDS entsprach (vgl. Flood 2002a: 18). Da nunmehr die medizinische und diagnostische Versorgung in Krankenhäusern in allen Provinzen staatlich finanziert wurde, tendierten viele Ärzte dazu, ihre Patienten für aufwendigere Behandlungen in Krankenhäuser einzuweisen, da hier die Kosten für die Behandlung der Patienten durch die Provinzversicherungen im Regelfall übernommen wurden. Die Folge war eine Überbetonung stationärer Versorgungsformen, was sich anhand folgenden Zahlen nachweisen lässt: die Bettenzahl in kanadischen Krankenhäusern stieg von 1961 bis 1971 um rund 33 Prozent (Vergleich: Bevölkerungswachstum in diesem Zeitabschnitt: 18 Prozent). Die Belegquote blieb jedoch mit rund 80 Prozent in diesen Jahren relativ stabil (vgl. Rachlis/Kushner 1994: 34).

Diese Überbetonung der stationären Versorgung (welche bereits im *Health Grants Program* angelegt war) zuungunsten meist kostengünstigerer ambulanter Alternativen macht sich bis heute in Kanada negativ bemerkbar und erhöht die Kosten der Leistungserbringung erheblich. Hierbei wirkte sich die Struktur der Trägerschaft im stationären Sektor problemverstärkend aus. Während in Deutschland Krankenhäuser in öffentlicher, freigemeinnütziger und privater Trägerschaft stehen, existiert bis heute in Kanada eine vor allem von öffentlichen Trägern dominierte Krankenhausversorgung. Somit werden im kanadischen Fall nicht nur die Dienstleistungen, sondern auch die Infrastruktur über staatliche Einrichtungen finanziert. Im Gegensatz hierzu wurden und werden im deutschen Fall Dritte (beispielsweise kirchliche Einrichtungen) an dem Aufbau und Erhalt der Versorgungsstruktur in größerem Umfang beteiligt.

8. Der Saskatchewan Medical Care Insurance Act

Die in Saskatchewan regierende CCF hatte bereits anlässlich der Einführung der provinzweiten Krankenhausversicherung deutlich gemacht, dass sie eine umfassende Krankenversicherung eingeführt hätte, wenn im Haushalt der Provinz die hierfür notwendigen Mittel vorhanden gewesen wären. Da dies (insbesondere aufgrund fehlender finanzieller Zusagen des Bundes) jedoch nicht der Fall gewesen war, hatte man das Versicherungsprogramm auf den vergleichsweise kostenintensiven Krankenhaus- und Diagnostikbereich begrenzt, da hier den Bürgern am ehesten existenzbedrohend hohe finanzielle Belastungen durch aufwendige medizinische Behandlungen drohten. Außerdem handelte es sich hierbei um einen klar abgrenzbaren Versorgungsbereich und es war damit zu rechnen, dass die Einführung einer Krankenhausversicherung zu keinen größeren Konflikten mit der Ärzteschaft führen würde. Insofern war mit einer Versicherung für Krankenhaus- und Diagnosekosten ein politisch weitaus geringeres Risiko verbunden als mit der Schaffung einer umfassenden Krankenversicherung für alle medizinisch notwendigen Leistungen.

Nachdem der Bund die Hälfte der Kosten für die Krankenhausversicherung übernahm und so die Provinzhaushalte erheblich entlastete, entschloss sich die CCF in Saskatchewan zur Einführung einer universellen Krankenversicherung. Premier Douglas stellte die entsprechenden Pläne seiner Regierung am 29. April 1959 vor. Die Konzeption einer provinzweiten Krankenversicherung war unter erheblichem Zeitdruck entstanden, da die CCF das Programm noch vor den nächsten Provinzwahlen umsetzen und die „Kinderkrankheiten" jenes Programms bis zu diesem Zeitpunkt ausbessern wollte (vgl. Taylor 1980: 188). Nur durch eine schnelle Umsetzung war es möglich, einen politischen Gewinn aus der Einführung der Krankenversicherung zu ziehen, ohne dass die Defizite der konkreten Umsetzung die Regierungsparteien im Wahlkampf belasten würden.

Es zeichnete sich aber recht schnell ab, dass es bei der Umsetzung des Planes zu erheblichen Konflikten kommen würde. Douglas hatte das *Saskatchewan College of Physicians and Surgeons* nicht über seine Pläne informiert und entsprechend verärgert waren die Ärzte, als das Vorhaben der CCF-Regierung bekannt wurde (vgl. Naylor 1986: 181). Das *College* hatte bereits zuvor mehrfach seine Ablehnung einer universellen staatlichen Krankenversicherung artikuliert. Die CCF-Regierung hatte darauf verzichtet, die Einführung dieses neuen Programms mit Hilfe eines politischen Beratungsgremiums vorzubereiten. Damit entfiel die Möglichkeit, die Ärzteschaft durch Beteiligung an einem Beratungsgremium einzubinden und über die Beratungsarbeit einen Konsens mit dieser wichtigen Interessengruppe zu entwickeln.

Nachdem die CCF-Regierung trotz der Kritik der Ärzteschaft an ihrem Vorhaben festhielt und zum 1. Juli 1962 das Gesetz zur Einführung einer umfassenden, provinzweiten Krankenversicherung in Kraft trat, reagierten die Ärzte mit einem Streik. Dieser Streik, der sich auf alle Versorgungsbereiche erstreckte (lediglich die Notfallmedizin blieb weitgehend ausgeschlossen), dauerte bis zum 23. Juli 1962 an. Erst unter Vermittlung von Lord Stephen Taylor aus Großbritannien kam eine Einigung zwischen der Provinzregierung und der Ärzteschaft zustande. Im Gegenzug für die Zustimmung der Ärzteschaft, im neuen staatlichen Versicherungssystem zu arbeiten, wurde ihnen erlaubt, durch *extra-billing*[11] ihre Einkommenssituation in weiten Teilen selbst zu kontrollieren (vgl. Tuohy 1988: 279).

---

[11] *Extra-billing* bedeutet, dass ein Arzt zusätzlich zu dem Geld, dass er durch die jeweilige Provinz-Krankenversicherung erhält, dem Patienten eine Rechnung über einen zusätzlichen Betrag ausstellt, der vom Patienten direkt zu zahlen ist.

Außerdem erlaubte die Provinzregierung ein *opting out*, d.h. Ärzte konnten sich vollkommen aus dem staatlichen Versicherungssystem ausgliedern und privat mit ihren Patienten abrechnen. Allerdings durften diese Ärzte der staatlichen Versicherung dann keinerlei Leistungen mehr in Rechnung stellen. Damit hatte sich die CCF-Regierung trotz einzelner Konzessionen an die Ärzte mit ihren Plänen durchgesetzt (vgl. Swartz 1987: 258). Obwohl die Ärzteschaft in diesem Konflikt über ein großes Vetospielerpotential verfügte, war es ihr nicht gelungen, die grundlegende Richtung der Reformmaßnahmen zu ändern bzw. das Gesetz zu verhindern (vgl. Tuohy 1988: 267f).

Flood bezeichnet die Einführung des *Saskatchewan Medical Care Insurance Act* als eine „juncture in history" (Flood 2002a: 18). Mit diesem Gesetz hatte zum ersten Mal in der Geschichte des kanadischen Bundesstaates eine Provinz eine alle Bürger umfassende Krankenversicherung eingerichtet. Ein solches Versicherungsmodell war jedoch erst realisierbar geworden, nachdem sich der Bund zu einer hälftigen Beteiligung an den Kosten der zuvor eingerichteten Krankenhausversicherung verpflichtet hatte. Erst durch die hierdurch eintretende finanzielle Entlastung des Haushaltes der Provinz Saskatchewan war die Entwicklung einer umfassenden Krankenversicherung möglich geworden. Damit war der *Medical Care Insurance Act* die zweite *critical juncture*; der erste Scheidepunkt war bereits mit der Einführung der Krankenhausversicherung in Saskatchewan erreicht worden. Hätte sich die Bundesregierung gegen ein Programm zur Unterstützung der Provinz-Krankenhausversicherungen ausgesprochen, wäre der *Medical Care Insurance Act* finanziell für Saskatchewan nicht realisierbar gewesen.

Damit hätte sich die Entstehung des nationalen kanadischen Gesundheitssystems erheblich verzögert oder das System hätte sich möglicherweise in eine völlig andere Richtung entwickelt. Die Existenz eines funktionierenden Krankenversicherungssystems erzeugte einen erheblichen Druck auf die weitere institutionelle Fortentwicklung des kanadischen Gesundheitswesens. Saskatchewan hatte ein Modell geschaffen, an dem sich alle alternativen Lösungsvorschläge (die zumeist ihre praktische Umsetzbarkeit noch nicht bewiesen hatten) messen lassen mussten. Dies war ein gewichtiger Vorteil für die Vertreter einer staatlichen Versicherungslösung.

In dieser Zeit kam es auch im kanadischen Parteiengefüge zu Veränderungen, welche sich erheblich auf die weitere gesundheitspolitische Entwicklung auswirken sollten. 1961 wurde die *New Democratic Party* (NDP) als Nachfolger der CCF gegründet. Die Gründe für diese Veränderung waren vielfältig. Da die CCF noch immer stark mit den Interessen der Prärieregionen und -provinzen assoziiert wurde, wollte man durch die Neugründung die bundesweite Attraktivität der Partei erhöhen (etwa für frankophone Kanadier und für die Bewohner der urbanen Regionen Kanadas), um so die eigene Wählerbasis zu vergrößern (vgl. Whitehorn 2001: 264). Außerdem wollte die NDP die Gewerkschaften, welche sich bisher nicht zu einer Zusammenarbeit mit der CCF hatten durchringen können, stärker in die politische Arbeit einbinden. Hierzu veränderte sich die Partei auch programmatisch.

So betonte die NDP stärker als die CCF die positiven Aspekte eines *cooperative federalism* und entfernte sich insofern teilweise von der auf eine größere Rolle der Bundesregierung abzielenden Rhetorik der CCF (vgl. Bradford/Jenson 1992: 196). In den folgenden Jahren konnte sich die NDP als die dritte nationale Partei Kanadas etablieren. Für die Liberalen, die von 1935 bis 1984 mit nur zwei Ausnahmen (von 1957 bis 1963 und von 1979 bis 1980 regierten die *Progressive Conservatives* unter John G. Diefenbaker bzw. unter Charles Joseph (Joe) Clark) auf Bundesebene durchgehend in der Regierungsverantwortung standen, entwickelte sich mit der NDP auf der linken Seite des politischen Spektrums eine neue Konkurrenz. Als Reaktion auf die Konkurrenz durch (CCF und) NDP griffen die Liberalen verstärkt sozialdemokratische Positionen und Themen auf, was sich unter anderem in den gesundheitspolitischen Zielen der Liberalen Partei widerspiegelte.

9. Die Royal Commission on Health Services

Die Verabschiedung des *Saskatchewan Medical Care Insurance Act* führte dazu, dass die organisierte Ärzteschaft auf Bundesebene aktiv wurde. Wenn die Erfahrungen aus Saskatchewan in anderen Provinzen „Schule machen" würden, so bestand nach Auffassung der CMA eine große Gefahr für die Berufsfreiheit der Ärzteschaft. Entsprechend beunruhigt war die CMA. Das letztendliche Scheitern des Streiks in Saskatchewan machte außerdem deutlich, dass in einer gesellschaftlichen Auseinandersetzung nicht gesichert war, dass sich die Ärzteschaft mit ihren Vorstellungen gegen politische Entscheidungsträger würde durchsetzen können. Angesichts dieser Erfahrungen forderte die CMA die Bundesregierung auf, durch eine umfassende Analyse der gesundheitspolitischen Situation in Kanada das Thema aus dem tagespolitischen Geschäft auf eine sachlichere, wissenschaftliche Ebene zu verlagern.[12]

> „On 12 December (1960, d.A.) a letter was sent to Prime Minister John Diefenbaker requesting appointment of a royal commission ‚for assessing the health needs and

---

[12] Dass Interessengruppen die Einsetzung einer *Royal Commission* fordern, ist im politischen Systems Kanadas keineswegs ungewöhnlich, wie das Beispiel der *Royal Commission on the Status on Women* verdeutlicht (vgl. Timpson 2003).

resources of Canada with a view to recommending methods of ensuring the highest standard of health care for all Canadians.'" (Naylor 1986: 191)

Für die Bundesregierung war die Einsetzung einer *Royal Commission* nicht unattraktiv, da man so die schwierige, grundlegende Entscheidung über die Einführung eines nationalen Krankenversicherungsprogramms hinauszögern konnte. Die CMA hatte bereits in den 1930er Jahren eine ähnliche Strategie verfolgt, als sie versucht hatte, die Pläne zur Einführung einer Krankenversicherung in British Columbia durch die Forderung nach einer vorhergehenden, umfassenden Bestandsaufnahme zu verzögern bzw. zu blockieren (vgl. Naylor 1986: 191). Entsprechend wandten Kritiker gegen die Kommission ein, dass sie nur ein Instrument sei, um klare Entscheidungen der Bundesregierung zu verzögern und um den politischen Druck auf die Bundesregierung abzumildern (vgl. Maioni 2003: 52).

In ihrem Schreiben hatte die CMA auch darauf hingewiesen, dass bereits vier Millionen Kanadier über durch die Ärzteschaft organisierte (private) Versicherungen abgesichert seien. Damit machte die CMA frühzeitig ihr Interesse an einem Erhalt dieser Versicherungen deutlich.

„The doctors were involved heavily in the insurance business themselves, providing plans for those patients who could afford them, insuring against the costs of visiting the same doctors. The CMA hoped a federal commission would pre-empt a movement toward state-sponsored plans." (Gruending 1985: 81)

Durch die mehrjährige Arbeit einer *Royal Commission* würde die CMA auch Zeit gewinnen, um für ihre alternativen Regelungsvorschläge zu werben. Die von der CMA vorgeschlagene Krankenversicherungslösung sah vor, dass über private Versicherungen die Absicherung der Bevölkerung gegen hohe medizinische Kosten gewährleistet werden sollte. Für sozial Schwache sollte der Staat finanzielle Unterstützungsleistungen anbieten, damit sich auch jene Gruppe privat absichern könnte (vgl. Leatt/Williams 1997: 4). Man könnte das Modell der CMA aufgrund der starken Betonung der individuellen Verantwortung der Bürger bzw. Patienten auch als „liberales Modell" im Sinne der wohlfahrtsstaatlichen Modellbildung Esping-Andersens bezeichnen (vgl. Lessenich 2000: 58). Nach Pierson ließe sich dieser Ansatz dem Modell eines „residual welfare state" zuordnen: „Residual welfare states are more reluctant to interfere with market mechanisms; they reject comprehensive services, and prefer state subsidization of private services to public provision." (Pierson 1994: 15) Die CMA war überzeugt, dass dieser Lösungsansatz einer staatlichen Versicherung überlegen sei und dies eine *Royal Commission* zweifelsohne feststellen würde.

9.1. Einsetzung und Mitglieder der Kommission

Premier Diefenbaker reagierte am 21. Dezember 1960 auf die Eingabe der CMA mit der Ankündigung der Einsetzung einer *Royal Commission on Health Services* (RCHS). Diefenbaker nutzte des häufigeren *Royal Commissions*, da er „[...] der politischen Verwaltung, die von der langen Regierungszeit der Liberalen beeinflusst worden war, Gestaltungskompetenzen entziehen wollte und daher externen Sachverstand bevorzugte [...]" (Schultze/Zinterer 1999: 890). Die Gestaltungsfähigkeit der konservativen Regierung sollte somit durch die Nutzung politikberatender Kommissionen erhöht werden.

Den Vorsitz dieser Kommission übernahm Emmett Hall aus Saskatchewan, ein guter Freund von Premierminister Diefenbaker, den er noch aus Studienzeiten kannte (vgl. Gruending 1985: 59). Hall war 1957 zum *Chief Justice of the Queen's Bench Court for Saskatchewan* ernannt worden und schon 1962 war er als Richter an den *Supreme Court of Canada* berufen worden. Damit folgte Diefenbaker einer allgemeinen Tendenz, für die Arbeit von *Royal Commissions* Richter als Kommissionsvorsitzende zu berufen: „Designating a judge to head up a commission gives it an instant credibility and an aura of objectivity and independence." (Mackay 1990: 44f)

Neben Hall, der Mitglied der *Progressive Conservative Party* und stark durch das Gedankengut der katholischen Soziallehre geprägt worden war (vgl. Gruending 1985: 60), wurden folgende Personen als Mitglieder der Kommission benannt (RCHS 1964a: 11): Dr. Leslie Strachan (Zahnarzt), Alice Girard (Dekan der *School of Nursing* der Universität Montreal), Dr. O.J. Firestone (ehemaliger Wirtschaftsberater der Regierung St. Laurent), Wallace McCutcheon (Vorsitzender der *National Life Insurance Company of Canada*), Dr. David M. Baltzan (Internist im Saskatoon St. Paul's Krankenhaus) und Dr. Arthur F. van Wart (ehemaliger Präsident der CMA).

Premierminister Diefenbaker, der selbst aus Saskatchewan stammte, hatte Hall eine Liste mit 20 potentiellen Mitgliedern übergeben. Lediglich Dr. Baltzan sollte auf Wunsch Diefenbakers definitiv Mitglied der Kommission werden. Baltzan und Diefenbaker kannten sich, da jener die Mutter des Premierministers behandelt hatte (vgl. Naylor 1986: 215). Aufgrund der Zusammensetzung der Hall-Kommission hätte man eigentlich erwarten können, dass die Positionen der CMA und der Arbeitgeber eine dominierende Rolle spielen würden. McCutcheon trat jedoch aus der Kommission aus, nachdem er 1963 als *Minister of Trade and Commerce* Mitglied der neu gewählten Regierung Pearson wurde. Da McCutcheon in der Kommission der stärkste Gegner einer staatlichen Krankenversicherungslösung war, war sein Rückzug für die weiteren Beratungen des Gremiums äußerst bedeutsam (vgl. Gruending 1985: 91ff).

9.2. Aufgabenstellung und Arbeitsweise

Offiziell wurde die *Royal Commission on Health Services* im Juni 1961 eingesetzt. Die zentrale Aufgabe der Kommission war folgende: „[...] to inquire into and report upon the existing facilities and future need for health services for the people of Canada, and the resources to provide such services [...]" (RCHS 1964a: x) Mit ihrem Mandat, eine umfassende Analyse der Gesundheitsversorgung in Kanada und dessen Weiterentwicklung vorzulegen, begab sich die auf Bundesebene angesiedelte Kommission hierbei klar in den Kompetenzbereich der Provinzen.

Zur fundierten Bearbeitung der Fragestellungen wurden von der Kommission im Rahmen ihrer wissenschaftlichen Arbeit insgesamt 26 Studien in Auftrag gegeben. Hierbei lagen die thematischen Schwerpunkte im Bereich der Ausbildungssituation für medizinische Berufe und im Bereich von Finanzierungsfragen (RCHS 1964a: 886). Im Rahmen der Anhörungen, welche die Kommission in allen kanadischen Provinzen durchführte, wurden die Konfliktlinien hinsichtlich der Einführung von staatlichen Krankenversicherungen noch einmal sehr deutlich. Auf der einen Seite argumentierten die CCF sowie Vertreter der Farmer und der Gewerkschaften für eine möglichst umfassende staatliche Absicherung gegen Krankheitsrisiken. Auf der anderen Seite sprachen sich insbesondere die Ärzteschaft und die Arbeitgeber für die Förderung privater Versicherungen aus. Die zeitliche Nähe der Arbeit der Kommission zu den Auseinandersetzungen zwischen Ärzteschaft und CCF-Regierung in Saskatchewan hatte hierbei einen nicht unerheblichen Einfluss auf die Arbeit der Kommission (vgl. Taylor 1987: 328).

Die Regierungen der Provinzen und die Bundesregierung vertraten in der Krankenversicherungsfrage sehr unterschiedliche Positionen, was sich zum einen aus der jeweiligen ideologischen Ausrichtung ergab. Zum anderen spielten hierfür aber auch finanzielle Interessen eine gewichtige Rolle. Besonders anhand der Gegenüberstellung der Entwicklungen in den Provinzen Saskatchewan und Alberta lassen sich die verschiedenartigen Entwicklungslinien der Ausgestaltung der Gesundheitsversorgung im kanadischen Bundesstaat in dieser Phase exemplifizieren. Wie bereits dargestellt, hatte Saskatchewan begonnen, ein staatlich organisiertes und finanziertes System aufzubauen. In Alberta hingegen wurde unter Premier Ernest Manning ein System eingeführt, welches weitgehend den Empfehlungen der CMA entsprach (freiwillige private Finanzierung mit staatlichen Hilfen für sozial Schwache). Von Mitgliedern der Regierung Diefenbaker wurden ebenfalls unterschiedliche Reformkonzepte vertreten (vgl. Marchildon 2002: 18). Insofern lag in dieser Phase eine geradezu klassische Konkurrenzsituation (*contestation*) unterschiedlicher gesundheitspolitischer Paradigmen vor.

Hall selbst versuchte zwar, seine Kommission aus der öffentlichen Debatte und den zum Teil hitzigen Diskussionen unter Verweis auf sein Mandat, welches über die „einfache" Frage nach einer staatlichen oder privaten Organisation des Gesundheitswesens hinausging, herauszuhalten (vgl. Gruending 1985: 88ff). Allerdings spielten die öffentlichen Diskussionen für die Kommissionsarbeit durchaus eine Rolle, was sich anhand der öffentlichen Veranstaltungen der Kommission nachweisen lässt. Die Hall-Kommission führte – wie für *Royal Commissions* üblich – eine Reihe von öffentlichen Anhörungen durch. Diese fanden in insgesamt 14 Städten in der Zeit vom 27. September 1961 bis zum 11. März 1963 statt (RCHS 1964a: 889). Diese Anhörungen dauerten teilweise mehrere Tage (besonders erwähnenswert ist in diesem Zusammenhang die öffentliche Anhörung in Regina vom 22. bis 26. Januar 1962).

Angesichts der zeitlichen Ausdehnung der öffentlichen Anhörungen über weite Phasen der Kommissionsarbeit wird deutlich, dass die Hall-Kommission der öffentlichen Debatte im Rahmen ihrer Arbeit eine wichtige Rolle beimaß. Insgesamt erhielt die Kommission 406 Eingaben und Präsentationen unterschiedlicher Interessenvertreter (vgl. Gruending 1985: 87). Die große Mehrheit dieser Eingaben sprach sich für eine Ausweitung des aus Saskatchewan bekannten Krankenversicherungsmodells aus. Allerdings war aufgrund der damaligen informationstechnologischen Infrastruktur nur eine begrenzte öffentliche Konsultationsphase möglich. Entsprechend gering war die Zahl der Eingaben von Bürgern.

9.3. Vorstellung des Abschlussberichts und Reaktionen

Am 19. Juni 1964 legte die *Royal Commission* ihren Abschlussbericht vor. In ihm empfahl sie die Einführung eines bundesweiten Krankenversicherungsprogramms als Ergänzung zur bereits eingeführten nationalen Krankenhausversicherung. Entgegen den Wünschen der CMA und der privaten Versicherungswirtschaft plädierte die Kommission mit Nachdruck für eine staatliche Krankenversicherung und schlug gleichzeitig die Prinzipien vor, an denen sich dieses System orientieren sollte. „That the federal government enter into agreements with the provinces to provide grants on a fiscal needs formula to assist the provinces to introduce and operate comprehensive, universal, provincial programs of personal health services [...]" (RCHS 1964a: 19).

Die privaten und von der Ärzteschaft unterstützten Versicherungen lehnte die Kommission mit der Begründung ab, dass sie niemals einen universellen Schutz aller Bürger bieten könnten und so immer ein gewisser Prozentsatz der Bevölkerung ohne Absicherung bleiben würde. Daher war aus Sicht der Kommission ein privatwirtschaftlich organisiertes Versicherungsprogramm abzulehnen, da jenes dem Anspruch der *universality* nie gerecht werden könnte. Außerdem wären nach Einschätzung der Kommission die Verwaltungskosten für eine große, staatliche Versicherung erheblich geringer als für eine Reihe privater Versicherungen (vgl. Armstrong/Armstrong/Fegan 1998: 21). Hinzu kämen die hohen Kosten für die Erfassung der Ansprüche bedürftiger Bürger auf staatliche finanzielle Unterstützungsleistungen, damit sich jene privat absichern könnten.

Nach Auffassung der Hall-Kommission war es sinnvoller, die gesamte Bevölkerung abzusichern, anstatt der privaten Versicherungswirtschaft die Absicherung der gesunden und finanziell Starken zu überlassen, während der Bund ärmere und sozial Benachteiligte finanziell unterstützen müsste. Die wissenschaftlichen Studien der Hall-Kommission hatten ergeben, dass 1961 7,5 Mio. Kanadier ohne jegliche Form von Krankenversicherung auskommen mussten. Falls man ein staatliches Unterstützungsmodell für privaten Krankenversicherungsschutz eingeführt hätte, so hätten nach Berechnungen der Kommission nahezu 10 Mio. Kanadier Anspruch auf finanzielle Hilfen des Staates gehabt. Folglich war es administrativ erheblich einfacher, von Bundesseite steuerfinanzierte, staatliche Krankenversicherungen in den einzelnen Provinzen zu unterstützen (vgl. Gruending 1985: 89f).

Hall betonte in seinem Bericht aber nicht nur, dass es aus finanziellen Gründen am sinnvollsten sei, ein universelles und umfassend staatlich organisiertes Gesundheitsversorgungssystem einzuführen. Gleichzeitig verwies er darauf, dass ein solches System auch eine wichtige Grundlage für die nationale Einheit Kanadas bilden würde.

„The achievement of the highest possible health standards for all our people must become a primary objective of national policy and a cohesive factor contributing to national unity, involving individual and community responsibilities and actions. This objective can best be achieved through a comprehensive, universal Health Services Programme for the Canadian people [...]" (RCHS 1964a: 11).

Insgesamt gesehen hatte Hall versucht, einen ausgewogenen Bericht zu präsentieren, welcher nicht nur auf bereits gemachten Erfahrungen aufbaute (insbesondere auf dem HIDS), sondern außerdem der Autonomie der Provinzen und – nicht zuletzt aufgrund der Besetzung der Kommission – den Positionen der verschiedenen Interessengruppen Rechung tragen sollte (vgl. Blankenau 2001: 42). Für die organisierte Ärzteschaft waren die Vorschläge der Hall-Kommission dennoch ein Schock: „[...] for the medical lobby, the report was a bitter pill to swallow, particularly since the CMA had requested the inquiry in the first place. The medical lobby was stunned by the report [...]." (Maioni 1998: 125)

Insbesondere der Austritt von McCutcheon hatte die Position der CMA in der Kommission nachhaltig geschwächt (vgl. Blankenau 2001: 42). Für die CMA war es jedoch äußerst schwierig, gegen die Ergebnisse der Kommission argumentativ vorzugehen, da sie die Einsetzung der Kommission mit dem Argument der Versachlichung der politischen Debatte selbst nachdrücklich gefordert hatte. Während die CMA ursprünglich gehofft hatte, dass die *Royal Commission* den Handlungsdruck im Krankenversicherungsbereich senken würde, hatte die Kommission mit ihren Ergebnissen nun sogar zu einer Verstärkung des Handlungsdrucks für die politischen Entscheidungsträger geführt.

Die Tatsache, dass die Hall-Kommission die bisher umfassendste Analyse der kanadischen Gesundheitsversorgung vorgelegt hatte, erschwerte es allen Kritikern, die Ergebnisse der Kommissionsarbeit argumentativ zu widerlegen. Im Anschluss an die Beratungen der Hall-Kommission nutzte etwa die NDP immer wieder die parlamentarische Bühne, um die Liberalen an ihr nunmehr rund 45 Jahre altes Versprechen zu erinnern und die erfolgreiche Einführung einer umfassenden Krankenversicherung in der Provinz Saskatchewan durch eine CCF-Regierung zu betonen (vgl. Maioni 1998: 130).

9.4. Umsetzung der Kommissionsempfehlungen

Die Umsetzung der Empfehlungen der Hall-Kommission muss im Kontext der politischen Entwicklungen in Kanada in dieser Zeit gesehen werden. Seit Beginn der 1960er Jahre war es zu einer Verschärfung des Parteienwettbewerbs gekommen (vgl. Dyck 2000: 287f). 1956 war John Diefenbaker zum Parteichef der Konservativen Partei gewählt worden. Diese Personalentscheidung fiel zusammen mit einem Verlust an Zustimmung in der Bevölkerung für die Liberale Partei, welche seit 1935 die Regierungsgeschäfte führte. 1957 gewannen die Konservativen überraschend die Bundeswahlen, jedoch verlor Diefenbaker diese neu gewonnene Zustimmung schnell wieder und 1963 wurden die Liberalen erneut in die Regierungsverantwortung gewählt. Außerdem hatte die CCF in den 1950ern stark an Zustimmung eingebüßt und als Reaktion hierauf suchte die CCF bzw. die *New Democratic Party* (NDP) die Nähe zum *Canadian Labour Congress*, dessen Gründung 1956 die Handlungsfähigkeit der Arbeiterschaft und damit auch die Konfliktbereitschaft der Gewerkschaften verstärkt hatte (vgl. Noel/Graefe 2000: 134). Diese Entwicklungen führten zu einem signifikanten Anstieg des Handlungsdrucks für die Bundesregierung in der Krankenversicherungsfrage.

Trotz der programmatischen Festlegung der Liberalen Partei aus dem Jahre 1919 zögerte die Regierung Pearson bei der Umsetzung der Empfehlungen der

Hall-Kommission. Dies kann man unter anderem darauf zurückführen, dass die Liberale Partei unter Lester B. Pearson (wie auch später unter Premier Pierre Elliott Trudeau) programmatisch eine Position vertrat, die von Bradford und Jenson als „right-wing social democracy" (Bradford/Jenson 1992: 199) umschrieben wird. Folglich war es parteiintern schwer, ein umfassendes, staatlich organisiertes und finanziertes Programm durchzusetzen, obgleich die Partei dem Ausbau des Wohlfahrtsstaates nicht grundsätzlich ablehnend gegenüber stand. Pearson selbst hatte den Vorsitz der Liberalen Partei im Wettbewerb mit Paul Martin sen. errungen. Martin hatte sich für ein verstärktes soziales Engagement des Staates ausgesprochen, wohingegen Pearson eher in der alten liberalen Tradition der Förderung der ökonomischen Entwicklung verhaftet war (vgl. Bryden 1994: 31). Entsprechend zögerlich reagierte die Bundesregierung auf die weit reichenden Vorschläge der Hall-Kommission.

Zwar hatten sich die Liberalen auch im Wahlkampf 1963 unter Pearson als eine Partei der Sozialreformen dargestellt und unter anderem angekündigt, sich für eine bundesweite Regelung der Krankenversicherungsfrage einzusetzen. Ein Problem für die Bundesregierung waren jedoch die verschiedenen Positionen der Provinzen, welche umfangreiche Verhandlungen im Vorfeld der Einführung eines entsprechenden Programms notwendig machten. Des Weiteren führte Premier Pearson eine Minderheitsregierung an, so dass er bei der Umsetzung der Kommissionsergebnisse auf die Kooperation der NDP angewiesen war, welche die Liberalen wiederholt zum Handeln drängte (vgl. Schiller 1994: 51). Diese Koalitionsnotwendigkeit erschwerte die – insbesondere angesichts der zu erwartenden Reaktion der CMA – ohnehin konfliktbehaftete Umsetzung der Kommissionsergebnisse noch weiter.

Hinzu kam, dass sich in Umfragen noch immer eine Mehrheit der Bevölkerung für eine freiwillige Versicherungslösung aussprach (vgl. Taylor 1987: 367) Der Meinungsumschwung in der Bevölkerung setzte erst ein, nachdem in allen Provinzen universelle, staatliche Krankenversicherungssysteme eingeführt worden waren und sich als funktionstüchtig erwiesen. Außerdem gab es Differenzen innerhalb des Regierungslagers über den Ablauf und die Ausgestaltung der Umsetzung der Hall-Vorschläge. Hall selbst trat nach dem Ende der Arbeit der *Royal Commission* – trotz seiner überparteilichen Tätigkeit als Richter am *Supreme Court of Canada* – mehrfach als Redner auf, um für die Umsetzung seines Berichts zu werben und um der Kritik insbesondere von Seiten der CMA entgegen zu treten. Angeblich hatte Premierminister Pearson ihn zu diesem öffentlichen Engagement (als *policy-entrepreneur*) sogar aufgefordert, was logisch wäre, da es der Minderheitsregierung von Pearson so leichter fiel, eine Umsetzung des Berichts zu legitimieren, da Hall in der Öffentlichkeit eine große Autorität genoss (vgl. Gruending 1985: 98).

Eine weitere Beschränkung der Handlungsoptionen der Regierung Pearson ergab sich aus der Tatsache, dass in absehbarer Zeit wieder Wahlen anstanden. Aufgrund des nahen Wahltermins war es nicht möglich, ein Krankenversicherungsprogramm auf den Weg zu bringen und die (zwangsläufig auftretenden) Startschwierigkeiten zu lösen, ohne dass diese Probleme mitten in die Wahlkampfphase fallen würden. Dass sich die Bundesregierung keinen Angriffen im Wahlkampf aussetzen wollte, die sich auf Probleme bei der Umsetzung des Krankenversicherungsprogramms beziehen könnten, erscheint insbesondere angesichts der Umsetzungsprobleme in Saskatchewan verständlich. Andererseits stieg durch die verschiedenartigen Gesundheitsprogramme in den Provinzen der Druck auf die Bundesregierung, einer Zersplitterung der gesundheitlichen Versorgungsstrukturen entgegen zu wirken.

Am 19. Juli 1965 wurde daher eine Konferenz der Premierminister des Bundes und der Provinzen einberufen, auf der man sich insbesondere mit den Ergebnissen der Hall-Kommission befassen wollte. Ein weiteres Thema der Konferenz war der *Canada Assistance Plan* (CAP) (vgl. Gelber 1980: 164). Auf diesem Treffen schlug die Bundesregierung die Einführung von Krankenversicherungsprogrammen vor, welche jeweils provinzweit und kofinanziert durch den Bund alle medizinisch notwendigen Leistungen für die Bürgerinnen und Bürger sicherstellen sollten. Hierbei war es hinsichtlich der Handlungsfähigkeit der Bundesregierung hilfreich, dass man 1965 nahezu eine Vollbeschäftigungssituation vorweisen konnte und dem Bund für ein solches Programm ausreichende Finanzmittel zur Verfügung standen (vgl. Wolfe 1985: 63).

Die Vorschläge der Bundesregierung entsprachen weitestgehend den Empfehlungen der Hall-Kommission. Folgende Prinzipien schlug Premier Pearson für das neue Programm vor: 1.) der Versicherungsschutz sollte umfassend sein und alle medizinisch notwendigen Maßnahmen beinhalten, 2.) der Versicherungsschutz sollte auch über die Provinzgrenzen hinweg gelten, 3.) die Versicherungen sollten öffentlich verwaltet werden (entweder direkt durch die Provinz oder über nicht gewinnorientierte Einrichtungen) und 4.) die Versorgung sollte universell und zu gleichen Bedingungen erfolgen (vgl. Naylor 1986: 234). Die Festlegung von Prinzipien durch den Bund war aus der Sicht der Bundesregierung der beste Weg, da man so kein detailliertes nationales Programm entwickeln musste, welches aus Gründen der Kompetenzverteilung ohnehin von den Provinzen abgelehnt worden wäre (vgl. Bryden 1994: 44). Aber selbst das Vorpreschen der Bundesregierung durch die Festlegung von Prinzipien wurde nicht von allen Provinzen begrüßt.

So erinnerten einige Premiers bei dem Treffen daran, dass die Gesundheitspolitik in erster Linie in die Kompetenz der Provinzen falle und durch die Konditionen des Bundes ihre Handlungsspielräume zu stark eingeschränkt werden würden. Alle Provinzen (mit Ausnahme von Alberta, deren Vertreter sich auf der Konferenz nicht eindeutig festlegten) sprachen sich dennoch im Grundsatz für das Bundesprogramm zur Unterstützung des Aufbaus von Krankenversicherungen in den Provinzen aus (vgl. Adams 2001a: 72). Da Alberta während der Regierungszeit von *Social Credit* unter Premier Manning ein System eingerichtet hatte, in dessen Rahmen Bedürftige finanzielle Hilfen erhielten, damit sie sich in privaten Krankenversicherungen absichern konnten (vgl. Eberle 2003: 110), stand diese Provinz den Vorschlägen der Hall-Kommission und des Bundes besonders reserviert gegenüber. Allerdings konnte auch die Regierung Albertas angesichts des finanziellen Angebots des Bundes nur schwer gegenüber der eigenen Bevölkerung eine Ablehnung vertreten und so stimmte die Provinz dem Programm letztendlich zu.

Québec lehnte im Grundsatz neue Kostenteilungsprogramme des Bundes zwar ebenfalls ab, sprach sich aber dennoch für das Krankenversicherungsprogramm aus, da sich die Provinz nicht schriftlich zu etwas verpflichten musste, sondern der Bund lediglich den Provinzen bei Einhaltung bestimmter Konditionen Finanztransfers versprach. Aus Sicht Québecs konnte man – da keine Unterschrift notwendig war – technisch gesehen nicht von einem neuen *shared cost programme* sprechen (vgl. Bryden 1994: 42f). Aufgrund der Bedenken einzelner Provinzen entschied sich die liberale Bundesregierung aber für eine Verschiebung der Einführung des Krankenversicherungsprogramms bis nach den Bundeswahlen. Das Ergebnis dieser Wahlen, welche im November 1965 stattfanden, fiel für die Liberalen vergleichsweise schlecht aus. Sie gewannen zwar zwei Sitze hinzu; die Konservativen gewannen jedoch ebenfalls zwei Sitze hinzu und die NDP verlor vier Sitze (vgl. Naylor 1986: 236). Die Tatsache, dass gerade diejenige Partei, die am engsten mit der Forderung nach einem möglichst umfassenden Gesundheitsversorgungssystem assoziiert wurde, Verluste hinnehmen musste, konnte nicht zuletzt als Reaktion auf die Konflikte in Saskatchewan gewertet werden.

Am 12. Juli 1966 legte die Bundesregierung den *Medical Care Act* (im Folgenden: *Medicare Act*) zur ersten Lesung vor. Ursprünglich hatte die Bundesregierung geplant, dass das Gesetz bereits zum 1. Juli 1967 in Kraft treten sollte. Angesichts des sinkenden Wirtschaftswachstums verkündete aber der geschäftsführende Premierminister Walter Gordon (Finanzminister) während einer Auslandsreise von Premier Pearson die Verschiebung der Einführung der Krankenversicherung. Aufgrund von erheblichen Protesten der liberalen Wählerschaft sah sich das Kabinett dann jedoch gezwungen zu betonen, dass es nach dieser Verschiebung keine weiteren Verzögerungen bei der Einführung des Programms mehr geben werde. Am 6. Dezember 1966 wurde das Gesetz im Parlament verabschiedet. Alle im *House of Commons* vertretenen Parteien (mit Ausnahme von zwei Abgeordneten) stimmten für das Gesetz (vgl. Naylor 1986: 239ff). Trotz Bedenken votierten also auch die Konservativen für den *Medicare Act*.

Das Gesetz sah vor, dass der Bund rund die Hälfte der Kosten für medizinisch notwendige ärztliche Behandlungen übernehmen würde, sofern die jeweilige Provinz eine staatliche Krankenversicherung eingerichtet hatte, die den im *Medicare Act* festgeschriebenen Prinzipien entsprach. Bis 1972 hatten alle Provinzen diese staatlichen Krankenversicherungen eingerichtet und erhielten entsprechende Finanztransfers des Bundes. Die lange Umsetzungszeit wird verständlich, wenn man bedenkt, das einige Provinzen bereits mehr oder weniger stark ausgebaute private Versorgungssysteme eingerichtet hatten und nun versucht werden musste, diese Systeme so umzubauen, dass sie den Vorgaben des *Medicare Act* entsprachen.

Für die Ärzteschaft führte das Krankenversicherungsprogramm des Bundes zunächst zu einer Verstetigung ihrer Einkommensverhältnisse. Auch wenn sie nunmehr an die Gebührenordnungen gebunden waren, welche die *Medical Associations* mit den jeweiligen Provinzregierungen aushandelten, so war es ihnen – bis zur Verabschiedung des CHA 1984 – doch möglich, durch Aufschläge (*extra-billing*) ihre Einkommenssituation weitgehend selbst zu kontrollieren. Es kam nach der Umsetzung des *Medicare Act* daher zunächst sogar zu einem Anstieg der ärztlichen Einkünfte (vgl. Swartz 1993: 232).

Langfristig negativ wirkte sich jedoch eine Fehleinschätzung der Hall-Kommission im Bereich der Personalplanung im Gesundheitssektor aus. Ausgehend von den hohen Geburtenraten der 1950er und 1960er Jahre wurde für die folgenden Jahrzehnte ein erheblicher Mehrbedarf an medizinischem Personal kalkuliert. Daher schlug die Kommission eine Ausweitung der medizinischen Ausbildungskapazitäten vor. Diesen Vorschlag griff die Regierung auf (vgl. Hastings 1980: 211). Allerdings gingen die Geburtenraten zurück und es kamen mehr Ärzte als Einwanderer nach Kanada als die Hall-Kommission erwartet hatte. Die Folge war eine personelle Überversorgung, deren Kosten das kanadische Gesundheitssystem noch immer belasten (vgl. OECD 2001: 24).

Hierbei kann man jedoch nicht von einem unmittelbaren Fehler der Hall-Kommission ausgehen. Vielmehr versagten die politischen Akteure in den Jahren nach Veröffentlichung des Hall-Berichts, da sie nicht erkannten, dass sich der personelle Bedarf, von welchem die Hall-Kommission ausgegangen war, nicht materialisierte und gegengesteuert werden müsste. Daher schlussfolgert Evans:

„The problem was a ‚failure of policy', in that the decision to build more medical school capacity was never revised after fertility rates collapsed. We did not have the flexibility to readjust the system after it became obvious that the world had changed." (Evans 1991: 242)

Die Royal Commission on Health Services

Die privaten Versicherungsunternehmen waren durch die Bedingungen, welche der *Medicare Act* an die Förderung provinzweiter Krankenversicherungsprogramme geknüpft hatte (staatliche Verwaltung), weitgehend aus diesem Marktsegment verdrängt worden. Seit dieser Zeit können private Krankenversicherungen in Kanada lediglich diejenigen medizinischen Leistungen versichern, welche nicht über *Medicare* abgesichert sind. Diese strikte Trennung von staatlicher und öffentlicher Leistungserbringung war bereits in Saskatchewan eingeführt worden; sie entsprach jedoch auch der Grundauffassung der Liberalen hinsichtlich der notwendigen strikten Trennung von öffentlich und privat (vgl. Jenson 2003: 88).

Interessanterweise wurde schon kurz nach der Verabschiedung des *Medicare Act* und noch bevor alle Provinzen Versicherungen eingeführt hatten, welche dem *Medicare Act* entsprachen, 1968 durch die Bundesregierung eine *Task Force on the Cost of Health Services in Canada* eingesetzt (vgl. O'Neill 1997: 173). Damit rückte die Frage der Kostensenkung bzw. der Kostenbegrenzung im Gesundheitswesen bereits weniger als zwei Jahre nach der Verabschiedung des *Medicare Act* ins Zentrum des gesundheitspolitischen Interesses des Bundes.

9.5. Bedeutung und Einfluss der Hall-Kommission

Die Hall-Kommission hat in einer entscheidenden Phase der Entwicklung des kanadischen Gesundheitssystems mit ihrer klaren Empfehlung für ein staatlich organisiertes und über Steuern finanziertes Krankenversicherungssystem für alle Bürgerinnen und Bürger die institutionelle Ausgestaltung des Systems nachhaltig beeinflusst. Man kann daher davon sprechen, dass die Hall-Kommission an einer *critical juncture* eine vorher noch weitgehend offene Entwicklung klar in die Richtung eines spezifischen Entwicklungspfades gelenkt und einem neuen Paradigma in der kanadischen Gesundheitspolitik zum Durchbruch verholfen hat. Zuvor hatten noch mächtige Interessengruppen wie etwa die CMA und die privaten Versicherer für eine stärkere Rolle privater Vorsorgeformen plädiert und sich gegen eine staatlich verwaltete Krankenversicherung ausgesprochen. Naylor spricht in diesem Zusammenhang von einem „clash of ideologies" (Naylor 1986: 227) zwischen der CMA und der Hall-Kommission. Insofern kann man durchaus davon sprechen, dass unterschiedliche gesundheitspolitische Paradigmen zur Zeit der Einsetzung und Arbeit der Hall-Kommission in einem Wettbewerb (*contestation*) standen. Romanow und Marchildon sprechen in diesem Zusammenhang von einer „political competition among contending visions" (Romanow/Marchildon 2004: 241).

Lange Zeit hatte die CMA gehofft, die Kommission von ihren Vorschlägen für ein pankanadisches Krankenversicherungssystem überzeugen zu können. Angesichts der Tatsache, dass sich nicht nur Interessengruppen wie die CMA und die Versicherungswirtschaft gegen eine rein staatliche Organisation und Finanzierung des Gesundheitswesens ausgesprochen hatten, sondern auch einige Provinzen den stärker auf private Vorsorge und Selbstorganisation der Versicherungswirtschaft setzenden Vorschlägen positiv gegenüberstanden, war es nicht zwangsläufig, dass die Bundesregierung den Vorschlägen der Hall-Kommission folgte. Entgegen der bereits zu Beginn dargestellten, heute sehr weit reichenden Zustimmung zum *Medicare*-System war die Entstehung und Umsetzung des Programms äußerst konfliktträchtig (Proteste in British Columbia, Streik in Saskatchewan, zum Teil heftige Kritik an den Ergebnissen der Hall-Kommission auf Bundes- und Provinzebene). Dennoch wurden die Empfehlungen der *Royal Commission* umgesetzt.

Interessanterweise verwies die CMA in ihrer Argumentation gegen das von der Bundesregierung vorgeschlagene Modell (basierend auf den Vorschlägen der Hall-Kommission) ausdrücklich auf die Autonomie der Provinzen in Fragen der Gesundheitsversorgung. „The development of medical services insurance is the responsibility of the provinces, and financial contributions by the federal government should not interfere with the self-determination of the provinces." (CMA Policy Statement von 1965, zit. nach Naylor 1986: 233) Eine solche Argumentation erscheint nur dann sinnvoll, wenn die CMA auf Unterstützung von Seiten der Provinzen für ihre Vorschläge hoffte. Hierbei ist es besonders interessant, dass die CMA durch die Anregung einer nationalen Untersuchung durch eine *Royal Commission* zunächst weitere Programme nach dem Vorbild Saskatchewans verhindern wollte. Nach dem – für die CMA negativen – Ergebnis der Hall-Kommission bezog man sich hingegen auf die Kompetenzen der Provinzen, um die Ausweitung dieses Programms zu verhindern. Auf Seiten der Ärzteschaft führte der Bericht der Hall-Kommission also zu einem Strategiewechsel.

Lange Zeit war unklar, in welche Richtung die Empfehlungen der Hall-Kommission führen würden (vgl. Gruending 1985: 89). Letztendlich bestätigte die Kommission aber das „Modell Saskatchewan" und stärkte damit diejenigen gesellschaftlichen Kräfte und Parteien, die eine staatlich organisierte Krankenversicherung befürworteten (also insbesondere die Gewerkschaften, die Farmerlobby und die CCF/NDP). Im weiteren Verlauf agierten diese Gruppen dann als *agents of change* und drängten die Bundesregierung zur Umsetzung der Empfehlungen.

Insgesamt lässt sich anhand des Beispiels der Hall-Kommission nachweisen, dass die Ergebnisse von *Royal Commissions* nicht nur nicht vorhersehbar sind, sondern dass Politikberatung im Rahmen von *Royal Commissions* eine erhebliche Eigendynamik entwickeln kann. Während die CMA offensichtlich davon überzeugt war, mit der *Royal Commission* ein Instrument gefunden zu haben, mit welchem man die Debatte über eine Krankenversicherung in Kanada in eine mit den Zielen der Ärzteschaft konform gehende Richtung lenken könne, widersprach das Ergebnis der Kommissionsarbeit dieser Erwartung fundamental.

Die gesamte Krankenversicherungs-Thematik wurde durch die Arbeit der Hall-Kommission einer breiteren Öffentlichkeit bekannt und folglich stieg auch das Interesse an einer langfristigen Lösung der Krankenversicherungsfrage. Hinzu kam, dass auch der Streik der Ärzteschaft in Saskatchewan Kanadaweit Beachtung fand. Der Eindruck, dass die Ärzteschaft in der Provinz hierbei eigene Interessen vor die Interessen der Patienten und der Bevölkerung stellte, schwächte die Position der Ärzte in den folgenden Jahren erheblich. Blankenau spricht daher bezüglich des Streiks von einem „public relations desaster" (Blankenau 2001: 43). Den Umsetzungsdruck verstärkend wirkte sich außerdem die Tatsache aus, dass die Mitglieder der Hall-Kommission nach dem Abschluss der Arbeiten im ganzen Land für die Umsetzung der Ergebnisse warben (vgl. Swartz 1993: 227).

Die Empfehlungen der Hall-Kommission strukturieren bis heute den Diskurs über die Weiterentwicklung des kanadischen Gesundheitssystems. Nach Blankenau „[...] played (the Hall Commission, d.A.) a large role in providing information that would eventually have a strong impact in the problem stream." (Blankenau 2001:41) Insofern scheint es zu kurz zu greifen, die Hall-Kommission als eine „guide to decision royal commission" (Bradford 1999a: 549) zu bezeichnen, wie es Bradford tut. Allerdings weist er mit dieser Kategorisierung korrekterweise darauf hin, dass das Paradigma, welchem die Hall-Empfehlungen zum Durchbruch verhalfen, in Saskatchewan bereits fest etabliert war.

Auch war das komplementäre Paradigma einer keynesianisch geprägten, wohlfahrtsstaatlichen Politik nicht zuletzt durch die Arbeit einer anderen *Royal Commission* (der Rowell-Sirois-Kommission) in Kanada bereits fest verwurzelt. Nichts desto weniger war es, wie bereits dargestellt, bei weitem nicht sicher, dass sich dieses Paradigma auch auf der Ebene der nationalen Gesundheitspolitik durchsetzen würde. Lange Zeit sah es eher so aus, als würden die politischen Eliten einer subsidiären staatlichen Versorgung mit starken privatwirtschaftlichen Elementen (nach den Vorschlägen der CMA) zuneigen. Insofern hatte die Arbeit der Hall-Kommission pfadentscheidenden Charakter. Positiv für die Arbeit der *Royal Commission* wirkte sich auch aus, dass mit der weit gefassten Aufgabenstellung von Anfang an klar war, dass die Hall-Kommission für die Bundesregierung die Grundlage für eine umfassende Lösung der Krankenversicherungsfrage erarbeiten sollte. Aufgabe und Ziel der Beratung waren somit klar formuliert.

Die Erfolgsaussichten für eine Durchsetzung der Vorschläge der Hall-Kommission wurden in ganz erheblichem Maße durch die Tatsache beeinflusst, dass man in Saskatchewan bereits ein funktionierendes System einer staatlichen Gesundheitsversorgung eingerichtet hatte. Hierdurch verfügten diejenigen politischen Kräfte, die für einen bundesweiten Ausbau dieses Systems eintraten, über ein Modell, welches die Praktikabilität eines solchen Systems (und damit auch der Vorschläge der Hall-Kommission) eindeutig nachwies. Man könnte daher sagen, dass die Hall-Kommission kein komplett neues System vorschlug, sondern vielmehr für die nationale Ausweitung eines regionalen Modells plädierte. Außerdem baute die Hall-Kommission mit ihren Vorschlägen zur Finanzierung des Systems auf der bereits bestehenden Partnerschaft von Bund und Provinzen in Finanzierungsfragen (insbesondere bei Sozialprogrammen) auf (vgl. Maioni 2003: 51). Hinzu kam, dass in den 1960er Jahren in Kanada eine „period of economic boom and fiscal buoyancy" (Tuohy 2002: 35) bestand, wodurch die Finanzierung der Umsetzung der Empfehlungen der Hall-Kommission erheblich erleichtert wurde.

Positiv wirkte sich außerdem das „politische Vakuum" aus, welches die Gesundheitspolitik in Kanada in der ersten Hälfte der 1960er Jahre prägte. Zwar hatten sich sowohl die Liberalen als auch die Konservativen im Grundsatz für ein nationales Krankenversicherungsprogramm ausgesprochen und die NDP hatte dies sogar zu ihrer zentralen politischen Forderung erhoben. Die genaue Ausgestaltung eines solchen Programms war jedoch strittig.

Erst der Bericht der Hall-Kommission schuf einen Möglichkeitsraum und verhalf dem „Modell Saskatchewan" zum Durchbruch. Insgesamt entsprach der *Medicare Act* weitgehend den Vorschlägen des Hall-Berichts. Angesichts dieser erfolgreichen Umsetzung der Empfehlungen der Hall-Kommission ist es interessant festzustellen, dass noch 1965 laut einer Umfrage rund 52 Prozent der kanadischen Bevölkerung für eine freiwillige Form der Krankenversicherung plädierten und sich damit gegen eine staatliche Versicherung aussprachen. Somit setzten sich die Hall-Vorschläge nicht nur gegen die CMA sondern auch gegen die – wenn auch nur knappe – Mehrheitsmeinung in der kanadischen Bevölkerung durch (vgl. Taylor 1978: 367). Insofern entspricht das Fallbeispiel der Konzeption der Rolle von unterschiedlichen Akteursgruppen im Rahmen von Wandel dritter Ordnung, da nicht die Politiker und die Medien, sondern vielmehr die Mitglieder der *Royal Commission* und hierbei insbesondere der Vorsitzende eine zentrale Rolle im Prozess des Paradigmenwandels spielten (vgl. Hall 1990: 72 und Hall 1993: 287).

Analysiert man zusammenfassend den Einfluss, welchen die Ergebnisse der Hall-Kommission auf die Entwicklung des kanadischen Gesundheitssystems ausübten, so kann man die kritischen Einwände, die insbesondere von Doern hinsichtlich der Umsetzung der Kommissionsergebnisse geäußert wurden, nicht teilen (vgl. Doern 1967: 426). Vielmehr muss man sich der Mehrheitsmeinung in der kanadischen Fachliteratur anschließen, die die Hall-Kommission als eine der wichtigsten *Royal Commissions* in der Geschichte Kanadas bewertet (vgl. Christie/Pross 1990: 3). Die Hall-Kommission ist somit ein Beispiel für eine politikberatende Kommission, welche zu einem Zeitpunkt, an dem mehrere Paradigmen in einem Wettbewerb miteinander um die Vorherrschaft in einem Politikfeld standen (*contestation*), nachhaltigen Einfluss auf die öffentliche Diskussion sowie auf die folgenden politischen Entscheidungen nehmen konnte und einem der Paradigmen zum Durchbruch verhalf. Insofern kann man ihre Arbeit und ihre Empfehlungen als entscheidenden Faktor an einer *critical juncture* in der Entwicklung des kanadischen Gesundheitssystems bezeichnen. Mit ihren Empfehlungen leitete die Kommission damit einen grundlegenden politischen Wandel und einen Bruch mit der bisherigen Leistungserbringung und Finanzierung gesundheitlicher Leistungen in Kanada ein.

10. Veränderungen im Finanzierungssystem

Als unmittelbare Folge der Einführung umfassender Krankenversicherungsprogramme in den Provinzen stiegen die Gesamtkosten der medizinischen Versorgung in Kanada erheblich an. Dieser Anstieg fiel zusammen mit einer Verlangsamung des Wirtschaftswachstums und einem Anstieg der Arbeitslosenzahlen. Diese Probleme waren mit den vorherrschenden keynesianischen Problemlösungsmustern nicht mehr beherrschbar und das Ziel der Defizitreduktion bzw. Ausgabensenkung gewann an Bedeutung. Die Bundesregierung reagierte auf die neuen Herausforderungen unter anderem im Oktober 1975 mit der Einführung von Lohn- und Preiskontrollen und auch im Gesundheitssektor kam es zu Veränderungen.

Bund und Provinzen hatten im *Medicare Act* keine Obergrenze für die Finanztransfers des Bundes an die Provinzen festgelegt. Da der Bund somit die Hälfte der rapide ansteigenden Kosten zu tragen hatte, ohne dass ihm Möglichkeiten offen standen, die Ausgabenentwicklung zu beeinflussen, drängte die Bundesregierung auf Veränderungen bei den Finanzierungsabkommen. Die Bundesregierung reagierte 1975 zunächst mit einer unilateralen Festlegung von Obergrenzen für die Bundeszuschüsse an die Provinzen (vgl. Schiller 1994: 132). Dies war jedoch nur eine kurzfristige Lösung und beide politischen Ebenen wünschten eine grundlegende Reform der Finanzierungsgrundlagen der kofinanzierten Sozialprogramme (vgl. Smith 1995: 326).

Die Provinzen wollten eine größere Unabhängigkeit bei der Verwendung der Bundesgelder und der Bund wollte die Höhe der von ihm zu leistenden Finanztransfers durch eine Veränderung der Finanzierungsformeln nachhaltig begrenzen. Als Reaktion auf die Kostensteigerungen und aufgrund der unzureichenden Reglementierung der Finanzierung im Rahmen des HIDS und des *Medicare Act* einigte man sich nach langen Verhandlungen auf die Einführung des *Established Programs Financing* (im Folgenden: EPF). Dieses neue Finanzierungssystem wurde 1976 eingeführt und trat 1977 in Kraft (vgl. Van Loon 1980: 342f). Mit dem EPF wurden die finanziellen Transfers des Bundes im Rahmen der kofinanzierten Programme für Hochschulen und *Medicare* durch die Bundesregierung in einem großen Block zusammengeführt und die bisherige hälftige Teilung der Ausgaben abgeschafft.

Das EPF bestand aus zwei Komponenten: zum einen trat der Bund so genannte *tax points* an die Provinzen ab. Aufgrund der schwankenden Höhe der Steuereinkünfte wurde dieses Element um einen Baranteil (*cash transfers*) ergänzt. Durch die resultierende Verstetigung der Entwicklung der Finanztransfers sollten die Provinzen in die Lage versetzt werden, ihre Finanzplanung zu verbessern (vgl. Smith 1995: 327). Die Steigerung der Zuweisungen im Rahmen des EPF wurde an die Wachstumsrate des Bruttosozialprodukts gebunden.

Auf den ersten Blick hatte die Zusammenführung der einzelnen Transferzahlungen des Bundes in einem großen Block für die Provinzen Vorteile, da sie nun eigenverantwortlich entscheiden konnten, wie sie die Bundesgelder auf die einzelnen Sozialprogramme verteilen wollten. Allerdings führte das EPF langfristig zu einer Senkung der Höhe der Bundeszuweisungen, denn zuvor war der Anstieg der Finanztransfers etwa für *Medicare* direkt an die Steigerung der Ausgaben in den Provinzen gebunden. Für den Bund ergaben sich hieraus insofern Vorteile, als er nun nicht mehr zu einer hälftigen Finanzierung der Provinzausgaben für *Medicare* verpflichtet war, sondern die Steigerungsrate der Finanztransfers festgeschrieben war. Man könnte auch sagen, dass sich der Bund durch das EPF von der Ausgabenentwicklung in den Gesundheitssystemen der Provinzen abkoppelte (vgl. O'Neill 1997: 174).

In Folge der Einführung des EPF hatten nun die Provinzen die Hauptlast des Kostenanstiegs im Gesundheitssektor zu übernehmen, da sie Ausgabensteigerungen im Gesundheitswesen, die über dem Wachstum des Bruttosozialprodukts lagen, vollständig allein finanzieren mussten. Dass eine solche Ausgabenentwicklung nicht allein durch Effizienzsteigerungen kompensiert werden konnte, erscheint logisch. Angesichts der notwendigen Einsparungen senkten eine Reihe von Provinzen unter anderem die Gebührensätze für Leistungen der Ärzteschaft pauschal (vgl. Rachlis/Kushner 1994: 35).

Diese Verringerung der Einkommen nahmen einige Ärzte zum Anlass, über *extra-billing* die Differenz zu ihren früheren Einkommen auszugleichen, was insgesamt zu einer signifikanten Erhöhung der Zahl der Fälle von *extra-billing* führte (vgl. Swartz 1998: 545). Die Provinzen reagierten auf diese Ausbreitung von *extra-billing* jedoch nicht. Für sie waren neue bzw. höhere Zuzahlungen durch die Patienten sogar attraktiv, da sie hierfür nur selten politisch verantwortlich gemacht wurden, eine Intervention hinsichtlich des Rechts auf *extra-billing* ein erhebliches Konfliktpotential barg und die zusätzlichen Geldmittel außerdem den unmittelbaren Reformdruck absenkten.

11. Das Health Services Review Committee

Die gesundheitspolitischen Debatten Ende der 1970er Jahre fanden in Kanada vor dem Hintergrund steigender Haushaltsdefizite sowohl des Bundes als auch der Provinzen statt. Des Weiteren bewegte sich die Wirtschaft auf eine Rezession zu, was dazu führte, dass die Ausgaben für die Gesundheitsversorgung in Prozent der Gesamtausgaben des Staates erheblich anstiegen. Vorwürfe der liberalen Bundesregierung und hierbei insbesondere von Gesundheitsministerin Monique Bégin, dass einzelne Provinzregierungen die ihnen zugewiesenen Gelder im Rahmen des EPF für andere Politikfelder „zweckentfremden" würden und Berichte über vermehrtes *extra-billing* Ende der 1970er Jahre führten dazu, dass sich die Atmosphäre zwischen Bund und Provinzen in gesundheitspolitischen Fragen in dieser Zeit erheblich verschlechterte. Gesundheitsministerin Bégin hatte die Provinzen auch beschuldigt, das *Medicare*-System langsam zu zerstören (vgl. Bégin 1988). Diese Entwicklung fügte sich ein in einen allgemeinen Trend der Verschlechterung der Beziehungen von Bund und Provinzen (vgl. Cameron/Simeon 2001: 69). Hinzu kamen vermehrte Berichte über eine sich verschlechternde Versorgungssituation, insbesondere im Krankenhaussektor.

Bevor jedoch die liberale Bundesregierung inhaltlich in der Gesundheitspolitik stärker aktiv werden konnte, kündigte Premierminister Trudeau Wahlen an, welche die Liberalen verloren. Daraufhin übernahmen die Konservativen unter Joe Clark die Regierungsverantwortung. Etwa zur gleichen Zeit hatten auch die Gewerkschaften das Thema Gesundheitspolitik aufgegriffen und hierbei insbesondere gegen *extra-billing* protestiert (vgl. Schiller 1994: 160). In Folge dieser Proteste und angesichts der weit verbreiteten Angst vor einer langsamen Zerstörung des populären *Medicare*-Programms kam es in vielen Teilen Kanadas zur Gründung von *Health Coalitions* sowie zur Gründung einer bundesweiten Dachorganisation, der *Canadian Health Coalition*, welche sich bis heute für den Erhalt des staatlichen *Medicare*-Systems einsetzt. Diese *Health Coalitions* wurden und werden bis heute vor allem durch die Gewerkschaften aktiv organisatorisch und finanziell unterstützt (Interview H. Armstrong).

11.1. Einsetzung

Während des Wahlkampfs 1979 hatte sich das Thema *Medicare Crisis* zu einem bedeutenden politischen Thema entwickelt und entsprechend konfliktbeladen war die gesundheitspolitische Atmosphäre. So drängten etwa die NDP und die Gewerkschaften die Bundesregierung, gegen die Ausbreitung von *extra-billing* und den (angeblichen) Missbrauch von Bundesgeldern für *Medicare* aktiv zu werden (vgl. Swartz 1987: 267). Um die weitere Debatte in dieser Frage auf eine fundierte Basis zu stellen und sicherlich auch, um den unmittelbaren Handlungsdruck auf die Bundesregierung abzumildern, entschloss sich der konservative Gesundheitsminister David Crombie im September 1979 zur Einsetzung einer *Commission of Inquiry*.

Das Gremium mit dem Titel *Health Services Review Committee* sollte insbesondere die Themen *extra-billing* und *user fees* (etwa für Krankenhausbehandlungen) untersuchen sowie der Frage nachgehen, ob die Provinzen Bundeszuweisungen für *Medicare* für andere Politikfelder zweckentfremdeten. Somit handelte es sich bei dieser Kommission nicht um eine umfassende *policy Royal Commission*, sondern um eine begrenzte Untersuchung, weswegen nur vergleichsweise kurz auf dieses Gremium einzugehen sein wird.

Die Ernennung von Emmett Hall zum Vorsitzenden des Ein-Mann-Komitees fand in Abstimmung mit den Provinzen statt. Die symbolische Dimension der Arbeit dieser *Commission of Inquiry* war besonders hervorstechend. Zum einen bestand eine personelle Kontinuität, da – wie schon rund 20 Jahre zuvor – wiederum Hall mit der Durchführung der Untersuchung betraut wurde. Des Weiteren war Hall ein Konservativer. Die Regierung Clark konnte so über seine Ernennung gegenüber der Öffentlichkeit noch einmal symbolisch verdeutlichen, dass auch die Konservativen ein Interesse am Erhalt des *Medicare*-System hatten. Außerdem erlaubte die Einsetzung einer *Commission of Inquiry* es der Minderheitsregierung von Clark, das aufgeheizte *Medicare*-Thema zumindest für einige Monate von der tagespolitischen Agenda zu nehmen (vgl. Gruending 1985: 212f).

Die Kommission verfügte über einen klar umgrenzten Untersuchungsauftrag, was auch damit zusammenhing, dass Hall als Vorsitzender entschied, sich auf einige spezifische Probleme im Rahmen seiner Untersuchung zu beschränken. „Hall (chose, d.A.) essentially to confine his attention to the erosion of the principles underlying the original legislation. Condemning extra-billing as ‚a head tax on the sick' his principle recommendation was to call for it to be prohibited." (Swartz 1987: 267f) Auch diese zweite Hall-Kommission führte eine Reihe öffentlicher Anhörungen durch, in deren Rahmen das große öffentliche Interesse an der Zukunft von *Medicare* noch einmal sehr deutlich wurde. Außerdem wurden fünf wissenschaftliche Studien in Auftrag gegeben (vgl. Gruending 1985: 214f), welche thematisch eng verbunden mit den zentralen, durch die Kommission zu bearbeitenden Fragestellungen waren.

11.2. Empfehlungen des Gremiums und deren Umsetzung

Bereits nach einem Jahr (im August 1980) veröffentlichte Hall seinen Abschlussbericht mit dem Titel *Canada's National-Provincial Health Program for the 1980s*, in dem er insbesondere die durch *extra-billing* entstehenden Gefahren für das *Medicare*-System darstellte (vgl. Government of Canada 1980). Nach Auffassung von Hall würde sich *extra-billing* langfristig zu einer existenziellen Gefahr für das bestehende kanadische Gesundheitssystem entwickeln. Eine Umlenkung von Zuweisungen des Bundes durch die Provinzen in andere Politikfelder konnte Hall hingegen nicht nachweisen. Da die Konservativen jedoch bereits im Dezember 1979 mit ihrem Haushaltsentwurf gescheitert, Neuwahlen angesetzt worden waren und ein erneuter Regierungswechsel stattgefunden hatte, waren nunmehr die Liberalen unter Trudeau in der Position, die Ergebnisse der von den Konservativen initiierten Untersuchung umzusetzen. Die Trudeau-Regierung nahm die Ergebnisse des zweiten Hall-Berichts insgesamt äußerst positiv auf. Wie zu erwarten war, lehnte jedoch die Ärzteschaft die Empfehlungen von Hall weitgehend ab (vgl. Bégin 1988: 73ff). Insbesondere die Kritik an dem Verfahren des *extra-billing* wurde von der Ärzteschaft nicht geteilt, was sich in erster Linie darauf zurückführen lässt, dass *extra-billing* die Ärzte unabhängiger von den Zahlungen im Rahmen des öffentlich finanzierten Gesundheitssystems machte und daher entsprechend attraktiv für die Ärzteschaft war.

Zunächst versuchte die Bundesregierung, gemeinsam mit den Provinzen zu einer Übereinkunft zur Umsetzung der Empfehlungen zu kommen (vgl. O'Neill 1997: 176). Da die Provinzregierungen jedoch aufgrund der bestehenden Kontroversen mit dem Bund insbesondere über Verfassungs- und energiepolitische Fragen nicht zu einer Verständigung bereit waren, beschloss die Bundesregierung unilateral die Abfassung eines neuen Gesetzes, um so die weitere Nutzung des Instruments *extra-billing* zu verhindern. Mit dem von der Bundesregierung entworfenen *Canada Health Act* (im Folgenden: CHA) sollte den Ergebnissen der Hall-Untersuchung Rechnung getragen und alle damals bestehenden Programme zur finanziellen Unterstützung von Provinzkrankenversicherungen in einem Gesetz zusammengefasst werden. Man könnte daher auch von einer Art „Rechtsbereinigung" durch den CHA sprechen.

Außerdem sollte ein Mechanismus eingeführt werden, der es der Bundesregierung erlauben würde, Provinzen, die gegen die von Bundesseite festgelegten Prinzipien der Leistungserbringung verstießen, finanziell zu bestrafen (vgl. Bégin 2002b: 1). Der CHA wurde weitgehend ohne Konsultationen mit den Provinzregierungen ausgearbeitet und verabschiedet. Mit seiner Untersuchung hatte Hall diese Vorgehensweise der Bundesregierung legitimiert, da er *extrabilling* als existenzielle Gefahr für das gesamte System dargestellt hatte und somit ein schnelles Handeln der Bundesregierung (im Zweifelsfall auch unilateral) legitim erschien (vgl. Gruending 1985: 219).

Die einseitige Verabschiedung des CHA fügte sich ein in den neuen Politikstil der wieder gewählten Trudeau-Regierung. War die Gesundheitspolitik in den 1950er und 1960er Jahren noch durch eine intensive und kooperative Atmosphäre zwischen Bundes- und Provinzregierungen geprägt, so änderte sich dies spätestens mit dem CHA. Seit seiner Wiederwahl 1980 verfolgte Trudeau eine interventionistische und auf eine stärkere Rolle des Bundes ausgerichtete Agenda, welche auch als *Third National Policy* bezeichnet wurde (vgl. Doern/Phidd 1992: 139 und Dyck 2000: 289). Neben der *repatriation* der Verfassung gehörten hierzu auch die Einführung der *Charter of Rights and Freedoms* und das kontroverse *National Energy Program* (vgl. Dyck 2000: 383f und Schiller 1994: 94). Die Verabschiedung des CHA und auch die Veränderungen im Rahmen des EPF passen somit in das politische Handlungsmuster der zweiten Trudeau-Regierung, welche von Schultze auf die kurze Formel „nationalist, centrist, and individualist" (Schultze 1991b: 24) gebracht wurde. „Dieser gesundheitspolitische issue diente freilich nicht nur dem Versuch der Machterhaltung für die liberale Partei, sondern sollte im Anschluss an andere verfassungspolitische Streitpunkte auch die politische Zentralität der nationalen Regierungsebene im Sinne der langjährigen Verfassungsstrategie Trudeaus stabilisieren." (Schiller 1994: 158f) Unterstützend kam hinzu, dass die überragende Mehrheit der Bevölkerung eine Umsetzung der Empfehlungen der zweiten Hall-Kommission befürwortete.

Die Tatsache, dass der Bund hier in ein Politikfeld eingriff, in welchem die Provinzen originäre Kompetenzen besitzen und welches für die Provinzregierungen von erheblicher Bedeutung war und ist, musste als erneuter Versuch gewertet werden, das politische Machtgleichgewicht im kanadischen Bundesstaat in Richtung Bund zu verschieben. Da jeder kanadische Bürger in seinem Leben mehr als einmal mit dem *Medicare*-System in Kontakt kommt, war das verstärkte Interesse des Bundes, in diesem Politikfeld sichtbar und gestaltend tätig zu werden, verständlich. Die Beliebtheit des *Medicare*-Programms war ein weiterer bedeutsamer Aspekt, warum es für die Bundesregierung attraktiv erschien, auf Kosten der kooperativen Arbeitsatmosphäre mit den Provinzen, als Beschützer der Prinzipien des *Medicare*-Systems aufzutreten. Auch die anstehenden Wahlen 1984 und die diesbezügliche Gefahr einer Wahlniederlage dürften die Entscheidungsfindung der liberalen Bundesregierung dahingehend beeinflusst haben, den CHA zügig zu verabschieden (vgl. Swartz 1987: 268).

Auch die zweite Hall-Kommission beeinflusste somit die weitere Entwicklung des kanadischen Gesundheitssystems in erheblicher Art und Weise. Allerdings war der Einfluss der Kommission weitaus kleinräumiger, als es noch bei der ersten Hall-Kommission der Fall gewesen war, was insbesondere daran lag, dass es sich hierbei nicht um eine *policy Royal Commission* mit einem umfassenden Mandat, sondern um eine Untersuchungskommission mit einem vergleichsweise klar umgrenzten Mandat handelte. Zwar wurden als Resultat der Arbeit der zweiten Hall-Kommission die Instrumente der Politikdurchsetzung verändert (Beispiel: Verbot des *extra-billing*), jedoch war dieser Wandel zweiter Ordnung sehr begrenzt. Die Traditionslinie des kanadischen *Medicare*-Systems wurde aufgrund der Kommissionsempfehlungen nicht verlassen.

Vielmehr bestätigte der auf den Empfehlungen der zweiten Hall-Kommission aufbauende CHA noch einmal das von der ersten Hall-Kommission eingeführte Paradigma, so dass hier kein Wandel auf der Zielebene bzw. in der Zielhierarchie vorgenommen wurde. Dies entsprach auch dem begrenzten Auftrag der Kommission. Man kann somit festhalten, dass die zweite Hall-Kommission ihren begrenzten Auftrag erfolgreich erfüllte und die politischen Akteure die zentralen Empfehlungen umsetzten. Somit trug auch die zweite Hall-Kommission dazu bei, dass kanadische Gesundheitssystem weiterzuentwickeln und neuen Herausforderungen anzupassen. Man könnte auch sagen, dass die zweite Hall-Kommission angesichts sich verstärkender Probleme (*accumulation of anomalies*) im Gesundheitsbereich inkrementelle Reformen empfahl, welche zur Stabilisierung bzw. Wiederherstellung des dominierenden Paradigmas beitragen sollten.

12. Der Canada Health Act

Bis heute bildet der CHA auf Bundesebene die rechtliche Grundlage der Ausgestaltung des kanadischen Gesundheitssystems. Aus diesem Grunde muss an dieser Stelle kurz auf die wichtigsten Elemente sowie auf die Folgen der Einführung des Gesetzes eingegangen werden. Laut CHA müssen die Krankenversicherungen auf Provinzebene folgenden Prinzipien genügen, damit die Provinzen einen Anspruch auf finanzielle Unterstützung durch den Bund geltend machen können (vgl. Flood 2002a: 19ff):

1. Die Versicherungen in den Provinzen müssen alle medizinisch notwendigen Dienstleistungen von Medizinern und Krankenhäusern versichern (*comprehensiveness*). Allerdings gab und gibt es bis heute Diskussionen über die Frage, was als medizinisch notwendig anzusehen sei. Außerdem hat sich gezeigt, dass die gemeinsame Definition medizinisch notwendiger Leistungen durch Provinzregierungen und die Selbstverwaltung der Ärzteschaft tendenziell zu einer Ausweitung des Leistungsspektrums führen kann (vgl. Banting/Corbett 2002: 15).
2. Die Versicherungen in den Provinzen müssen durch eine öffentliche Einrichtung verwaltet werden (*public administration*). Dies bedeutet nicht zwangsläufig, dass die Provinzregierung unmittelbar die Versicherung verwalten muss. Sie kann diese Aufgabe auch an eine private *non-profit*-Organisation delegieren. Bis heute ist allerdings fraglich, inwieweit Provinzregierungen die Administration auch an private *for-profit*-Organisationen delegieren dürfen.
3. Jeder Bürger (*resident*) muss durch die provinzweite Krankenversicherung versichert werden (*universality*). Dass es jedoch auch hier durchaus unterschiedliche Interpretationen des Begriffs *residents* geben kann, bewies die Provinz Ontario 1994. Durch eine Umdefinition des *residents*-Begriffs wurden circa 60.000 Bewohner der Provinz aus der (staatlich finanzierten) Versicherung ausgeschlossen und müssen sich seither privat versichern (vgl. Flood 2002a: 21).
4. Durch einen Umzug oder durch den zeitweiligen Aufenthalt in einer anderen als der Heimatprovinz darf kein Bürger seinen Versicherungsschutz verlieren. Auch in anderen Provinzen müssen Versicherungsleistungen in Anspruch genommen werden können (*portability*).

Mit diesen vier Prinzipien wurden im Grunde nur noch einmal bereits in früheren Gesetzen fixierte Konditionen für Finanztransfers des Bundes an die Provinzen festgeschrieben. Gleichwohl enthielt der CHA eine wichtige Neuerung: mit dem

Prinzip der *accessability* (section 12 I CHA) wurde der gleiche Zugang aller Versicherten zu allen Leistungen des Gesundheitssystems, welche durch die öffentliche Hand finanziert werden, festgeschrieben. Dies bedeutete konkret, dass die Provinzen *user fees* und *extra-billing* verbieten mussten, da diese den Zugang zu medizinischen Leistungen potentiell beschränkten. Damit setzte der CHA aber auch einer Flexibilisierung der Leistungserbringung im Gesundheitswesen engere Grenzen (vgl. Maioni 1999: 100).

12.1. Kritik am Canada Health Act

Sowohl die Provinzen als auch die CMA kritisierten den CHA lautstark (vgl. Smith 1995: 329). Von Seiten der Provinzen wurde die unilaterale Abfassung und Verabschiedung des CHA als ein weiteres Beispiel für die einseitige Aufkündigung des *cooperative federalism* durch die liberale Bundesregierung Trudeau gewertet. Mit der Verabschiedung des CHA hatte der Bund erneut regulativ in ein Politikfeld eingegriffen, welches in den Kompetenzbereich der Provinzen fiel. Dass ein solches Vorgehen als ein Angriff auf die Souveränität der Provinzen interpretiert wurde, erscheint logisch. Man könnte auch sagen, dass die Bundesregierung zunächst mit der Verschiebung der Verantwortung für Kosteneinsparungen auf die Provinzebene (über Kürzungen beim EPF) und den entsprechenden Reaktionen der Provinzregierungen das Problem des *extra-billing* erst verstärkte, um es dann durch den CHA wieder zu korrigieren.

Die Ärzteschaft ihrerseits sah sich durch den CHA in ihrer freien Berufsausübung eingeschränkt. Nach Auffassung der CMA bestand die Gefahr, dass die Ärzte durch ein Verbot des *extra-billing* ein wichtiges Werkzeug zur Kontrolle ihrer Einkommenssituation verlieren würden (vgl. Schiller 1994: 152). Außerdem hatte die Ärzteschaft in einigen Provinzen der Einrichtung einer staatlichen Provinzkrankenversicherung erst zugestimmt, nachdem ihnen das Recht auf *extra-billing* und die Möglichkeit des *opting out* zugestanden worden war. So hatte beispielsweise die Regierung der Provinz Saskatchewan *extra-billing* erlaubt, um im Gegenzug die Zustimmung der Ärzteschaft zur Einführung einer staatlichen Krankenversicherung zu erhalten. Die Erlaubnis des *extra-billing* war somit eine Art Kompensation für die von der Ärzteschaft befürchteten Nachteile (insbesondere potentielle Einkommensverluste) durch das neue Krankenversicherungssystem. Ein Verbot dieser Praxis wurde von den Ärzten folglich als Betrug angesehen und entsprechend lautstark war die Kritik.[13] So kam es unter anderem in der Provinz Ontario zu Protesten der Ärzteschaft gegen ein Verbot

---

[13] 1984 gab es in sechs Provinzen das System des *extra-billing*. In anderen Provinzen wie etwa in Québec war diese Vorgehensweise hingegen bereits verboten (vgl. Tuohy 1988: 280).

des *extra-billing*. Die Provinzregierung folgte dennoch den Vorgaben des CHA und verbot 1986 diese Praxis (vgl. Heiber/Deber 1987).

Vom finanziellen Umfang her war das *extra-billing* in Kanada schon zu Beginn der 1980er Jahre kein Problem, das großer Aufmerksamkeit bedurft hätte (vgl. Tuohy 1988: 282). Auch wenn genaue Zahlen fehlen, ist offensichtlich, dass die symbolische Bedeutung der Einführung des CHA erheblich größer war als die Folgen für die Finanzierung des Gesundheitssystems oder für die Einkommenssituation der Ärzteschaft. Ein wichtiger Faktor für die Einführung des CHA dürfte auch die öffentliche Ablehnung des *extra-billing* gewesen sein. 1983 sprachen sich in einer Umfrage 63 Prozent der Befragten für ein gesetzliches Verbot des *extra-billing* aus. Im Oktober 1984 waren es sogar 79 Prozent, die diese Praxis ablehnten (vgl. Tuohy 1988: 283).

12.2. Folgen der Einführung des Canada Health Act

Obwohl der Bund in Kanada verfassungsrechtlich kaum Kompetenzen im Bereich der Gesundheitspolitik hat, wurde durch den CHA die Rolle des Bundes bei der Sicherung einer einheitlichen kanadischen Gesundheitsversorgung klar herausgestellt (vgl. Maioni 2002: 180). Der CHA als ein Rahmengesetz in einem Politikfeld, in dem weder die Bundesregierung noch andere Organe des Bundes weit reichende Kompetenzen haben, trug in erheblicher Weise zur Ausweitung des Einflusses der Bundesregierung bei, da die Rolle des Bundes in der Gesundheitspolitik durch dieses Gesetz nun auch formal abgesichert wurde. Mit dem CHA bewies der Bund außerdem seine Durchsetzungsfähigkeit gegen massive Widerstände von Provinzen und von den Interessenvertretungen der Leistungserbringer (vgl. Smith 1995: 329). Mit dem CHA wurden die bisherigen Gesetze und Programme in der Gesundheitspolitik auf eine einheitliche Grundlage gestellt. Auf den ersten Blick scheint der CHA ein sehr starkes rechtliches Instrument der Bundesregierung zu sein. Allerdings verbietet der CHA nicht ausdrücklich etwa die Einrichtung eines privaten Krankenversicherungssystems. Er schafft jedoch finanzielle Anreize, welche die Einrichtung einer Krankenversicherung, die den Prinzipien des CHA entspricht, für die Provinzen erheblich attraktiver erscheinen lässt als die Einrichtung einer privaten Krankenversorgung ohne Finanztransfers des Bundes. Mit seinen Prinzipien setzt der CHA nur den Rahmen für die Ausgestaltung der provinzweiten Gesundheitssysteme. Er besagt aber nicht, dass das Versorgungsniveau in allen Provinzen gleich bzw. vergleichbar sein soll (vgl. Scott 2001: 88).

Zusammengefasst kann man festhalten, dass der CHA die strukturellen Probleme des Gesundheitssystems in keinster Weise löste, sondern durch eine strengere Reglementierung teilweise sogar noch verstärkte (Beispiel: Verbot alternativer privater Versorgungs- und Finanzierungsformen). Auch wenn die Liberalen 1984 die Wahl verloren, kann man den CHA dennoch als eine erfolgreiche politische Initiative dieser Partei bezeichnen, da Trudeau durch seine Politik die Rolle des Bundes in diesem so wichtigen Politikfeld stärkte.

„For the federal Liberal government, then, the attack on extra-billing was used to symbolize the defence of universality in an attempt to win broad public support for the federal government vis-à-vis the provinces, and for the Liberal party vis-à-vis the opposition Progressive Conservatives." (Tuohy 1988: 284)

Im Parlament hatten die Liberalen eine parteiübergreifende Zustimmung zu ihrem Gesetzentwurf erreicht. Hierdurch war ihnen jedoch gegenüber den Konservativen unter Mulroney ein Wahlkampfargument abhanden gekommen, da jene überraschenderweise für den CHA stimmten (vgl. Milne 1986: 192).

Die Umsetzung des CHA erfolgte dann bereits unter der Ende 1984 neu gewählten, konservativen Regierung Mulroney, welche – laut der *Agenda for Economic Renewal* – Ausgabensenkungen, die Defizitreduktion sowie den Kampf gegen *big government* als Hauptziele verfolgte (vgl. Moscovitch 1990: 172). Hieraus ergab sich das Problem, dass der Bund durch den CHA zwar deutlich seine Rolle in der Gesundheitsversorgung herausgestellt hatte, auf der anderen Seite in den folgenden Jahren aber die Defizitreduktion zu einem zentralen politischen Ziel der Bundesregierung erhoben wurde. Dies musste sich zwangsläufig negativ auf die Finanztransfers an die Provinzen auswirken. Hierdurch wurde die von Mulroney zum Ziel erklärte Erneuerung des *cooperative federalism* erheblich erschwert (vgl. Milne 1986: 119). Nicht zuletzt aus diesem Grunde wurde von Seiten der Regierung versucht, die Kürzungen in diesen Politikfeldern mithilfe der Komplexität der Finanzierungsformeln zu verschleiern: „The Mulroney government was willing to cut medicare as long as the complexity of the funding arrangement shielded these cuts from public scrutiny." (Smith 1995: 333)

13. Sozialpolitik in Kanada nach 1984

Spätestens mit dem Abschlussbericht der von 1982 bis 1985 tätigen *Royal Commission on Canada's Economic Union and Development Prospects* (der so genannten Macdonald-Kommission) setzte eine Veränderung einiger der grundlegenden politischen Handlungs- und Entscheidungsmuster in Kanada ein (vgl. Bradford 2000: 154ff und Lindner 2000). Die Macdonald-Kommission war mit ihren 13 Mitgliedern die bisher größte *Royal Commission* in der kanadischen

Geschichte. Sie verfügte über ein sehr weit reichendes Mandat und bearbeitete eine große Themenfülle. Dies nutzten die Kommissionsmitglieder, um ein neues, neoliberales und wirtschaftsorientiertes Reformkonzept für Kanada zu erarbeiten.

In ihrem Bericht sprach sich die Kommission für eine grundlegende Neuorientierung der kanadischen Politik aus. Schultze fasst den Tenor der Empfehlungen der Macdonald-Kommission folgendermaßen zusammen: „Abkehr vom sozialstaatlich-sozialdemokratischen Staatsinterventionismus und Hinwendung zum neokonservativen Vertrauen in die Marktkräfte." (Schultze 1989: 33) Damit stellte die Macdonald-Kommission den Endpunkt des keynesianisch geprägten Wohlfahrtsstaatsparadigmas in Kanada dar, was sich nachhaltig auf die folgenden Debatten über gesundheitspolitische Reformmaßnahmen auswirkte (vgl. Bradford 1999a: 557). Die Macdonald-Kommission führte eine neoliberale Programmatik in die kanadische Politik ein, welche zuvor bereits in den USA und in Großbritannien einen großen Aufschwung erlebt hatte. Mit der Wahl von Ronald Reagan zum Präsidenten der Vereinigten Staaten im Jahr 1981 und der Wahl von Margaret Thatcher in Großbritannien 1979 hatten sich in zwei Staaten, mit denen Kanada traditionell enge Beziehungen pflegt, konservative Reformer durchgesetzt, welche die Rolle des Staates zurückführen und die Rolle des Marktes stärken wollten.

Mit der Wahl von Brian Mulroney zum Premierminister 1984 begann auch in Kanada eine Phase konservativer Regierungspolitik, die sich insbesondere in der zweiten Legislaturperiode ab 1988 durch verstärkte Privatisierungsbemühungen, Haushaltskonsolidierung und allgemein durch eine Begrenzung staatlicher Leistungen auszeichnete und auf den Empfehlungen der Macdonald-Kommission für eine „market driven continentalist strategy" (Bradford/Jenson 1992: 207) aufbaute. Allerdings war die neoliberale Ausrichtung der Mulroney-Regierung auch in der zweiten Regierungsperiode im Vergleich zur Reagan-Administration in den USA und der Thatcher-Regierung in Großbritannien erheblich schwächer ausgeprägt.

„The Mulroney Conservatives came to power strongly supportive of the pro-market liberalism of the Thatcher government in Britain and the Reagan administration in the United States. But, in the context of the mid-1980s, this support was mellowed by the early experience of the other two countries, by inherent features of the Canadian political economy, and by mixed beliefs within the Progressive Conservative party." (Prince 1999: 167f)

Angesichts des Haushaltsdefizits und der hohen Ausgaben in der Sozialpolitik war es logisch, dass die Bundesregierung versuchte, auch in diesem Politikfeld steuernd einzugreifen. Zwar waren die Kürzungen im Gesundheitssektor etwa im Vergleich zu den Kürzungen bei der Arbeitslosenunterstützung geringer, aber aufgrund des hohen Gesamtvolumens der Kürzungen waren sie dennoch beachtlich (vgl. Banting 1991: 34f). Das geringere Kürzungsvolumen im Gesundheitsbereich dürfte damit zu erklären sein, dass das Gesundheitssystem der gesamten Bevölkerung dient und folglich Kürzungen bei allen Wählerschichten auf Widerstand gestoßen wären (vgl. Prince 1999: 170).

Das vorsichtige Vorgehen der Regierung Mulroney muss außerdem vor dem Hintergrund gesehen werden, dass Mulroney eine neue kooperative Atmosphäre in der Zusammenarbeit mit den Provinzen entwickeln wollte. „The prevailing incrementalism had a lot to do with the brokerage style of the new government, who wanted to consult and to reduce confrontation in policy-making." (Sturm 2003b: 285) In der zweiten Hälfte der 1980er Jahre übernahm die Liberale Partei auf Bundesebene eine Reihe der konservativen Positionen, was sich unter anderem in einer höheren Akzeptanz von Kürzungsmaßnahmen im Bereich sozialer Sicherungssysteme auf Seiten der Liberalen manifestierte (vgl. Schultze/Sturm/Eberle 2003: 23). Damit schwenkte auch die Liberale Partei – wenngleich nicht explizit – auf die von der Macdonald-Kommission vorgegebene Linie (vgl. Bradford 2000: 160).

Angesichts der schlechten wirtschaftlichen Gesamtsituation entschloss sich die Regierung Mulroney, das Volumen der Finanztransfers an die Provinzen im Rahmen des EPF zurückzuführen. Ursprünglich war die Steigerung der EPF-Transfers an die Wachstumsrate des Bruttosozialprodukts gekoppelt. 1986 wurde jedoch diese Anpassung durch die konservative Regierung im Bundeshaushalt auf das Wachstum des Bruttosozialprodukts minus 2 Prozent begrenzt. Nach der Wiederwahl von Mulroney 1988 begann die konservative Regierung dann mit einer Reihe von noch tief greifenderen Reformschritten und Kürzungsmaßnahmen (vgl. Prince 1999: 167). So wurde 1989 die Indexierung um einen weiteren Prozentpunkt gesenkt (also auf Bruttosozialprodukt-Wachstum minus 3 Prozent) und im Haushalt 1990 wurden die Steigerungsraten für die EPF-Transfers für die Haushaltsjahre 1990/91 und 1991/92 komplett eingefroren. 1991 wurden die Gelder dann noch einmal für das Jahr 1994/95 eingefroren. Cameron und Simeon bezeichnen diesen Rückzug des Bundes aus seinen finanziellen Verpflichtungen gegenüber den Provinzen auch als „federal spending power in reverse" (Cameron/Simeon 2001: 75).

Die komplexen Berechnungsgrundlagen für die Finanztransfers erleichterten ganz erheblich die Kürzungen der Regierung Mulroney. Der Bund zog sich so schrittweise aus den gemeinsam finanzierten Programmen zurück, ohne die Programme offiziell aufzukündigen. Hierbei folgte die konservative Regierung einer Vorgehensweise, die bereits unter Trudeau angewandt worden war, obgleich unter Trudeau die Defizitreduktion noch nicht das zentrale Element der Regierungspolitik war (vgl. Sturm 2003b: 281). Die wohlfahrtsstaatlichen Maßnahmen des Bundes wurden somit eher durch *non-decisions* abgewandelt, anstatt durch bewusste politische Gestaltung verändert. Battle und Torjman bezeichnen diesen Politikstil Mulroneys daher treffend als „social policy by stealth" (Torjman/Battle 1995a: 417).

Dabei handelt es sich jedoch nicht um einen „typisch kanadischen" Versuch, Kürzungen im Sozialbereich zu verschleiern, sondern um einen weit verbreiteten Trend in ausgebauten Wohlfahrtsstaaten, Kürzungen in populären Sozialprogrammen durch technische Details zu verschleiern. „In modernen Demokratien sind nämlich Kürzungen unpopulär, was dazu führt, dass diese als technische Details ‚getarnt', auf weniger einflussreiche Klientele und kaum bekannte Sachverhalte oder in die Zukunft verschoben werden." (Schmid 2002b: 94) Folge dieser Politik war eine Absenkung des Bundesanteils an der Finanzierung des Gesundheitssystems von rund 50 Prozent Ende der 1970er Jahre auf rund 30 Prozent zu Beginn der 1990er Jahre (vgl. Prince 1999: 174). Entsprechend dem Prinzip der „social policy by stealth" wurden zur Vorbereitung dieser Veränderungen keine Kommissionen oder politikberatenden Gremien eingesetzt, die die Veränderungen öffentlich dargestellt oder legitimiert hätten. Politikberatung war bei der Entscheidung über die unilaterale Veränderung der Berechnungsformeln des EPF und beim schleichenden Rückzug der Bundesregierung aus ihrer finanziellen Mitverantwortung für die Gesundheitsversorgung offensichtlich nicht (auch nicht als Mittel der *blame avoidance*) erwünscht.

Eine Folge dieser unilateralen Kürzungsentscheidungen bzw. *non-decisions* hinsichtlich der Anpassung des Finanzrahmens an die Inflation war eine ganz erhebliche Verschlechterung des Verhältnisses von Bund und Provinzen. Nicht wenige sahen in dem Vorgehen des Bundes den Versuch, auf Kosten der Provinzen den Bundeshaushalt zu konsolidieren. Neben der Kürzung des Gesamtumfangs des EPF gab es noch einen weiteren Kritikpunkt: der genaue Anteil des Bundes an der Finanzierung von *Medicare* war in Folge der Zusammenführung diverser Programme im EPF für die Bürger kaum noch erkennbar. Somit baten sich Kürzungen beim EPF für den Bund zum Zwecke der Ausgabenreduktion geradezu an, da der Bund kaum in der Gefahr stand, für eventuelle Defizite einzelner Programme unmittelbar durch die Bevölkerung verantwortlich gemacht zu werden.

Mit der Verringerung der Finanztransfers hatte der Bund jedoch auch erhebliche Einflussmöglichkeiten eingebüßt, da sein Anteil an der Finanzierung der Gesundheitssysteme der Provinzen immer kleiner wurde (vgl. Jenson 2003: 91). Als Reaktion auf diesen zurückgehenden Einfluss verabschiedete die konservative Regierung 1991 den *Budget Implementation Act*, in welchem sie festlegte, dass der Bund bei Nichteinhaltung der Prinzipien des CHA durch eine Provinz nicht nur Finanztransfers im Rahmen des EPF zurückhalten dürfte, sondern auch

Gelder im Rahmen anderer Finanztransfers (die nichts mit der Gesundheitsversorgung zu tun haben mussten) zurückhalten könnte, um die Einhaltung der Prinzipien des CHA durch die Provinzen zu gewährleisten (vgl. Prince 1999: 174f).

14. Die Einführung des Canada Health and Social Transfer

Nach dem Wahlerfolg der Liberalen Partei unter Jean Chrétien 1993 wurde die von Premier Mulroney begonnene Politik der Defizitreduktion konsequent fortgesetzt (vgl. Prince 1999: 153). Man kann allerdings argumentieren, dass die Defizitreduktion von den Liberalen mit dem Ziel verfolgt wurde, die Handlungsfähigkeit der Bundesregierung auch für die Zukunft zu erhalten, damit jene in der Sozialpolitik über ihre *spending power* weiterhin eine bestimmende Rolle spielen könne (vgl. Clarkson/Lewis 1999: 299 und 311) und sich insofern die Ziele von Liberalen und Konservativen unterschieden. Da sich die Sozialausgaben zu einem immer größeren Ausgabenblock in den öffentlichen Haushalten und vor allem im Bundeshaushalt entwickelten, erschienen weitere Einsparungen in diesem Bereich als zwingend erforderlich, um das Ziel der Defizitreduktion zu erreichen. Auch die Gesundheitspolitik wurde von dieser Entwicklung nachhaltig beeinflusst. In den 1960er und frühen 1970er Jahren war die Verbesserung des Zugangs zu und die Angemessenheit der durch das System zu erbringenden Leistungen noch die zentralen Themen gesundheitspolitischer Debatten. Ab Mitte der 1980er Jahre gewannen jedoch haushaltspolitische Kriterien an Bedeutung und spätestens zu Beginn der 1990er Jahren überdeckten finanzpolitische Fragen alle anderen Aspekte in diesem Politikfeld.

Prince unterscheidet vier Phasen in der Entwicklung der kanadischen Sozialpolitik von 1980 bis heute (vgl. Prince 1999: 156f): In der ersten Phase von 1980-1984 unter Trudeau wurde das soziale Sicherungsnetz weitgehend erhalten und nur kleinräumig reformiert. In den Jahren von 1984 bis 1988 unter der ersten Mulroney-Regierung wurde versucht, die Ausgabensteigerungen zu begrenzen, ohne jedoch die Programme in ihrer Substanz abzubauen. In den Jahren 1988 bis 1997 unter der zweiten Mulroney-Regierung und der ersten Chrétien-Regierung wurden eine Reihe von Sozialprogrammen tief greifend reformiert und umstrukturiert sowie die finanzielle Basis derselben massiv gekürzt. Diese Phase umschreibt Prince mit den Worten: „politics of retrenchment and dismantling" (Prince 1999: 157). Seit 1997 verstärkte die Bundesregierung angesichts des nun ausgeglichenen Haushalts wieder ihr Engagement in der Sozialpolitik und tendiert seither dazu, zusätzliche Gelder für die bestehenden (und für neue) Sozialprogramme zur Verfügung zu stellen. In diese vierte Phase kann man die Einführung des *Canada Health and Social Transfer* (CHST) einordnen.

Um die Ausgaben des Bundes für kofinanzierte Programme übersichtlicher zu gestalten und um eine erhöhte Planungssicherheit zu erreichen, sollten (wie schon beim EPF durch die Zusammenlegung der Transfers für Hochschulen und *Medicare* versucht worden war) die Zuweisungen des Bundes an die Provinzen Mitte der 1990er Jahre in einem großen Transferblock zusammengefasst werden. Hierzu wurden das EPF und der *Canada Assistance Plan* (CAP) – in dessen Rahmen die Provinzen 50 Prozent ihrer Ausgaben für Sozialhilfe durch den Bund erstattet bekommen – in einem großen Blocktransfer zusammengefasst (vgl. Maslove 1996). Den Provinzen wurde im Gegenzug die Verwendung der Bundesgelder weitgehend freigestellt.

Dieser neue CHST wurde vom *Department of Finance* unter Leitung von Finanzminister Paul Martin (junior) entwickelt, der im Haushalt des Jahres 1995 neben der unilateralen Einrichtung des CHST gleichzeitig eine erhebliche Kürzung des Transfervolumens plante (vgl. Boismenu/Jenson 1998: 64). Spätestens mit der Entwicklung des CHST hatte das *Department of Finance* eine zentrale Rolle im Bereich sozialpolitischer Reformmaßnahmen eingenommen. Mit der Einführung des CHST wurden klar finanzpolitische und kaum sozialpolitische Ziele verfolgt: „The overriding motivation was clearly federal expenditure and deficit control." (Maslove 1996: 284) Mit Wirkung zum 1. April 1996 ersetzte der CHST das EPF und den CAP. Gleichzeitig mit der Zusammenführung der beiden Programme in einem „super block fund" (Maslove 1996: 284) beschloss die Bundesregierung auch eine Senkung des Umfangs der *cash*-Finanztransfers im Rahmen des CHST innerhalb von zwei Jahren von 18,5 Mrd. Can$ in 1995-96 auf 12,5 Mrd. Can$ im Jahr 1997-98 (Maslove 1996: 285).

Da die Provinzen ohnehin mit Haushaltsdefiziten und steigenden Ausgaben für die Gesundheitsversorgung zu kämpfen hatten, verschärften diese Kürzungen ihre finanziellen Probleme noch weiter. Entsprechend wurde die Einführung des CHST von den Provinzen äußerst negativ bewertet:

> „They were greatly angered by the federal announcement, one that effectively ‚offloaded' many of the tough expenditure decisions onto lower orders of government and yet sought to inculcate in the public the expectation that health service standards could be maintained when the federal share was declining significantly to a 20 percent share of funding." (Lindquist 1999: 45)

Zwar begrüßten die Provinzregierungen im Grundsatz die Freistellung der Mittelverwendung, welche mit der Zusammenführung der Finanztransfers im CHST einher ging, andererseits bestanden jedoch weiterhin die Konditionen des CHA, so dass zumindest im *Medicare*-Sektor der „neuen Freiheit" enge Grenzen gesetzt waren.

Mit dem CHST senkte der Bund zwar seinen Finanzierungsanteil an der Gesundheitsversorgung erheblich ab; gleichzeitig behielt es sich die Bundesregierung jedoch vor, die im CHA festgeschriebenen Prinzipien durchzusetzen. Die Provinzen kritisierten daher, dass der Bund zwar weiterhin als „Beschützer von *Medicare*" auftrat und über die Festlegung von Konditionen für Finanztransfers in ausschließliche Kompetenzbereiche der Provinzen eingriff, gleichzeitig jedoch nicht mehr bereit war, für die Kosten der Aufrechterhaltung eines den Prinzipien des CHA entsprechenden *Medicare*-Systems anteilig aufzukommen.

„The result (of the new CHST, d.A.) was to inflame intergovernmental relationships. Provinces argued that not only was Ottawa without the jurisdictional right to interfere in health care, but its level of funding was too low to justify its claim to a ‚trusteeship' role in protecting the Canadian health care system at the expense of the provinces." (Adams 2001c: 11)

Die Kürzungen der Finanztransfers seit Einführung des EPF hatten den finanziellen Spielraum der Provinzen in der Gesundheitspolitik immer weiter verringert; gleichzeitig wurden aber auch ihre *policy-making*-Kapazitäten gesteigert. Mit dem CHST erreichte diese Entwicklung einen Höhepunkt. Waren in früheren Jahren die Bundeszuweisungen noch dezidiert an bestimmte Programme gebunden und somit konditional, so konnten die Provinzen nunmehr vergleichsweise frei über die Mittelverwendung entscheiden.

Als Reaktion auf den sinkenden Umfang der Finanztransfers des Bundes kam es in den Provinzen zu weiteren, erheblichen Einsparmaßnahmen. Neben dem sinkenden Transfervolumen führte auch das geringe Wirtschaftswachstum in den 1990er Jahren dazu, dass die finanziellen Ressourcen der Provinzen schwanden. Eine Folge war etwa 1992 in Alberta die Entscheidung, dass insgesamt 470 Mio. Can$ im Gesundheitssystem eingespart werden sollten. Diese Einsparungen sollten vor allem in den städtischen Regionen der Provinz aufgebracht werden. Das Ergebnis waren eine Reihe von Entlassungen und Krankenhausschließungen, die zu einer Fülle von Konflikten führten (Streiks, Protestmärsche, usw.). Gleichzeitig wurde eine *facility fee* eingeführt, die bei jedem Besuch einer medizinischen Einrichtung gezahlt werden musste. Als Reaktion hierauf verhängte der Bund unter Bezug auf die einschlägigen Regelungen des CHA (*accessability*) Strafen (der Bund hielt Finanztransfers an Alberta zurück) bis diese Praxis eingestellt wurde (vgl. Adams 2001c: 11).

In Ontario kürzte die Provinzregierung 1996 die Ausgaben für die ärztliche Versorgung pauschal um 10 Prozent und strich 1994 eine ganze Reihe von Behandlungen aus dem über *Medicare* zu finanzierenden Leistungskatalog (vgl. Deber/Baranek 1998: 88f und Leatt/Williams 1997: 7). Diese Kürzungen, Stellenstreichungen und Krankenhausschließungen in Folge der Absenkung der

Finanztransfers von Seiten des Bundes verstärkten in der Bevölkerung das Gefühl, dass sich die Versorgungslage im Gesundheitssektor nachhaltig verschlechterte (vgl. Maioni 1999: 107f). Gleichzeitig verschärfte sich die Kritik an der Bundesregierung, die durch ihre unilateralen Maßnahmen zur Kostenreduktion aus Sicht der Provinzen kein Recht mehr hatte, sich in gesundheitspolitischen Fragen über die Provinzen hinwegzusetzen bzw. Standards und Prinzipien vorzuschreiben ohne entsprechende Finanzhilfen bereitzustellen (vgl. Jenson 2003: 94). Somit kam es nicht nur zu einer Verringerung des Einflusses des Bundes in der Gesundheitspolitik, sondern auch zu einem allgemeinen Wandel im Machtverhältnis von Bund und Provinzen.

Nachdem die Kritik an den Kürzungen im Rahmen des CHST immer lauter wurde, kündigte die Regierung Chrétien im Wahljahr 1997 an, dass das Volumen des CHST nicht weiter abgesenkt werden würde, sondern dass der Umfang des CHST sogar wieder gesteigert werden sollte (vgl. Prince 1999: 178). Gleichzeitig betonten jedoch die Liberalen im Wahlkampf, dass die Defizitreduktion weiterhin ein wichtiges Ziel ihrer Regierungspolitik bleiben werde (vgl. Prince 1998: 36f). Diese Ankündigung ging einher mit der Vorstellung des Haushaltes 1997, in welchem zum ersten Mal nach mehreren Kürzungsrunden keine neuen Steuern oder Kürzungen bei den Sozialprogrammen angekündigt wurden (vgl. Prince 1999: 185). Seit diesem Jahr ist beim Umfang des CHST wieder ein leichtes Wachstum zu verzeichnen. Insbesondere die öffentlichen Bedenken hinsichtlich der Finanzierungsbasis des *Medicare*-Programms hatten den Bund dazu veranlasst, zusätzliche Gelder für den CHST zur Verfügung zu stellen. Insgesamt belief sich der Umfang des CHST im Haushalt 1999/2000 auf rund 28,4 Mrd. Can$ (vgl. Maioni 2002: 183).

Durch die Kürzungsmaßnahmen des Bundes wurde die finanzielle Basis der kofinanzierten Sozialprogramme über Jahre immer weiter verringert und der kanadische Sozialstaat durch Veränderungen der Finanzierung grundlegend reformiert. Pierson nennt diese Strategie „systemic retrenchment" im Gegensatz zum „programmatic retrenchment" (Pierson 1994: 15). Hinzu kam, dass die Zusammenführung unterschiedlicher sozialpolitischer Programme in einem großen Finanztransfer zu einer Konkurrenz zwischen den Programmen führte, was jedoch für das *Medicare*-Programm unkritisch war, da diese Leistungen für alle Bürger sichtbar sind und die hohe Zustimmung in der Öffentlichkeit *Medicare* vor tief greifenden Kürzungen schützte (vgl. Maslove 1996: 291). Diese große Popularität führte dazu, dass im Vergleich zu anderen betroffenen Programmen die Kürzungen bei *Medicare* zwar spürbar, aber insgesamt geringer als in anderen Sektoren ausfielen. In den Provinzen verschoben sich die Ausgabenblöcke insofern, als auf Kosten anderer Sozialprogramme mehr Gelder für *Medicare* zur

Verfügung gestellt werden mussten (um die Kürzungen des Bundes zu kompensieren). Aber auch für den Bund wurden in den folgenden Jahren negative Aspekte des CHST-Systems deutlich, denn es war durch die Zusammenfassung der Transfers für den Bund erheblich schwerer, öffentlich darzustellen, welchen Beitrag er zum Erhalt des *Medicare*-Systems beisteuerte. Somit verlor der Bund Möglichkeiten, die eigene gesundheitspolitische Rolle öffentlichkeitswirksam darzustellen. Auf diese Problematik wies auch das *Standing Senate Committee on Social Affairs, Science and Technology* (auf dessen Arbeit später noch ausführlicher einzugehen sein wird) in seinem Bericht *Issues and Options* hin:

> „The current funding arrangement suffers from three major weaknesses: a lack of federal visibility, a lack of federal and provincial accountability, and a lack of stability in federal funding. Federal visibility is weak under the CHST because it is no longer possible to identify, even notionally, the actual level of the federal contribution to health care. Moreover, since the amount of the federal contribution to health care is unknown, it is not possible to trace how the provinces and territories use federal funds, which leads to a lack of accountability." (SSCSAST 2001a: 56)

Diese Entwicklung wirkte sich auch äußerst negativ auf die Arbeitsatmosphäre zwischen Bund und Provinzen aus und belastet bis heute die sozialpolitische Kooperation der beiden Regierungsebenen, was – wie später noch darzustellen sein wird – auch anlässlich der Umsetzung der Vorschläge der Romanow-Kommission noch einmal sehr deutlich zu Tage trat.

15. Das National Forum on Health

In der Öffentlichkeit hatte sich Anfang der 1990er Jahre endgültig der Eindruck verfestigt, dass sich das kanadische Gesundheitssystem in einer tiefen Krise befände. Die *Medicare Crisis* hatte sich zu einem ständigen Thema in der Medienberichterstattung entwickelt, was das Problembewusstsein in der Bevölkerung weiter verstärkte. Hierauf musste die Bundesregierung reagieren, wenn sie, trotz ihrer sinkenden finanziellen Beteiligung an *Medicare* noch den Eindruck erwecken wollte, sie sei die „Beschützerin" dieses Programms. Im Oktober 1994 setzte daher der neu gewählte liberale Premierminister Jean Chrétien das *National Forum on Health* (NFH) ein.

Das NFH sollte zum einen im Rahmen eines Diskurses mit der kanadischen Bevölkerung die Bürger über das bestehende Gesundheitssystem informieren, Defizite herausarbeiten und basierend hierauf innovative Wege aufzeigen, wie das System reformiert werden könnte. Insofern lässt sich das NFH tendenziell dem pragmatistischen Beratungsmodell zuordnen. Das NFH war hierbei als ein gemischt-besetztes Beratungsgremium der Bundesregierung ausgestaltet (vgl. NFH 1997: V). Der Premierminister übernahm persönlich den Vorsitz und die damalige Bundesgesundheitsministerin Diane Marleau übernahm den stellvertretenden Vorsitz. Allerdings nahm Premierminister Chrétien nur selten persönlich an den Sitzungen des NFH teil (vgl. Flood/Sullivan 2004: 359). In das NFH wurden 24 Mitglieder berufen, die aus allen Bereichen des Gesundheitssystems kamen (vgl. Leatt/Williams 1997: 22).

Das Mandat des NFH lief über vier Jahre. Man kann die Einsetzung des NFH auch als Versuch der noch jungen liberalen Bundesregierung interpretieren, einen Kontrapunkt zu den Sozialkürzungen der Regierung Mulroney zu setzen. Auch das verzögernde Element dürfte ein Faktor für die Einsetzung des NFH gewesen sein. Da die Regierung weiterhin das Ziel der Defizitreduktion verfolgte und zumindest für die Zeit der Beratungen des NFH unter Verweis auf den noch laufenden Diskussionsprozess keine neuen (potentiell kostenintensiven) Programme gestartet oder eine grundlegende Reform der finanziellen Zuweisungen an die Provinzen im Rahmen des CHST konzipiert werden musste, kann man die Einsetzung des NFH auch als Verzögerungstaktik der Regierung Chrétien interpretieren.

Bereits die Besetzung der Posten des Vorsitzenden und seiner Stellvertreterin machte deutlich, dass Premier Chrétien die Provinzen in die Arbeit des NFH nicht unmittelbar einbinden wollte. Auf der anderen Seite könnte man argumentieren, dass Chrétien durch seinen Vorsitz die Bedeutung des NFH und des Themas für die neue Regierung hervorheben wollte. Angesichts der Zielsetzung des NFH (innovative, neue Wege zur Reform des Gesundheitssystems aufzeigen) und der bestehenden verfassungsrechtlichen Kompetenz- und Machtverteilung in diesem Politikfeld erscheint es jedoch bestenfalls kurzsichtig, nicht bereits frühzeitig die Provinzen in den Beratungsverlauf einzubinden. Angesichts der Kürzungen bei den Finanztransfers waren die Provinzen allerdings an einer Mitarbeit im NFH ohnehin kaum interessiert (vgl. Maioni 1999: 101).

15.1. Beratungsverlauf

Das NFH entschied sich für einen zweistufigen Beratungsablauf. In der ersten Arbeitsphase sollte mit der kanadischen Bevölkerung ein Dialog über Reformperspektiven in der Gesundheitspolitik begonnen werden. Hierfür wurden von November 1995 bis April 1996 an 34 Orten Diskussionsveranstaltungen durchgeführt. Insgesamt wurden im Rahmen des NFH 71 Diskussionsgruppen eingerichtet (vgl. Ham 2000: 12). Die Beratungen dieser Diskussionsgruppen basierten auf einem durch das NFH zuvor entwickelten Grundlagendokument (mit dem Titel: *Let's Talk*), in dem Daten, Fakten und erste Analyseansätze für die Diskussionsgruppen entwickelt worden waren. Die Arbeiten dieser Diskussionsgruppen wurden durch eine Reihe weiterer Aktivitäten ergänzt. So wurde unter anderem ein Internet-Diskussionsforum eingerichtet, die Mitglieder des NFH nahmen an einer Reihe von Veranstaltungen teil und es wurden mehrere Umfragen durchgeführt (vgl. Ham 2000: 13).

Damit zeichnete sich die erste Beratungsphase des NFH durch die Nutzung mehrerer Bürgerbeteiligungsverfahren aus, wobei die Diskussionsgruppen eine zentrale Rolle spielten. Rückblickend wurde an der Arbeit dieser Diskussionsgruppen kritisiert, dass die beteiligten Bürgerinnen und Bürger zwar ihre Positionen und Auffassungen hinsichtlich einer Reform und Weiterentwicklung des kanadischen Gesundheitswesens äußern konnten; allerdings mussten sie keine schwierigen Abwägungsentscheidungen etwa zwischen konkurrierenden Zielen oder bezüglich der Kosten ihrer Empfehlungen treffen. Dies machte die Ergebnisse der Beratungen nur eingeschränkt nutzbar. Es wurde auch versucht, die etablierten Interessengruppen bzw. deren Vertreter an der Arbeit des NFH zu beteiligen. Hierzu fand im April 1996 eine große Konferenz in Toronto statt. Diese Konferenz markierte zugleich das Ende der ersten Beratungsphase und das NFH stellte seine bisherigen Ergebnisse in einem Zwischenbericht zusammen. Natürlich wurde parallel zu den Diskussionsveranstaltungen auch wissenschaftliches Fachwissen durch das NFH auf- und in den Bericht des Gremiums eingearbeitet. Ein umfassendes Forschungsprogramm – wie bei *policy Royal Commissions* üblich – wurde jedoch nicht initiiert.

Um die Bearbeitung des vielschichtigen Politikfeldes besser zu strukturieren, unterteilte die Kommission ihre Arbeit in vier Themengebiete: *values, striking a balance, determinants of health* und *evidence-based decision making*. Nachdem das NFH aus den Ergebnissen der Diskussionsveranstaltungen ein Zwischenergebnis entwickelt hatte, sollte jenes in einer zweiten Arbeitsphase erneut durch Diskussionsgruppen bearbeitet und fortgeschrieben werden. Allerdings verpflichtete die Bundesregierung das NFH im Sommer 1996, bereits bis Dezember 1996 seine Arbeit abzuschließen: „[...] in order for its timing to better correspond with the demands of the budget and election cycles, thus shortening their mandate by approximately one year." (Ham 2000: 14) Die weitere Arbeitsplanung des Gremiums wurde an den neuen Zeitrahmen angepasst und das zentrale Element dieser zweiten Arbeitsphase bildeten nun zwei Konferenzen in Vancouver und Montreal. Außerdem wurde eine umfangreiche Telefon-Umfrage durchgeführt. Schlussendlich wurde durch die Mitglieder des NFH versucht, die Ergebnisse der ersten Beratungsphase und die Rückmeldungen im

Rahmen der Konferenzen sowie der telefonischen Befragung zu einheitlichen Empfehlungen zusammenzuführen.

15.2. Veröffentlichung des Abschlussberichts und Reaktionen

Als Ergebnis seiner Arbeit stellte das NFH am 4. Februar 1997 (und damit ein Jahr früher als noch bei der Einsetzung vorgesehen) seinen zweiteiligen Abschlussbericht *Building on the Legacy Vol.I* und *Vol.II* der Öffentlichkeit vor (NFH 1997a und 1997b). Insgesamt hatte die Arbeit des NFH rund 10 Mio. Can$ gekostet (vgl. Ham 2000: 19). Das NFH sprach sich unter anderem dafür aus, dass man bei der Finanzierung von Leistungen im Gesundheitswesen stärker darauf achten sollte, dass die eigentliche Versorgung und nicht der Leistungserbringer bzw. der Ort der Leistungserbringung finanziert wird. Besonders wichtig war außerdem die Feststellung des NFH, dass die Öffentlichkeit eine bedeutende Rolle bei der Entwicklung von gesundheitspolitischen Reformoptionen und im Veränderungsprozess spielen sollte (vgl. O'Reilly 2001a: 35). Die partizipationsorientierte Problembearbeitung, die das NFH auszeichnen sollte, wurde so in den Empfehlungen des Gremiums noch einmal betont. Bundesgesundheitsminister David Dingwall begrüßte den Abschlussbericht des NFH und stellte fest:

> „This report should be positive news to anyone who is concerned about the future of health care in Canada [...] It is an enlightened, independent assessment of where we need to devote our energies to sustain and renew our health system." (Health Canada 1997)

Aus dieser Stellungnahme wird noch einmal deutlich, dass das NFH auch die symbolische Funktion erfüllen sollte, einer durch Kürzungen im Bereich von *Medicare* verunsicherten Öffentlichkeit deutlich zu machen, dass sich die Bundesregierung für den Fortbestand des Gesundheitssystems engagierte. Die Bestätigung des durch den Bund unilateral eingebrachten und verabschiedeten CHA durch das NFH bekräftigte außerdem noch einmal die Rolle des Bundes als Beschützer des *Medicare*-Programms. Entsprechend fiel die Reaktion des Premierministers aus: „I can assure Canadians that the report will not be gathering dust on a shelf. Our government will be acting on these recommendations in the days, months and years to come." (Premierminister Chrétien zit. nach Gray 1997: 891) Diese Äußerung muss jedoch bereits vor dem Hintergrund des anstehenden Wahlkampfes gesehen werden. Am 2. Juni 1997 fanden auf Bundesebene Wahlen statt, welche die Liberale Partei mit Jean Chrétien klar für sich entscheiden konnten.

Kritiker an der Arbeit des NFH behaupten, dass Premier Chrétien mit dem NFH versucht habe, seine erste Amtszeit als Premierminister zu überstehen, ohne die grundlegenden Probleme im Gesundheitssystem angehen zu müssen (vgl. Gray 2002: 1199). Hierfür spricht insbesondere der Zeitpunkt der Einsetzung des NFH. Im Herbst 1994 stand die Regierung kurz vor der Beendigung ihres *program review*. Dieses *program review* hatte zum Ziel, sämtliche Programme des Bundes auf den Prüfstand zu stellen, um gegebenenfalls Kürzungen mit dem Ziel der Defizitreduktion durchzuführen (vgl. Lazar 1998a: 5 und Prince 1999: 176). Entsprechend klar war bereits zu diesem Zeitpunkt, dass in vielen Politikfeldern in den kommenden Jahren erhebliche Einsparungen durchgeführt werden würden.

Während nun auf der einen Seite mit Einführung des CHST die finanzielle Beteiligung des Bundes an der Gesundheitsversorgung verringert wurde, sollte das NFH nahezu zeitgleich den Beginn einer neuen, stärkeren Rolle des Bundes in diesem Politikfeld symbolisieren. Die Einsetzung des Gremiums zu einer Zeit, in der massive Kürzungen der Bundesregierung im Gesundheitssektor absehbar waren, muss daher als Versuch gewertet werden, trotz finanzieller Kürzungen die Rolle des Bundes in diesem Politikfeld zu stärken oder zumindest zu sichern. Insofern kann man von einer politisch-taktischen Instrumentalisierung des Beratungsgremiums NFH durch die Bundesregierung sprechen.

Zu dieser Interpretation passt, dass die Regierung keine unabhängige *Royal Commission*, sondern ein vergleichsweise regierungsnahes Beratungsgremium einsetzte. Die Gefahr von ungewollten Empfehlungen konnte so minimiert werden. Folglich war das NFH in erster Linie ein Mittel der *blame avoidance*. Die Tatsache, dass nur Monate nach der Einsetzung im Februar 1995 die Bundesregierung unter anderem weit reichende Kürzungen beim EPF ankündigte, verstärkt diesen Eindruck. „When he announced the National Forum on Health, the prime minister had to have known that the restructuring of health delivery systems was about to accelerate dramatically, and the federal government would reduce support to the provinces." (Lindquist 1999: 44f) Zwar kann man in dieser Phase bereits von einer *accumulation of anomalies* in der Gesundheitspolitik sprechen. Allerdings hatte die Bundesregierung in dieser Zeit noch kein Interesse daran, grundlegende Reformen in Angriff zu nehmen, da sie zunächst den Haushalt konsolidieren wollte. Auch bestand keine Konkurrenzsituation zwischen verschiedenen gesundheitspolitischen Paradigmen, da das NFH weitestgehend das bestehende System bestätigte und kein Konzept für eine alternative institutionelle Ausgestaltung der Gesundheitsversorgung (etwa durch ein Votum für die Zulassung privater Krankenversicherungen) entwickelte.

15.3. Der Einfluss des National Forum on Health

Hinsichtlich der Umsetzung der Ergebnisse des NFH sind insbesondere die Empfehlungen von Interesse, in welchen sich das Gremium für ein nationales *Pharmacare* und für ein *Home Care* Programm aussprach (vgl. Flood 2002a: 50). Bis heute sind diese Vorschläge nicht umgesetzt worden, obwohl die Bundesregierung bei Veröffentlichung des Berichts ankündigte, entsprechende Initiativen auf den Weg bringen zu wollen (vgl. O'Neill 1997: 181). Zwar wurde für den Pflegebereich von der Bundesregierung Anfang 2000 ein neues Programm vorgestellt. Allerdings scheiterten diese Pläne an Widerständen auf Seiten der Provinzen. Es erscheint logisch, dass die Provinzregierungen in dieser Phase nur ein begrenztes Interesse an neuen Programmen hatten. Der Bund hatte erst wenige Jahre zuvor seinen Anteil an der gemeinsamen Finanzierung von bereits etablierten Programmen verringert und die Provinzen zogen hieraus den Schluss, dass man sich nicht auf langfristige Finanzierungszusagen des Bundes verlassen konnte. Somit wurden insbesondere jene Empfehlungen des NFH nicht umgesetzt, welche sich stark auf die institutionelle Ausgestaltung des bestehenden Gesundheitssystems ausgewirkt hätten. Selbstverständlich wären auch die finanziellen Folgen eines neuen *Pharmacare* und *Home Care* Programms erheblich gewesen.

Die Provinzen hatten sich zu den Ergebnissen des NFH eher zurückhaltend geäußert, da sie im NFH ein Instrument der Bundesregierung sahen, um parallel zu den Kürzungen bei den Finanztransfers die Rolle des Bundes im Politikfeld Gesundheit zu stärken. Somit waren die Chancen des Politikberatungsgremiums, die gesundheitspolitische Entwicklung nachhaltig zu beeinflussen, bereits zu Beginn seiner Arbeit gering. Die Atmosphäre zwischen Bund und Provinzen war zu dieser Zeit bereits nachhaltig gestört. Für die Umsetzung umfangreicher Reformvorschläge hätte es einer neuen, kooperativen Arbeitsgrundlage zwischen Bund und Provinzen bedurft, da nur beide Ebenen gemeinsam in der Gesundheitspolitik langfristige und grundlegende Veränderungen umsetzen können. Das NFH als Instrument der Bundesregierung war jedoch aufgrund seiner mangelhaften Unabhängigkeit nicht in der Lage, als eine Art *honest broker* vermittelnd zwischen Bund und Provinzen zu agieren und so eine neue Basis für die Kooperation der beiden Entscheidungsebenen in der Gesundheitspolitik zu entwickeln. Das Potential für einen grundlegenden Politikwandel aufgrund der Arbeiten des NFH war damit sehr begrenzt.

Auch der Dialog mit der Öffentlichkeit fand im Vergleich etwa zur Arbeit einer *Royal Commission* nur in begrenztem Umfang statt. Zwar wurde auf verschiedenen Ebenen versucht, die Öffentlichkeit einzubinden, allerdings war der Öffentlichkeit nicht klar, was sich hinter dem NFH verbarg, da es sich um ein völlig neuartiges Beratungsinstrument handelte. Auch die Diskussionsgruppen und die Telefonbefragungen des NFH konnten an dem insgesamt nur begrenzten Öffentlichkeitsbezug der Arbeit des Gremiums nichts ändern, was nicht unerheblich zum Scheitern des Gremiums beitrug. Vielen Bürgern erschien das NFH als eine Art Diskussionsrunde von Experten. Entsprechend lautet auch das Fazit der ehemaligen Gesundheitsministerin Bégin:

> „Nobody understood the format, and to this day I think most people haven't a clue of what it was and what it did. [...] they certainly did not leave the impression or the perception that they talked to or listened to the public. They were a think-tank of experts." (Interview Bégin)

Allerdings unterschieden sich die Bewertungen der Einbindung der Öffentlichkeit in die Arbeit des NFH erheblich. So bewertete etwa das damalige Mitglied des NFH, Steven Lewis, die öffentliche Konsultationsphase des NFH erheblich positiver:

> „There was an extensive public consultation process with the forum. There were focus groups, major conferences; I would say as extensive if not more so than the Romanow Commission's [...] And in a way, the Romanow Commission build on the forum's work." (Interview Lewis)

Zwar hatte das NFH, wie dargestellt, versucht, Bürger in ihren Beratungsverlauf einzubinden, aber dies hatte kaum zu einer breiteren öffentlichen Rezeption der Arbeit des NFH geführt. Gray fasste diesen Sachverhalt mit den Worten „The National Forum on Health is talking, but is anybody listening?" (Gray 1996: 233) zusammen. Wäre es dem NFH gelungen, die Öffentlichkeit effektiver in ihren Beratungsverlauf einzubinden, wäre es den Provinzregierungen erheblich schwerer gefallen, die Arbeit des Gremiums zu ignorieren.

In Reaktion auf die Aktivitäten der Bundesregierung in der Gesundheitspolitik veröffentlichten die Premierminister der kanadischen Provinzen am 29. Januar 1997 ein gemeinsames Positionspapier mit dem Titel *A Renewed Vision for Canada's Health System* (Canadian Intergovernmental Conference Secretariat 1997), in dem sie ihre Vision für ein erneuertes kanadisches Gesundheitswesen darstellten. Die Provinzpremiers hatten sich auf die Abfassung eines entsprechenden Dokuments im August 1996 verständigt. Der Text wurde in mehreren Arbeitsgruppen vorbereitet und befasste sich insbesondere mit dem Thema *roles and responsibilities* (vgl. Lindquist 1999: 45). Mit dem Papier sollte die Rolle der Provinzen in der nationalen gesundheitspolitischen Debatte gestärkt und ein Gegenpunkt zur Arbeit des NFH gesetzt werden.

„Provincial/Territorial ministers hope that their vision document, combined with the pending report of the National Forum on Health, provides a solid basis for continued meaningful dialogue with the federal government to develop a Joint vision for the health system of the future." (Canadian Intergovernmental Conference Secretariat 1997)

In dem Papier, welches nur wenige Tage vor dem Bericht des NFH veröffentlicht wurde, forderten die Provinzen den Bund insbesondere auf, eine stabile Finanzierungsbasis für die Gesundheitsversorgung zur Verfügung zu stellen (vgl. Maioni 1999: 102).

Mit der Veröffentlichung des Positionspapiers machten die Provinzen noch einmal deutlich, dass das NFH von ihnen nicht als ein Instrument für eine breite gesundheitspolitische Debatte, sondern als ein weiterer Versuch der Einflussnahme des Bundes in einem Kompetenzbereich der Provinzen angesehen wurde. Nicht zuletzt durch die Kürzung der Finanztransfer, durch die Stärkung der Rolle der Provinzpremiers in den Debatten über eine Verfassungsreform und durch den generellen Trend hin zu einer bedeutsameren Rolle der Provinzen im kanadischen Gemeinwesen empfanden es die Provinzen als legitim, die Position des Bundes in der Gesundheitspolitik mehr als je zuvor in Frage zu stellen und auf die Autonomie der Provinzen zu verweisen (vgl. Maioni 1999: 101). Insofern war das Desinteresse der Premiers an den Ergebnissen des NFH auch Ausdruck eines größeren Selbstbewusstseins der Provinzen.

Trotz des weitgehenden Scheiterns des NFH konnte es dennoch in einem kleinen Teilbereich die Weiterentwicklung des Gesundheitssystems beeinflussen. So hatte das NFH vorgeschlagen, ein nationales Gesundheitsinformationssystem aufzubauen (vgl. NFH 1997a: 28) Dieses Ziel wurde in den folgenden Jahren von der Bundesregierung konsequent weiter verfolgt und im Jahr 2002 wurde die Gründung der *Canada Health Infoway Inc.* bekannt gegeben. In diesem Teilbereich konnte sich das NFH mit seinen Vorschlägen also durchsetzen, wobei dieser Erfolg nur einen sehr kleinen Ausschnitt des Gesundheitssystems betraf und es zumindest fraglich ist, ob die Informationsstrukturen im Gesundheitswesen aufgrund der Entwicklung moderner Technologien nicht ohnehin ausgebaut worden wären.

Als weiterer Erfolg des NFH wird von einigen Beobachtern angeführt, dass in einer Zeit, in der die allgemeine Reformrhetorik zu einer stärker privatwirtschaftlich orientierten Leistungserbringung im Gesundheitswesen tendierte, das Gremium mit seinen Vorschlägen für die Ausweitung des staatlichen *Medicare*-Programms auf die Bereiche Pflege und verschreibungspflichtige Medikamente, einen Gegenpol in der öffentlichen Debatte bildete. Das NFH sah in der Ausgestaltung des kanadischen Gesundheitssystems eine Manifestation kanadischer Grundwerte, welche zu erhalten und zu schützen seien (vgl. Kenny 2004). Daher sprach sich das NFH nicht nur gegen neue privatwirtschaftliche Elemente aus, sondern es forderte sogar den Ausbau des staatlichen Systems in bisher noch privat finanzierte Bereiche der Gesundheitsversorgung:

> „We believe that implementing our recommendations on pharmaceuticals will, in the long run, result in a net decrease in total drug costs for Canadians. [...] To finance pharmacare, we are proposing a shift, over time, from private spending (by individuals directly or through private insurance for health benefits) to public spending, either through tax increases or premiums or both." (NFH 1997a: 23)

Außerdem hatte das NFH dazu beigetragen, die gesellschaftliche Debatte über gesundheitspolitische Fragen weiter zu befördern und mit seinem Arbeitsergebnis, dass das bestehende *Medicare*-System in seiner Substanz funktionstüchtig und erhaltenswert sei, formulierte es eine Position, welche von vielen Bürgerinnen und Bürgern geteilt wurde. Das Mitglied des NFH, Mamoru Watanabe, fasste die Ergebnisse folgendermaßen zusammen:

> „The forum believes that Canada's health care system is fundamentally sound. Firstdollar coverage for ‚medically necessary' services financed through general taxation ensures that Canadians will receive medical attention when they need it, and a singlepayer system reduces administrative costs and promotes cost reduction rather than cost shifting. The current level of combined public and private spending on health care – just under 10% of the gross domestic product – is sufficient to support access to medically necessary services. [...] Medicare must be preserved." (Watanabe 1997: 999).

Insgesamt gesehen lässt sich der Einfluss des NFH bestenfalls als Wandel erster Ordnung kategorisieren. Es kam zu keinem Wandel in der Zielhierarchie und auch die Instrumente der Politikdurchsetzung wurden in Folge der Arbeiten des NFH nicht verändert. Ebenso wie die Enquete-Kommission im deutschen Fall scheiterte das NFH an politisch-taktischen Versuchen der Instrumentalisierung von wissenschaftlichem Sachverstand durch die politischen Akteure (im konkreten Fall: durch die liberale Bundesregierung). Angesichts der hochgesteckten Ziele und der Erwartungen an die Arbeit des NFH muss dessen Arbeit daher in weiten Teilen als gescheitert angesehen werden. Zu diesem Scheitern trug bei, dass die Frage der Finanzierung der Reformempfehlungen des NFH nicht hinreichend im Abschlussbericht geklärt worden war. Entsprechend fiel die Bewertung der Empfehlungen zur Ausweitung des *Medicare*-Systems auf Arzneimittel und Pflegeleistungen durch den Nachfolger von Gesundheitsminister Dingwall, Allan Rock, aus: „(The Forum, d.A.) [...] didn't come up with how we can afford this system." (Rock zit. nach Sibbald 2001: 1609) Entsprechend leicht fiel es den politischen Akteuren, unter Verweis auf die mangelnde Finanzierbarkeit eine Umsetzung unliebsamer Vorschläge abzulehnen.

16. Das Social Union Framework Agreement

Die Sparmaßnahmen der Bundesregierung führten dazu, dass der Bund 1998 zum ersten Mal seit 1969/70 wieder einen ausgeglichenen Haushalt ohne Neuverschuldung vorlegen konnte (vgl. Hobson/St-Hilaire 2000: 169f). Angesichts dieser neuen finanziellen Handlungsspielräume der Bundesregierung und in Anbetracht der notwendigen Erneuerung der sozialpolitischen Programme kamen Bund und Provinzen überein, ihre sozialpolitische Zusammenarbeit auf eine neue Grundlage zu stellen. Diese Entscheidung ist auch vor dem Hintergrund des zweimaligen Scheiterns einer umfassenden Verfassungsreform zu sehen, welche in jedem Fall zu einer Veränderung der Rahmenbedingungen der kanadischen Sozialpolitik geführt hätte (vgl. Russell 2004).

Am 4. Februar 1999 unterzeichneten alle Provinzen (außer Québec) und die Bundesregierung das *Social Union Framework Agreement* (SUFA),[14] welches für die Sozialpolitik einen einheitlichen, subkonstitutionellen Handlungsrahmen schaffen sollte. Wie es in der Übereinkunft heißt, basierte das SUFA hierbei auf „[...] mutual respect between orders of government and a willingness to work more closely together to meet the needs of Canadians." (Social Union Framework Agreement 1999) Interessanterweise lässt sich das SUFA hierbei als ein erneutes Beispiel für *elite accomodation* anführen, obwohl diese Form der Erarbeitung politischer Problemlösungen eigentlich als delegitimiert galt und gilt (vgl. Cameron/Simeon 2001: 77 und 81).

Die Provinzen hatten nach den schlechten Erfahrungen mit der unilateralen Kürzung von Finanztransfers durch den Bund den Wunsch, die sozialpolitische Zusammenarbeit der beiden politischen Entscheidungsebenen auf eine neue Grundlage zu stellen. Für die Provinzen stellte somit das Übereinkommen den Versuch dar, die Anwendung der *federal spending power* in einen rechtlich fixierten und somit berechenbaren Rahmen zu fassen (vgl. Gibbins 2001: 7). Dass die Bundesregierung unter Chrétien hierzu grundsätzlich bereit war, zeichnete sich bereits in der Thronrede von 1996 ab, als Chrétien versprach, keine neuen kofinanzierten Programme ohne die Zustimmung der Mehrheit der Provinzen einzuführen (vgl. Clarkson/Lewis 1999: 329).

---

[14] Der exakte Titel der Übereinkunft lautet: *A Framework to Improve the Social Union for Canadians.*

Das Social Union Framework Agreement

Im SUFA verpflichtete sich die Bundesregierung, in Zukunft keinerlei Sozialprogramme mehr (ohne vorherige Zustimmung) im Kompetenzbereich der Provinzen einzuführen (vgl. Jenson 2003: 91). Der Bund verpflichtete sich außerdem dazu, seine Finanztransfers für die im CHST zusammengefassten Programme wieder auf das Niveau vor Einführung des CHST zu erhöhen (vgl. Scott 2001: 83). Im Gegenzug akzeptierten die Provinzen – mit Ausnahme Québecs – das Recht der Bundesregierung, im Rahmen seiner *federal spending power* auch in Politikfeldern, welche nicht im Kompetenzbereich des Bundes liegen, Ausgaben zu tätigen (vgl. Noel/Graefe 2000: 156). Des Weiteren wurde ein Konfliktlösungsmechanismus eingerichtet, der bei Kontroversen über nationale Standards und die Nutzung der *spending power* angewandt werden sollte. Außerdem wurde festgelegt, dass die kanadischen Bürger einen stärkeren Einfluss hinsichtlich der Bewertung von sozialpolitischen Programmen haben sollten (vgl. Gibbins 2001: 9 und 15f). Allerdings ist bisher nicht erkennbar, dass der Konfliktlösungsmechanismus und die verstärkte Bürgerbeteiligung Einfluss auf die Sozialpolitik von Bund und Provinzen hatten.

Im SUFA wurden außerdem noch einmal die im CHA festgeschriebenen Prinzipien des *Medicare*-Systems aufgeführt und bestätigt (vgl. Lazar 2000: 101). Damit wurde in einigen Provinzen bereits angedachten Privatisierungen auf formaler Ebene (erneut) ein Riegel vorgeschoben. Einige Beobachter wie beispielsweise Marchildon gehen sogar davon aus, dass die vorausgegangenen Kontroversen in der Gesundheitspolitik ursächlich zum Zustandekommen des SUFA beitrugen (vgl. Marchildon 2004b: 4). Als gesichert kann diesbezüglich gelten, dass die Probleme in der Gesundheitsversorgung (welche zumeist den größten Ausgabenblock in den Provinzhaushalten darstellt) in erheblicher Weise dazu beitrugen, eine Übereinkunft zwischen Bund und Provinzen auf den Weg zu bringen.

Auch die symbolische Bedeutung des SUFA sollte in diesem Zusammenhang nicht unterschätzt werden. Das zweimalige Scheitern von Versuchen einer verfassungsrechtlichen Erneuerung Kanadas hatte den Glauben der Bevölkerung in die Problemlösungsfähigkeit der politischen Akteure tief erschüttert. Insofern war das SUFA auch der Versuch zu beweisen, dass unterhalb der Verfassungsebene die politischen Akteure in einzelnen Politikfeldern durchaus zu Erneuerung und Reform fähig waren. Natürlich wurde die symbolische Bedeutung der Übereinkunft durch die Weigerung Québecs, das SUFA zu unterzeichnen, geschmälert. Nichts desto weniger war die symbolische Funktion von erheblicher Bedeutung (vgl. Gibbins 2001: 7). Von einigen Kritikern wurde jedoch bereits kurz nach der Verabschiedung des SUFA auf die Gefahr hingewiesen, dass die Regelungen relativ leicht ignoriert und somit das SUFA folgenlos bleiben könnte (vgl. Lazar 2000: 119). Für den Bereich der Gesundheitspolitik ist jedenfalls derzeit nicht erkennbar, dass das SUFA die Dynamik der Kooperation von Bund und Provinzen in irgendeiner Form beeinflusst hat.

17. Der First Ministers' Accord vom September 2000

Laut einer Umfrage aus dem Jahr 2000 war aus Sicht der Bevölkerung das größte innenpolitische Problem in Kanada die Reform der Gesundheitsversorgung (*lead concern* von 55 Prozent der Befragten). Erst in relativ weitem Abstand folgten die Themen Bildungspolitik mit 23 Prozent und Steuerbelastung mit 19 Prozent (vgl. O'Reilly 2001a: 39). Die Kürzungen des Bundes, die zu erheblichen Kostenbegrenzungs- und Kostensenkungsmaßnahmen auf Seiten der Provinzen geführt hatten, waren nicht ohne Folgen für die Leistungsfähigkeit des Gesundheitssystems geblieben. Medienberichte etwa über Engpässe in der medizinischen Versorgung verunsicherten die Bevölkerung und steigerten den politischen Handlungsdruck. Wartelisten waren ein besonders häufig angeführter Indikator der Leistungsdefizite des Gesundheitssystems.

Angesichts der offensichtlichen Probleme in diesem Politikfeld schlug der damalige Bundesgesundheitsminister Rock im Januar 2000 ein neues Programm zur Reform des kanadischen Gesundheitssystems vor. Neben der Einführung von nationalen Standards wollte die Bundesregierung außerdem ein neues Versicherungsprogramm im Pflegesektor einführen. Sie kam damit einer langjährigen Forderung nicht nur vieler gesellschaftlicher Gruppen, sondern auch des NFH nach. Das Programm sollte wie schon zuvor *Medicare* über eine Kostenteilung von Bund und Provinzen finanziert werden. Die Reaktionen der Provinzen waren voraussehbar. Zwar bekundeten einige Provinzen ihr grundsätzliches Interesse an einer neuen Pflegeversicherung. Angesichts der Kürzungen der Finanztransfers des Bundes in den Jahren zuvor und der massiven Probleme, vor denen die Provinzen bei der Finanzierung von Gesundheitsleistungen im Rahmen des *Medicare*-Programms standen, lehnten sie aber mehrheitlich neue Programme ab und forderten den Bund vielmehr dazu auf, zunächst seinen Verpflichtungen im Rahmen des CHST nachzukommen (vgl. Boychuk 2002: 126). Nachdem der Plan von Minister Rock somit gescheitert war, versuchte die Regierung Chrétien, zu einer kleinräumigeren Übereinkunft mit den Provinzen zu kommen.

Ergebnis dieser Bemühungen war eine Übereinkunft, welche am 11. September 2000 unterzeichnet wurde und in dessen Rahmen die Premierminister des Bundes und der Provinzen eine Reihe von Maßnahmen beschlossen, welche die Leistungsfähigkeit des kanadischen Gesundheitssystems sichern sollten. Diesem Treffen vorausgegangen war eine Zusammenkunft der Premierminister der Provinzen vom 9. bis 11. August 2000 in Winnipeg. Hier hatten die Premiers ihre

Verhandlungsposition abgestimmt und den Bericht *Understanding Canada's Health Care Costs* verabschiedet, welcher die Forderung nach höheren Finanztransfers des Bundes fundieren sollte (vgl. Provincial and Territorial Ministers of Health 2000). In dem einen Monat später verabschiedeten *First Ministers' Accord on Health Renewal and Early Childhood Development* wurde dieser Forderung Rechnung getragen. Zwar bezeichneten einige Premiers die finanziellen Angebote des Bundes als unzureichend; sie konnten die Gelder jedoch nicht einfach ablehnen und unterzeichneten das Abkommen, dessen zentrales Element der so genannte *Action Plan for Health System Renewal* war (vgl. Marchildon 2004b: 5f). Im Rahmen dieses *Health Action Plans* sollten die Bundeszuschüsse im Rahmen des CHST um 21,2 Mrd. Can$ über fünf Jahre erhöht werden. Hierzu gehörten insbesondere zusätzliche Geldmittel für die folgenden drei Bereiche:

1. Eine Mrd. Can$ für den Zeitraum 2000/2002 zur Anschaffung neuer diagnostischer und anderer High-Tech-Behandlungsgeräte;
2. 800 Mio. Can$ über vier Jahre für einen *Health Transition Fund*, aus dem Reforminitiativen im Bereich der Primärversorgung finanziert werden sollten;
3. 500 Mio. Can$ für die Schaffung eines *Canada Health Infoway*, zur besseren informationstechnischen Vernetzung in der medizinischen Versorgung.

Die Einrichtung eines *Canada Health Infoway* ging hierbei – wie bereits erwähnt – auf eine Forderung des NFH zurück und kann als dessen größter Erfolg gewertet werden (vgl. Health Canada 2003b). Im Gegenzug verpflichteten sich die Provinzen zur öffentlichen Berichterstattung über die Leistungsfähigkeit ihrer Gesundheitssysteme. Um eine Vergleichbarkeit zu gewährleisten, wurden hierzu insgesamt acht Prioritäten festgeschrieben (vgl. Tuohy 2002: 39).

Eine Bewertung des *First Ministers' Accords* muss vor dem Hintergrund der nur knapp zwei Monate später anstehenden Bundeswahlen erfolgen. Mit dem erfolgreichen Abschluss der Verhandlungen über den *Health Accord* war es der Bundesregierung gelungen, im Angesicht des nahen Wahltermins einen wichtigen Teilerfolg zu erringen. Zwar hatte der Bund weitestgehend auf die Festlegung von Konditionen für die Verteilung der neuen Gelder an die Provinzen verzichtet. Er erreichte allerdings sein Ziel, durch den *Accord* die Autorität des Bundes in gesundheitspolitischen Fragen erneut herauszustellen (vgl. Flood/ Sullivan 2004: 359). Im folgenden Wahlkampf stellte sich die Liberale Partei als Beschützer des *Medicare*-Systems dar und kritisierte insbesondere die *Canadian Alliance* als diejenige Partei, die das bestehende System abschaffen und durch eine „Zwei-Klassen-Medizin" ersetzen wolle (vgl. Gray 2000b). Der Erfolg der Liberalen Partei bei den Wahlen bestätigte den aktivistischen Kurs der Bundesregierung in Fragen der Gesundheitspolitik und ihre Position bezüglich des Erhalts des *Medicare*-Systems.

Jedoch schon kurze Zeit nach Verabschiedung des *First Ministers' Accords* forderten einige Provinzen (insbesondere Premier Mike Harris aus Ontario und Ralph Klein aus Alberta) weitere Finanztransfers von Seiten des Bundes (vgl. Tuohy 2002: 39). Die Provinzen beschuldigten den Bund, trotz der Erhöhung des CHST-Volumens in Folge des *Health Accords* längerfristig einen immer kleineren Anteil der Ausgaben für die Gesundheitsversorgung der Bevölkerung zu finanzieren. Angesichts der steigenden Ausgaben der Provinzen für das Gesundheitswesen sahen einige Provinzpremiers das System hierdurch in seiner Substanz gefährdet. Der *First Ministers' Accord* hatte die Konflikte zwischen Bund und Provinzen somit nicht lösen, sondern nur kurzfristig lindern können.

Sowohl das SUFA als auch der *Health Accord* waren ein Ergebnis spezifischer Anforderungen an die politischen Akteure und Reaktionen auf strukturelle Reformnotwendigkeiten; zum einen in der sozialpolitischen Zusammenarbeit zwischen Bund und Provinzen allgemein und zum anderen in einem besonders bedeutsamen Politikfeld – der Gesundheitspolitik. Der strukturelle Reformdruck blieb jedoch trotz dieser Übereinkommen bestehen. Bezüglich des Verhältnisses von SUFA und *Health Accord* ist wichtig festzuhalten, dass die Regierung von Québec nur den *Health Accord* unterzeichnete. Insofern kann man davon sprechen, dass Québec mit dem *Health Accord* zumindest im Bereich der Gesundheitspolitik wieder in die sozialpolitische Zusammenarbeit zwischen Bund und Provinzen integriert werden konnte (vgl. Gibbins 2001: 6).

18. Resümee: Gesundheitsreformen und Politikberatung in Kanada

Die Gesundheitspolitik hat in den vergangenen Jahren in der kanadischen *federal-provincial diplomacy* (vgl. Cameron/Simeon 2001: 58ff) eine immer größere Bedeutung erlangt. Einige Autoren sprechen sogar davon, dass die Gesundheitspolitik die Verfassungsfrage als zentrales Thema politischer Konsultationen zwischen Bund und Provinzen abgelöst hat (vgl. Boychuk 2002: 123). Die große Bedeutung, welche die kanadische Bevölkerung dem Erhalt eines funktionsfähigen *Medicare*-Systems beimisst, führt dazu, dass alle politischen Akteure versuchen, in diesem Politikfeld eine herausgehobene Position einzunehmen. Hinzu kommt, dass die Rollen und Aufgaben der beiden politischen Ebenen in diesem Politikfeld nicht eindeutig definiert sind.

Dies führt insbesondere bei Finanzierungsfragen dazu, dass sowohl der Bund als auch die Provinzen versuchen, die jeweils andere Seite für Defizite in der Finanzierung verantwortlich zu machen, wohingegen sie sich selbst als „Beschützer" des *Medicare*-Systems darzustellen versuchen. Die Rolle des Bundes ist hierbei besonders interessant. Zunächst reagierte die Bundesregierung auf die krisenhafte Situation des Gesundheitssystems mit Schuldzuweisungen an die Provinzen. In einem weiteren Schritt versucht die Bundesregierung dann jedoch, auf die Provinzen einzuwirken, um gemeinsame Reformansätze zu entwickeln, die eine größere inhaltliche Rolle des Bundes – über reine Finanzierungsaspekte hinaus – in der Gesundheitsversorgung zur Folge gehabt hätten.

> „As a result of its complex and, at times, paradoxical role in health care, the federal government's strategy has three delicately balanced elements: it portraits the health care system as being in crisis; it carefully denies any responsibility of this crisis; and, simultaneously, it ensures that Ottawa will have a central role in any remedial prescriptions – preferably going beyond simply providing greater transfers to the provinces." (Boychuk 2002: 123)

Insgesamt gesehen war die Geschichte des kanadischen Gesundheitssystems bis zum Jahr 2000 äußerst wechselhaft. Politikberatende Gremien haben diese Entwicklung mehrfach nachhaltig geprägt. In der Hochphase des Ausbaus des kanadischen Wohlfahrtsstaates Mitte der 1960er Jahre hatte die erste Hall-Kommission einen entscheidenden Anteil an der Etablierung eines pankanadischen, steuerfinanzierten Gesundheitssystems. Dieser pfadentscheidende Einfluss der *Royal Commission* ergab sich zum einen aus der institutionellen Ausgestaltung des Beratungsinstruments und zum anderen aus den politischen und hierbei insbesondere aus den politisch-kulturellen Kontextfaktoren.

Durch die Unsicherheiten, welche auf allen Seiten hinsichtlich der zukünftigen Ausgestaltung des Gesundheitssystems bestanden, war es der Kommission möglich, basierend auf einer wissenschaftlich fundierten und von öffentlichen Konsultationen begleiteten Beratungsarbeit einen nachhaltigen Einfluss auf die weitere Entwicklung des Systems auszuüben. Hierbei wirkte begünstigend, dass in dem zu bearbeitenden Politikfeld noch kein nationales, umfassendes System existierte und die Kommission entsprechend grundlegende Arbeiten leisten konnte. Trotz der für eine Umsetzung der Empfehlungen günstigen Atmosphäre dauerte es dennoch mehrere Jahre, bis es letztendlich zu einer Umsetzung kam. Mit ihren Empfehlungen prägte die Kommission die weitere Entwicklung des Systems bis heute.

Mit sinkendem Wirtschaftswachstum und neuen Herausforderungen geriet in den folgenden Jahren das Gesundheitssystem unter erheblichen Reformdruck. Noch einmal gelang es einem politikberatenden Gremium (der zweiten Hall-Kommission), den Entwicklungspfad des kanadischen Gesundheitssystems zu prägen. Bis heute bildet der aus dem Bericht dieser Kommission hervorgegangene CHA die rechtliche Grundlage des Gesundheitssystems. Die Empfehlungen zielten hierbei weniger darauf ab, das System umzugestalten, sondern es ging vielmehr darum, durch kleinräumige Reformen die Defizite des Systems abzumildern. Insbesondere politische Nützlichkeitserwägungen (bezüglich eines nationalen Gesetzes zum „Schutz" des *Medicare*-Systems) waren Anfang der 1980er Jahre ausschlaggebend für die Umsetzung der Empfehlungen. Gleichwohl materialisierten sich die erhofften Zustimmungsgewinne für die Regierung Trudeau nicht, was insbesondere an der Unterstützung der oppositionellen Konservativen für den vorliegenden Gesetzentwurf lag.

Während die in den Jahren der Mulroney-Regierung beschlossenen Kürzungen in einer Vielzahl von Sozialprogrammen nur begrenzte Folgen für das Gesundheitssystem hatten, führten spätestens die Maßnahmen der liberalen Regierung Chrétien Mitte der 1990er Jahre zu einer erheblichen Verschlechterung der finanziellen Ausstattung des Gesundheitswesens. Dass ausgerechnet in dem Jahr, in welchem die massivsten Kürzungen bei den Finanztransfers für *Medicare* durchgeführt wurden, von Chrétien ein neues nationales politikberatendes Gremium eingesetzt wurde, erscheint hierbei nur auf den ersten Blick überraschend. Die Bundesregierung nutzte das NFH als Instrument zur Legitimation der Rolle des Bundes in der Gesundheitspolitik und zur *blame avoidance* im Angesicht massiver Finanztransferkürzungen.

Das NFH kann somit als beispielhaft für die Instrumentalisierung politischer Beratungsgremien angesehen werden. Einerseits sollte das Gremium grundlegende Reformen vorbereiten, andererseits fehlte es dem NFH jedoch an der hierfür notwendigen Unabhängigkeit. Auch konnte das NFH auf institutioneller Ebene nicht von den Erfahrungen früherer *Royal Commissions* profitieren, da sich die Ausgestaltung der beiden Beratungsinstrumente stark unterschied. Durch die Nichtbeteiligung der Provinzen waren die Erfolgsaussichten dieses Beratungsgremiums von Beginn an gering. Durch die nur begrenzte Beteiligung der Öffentlichkeit konnte das Gremium auch auf diesem Wege keinen Handlungsdruck erzeugen, der zur Umsetzung der Empfehlungen notwendig gewesen wäre. Verstärkend hinsichtlich des geringen Einflusses des NFH wirkte außerdem, dass die Bundesregierung dem Abbau des Haushaltsdefizits die höchste Priorität einräumte und Reformen in einzelnen Politikfeldern (und damit auch in der Gesundheitspolitik) hinter diesem Ziel zurückstehen mussten. Die teilweise äußerst kostenintensiven Vorschläge des NFH passten daher nicht zur politischen Agenda der Bundesregierung.

Erst nachdem sich die politischen Rahmenbedingungen (durch neue Haushaltsüberschüsse des Bundes) geändert hatten, bestand auf politischer Ebene erneut die Chance, strukturelle Gesundheitsreformen zu entwickeln. Erste Ansätze einer Neuausrichtung der Zusammenarbeit von Bund und Provinzen in der Sozialpolitik über das SUFA und den *Health Accord* hatten jedoch keinen durchschlagenden Erfolg. Da das Verhältnis von Bund und Provinzen durch die einseitigen Kürzungen der Bundesregierung erheblich belastet worden war, musste die Regierung Chrétien einen Weg finden, um die Debatte über notwendige Reformschritte im Gesundheitswesen auf eine neue Grundlage zu stellen. Angesichts der positiven Erfahrungen mit der Arbeit von *Royal Commissions* wird verständlich, warum die Regierung Chrétien in dieser Phase erneut auf dieses Instrument zurückgriff.

Teil III:
Die Commission on the Future of Health Care in Canada

1. Beratungsgremien und Reformdebatte im Vorfeld der Einsetzung

Die Debatte über eine grundlegende Modernisierung des Gesundheitswesens dominierte das politische Tagesgeschäft in Kanada gegen Ende der 1990er Jahre. Auf Provinzebene wurden daher eine Reihe von Kommissionen und Beratungsgremien eingesetzt, die politische Handlungsnotwendigkeiten und Reformperspektiven für die Gesundheitspolitik aufzeigen und die Entscheidungsträger entsprechen beraten sollten. Während in der zweiten Hälfte der 1980er und zu Beginn der 1990er Jahre erhebliche Eingriffe in die Gesundheitsversorgung mit dem Ziel der Kostenreduktion durchgeführt worden waren, ohne dass es im Vorfeld zu längeren Untersuchungen durch politikberatende Gremien gekommen war, konnte man in der zweiten Hälfte der 1990er Jahre geradezu von einer „Inflation" von Politikberatungsgremien in der kanadischen Gesundheitspolitik sprechen. Interessanterweise fand diese Nutzung von Beratungsgremien weitgehend unabhängig von der parteipolitischen Zusammensetzung der jeweiligen Provinzregierung statt, denn in nahezu allen Provinzen wurden in dieser Zeit mehr oder weniger umfassende Untersuchungen zu Gesundheitsreformfragen durchgeführt (vgl. Flood 2002a: 53).

Insbesondere der über die Medien vermittelte, wachsende öffentliche Druck war ein wichtiger Faktor für die Einsetzung dieser Gremien. Die Anzahl der Kommissionen und Beratungsgremien verdeutlicht den hohen Problemdruck, welcher in diesem Politikfeld insbesondere in der zweiten Hälfte der 1990er Jahren bestand. Das öffentlich artikulierte Reforminteresse war jedoch nicht nur ursächlich für die Einsetzung von Politikberatungsgremien. Gleichzeitig erhöhte die breite öffentliche Perzeption der Reformnotwendigkeiten im Gesundheitswesen die Chancen für erfolgreiche Reforminitiativen. Angesichts der viel beschworenen *Medicare Crisis* kann man davon ausgehen, dass Ende der 1990er Jahre in weiten Teilen der kanadischen Bevölkerung eine hohe Akzeptanz für grundlegende Reformmaßnahmen bestand.

Die Beratungsgremien hatten damit zumindest theoretisch die Möglichkeit, das durch die öffentliche Krisenstimmung geöffnete *window of opportunity* zu nutzen, um strukturelle Gesundheitsreformvorschläge mit Aussicht auf politische Umsetzung zu entwickeln. Ein völliger Pfadwechsel wäre allerdings kaum auf die Zustimmung breiter Bevölkerungskreise gestoßen, da die prinzipielle Ausgestaltung des Systems auch in diesen Krisenzeiten noch immer eine große Unterstützung genoss und somit eine hohe institutionelle Stabilität aufwies. Gleichwohl hatte sich in dieser Zeit in der Bevölkerung die Erkenntnis durchgesetzt, dass grundlegende Reformen zwingend erforderlich seien. Hatten 1988 in einer Umfrage nur 5 Prozent der Befragten der Aussage zugestimmt, dass das Gesundheitssystem komplett reformiert werden müsse, stimmten dieser Aussage 10 Jahre später bereits 23 Prozent der Befragten zu (vgl. Maioni 2002: 187). Untersuchungen im Rahmen der Arbeit des *Standing Senate Committee on Social Affairs, Science and Technology* wiesen ebenfalls ein sinkendes Vertrauen in das kanadische Gesundheitssystem nach.

Abbildung 2: Umfrage zum Vertrauen in das Gesundheitssystem

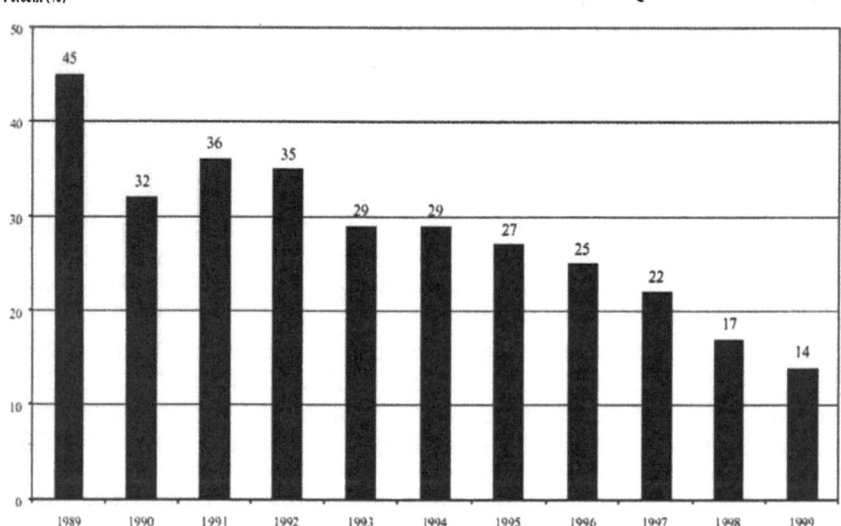

Quelle: Standing Senate Committee on Social Affairs, Science and Technology 2001: 46

Aufgrund steigender Ausgaben für die Gesundheitsversorgung hatten die Provinzen die Leistungserbringung im Rahmen ihrer staatlichen Krankenversicherungen mehrfach auf den Prüfstand stellen müssen. Ein besonders häufig verwendetes Instrument, um die aktuelle Situation und die besonders drängenden Probleme in der Gesundheitsversorgung zu analysieren, waren hierbei politikberatende Gremien.[15] Zu den wichtigsten Kommissionen, die im Vorfeld der Arbeit der im Folgenden ausführlicher zu analysierenden *Commission on the Future of Health Care in Canada* ihre Tätigkeit abgeschlossen hatten, gehörte der *Premier's Advisory Council on Health for Alberta* unter Vorsitz von Don Mazankowski, der bereits unter Premier Mulroney Finanzminister gewesen war. Im August 2000 hatte Alberta's Premierminister Klein die 12köpfige Beraterkommission eingesetzt.

Das Gremium stellte nach 1 ½ Jahren im Dezember 2001 seinen Abschlussbericht (Titel: *A Framework for Reform*) vor. Die zentrale Aufgabenstellung der Kommission lässt sich folgendermaßen zusammenfassen: „To provide strategic advice to the Premier on the preservation and future enhancement of quality health services for Albertans and on the continuing sustainability of the publicly funded health system." (Premier's Advisory Council on Health for Alberta 2001: 11) Da sich Premier Klein bereits mehrfach für eine stärkere privatwirtschaftliche Ausrichtung des kanadischen Gesundheitssystems ausgesprochen hatte, erwarteten Beobachter, dass auch die Empfehlungen der Kommission dieser Position entsprechen würden. Im Bericht der Kommission fanden sich dann eine Reihe von Vorschlägen, die auf eine größere Rolle privater Versorgungsformen hinausliefen (für eine ausführliche Darstellung der Empfehlungen siehe Flood 2002b, Deber 2002 und Lewis/Maxwell 2002).

So schlug Mazankowski beispielsweise vor, dass eine mit Experten besetze *Task Force* einen Katalog all jener Maßnahmen erstellen sollte, die „medizinisch notwendig" seien. Alle anderen Leistungen sollten aus dem Leistungskatalog der staatlichen Krankenversicherung gestrichen und privat abzusichern sein. Für Arme und sozial benachteiligte Gruppen schlug Mazankowski staatliche Hilfen vor, damit sich jene privat für medizinisch nicht notwendige, aber nichtsdestoweniger wichtige medizinische Behandlungen absichern könnten. Diese Empfehlung ähnelte den Vorschlägen, welche vor allem die CMA vor der Einführung von *Medicare* als „Alternativprogramm" zu einer rein staatlichen Krankenversicherung vorgebracht hatte. Damit war die Mazankowski-Kommission eines der wenigen Gremien, welches die Grundlagen der staatlich finanzierten und verwalteten Krankenversicherung in Kanada hinterfragte.

Neben der Mazankowski-Kommission sei an dieser Stelle außerdem auf die Berichte der *Saskatchewan Commission on Medicare* und ihrem Bericht *Caring for Medicare. Sustaining a Quality System* vom April 2001 und auf den ebenfalls 2001 erschienenen Bericht *Emerging Solutions* der so genannten Clair-Kommis-

---

[15] Angesichts des Vielzahl der Kommissionen und Beratergremien kann hier nicht im Detail auf die Arbeit dieser Gremien eingegangen werden. Zumeist haben sich jene auch eher mit provinzbezogenen Aspekten der Gesundheitsversorgung befasst. Der Analyseschwerpunkt dieser Studie liegt jedoch auf Politikberatungsprozessen auf Bundesebene.

sion in Québec (*Commission d'Étude sur les Services de Santé et les Services Sociaux*) verwiesen. Interessanterweise lassen sich diese drei Provinz-Beratungsgremien, welche sich im Vorfeld der Arbeit der Romanow-Kommission mit Gesundheitsfragen befasst hatten, in die Kategorie *Ministerial Task Force* einordnen.

Damit nutzte keine der Provinzen das Instrument der *Royal Commission*, um grundlegende Gesundheitsreformen zu entwickeln. Der Grund hierfür dürfte sein, dass *Royal Commissions* weitaus unabhängiger als eine *Ministerial Task Force* gearbeitet hätten und sie so potentiell zu von der jeweiligen Regierung nicht gewünschten Empfehlungen gekommen wären. Trotz der Vielzahl von Beratungsaktivitäten war es jedoch keiner der Provinzregierungen gelungen, allgemein akzeptierte und hinreichende finanzielle und organisatorische Reformen ihrer Gesundheitssysteme zu entwickeln. Der Problemdruck war auch nach Ende der Arbeiten der Gremien unvermindert hoch. Insofern scheint sich die bereits geäußerte These, dass *Task Forces* selten in der Lage waren, nachhaltigen Einfluss auf die gesundheitspolitische Entwicklung auszuüben, zu bestätigen. Insgesamt gesehen hatten die Provinz-Beratungsgremien nur einen äußerst begrenzten Einfluss.

Auch auf Bundesebene wurde in dieser Zeit deutlich, dass Erhöhungen der Finanztransfers allein nicht hinreichend waren, um den öffentlichen Bedenken und der Kritik der Provinzen an der gesundheitspolitischen Rolle des Bundes entgegenzuwirken. Insbesondere angesichts der durch die Konsolidierung des Bundeshaushaltes zur Verfügung stehenden Mittel waren Begehrlichkeiten auf Seiten der Provinzen entstanden, welche vor allem auf eine Erhöhung des *cash*-Anteils des CHST drängten (vgl. Boychuk 2002: 122). Die Konflikthaftigkeit der gesundheitspolitischen Auseinandersetzung und die inhaltlich sehr weit auseinander liegenden Positionen von Bund und Provinzen hinsichtlich einer Reform des *Medicare*-Systems (die Provinzen verlangten mehr Geld ohne zusätzliche Konditionen, der Bund wünschte eine stärkere inhaltliche Rolle im *Medicare*-System) führten dazu, dass sich die Bundesregierung zur Einsetzung einer *Commission on the Future of Health Care in Canada* entschloss. Angesichts der weit verbreiteten Krisenstimmung in der Bevölkerung und des zerrütteten Verhältnisses von Bund und Provinzen kann man davon sprechen, dass sich das kanadische Gesundheitssystem zum Zeitpunkt der Einsetzung der Kommission an einer *critical juncture* befand. Entsprechend stellte Marchildon fest: „As in the early 1960s, a basic directional decision on Medicare is now required." (Marchildon 2002: 21)

2. Die Einsetzung der Kommission

Nachdem in der Öffentlichkeit der Ruf nach einer grundlegenden Reform des Gesundheitswesens immer lauter geworden war und die Arbeit des NFH an der mangelnden Beteiligung der Provinzen gescheitert war, entschloss sich die Bundesregierung, den Provinzen wieder verstärkt Gelder für die Gesundheitsversorgung zur Verfügung zu stellen. Mit dem im September 2000 beschlossenen *First Ministers' Accord* hatte die Bundesregierung eine Trendwende in der Gesundheitspolitik vollzogen. Nachdem ein ausgeglichener Bundeshaushalt erreicht worden war, konnte der Bund über eine Erhöhung der finanziellen Beteiligung an der Gesundheitsversorgung sein Profil in diesem Politikfeld wieder stärken. Aufgrund der nachhaltigen Verunsicherung der Bevölkerung und der langfristigen Herausforderungen durch den demographischen Wandel, durch erhebliche Kostensteigerungen im Arzneimittelsektor, bei medizinischen Therapien sowie angesichts der Folgen von Freihandelsabkommen und Globalisierungsprozessen auf die Gesundheitsversorgung in Kanada bedurfte es jedoch eines längerfristigen Gesundheitsreformkonzeptes.

In Anbetracht der großen Bedeutung, welche Kanadier ihrem Gesundheitssystem und dessen Funktionsfähigkeit beimessen, war es aus Sicht der Bundesregierung daher nur konsequent, durch die (neuerliche) Einrichtung eines Politikberatungsgremiums (unter besonderer Betonung öffentlichkeitsbezogener Arbeits- bzw. Beteiligungsformen) den Handlungsdruck abzumildern und den Beginn eines grundlegenden Wandels in diesem Politikfeld auch symbolisch einzuleiten. Am 4. April 2001 kündigten Premierminister Chrétien und Gesundheitsminister Rock daher die Einsetzung der *Commission on the Future of Health Care in Canada* (CFHCC) an. In diesem Zusammenhang ist zu erwähnen, dass die Chrétien-Regierung im Vergleich zu früheren Bundesregierungen eigentlich eher zurückhaltend hinsichtlich der Nutzung von *Royal Commissions* war (vgl. d'Ombrain 1997).

Nach Darstellung von Gesundheitsminister Rock sollte die Kommission die Vereinbarungen im Rahmen des *First Ministers' Accord* über die kurz- und mittelfristige Finanzierung der Gesundheitsversorgung durch eine langfristig angelegte Studie zur Zukunftsfähigkeit des bestehenden Systems ergänzen.

> „The Commission will recommend policies and measures over the long term to ensure the sustainability of a universally accessible publicly-funded health system which offers quality services to Canadians and which strikes an appropriate balance among investments in prevention and health maintenance, and those directed to care and treatment." (Government of Canada 2001)

In gewisser Weise überraschte die Einsetzung der Kommission, da Minister Rock noch im März 2000 davon gesprochen hatte, dass man genug Expertisen und Berichte hätte und es nunmehr an der Zeit sei, die Empfehlungen umzusetzen: „[...] we've had enough studies, we've had enough reports, we've had enough commissions. We're now at the stage where by working together we can move from recommendation to action." (Health Canada 2000) Insbesondere die fortlaufende Kritik der Provinzen an dem mangelnden finanziellen Engagement des Bundes (welche auch nach Verabschiedung des *Health Action Plans* im September 2000 nicht verstummte) dürfte jedoch dazu beigetragen haben, dass Minister Rock ein gutes Jahr später der Einsetzung einer neuen Kommission offener gegenüber stand. Auch kann man argumentieren, dass die Bundesregierung in der Einsetzung einer *Royal Commission* ein gutes Mittel sah, um den öffentlichen Handlungsdruck durch eine Delegation der Problembearbeitung in ein Beratungsgremium abzumildern.

Ingesamt kann man feststellen, dass der CFHCC - wie es bei *Royal Commissions* der Regelfall ist - ein recht breit gefasstes Mandat übertragen wurde. Daher musste das Gremium in der ersten Phase seiner Arbeit zunächst einmal klären, mit welchen Fragen man sich befassen und welche Prioritäten hierbei gesetzt werden sollten. Angesichts der Vorgeschichte der Einsetzung der Kommission war jedoch klar, dass der Schwerpunkt der Arbeit des Gremiums auf Finanzierungsfragen liegen musste, da in diesem Bereich grundlegende und gleichzeitig zwischen Bund und Provinzen höchst strittige Fragen bestanden. Hinsichtlich des Mandats der Kommission ist besonders interessant, dass der Kommission nicht nur eine wissenschaftlich orientierte Untersuchungsaufgabe aufgetragen, sondern auch ein diskursives Beratungselement festgeschrieben wurde: „[...] to inquire into and undertake dialogue with Canadians on the future of Canada's public health care system [...]." (CFHCC 2002a: xi)

Der spätere Vorsitzende der Kommission, Roy Romanow, hatte schon während seiner Amtszeit als Premier der Provinz Saskatchewan mehrfach die Einrichtung einer *Royal Commission* zur Gesundheitspolitik auf Bundesebene angeregt, war hierbei jedoch auf kein großes Interesse bei den bundespolitischen Akteuren gestoßen. Dies änderte sich erst, als Premierminister Chrétien Anfang 2001 entschied, doch eine *Royal Commission* einzusetzen (Interview Marchildon). Insgesamt wurden der *Royal Commission* für ihre Arbeit 15 Mio. Can$ zur Verfügung gestellt. Romanow und auch der spätere *Executive Director* der Kommission, Gregory P. Marchildon, hatten bereits im Vorfeld Einfluss auf die Ausgestaltung des Mandates der Kommission nehmen können. In mehreren Treffen zwischen Marchildon und dem stellvertretenden Bundesgesundheitsminister Ian Green wurden die Details der Arbeit der zukünftigen Kommission ausgehandelt. Von Seiten Romanows sollte hierbei insbesondere sichergestellt werden, dass es sich um eine „echte" *Royal Commission* nach dem *Federal Inquiries Act* handelte, die mit entsprechenden Auskunftsrechten und hinreichender Finanzierung ausgestattet sein würde. Daher könnte man auch davon sprechen, dass das Mandat der Kommission ein Aushandlungsergebnis zwischen dem zukünftigen Vorsitzenden und der Leitung des *Department of Health* darstellte.

„What I wanted essentially was to make sure that the royal commission would truly be a royal commission, not an internal fact-finding exercise. That [...] it would be established under the Inquiries Act, in a way, in which it would be free-standing, could supenae witnesses and documents, if necessary [...] and that it would be properly funded." (Interview Romanow)

Jedoch konnte sich Romanow nicht mit seinem Vorschlag durchsetzen, den Zeitrahmen der Kommissionsarbeit zu erweitern. Aus Sicht von Romanow und Marchildon konnte die Kommission in 18 Monaten der Komplexität des Themenfeldes nicht – wie es das Mandat vorsah – in grundlegender Art und Weise Rechnung tragen: „[...] I felt the 18 months timeframe was just simply too tight. It was too compressed for a subject of this complexity and importance." (Interview Romanow) Die Weigerung, den Zeitrahmen der Kommission auszuweiten, dürfte insbesondere auf Überlegungen der Bundesregierung zurückgehen, die Ergebnisse der Kommissionsarbeit gegebenenfalls noch vor den nächsten Wahlen umsetzen zu können. Gleichzeitig würde der Bericht jedoch so spät vorliegen, dass die Bundesregierung nicht bereits 2002 auf ihn reagieren müsste (vgl. Marchildon 2004b: 6). Insgesamt stand der Kommission damit erheblich weniger Zeit zur Verfügung, als im Regelfall einer *Royal Commission* zugestanden wird.

Die Tatsache, dass sich Romanow und Marchildon bereits aus früheren Tätigkeiten kannten, erleichterte die Planung der Aktivitäten der Kommission erheblich. Marchildon war unter anderem als stellvertretender Minister für intergouvernementale Beziehungen und als *Secretary of the Cabinet* in der Regierung Romanow tätig gewesen und kannte somit nicht nur den Kommissionsvorsitzenden, sondern auch die Konflikte zwischen beiden Regierungsebenen aus erster Hand (vgl. Marchildon 2004b: 3). Des Weiteren hatte Marchildon maßgeblich an der Einsetzung der *Saskatchewan Commission on Medicare* mitgearbeitet. Bevor Marchildon 1994 in die Politik gewechselt war, hatte er seinen Doktortitel in Wirtschaftsgeschichte an der *London School of Economics and Political Science* gemacht und war unter anderem von 1989 bis 1994 Professor für Kanada-Studien und Wirtschaftsgeschichte an der *School of Advanced International Studies* der Johns Hopkins Universität. Mit den beiden Politikwissenschaftlern Tom McIntosh und Pierre-Gerlier Forest waren damit drei Sozialwissenschaftler an zentraler Stelle im Mitarbeiterstab der Kommission beschäftigt.

Trotz der Einwände, welche allgemein gegen *Royal Commissions* vorgebracht werden, wird angesichts der außergewöhnlichen Probleme im kanadischen Gesundheitssystem klar, warum sich die Bundesregierung zur Einsetzung einer *Royal Commission* entschloss. Mitte der 1960er Jahre hatte die Hall-Kommission die Grundlagen für das kanadische *Medicare*-Programm entwickelt. Anfang der 1980er hatte die zweite Hall-Kommission die Basis für den CHA geschaffen. Nachdem nunmehr in den 1990er Jahren das System unter erheblichen Veränderungsdruck geraten war und sich die Rahmenbedingungen der Gesundheitsversorgung sowohl national (knappe finanzielle Ressourcen, neue Behandlungsmethoden, größere Rolle ambulanter Versorgungsformen, usw.) als auch international (kontinentale Integration, Globalisierung, usw.) grundlegend gewandelt hatten, schien die Zeit für eine neue *Royal Commission* gekommen. Auch der starke Öffentlichkeitsbezug der Arbeit einer *Royal Commission* sprach für die Nutzung dieses Beratungsinstruments. „[...] die Erfahrung der Kommissionen der jüngsten Vergangenheit (zeigt, d.A.), dass unter den gewandelten politisch-kulturellen Bedingungen ihre Fähigkeit, erfolgreich kohärente Politik-Programme zu formulieren, eng mit der Einbeziehung der betroffenen Bevölkerungsgruppen zusammenhängt." (Schultze/Zinterer 1999: 897)

Kritiker wandten gegen eine neue *Royal Commission* ein, dass die Probleme des Gesundheitssystems durch diverse Kommissionen und *Task Forces* bereits mehr als ausführlich analysiert worden seien und somit eine weitere Kommission nur den Versuch darstelle, wichtige und notwendige Entscheidungen zu verzögern. Diese Einwände waren insofern gerechtfertigt, als man insbesondere auf Provinzebene kaum von einem Informationsdefizit sprechen konnte. Allerdings hatten sich die Berichte dieser Beratungsgremien in erster Linie auf die Gesundheitsversorgung in den jeweiligen Provinzen bezogen und sich kaum mit nationalen Fragestellungen befasst.

Es waren aber genau diese Fragen, die die Romanow-Kommission bearbeiten sollte. Zu erwähnen sind hier etwa Fragen der Arzneimittelversorgung (*Pharmacare*), die Erbringung von Leistungen im Bereich der Pflege, die Rolle der Gesundheitsversorgung bei Verhandlungen über internationale Freihandelsabkommen oder auch Fragen hinsichtlich einer Neustrukturierung der föderalen Finanzbeziehungen. Insbesondere diejenigen, die die Einsetzung einer *Royal Commission* unterstützten, hoben die Bedeutung dieser Fragestellungen hervor. Ihrer Ansicht nach war nur eine *Royal Commission* in der Lage, die längerfristigen Entwicklungsperspektiven des Gesundheitsversorgungssystems darzustellen. Auch die ehemalige Bundesgesundheitsministerin Bégin verband entsprechende Hoffnungen mit der Romanow-Kommission.

Die Einsetzung der Kommission

„In my opinion, the Romanow Commission presents a unique window of opportunity to question in depth how we deliver health care in this country; to figure out what we want to achieve for the coming, say, 20 years and why; to reconsider the Canada Health Act; and to redesign our health care system(s) accordingly." (Bégin 2002a: 46)

Interessanterweise verzichtete die Romanow-Kommission weitestgehend auf die Bezeichnung *Royal*. Hierfür wurden in den Interviews vor allem zwei Gründe genannt: zum einen war Romanow der Auffassung, dass der Begriff *Royal* seine Kommission zu sehr von der kanadischen Bevölkerung distanzieren würde.

„Mr. Romanow felt that that would seem too distant from people. [...] But the second reason was that we planned to conduct this different than the traditional Royal Commission and that this might be a bit of a burden to carry with us." (Interview Marchildon)

Also wollte die Kommission mit dem Verzicht auch verdeutlichen, dass sie methodisch einen neuen Ansatz für ihre Untersuchung wählen wollte. Dieser Neuanfang (den man auch als Distanzierung von der Arbeit früherer *Royal Commissions* interpretieren kann) sollte durch den Verzicht auf den Begriff *Royal* noch einmal klar herausgestellt werden. (Sicher spielte in diesem Zusammenhang auch eine Rolle, dass es Romanow als Vertreter bzw. führendem Politiker der NDP nicht schwer gefallen sein dürfte, auf den „royalen" Bezug zu verzichten.) Entsprechend wird im Folgenden bei der Beschreibung der Romanow-Kommission auf den Begriff *Royal* verzichtet, sofern es sich nicht um Aussagen über das Instrument *Royal Commission* handelt. Verfahrenstechnisch handelte es sich jedoch bei der Romanow-Kommission um eine *Royal Commission*.

Noch in anderer Hinsicht handelte es sich um eine „ungewöhnliche" *Royal Commission*: Die Kommission arbeitete nicht von Ottawa aus, sondern die Geschäftsstelle der Kommission wurde in Saskatoon, Saskatchewan angesiedelt. Dies sollte noch einmal die Unabhängigkeit der Kommission von der Bundesregierung verdeutlichen und war damit gleichzeitig ein deutliches Signal an die Provinzen, dass es sich bei der Kommission nicht um ein reines „Alibigremium" handelte (vgl. Marchildon 2004b: 7). Außerdem stammten Romanow und einige seiner engsten Mitarbeiter aus Saskatchewan, so dass nicht nur symbolische, sondern auch praktische Gründe für die Wahl des Standortes der Geschäftsstelle der Kommission sprachen.

3. Die Besetzung der Kommission

Premierminister Chrétien ernannte den früheren NDP-Premier der Provinz Saskatchewan, Roy Romanow, zum Vorsitzenden und alleinigen Mitglied der Kommission. Chrétien begründete die Ernennung Romanows unter anderem damit, dass jener immer ein „[...] steadfast defender of the five principles of the Canada Health Act and a creative advocate for federal, provincial and territorial cooperation to achieve public health care modernization and renewal" (Government of Canada 2001) gewesen sei. Die Romanow-Kommission war nicht die erste Ein-Mann-*Royal Commission*, obgleich dies nicht der Regelfall ist. Aufgrund der Tatsache, dass es sich um eine Ein-Mann-Kommission handelte, war natürlich die Person des Vorsitzenden für die Arbeit des Gremiums von herausragender Bedeutung, oder wie Hodgetts bereits 1964 die Vorteile einer Ein-Mann-Kommission beschrieb: „[...] the fewer the members, the less chance there is for disagreement and, of course, a unanimous report is guaranteed if there is but one commissioner." (Hodgetts 1964: 477)

Romanow ist Jurist und war von 1971 bis 1982 stellvertretender Premier der Provinz Saskatchewan. Im November 1987 wurde er zum Parteichef der NDP gewählt. Nachdem seine Partei die Wahlen in Saskatchewan am 21. Oktober 1991 gewann, übernahm er am 1. November 1991 das Amt des Premierministers. In dieser Funktion arbeitete er fast 10 Jahre, bis er sich im Februar 2001 aus der aktiven Politik zurückzog und nur noch als *senior fellow* an den Universitäten von Saskatchewan und Regina lehrte. Neben seiner politischen Karriere war er unter anderem von 1983 bis 1985 Mitglied in der *Canadian Medical Association Task Force on the Allocation of Health Care Resources*. Folglich hatte Romanow auch als Mitglied eines Beratungsgremiums bereits Erfahrungen sammeln können.

Die Ernennung von Romanow zum Vorsitzenden ist aus mehreren Gründen bemerkenswert. Zwar hatte sich Romanow bereits 2001 aus der aktiven Politik zurückgezogen, er war und ist jedoch einer der bundesweit bekanntesten Politiker der NDP und damit parteipolitisch ein Konkurrent von Premier Chrétien und der Liberalen Partei. Allerdings gab es eine Reihe von Gründen, die für seine Benennung sprachen. So muss man unter anderem sein persönliches Verhältnis zu Premierminister Chrétien betrachten. Chrétien und die Liberale Partei hatten mehrfach versucht, Romanow dazu zu bewegen, auf Bundesebene für die Liberale Partei anzutreten. Dies hatte jener jedoch abgelehnt.

Romanow und Chrétien (als er noch Justizminister unter Premier Trudeau war) hatten bereits gemeinsam an der *repatriation* der kanadischen Verfassung gearbeitet und waren hier zum Teil erheblicher Kritik ausgesetzt gewesen. Nicht zuletzt aufgrund dieser gemeinsamen Erfahrung besaßen sie eine vertrauensvolle

Arbeitsgrundlage. Dies ist insofern bedeutsam, als eine gute Arbeitsbasis zwischen Beratenem und Politikberater eine wichtige Grundlage für den Erfolg von Beratung darstellt (vgl. Renn 1999: 543). Romanow hatte sich bereits 1998 für eine bedeutsamere Rolle des Bundes in der Gesundheitspolitik ausgesprochen, womit er auch inhaltlich eine Position vertrat, die sich in ihrer Grundtendenz kaum von der der Bundesregierung unterschied (vgl. Romanow 1998).

Im Hinblick auf die Erfahrungen früherer Politikberatungsgremien in der Gesundheitspolitik erscheint die Ernennung Romanows als eine logische Weiterentwicklung und gleichzeitig als symbolische Politik. Schon der Vorsitzende der Hall-Kommission entstammte der Provinz Saskatchewan. Durch die Ernennung Romanows wurde zum einen ein Bezug zur Arbeit dieser erfolgreichen *Royal Commission* hergestellt. Saskatchewan gilt außerdem als die „Geburtsstätte" des kanadischen Gesundheitssystems. An diese Geschichte des *Medicare*-Systems sollte angeknüpft werden, indem man einen langjährigen (ehemaligen) Premier dieser Provinz mit der Aufgabe betraut, das Gesundheitssystem langfristig zu sichern und auch die Geschäftsstelle seiner Kommission hier ansiedelt. Des Weiteren verdeutlichte die Bundesregierung mit der Ernennung eines ehemaligen Provinzpremiers, dass man der bedeutenden Rolle der Provinzen in der Gesundheitspolitik Rechnung tragen wollte.

Die Ernennung eines ehemaligen Provinzpremiers zum Vorsitzenden der Kommission lässt sich damit als eine Änderung der bisherigen Politikberatungspraxis beschreiben. Während beim NFH die Provinzen bei der Besetzung (insbesondere des Vorsitzes) unberücksichtigt blieben, wählte man mit der Ernennung Romanows einen gegensätzlichen Ansatz. So konnten die Provinzpremiers relativ sicher sein, dass die Perspektive der Provinzen in den Berichten der Kommission hinreichend gewürdigt werden würde und es sich nicht um einen weiteren Versuch der Bundesregierung handelte, in die Kompetenzen der Provinzen einzugreifen. Hinzu kam, dass Romanow erst vergleichsweise kurz zuvor von seinen politischen Ämtern zurückgetreten war und daher noch die Mehrzahl der Provinzpremiers persönlich kannte. Auch dies trug dazu bei, dass die Provinzen der Arbeit der Kommission offener gegenüberstanden als noch dem NFH. Des weiteren konnte Romanow bereits auf eigene Erfahrungen mit Politikberatungsgremien in Fragen der Gesundheitspolitik (auf Provinzebene) verweisen, denn er hatte als Premierminister von Saskatchewan selbst die *Saskatchewan Commission on Medicare* eingesetzt, nachdem er sich erfolglos auf Bundesebene für die Einsetzung einer *Royal Commission* eingesetzt hatte (Interview Marchildon).

Romanow selbst äußerte in einer Rede nach Abschluss der Kommissionsarbeit, dass er den Hauptgrund für seine Ernennung nicht darin sah, dass er als ausgewiesener Gesundheitsexperte galt, sondern dass er als ehemaliger Provinzpremier aus erster Hand wusste, wie schwierig klare Prioritätensetzungen im

Hinblick auf *Medicare* und andere Politikprogramme vor dem Hintergrund der angespannten Haushaltslage waren.

> „I am also mindful that I was asked to take on this assignment, not because I am a health expert, but because I have a long and deep commitment to medicare. Because as a former Premier I know what a struggle it is to balance the imperatives quality health care demands against so many other worthy and competing priorities." (Romanow 2002: 5)

Die Tatsache, dass die *Royal Commission* de facto aus nur einer Person bestand, wurde von Romanow selbst als positiv dargestellt: „The obvious advantage of a one-person Commission is that it is clear who is responsible for sorting through the issues, setting priorities, and making recommendations." (CFHCC 2002f: 1) Damit konnte die Bundesregierung jedoch nicht durch eine Benennung von Repräsentanten möglichst vieler Interessengruppen Konsensbildungsprozesse in die Kommission selbst verlagern. Auch war so ein interaktiver und auf intensiven Debatten innerhalb der Kommission aufbauender Erkenntnisprozess nicht möglich (vgl. Aucoin 1990: 200).

In gewisser Weise ist es jedoch verzerrend, wenn man bei der Romanow-Kommission von einer Ein-Mann-Kommission spricht, denn immerhin haben im Verlauf ihrer Arbeit insgesamt 48 Personen in der Administration der Kommission mitgearbeitet.[16] Da die Auswahl der Mitarbeiter nicht nur von zentraler Bedeutung für das Management der Kommissionsarbeit ist, sondern Mitarbeiter auch – etwa über die Ausarbeitung von Fragestellungen für wissenschaftliche Forschungsvorhaben, über die Abfassung von Vorlagen für den Vorsitzenden oder über die Kommunikation des Arbeitsverlaufs in der Öffentlichkeit – nachhaltigen Einfluss auf die Ergebnisse der Kommission ausüben können, war die Tatsache, dass viele der wichtigsten Mitarbeiter aus Saskatchewan stammten und zum Teil bereits früher mit Romanow zusammengearbeitet hatten, für den Ablauf und den Erfolg der Kommission von großer Bedeutung. Entsprechend ist auch von einem inhaltlichen Einfluss des Mitarbeiterstabes auszugehen.

4. Die erste Beratungsphase

Die Kommissionsarbeit fand in einem zweistufigen Beratungsverfahren statt: in der ersten *fact finding*-Phase wurden vorhandene Daten und Fakten zur Gesundheitsversorgung in Kanada erhoben, gesammelt und ausgewertet. Diese wurden dann in einem Zwischenbericht zusammengefasst. In einer zweiten Arbeitsphase

---

[16] Siehe hierzu die Übersicht der Mitarbeiter der Kommission (CFHCC 2002a: 309f).

wurden sodann die Ergebnisse der ersten Phase in einem öffentlichkeitsbezogenen Diskursprozess evaluiert, um basierend auf diesen Diskussionen den Abschlussbericht der Kommission anzufertigen.

In der partizipationsorientierten Grundausrichtung sind somit die Arbeitsansätze des NFH und der Romanow-Kommission vergleichbar. Allerdings bestanden einige elementare Unterschiede: das NFH bestand aus 24 Mitgliedern, während die Romanow-Kommission aus nur einer Person bestand; als *Royal Commission* war letzteres Gremium vergleichsweise unabhängig von der Bundesregierung, während das NFH den Charakter einer *Ministerial Task Force* hatte; zeitgleich zur Einsetzung des NFH kürzte der Bund die Finanztransfers an die Provinzen für *Medicare* massiv, zur Zeit der Romanow-Kommission zielte die Bundesregierung darauf ab, ihre (neuen) Haushaltsüberschüsse zu verwenden, um im Bereich der Gesundheitsversorgung wieder eine größere politisch-gestalterische Rolle zu übernehmen.

Auch in der Struktur der Arbeitsorganisation bestanden signifikante Unterschiede. Im Gegensatz zum NFH versuchte Romanow, die Provinzen frühzeitig am Beratungsverlauf zu beteiligen. Entsprechend wurden in der ersten Phase die Regierungen der Provinzen und Territorien sowie Vertreter der *Aboriginal Peoples* um Stellungnahmen gebeten. Des weiteren rief Romanow alle Provinzen, die Territorien und die Organisationen der autochthonen Bevölkerungsgruppen dazu auf, eine Person zu benennen, die als Kontaktperson zwischen der Kommission und den Regierungen bzw. Organisationen fungieren sollte. Zwar reagierte die Regierung der Provinz Québec auf die Anfrage mit dem Hinweis, dass die Gesundheitspolitik in den Kompetenzbereich der Provinzen fallen würde; gleichwohl erklärte sich aber auch jene Provinzregierung bereit, mit der Kommission Informationen auszutauschen (vgl. CFHCC 2002f: 6).

Für die Zusammenarbeit mit den Provinzen war in der Administration der Romanow-Kommission Andrew Noseworthy verantwortlich. Noseworthy war bis Februar 2002 *Director, Intergovernmental Relations* und ab Februar 2002 bis zum Abschluss der Arbeit der Kommission *Acting Executive Director*. Mit Noseworthy verfügten die Provinzen über einen direkten Ansprechpartner im Mitarbeiterstab der Romanow-Kommission. Seine Aufgabe beschrieb Noseworthy folgendermaßen: „I maintained a direct contact with the deputy ministers of health of each of the provinces on behalf of Mr. Romanow and regularly consulted them about operating issues that were coming up as part of the commission's work." (Interview Noseworthy) Somit bestand ein regelmäßiger Austausch zwischen der Kommission und den Provinzen. Außerdem besuchte Romanow im Rahmen seiner Arbeit alle Provinzen und sprach persönlich mit Provinzpremiers und den zuständigen Ministern. Trotz der aufgeheizten Atmosphäre zwischen

Bund und Provinzen in gesundheitspolitischen Fragen wurde von Mitarbeitern der Kommission die Arbeitsatmosphäre hierbei als konstruktiv umschrieben.

„[...] there was a good functional relationship at the operational level between officials and I think there was a cordial relationship between the premiers and Mr. Romanow throughout the commission's work. Obviously, the closeness of that relationship and the nature of that relationship varied on a province-by-province basis, based on the personal relationships that both Romanow and I had with the people who we were talking with." (Interview Noseworthy)

Des Weiteren wurden wichtige Interessengruppen aus der Gesundheitspolitik wie beispielsweise die CMA um Stellungnahmen gebeten. Durch die umfassende Zusammenstellung von Daten und Fakten über das kanadische Gesundheitssystem sowie mittels der Stellungnahmen und Positionspapiere der Regierungen und Interessengruppen sollte ein Überblick über die aktuelle Situation des Gesundheitssystems erarbeitet werden. Dieser Wissenssammlung und -zusammenstellung maß Romanow eine erhebliche Bedeutung zu: „[...] one of the important legacies of my Commission will be to advance the state of knowledge of health care in Canada." (CFHCC 2002f: III). Insofern bestätigt die Arbeit dieser Kommission die Aussage von Salter, dass für *policy inquiries* die Schaffung einer umfassenden Wissensbasis von entscheidender Bedeutung für den gesamten Beratungsprozess ist (vgl. Salter 2003: 189).

Die ersten Monate der Kommissionsarbeit wurden von den Mitarbeitern der Kommission als äußerst arbeitsintensiv und improvisiert beschrieben (Interview Forest). In dieser ersten Arbeitsphase forderte Romanow nicht nur Eingaben der wichtigsten Interessengruppen im Gesundheitssystem an. Des Weiteren diskutierte er mit wissenschaftlichen Experten sowohl innerhalb als auch außerhalb Kanadas und traf sich mit Leistungserbringern und Wirtschaftsvertretern. Außerdem besuchte Romanow eine Reihe von europäischen Staaten, um sich hier über die Erfahrungen mit verschiedenen Gesundheitsreformansätzen zu informieren. Entsprechende *roundtable discussions* der Kommission fanden in London und Paris statt. Zwei weitere *roundtable discussions* organisierte die Kommission in Washington, D.C. und in Toronto (vgl. CFHCC 2002f: 305ff). Man kann diese Nutzung internationaler Erfahrungen für die kanadische Debatte auch als Versuch des *policy*-Transfers im Sinne der Ausführungen von Fleckenstein bewerten (vgl. Fleckenstein 2004).

Zum ersten Teil der Kommissionsarbeit gehörte außerdem eine Auswertung von wissenschaftlichen Studien, Berichten und anderen Abhandlungen, die sich mit den Themen der Kommission befassten. Hierzu gehörten auch die Berichte der Beratungsgremien, welche sich bereits auf Provinzebene mit Fragen der Gesundheitspolitik befasst hatten, der Bericht der Hall-Kommission, des NFH und die bereits veröffentlichten Berichte des Kirby-Komitees. Die Berichte von auf Provinzebene aktiven Gremien dienten der Kommission hierbei insbesondere dazu, einen Überblick über die Situation und die Probleme auf Seiten der Provinzen zu erhalten (Interview Marchildon). Romanow betonte die Bedeutung dieser Berichte in seinem Zwischenbericht und stellte fest, dass es wichtig sei, die Arbeiten der anderen Gremien aufzunehmen und mit seiner eigenen Untersuchung zu verknüpfen: „While each effort has its own logic and distinct focus, it is important that the Commission take careful account of what has been said and reported." (CFHCC 2002f: 7)

Im Rahmen der *fact finding*-Phase griff die Kommission aber nicht nur auf die bereits veröffentlichten Berichte von Politikberatungsgremien auf Provinzebene zurück, sondern Romanow stand auch in einem regelmäßigen Austausch mit einigen Vorsitzenden dieser Beratungsgremien (insbesondere mit Fyke und Mazankowski).

> „We had an ongoing relationship with Fyke and Mazankowski. We talked to them regularly as part of our research efforts, shared information [...] It would be fair to say that we had a good functional relationship with the people that chaired those provincial processes [...] and we certainly went through a pretty aggressive effort at reviewing their recommendations, discussing their recommendations with them and seeking to analyse them for the purpose of determining their appropriateness [...]."
> (Interview Noseworthy)

Natürlich war die *fact finding*-Phase mit der Veröffentlichung des Zwischenberichts noch nicht abgeschlossen. Vielmehr wurden auch parallel zur zweiten Arbeitsphase der Kommission Daten und Fakten gesammelt und analysiert. Allerdings verschob sich nach der Veröffentlichung des Zwischenberichts der Fokus der Arbeit der Kommission.

Inhaltlich wollte sich Romanow während dieser ersten Arbeitsphase noch nicht festlegen. So äußerte er gegenüber einzelnen Medien sogar die Auffassung, dass auch *user fees* durchaus eine Reformoption seien, die von ihm geprüft werde (vgl. Regina Leader Post 2001). Dies ist insofern von Bedeutung, als aufgrund der Ausgestaltung der Kommission und ihres Mandates eher damit zu rechnen war, dass sich das Gremium für eine Fortentwicklung des bestehenden Systems aussprechen würde. Die Zulassung von *user fees* wäre jedoch einer Abkehr von der etablierten Versorgungspraxis seit Verabschiedung des CHA gleichgekommen. Auch hatte sich die Partei Romanows (die NDP) immer strikt gegen *user fees* ausgesprochen. Einige Interessengruppen, welche sich gegen eine stärkere Privatisierung des Gesundheitssystems ausgesprochen hatten, befürchteten daher in den ersten Monaten der Arbeit der Kommission, dass Romanow Privatisierungsvorschläge in seine Empfehlungen aufnehmen würde (Interview Wiggins).

Im weiteren Verlauf der Arbeit der Kommission wurde jedoch deutlich, dass diese Befürchtungen unbegründet waren.
   Natürlich fand auch während der Arbeit der Romanow-Kommission in Kanada eine öffentliche Debatte über Gesundheitsreformen statt. Diese Diskussionen fanden hierbei zumeist entlang den bereits seit Jahren von den politischen Akteuren vertretenen Linien statt. So vertrat die Bundesregierung weiter die Auffassung, dass sie bereits weit reichende finanzielle Zugeständnisse an die Provinzen gemacht habe. Die Provinzen hingegen forderten mehr Geld vom Bund für die Gesundheitsversorgung. Diese Debatte war zeitweise höchst konfliktiv. So kündigte die Regierung der Provinz Alberta etwa im Herbst 2001 an, *user fees* einzuführen und der Bericht der Mazankowski-Kommission im Januar 2002 erhöhte aus Sicht vieler Beobachter die Gefahr einer Konfrontation zwischen Alberta und dem Bund in Gesundheitsfragen (vgl. Boychuk 2003b: 93). Eine solche direkte Konfrontation blieb jedoch aus. Einer der Gründe hierfür war, dass der Bund nicht direkt gegen die Vorstöße aus Alberta vorging, sondern die Regierung lediglich um Zurückhaltung bat, bis der Romanow-Bericht vorläge.

5. Die wissenschaftliche Arbeit der Kommission

Im Verlauf ihrer Arbeit ließ die Romanow-Kommission eine Reihe von wissenschaftlichen Studien erarbeiten. Insgesamt wurden 40 Diskussionspapiere bei verschiedenen Wissenschaftlern in Auftrag gegeben, die sich mit unterschiedlichen Aspekten der Reform des kanadischen Gesundheitssystems befassten.[17] Neben diesen Diskussionspapieren wurden noch drei Wissenschaftseinrichtungen mit der Ausarbeitung umfangreicherer Abhandlungen beauftragt. Diese sollten sich mit Themenfeldern befassen, die sich nach Auffassung der Kommission aufgrund des mangelhaften Forschungsstandes nicht hinreichend mit Diskussionspapieren bearbeiten ließen.
   Es handelte sich hierbei um die folgenden Themenfelder: *Globalization and Health* wurde durch das *Canadian Centre for Policy Alternatives* bearbeitet, *Fiscal Federalism and Health* wurde durch das *Institute for Intergovernmental Relations* der *Queen's University* und das Thema *Health Human Resources* wurde durch das *Canadian Policy Research Networks Inc.* bearbeitet. Diese drei umfassenden Analysen wurden nach Durchführung einer Ausschreibung vergeben. Die Bewertung der eingereichten Forschungsvorschläge wurde hierbei nicht durch den Kommissionsvorsitzenden oder seinen Mitarbeiterstab durchgeführt,

---

[17] Für eine detaillierte Übersicht der Diskussionspapiere siehe Anhang.

Die wissenschaftliche Arbeit der Kommission 131

sondern von einer Jury, die unter anderem aus Regierungsvertretern und externen Sachverständigen bestand (Interview Forest).

Für die Vergabe der Aufträge zur Erstellung der Diskussionspapiere gab es im Gegensatz hierzu keine Ausschreibung und keinen Wettbewerb, da der Kommission hierfür die Zeit fehlte. Vielmehr entschieden die leitenden Mitarbeiter der Kommission (Marchildon, Lewis und Forest) in Absprache mit dem Vorsitzenden über die Themenblöcke und die anzusprechenden Sachverständigen. Hierbei berücksichtigte die Kommission nicht nur rein fachliche Kriterien, sondern auch eine angemessene regionale Verteilung der Forschungsaufgaben, das Verhältnis von französisch- zu englischsprachigen Forschungen und auch die Relation von weiblichen zu männlichen Wissenschaftlern wurde beachtet (Interview Forest).

Neben diesen Kriterien wurde von Kommissionsseite versucht, noch weitere Faktoren zu berücksichtigen. So wurde die Vergabe der Forschungsaufträge gedrittelt: ein Drittel der Forschungen sollte durch etablierte Experten in ihren jeweiligen Sachgebieten erfolgen, ein Drittel der Forschungsaufträge sollte an junge Nachwuchswissenschaftler vergeben werden und mit einem Drittel der Forschungen wurden Personen bzw. Institutionen beauftragt, die zwar bereits als Experten galten, jedoch um Abhandlungen gebeten wurden, welche nicht in ihr unmittelbares Kompetenzfeld fielen. So mussten sich diese Personen bzw. Institutionen mit für sie neuen Fragestellungen befassen, obwohl sie in anderen Themenfeldern bereits vielfältige Expertisen und Veröffentlichungen nachweisen konnten (Interview Forest).

Anhand dieses Forschungsaufbaus wird deutlich, dass die Kommission neben der reinen Faktensammlung auch versuchte, Forschungsförderung zur Fundierung der wissenschaftlichen und gesellschaftlichen Debatte über gesundheitspolitische Fragen zu betreiben. Folglich replizierte und reflektierte die Kommission nicht nur das vorhandene Wissen, sondern sie förderte außerdem neue Forschungen in bisher noch unzureichend bearbeiteten Themenfeldern. Angesichts des Versuchs, junge Forscher mit Aufträgen zu bedenken, kann man auch von einer Nachwuchsförderung durch die Romanow-Kommission sprechen.

Allerdings ist anzumerken, dass nicht jeder von der Kommission angefragte Wissenschaftler bereitwillig ein Diskussionspapier beisteuerte. Einigen Wissenschaftlern war der finanzielle Anreiz zu gering oder die zur Verfügung stehende Zeit zur Abfassung der Papiere war aus ihrer Sicht zu knapp bemessen (Interview Forest). Besonders schwierig war es nach Aussage von Forest, Wissenschaftler aus Québec zur Mitarbeit zu bewegen. Als Grund hierfür muss insbesondere die insgesamt negative Einstellung in Québec gegenüber der Arbeit der Romanow-Kommission gesehen werden. Auch die Tatsache, dass viele Wissenschaftler aus Québec Forschungsgelder über die Regierung der Provinz erhalten,

dürfte die Zurückhaltung gegenüber einer Mitarbeit in der Kommission erklären, da die Regierung der Romanow-Kommission eher reserviert gegenüber stand.
 Hinsichtlich der Frage einer Veröffentlichung der Studien, Stellungnahmen und Eingaben entschloss sich Romanow, sämtliche Materialien so schnell und umfassend wie möglich auf der Internetseite der Kommission zu veröffentlichen (Interview Romanow), wobei die wissenschaftlichen Auftragsarbeiten zuvor einen *peer review* Prozess durchliefen (zum *peer review* vgl. Salter 2003: 191f). Dieses Vorgehen sollte zu einem bisher auch für *Royal Commissions* noch nicht gekannten Maß an Transparenz des Beratungs- und Entscheidungsverlaufes führen. Die Entscheidung dürfte außerdem auf negative Erfahrungen früherer *Royal Commissions* mit intransparenten Forschungs- bzw. Entscheidungsfindungsprozessen zurückzuführen sein. Hinzu kam die Überlegung, dass eine Veröffentlichung der wissenschaftlichen Arbeiten die beteiligten Wissenschaftler zu qualitativ höherwertigeren Abhandlungen anhalten würde (vgl. Cairns 1990: 93ff und Wagner/Wiegard 2001: 783).

Nach Abschluss der Kommissionsarbeit wurden einige ausgewählte Diskussionspapiere in Buchform veröffentlicht, um leicht zugänglich der weiteren wissenschaftlichen Befassung mit gesundheitspolitischen Fragen zur Verfügung zu stehen. Die Herausgeberschaft für die so genannten *Romanow Papers* übernahmen die drei zentralen Mitarbeiter der Kommission Marchildon, Forest und McIntosh (vgl. Marchildon/McIntosh/Forest 2004, Forest/Marchildon/McIntosh 2003 und McIntosh/Forest/Marchildon 2003). Auch wenn viele der im Rahmen der Kommissionsarbeit erarbeiteten Papiere in erster Linie den wissenschaftlichen Kenntnisstand wiedergaben und sich weniger durch innovative, neue Ansätze bzw. Konzepte auszeichneten, so kann man dennoch davon sprechen, dass mit den *Romanow Papers* die weitere wissenschaftliche Debatte über die Ausgestaltung des kanadischen Gesundheitssystems durch die Zusammenführung des aktuellen Erkenntnisstandes erleichtert wurde. Auch in dieser Hinsicht trug die Kommission somit zur (sozial-) wissenschaftlichen Forschungsförderung bei.

6. Der Öffentlichkeitsbezug der Kommissionsarbeit

Die große Bedeutung, welche schon im Einsetzungsbeschluss der dialogischen, öffentlichkeitsbezogenen Arbeitsweise der Kommission eingeräumt wurde, erscheint angesichts der Tatsache, dass die Kommission nur aus einer Person bestand, folgerichtig. Der Abschlussbericht der Kommission hätte ohne eine breite öffentliche Fundierung der Beratungsarbeit in der Gefahr gestanden, von Interessengruppen und anderen politischen Akteuren als Einzelmeinung des Vorsitzenden abgetan zu werden. Mit der Einbindung der Öffentlichkeit konnte die Kom-

Der Öffentlichkeitsbezug der Kommissionsarbeit 133

mission eine breite Legitimationsbasis für ihre Ergebnisse generieren, was kritische Einwände zumindest erschwerte.

Das Internet war für die Romanow-Kommission ein zentrales Instrument, um die Bürger unmittelbar über die Arbeit der Kommission zu informieren.

Abbildung 3: Internetauftritt der CFHCC

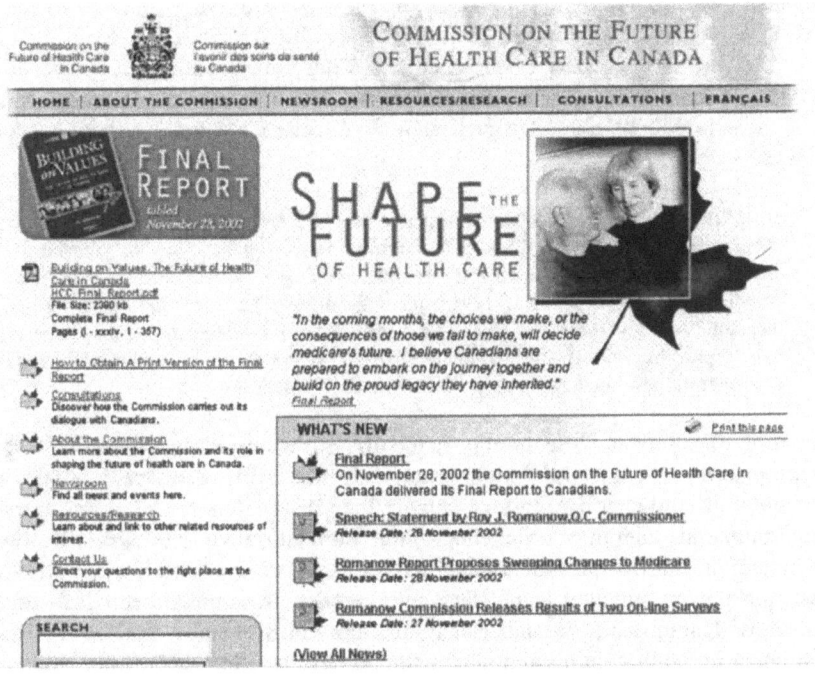

Quelle: http://www.healthcarecommission.ca - Zugriff: 17. August 2003

Auf der Seite http://www.healthcarecommission.ca informierte die Kommission nicht nur über den Beratungsverlauf. Auch nach Abschluss der Arbeit der Kommission standen die Dokumente der Kommission interessierten Bürgern weiterhin zur Verfügung. Zum Internetangebot der Kommission gehörten etwa die Transkripte von Reden des Vorsitzenden. Des Weiteren wurden hier alle wissenschaftlichen Studien, die im Rahmen der Kommission in Auftrag gegeben worden waren, veröffentlicht.

Auch Stellungnahmen von Bürgern wie von Interessengruppen wurden hier jedermann zugänglich gemacht. Somit versuchte die Kommission, auf eine – selbst im direkten Vergleich mit anderen *Royal Commission*, noch nicht da gewesene – umfassende Art und Weise, die Öffentlichkeit über den Beratungsverlauf der Kommission zu informieren. Interaktive Angebote, ein Newsletter (*The Commission Courier*) und die Möglichkeit der direkten Kontaktaufnahme mit der Kommission ergänzten dieses Angebot. Das gesamte Internetangebot der Kommission war äußert professionell gestaltet und war in abgewandelter Form bis Ende 2005 unter dem Link http://www.healthcarecom-mission.ca abrufbar.

Mit diesem umfassenden Informationsangebot im Internet konnte Romanow große Teile der Bevölkerung unmittelbar über die Arbeit seiner Kommission informieren und über E-Mail Eingaben von Bürgerinnen und Bürgern erhalten. Das Ausmaß, welches die Internet-Arbeit der Kommission schlussendlich einnahm, überraschte hierbei alle Beteiligten. So äußerte etwa der Kommissionsvorsitzende:

> „[...] and then for me another eye-opener was e-democracy, the Internet [...] there are varying estimates, but they go as high as 31 mio. people hit our website. And any speech that I would deliver, the moment that a study was done [...] and we received it, we would post it. [...] no royal commission has ever done that. They get their studies, they keep them, then they make their recommendations, they turn over their report they turn over all of the background material [...] at the same time. Ours was open right at the beginning [...]" (Interview Romanow)

Mit ihrer diskursiven Orientierung stand die Romanow-Kommission in einer Traditionslinie mit der Hall-Kommission und dem NFH, denn beide Gremien hatten den öffentlichen Bezug ihrer Arbeit über Diskussionsveranstaltungen und Anhörungen als wichtiges Teilelement ihrer Beratungsarbeit herausgestellt. Insbesondere die Hall-Kommission hatte hierbei für Romanow Vorbildcharakter, so dass man davon sprechen kann, dass eine gewisse Kontinuität von Hall- und Romanow-Kommission bestand. Nach Aussage von Romanow spielten die Erfahrungen der Hall-Kommission aus methodologischer Sicht sogar eine größere Rolle als die Berichte der Provinz-Kommissionen und des NFH.

> „They all had an impact but I think the [...] one that had the biggest, not necessarily in terms of it's end result, but in it's methodology, was the Hall Commission, [...] it was key to nation-building and key to health care and I felt that we were at our juncture in the year 2001/2002 [...]" (Interview Romanow)

7. Veröffentlichung und Diskussion über den Zwischenbericht

Am 6. Februar 2002 veröffentlichte die Kommission ihren Zwischenbericht *Shape the Future of Health Care*. In dem 70seitigen Bericht hatte die Kommission in erster Linie die gesammelten Daten und Stellungnahmen über die aktuelle Situation des Gesundheitssystems zusammengestellt. Hierdurch sollte die folgende Diskussion mit der kanadischen Bevölkerung über die Zukunft der Gesundheitsversorgung in der zweiten Beratungsphase fundiert werden. Schon anhand des Titels wurde deutlich, dass es sich hierbei um eine Aufforderung an die Bürger handelte, sich an der Debatte über die Zukunft des Gesundheitssystems zu beteiligen. Zur Vorlage eines Zwischenberichts war die Kommission durch den Einsetzungsbeschluss verpflichtet worden:

> „[...] direct that the Commissioner be authorized to conduct the work of the inquiry in two stages, the first focusing on fact-finding resulting in an interim report and the second emphasizing dialogue with the Canadian public and interested stakeholders based on the interim report [...]" (CFHCC 2002a: xi)

In dem Zwischenbericht wurden noch keine Schlussfolgerungen gezogen, sondern der Schwerpunkt lag auf einer ausführlichen Darstellung möglicher Reformpfade.

Aufgrund der Tatsache, dass der Bericht keinerlei Festlegungen traf, sondern lediglich Reformoptionen darstellte, wurde er von vielen Seiten mit großer Enttäuschung aufgenommen. So nannte etwa der Premier der Provinz Ontario, Mike Harris, den Zwischenbericht „a huge disappointment" (Harris zit. nach Walkom 2002a). Selbst diejenigen, die der Arbeit der Kommission positiv gegenüberstanden (wie etwa Monique Bégin), kritisierten den Zwischenbericht als „Too general, too vague, almost abstract [...]" (Bégin 2002a: 46) Romanow selbst gestand ein, dass die Abfassung des Zwischenberichts ein Fehler war, wobei man diesbezüglich nicht vergessen darf, dass die Kommission im Einsetzungsbeschluss zur Abfassung eines Zwischenberichts verpflichtet worden war.

> „My advice to future Royal Commissions or any Royal Commission is: Don't do an interim report. Because, if you do an interim report, you can't make your recommendations or findings. People will say: ‚Well, we haven't been heard yet.' And if you make it wishy-washy, people will say, it's useless." (Interview Romanow)

Kurz nach Veröffentlichung des Zwischenberichts kam es zu einer wichtigen personellen Veränderung innerhalb des Mitarbeiterstabes der Romanow-Kommission. Mitte Februar 2002 zog sich der *Co-Director of Research*, Steven Lewis, aus der Kommissionsmitarbeit zurück. Lewis, der bereits Mitglied des

NFH gewesen war, sollte ursprünglich für die Abfassung des Abschlussberichts verantwortlich sein. Im Oktober 2001 wurde jedoch in den Medien über einen Artikel von Lewis (und anderen) im *British Medical Journal* berichtet, in dem die Bundesregierung aufgefordert wurde, den Provinzen strengere Konditionen für zusätzliche Finanztransfers zu diktieren und sie so zu strukturellen Reformen zu verpflichten. Insbesondere im letzten Absatz des Artikels wurden die Provinzen mit klaren Worten kritisiert:

> „In light of recent history, one wonders whether the provinces' successful rebuff of federal government leadership has been a Pyrrhic victory. None has comprehensively implemented the key reforms that all have separately called for. Given the poor track record of a fragmented and province-centred approach, it may be strategically wise to cede to Ottawa the authority to require crucial reforms and policies as a condition of its cash contributions. Such a strategy would both transfer some political liability for unpopular measures to Ottawa from the provinces and allow Ottawa higher visibility and a share of political credit for achievements." (Lewis/Donaldson/Mitton/Currie 2001: 929)

Besonders diejenigen Akteure und Kommentatoren, die für stärkere privatwirtschaftliche Elemente in der kanadischen Gesundheitsversorgung eintraten, sahen in dieser Veröffentlichung den Beweis, dass die Ergebnisse der Romanow-Kommission bereits lange vor Abschluss der Beratungen feststanden.

> „Those who support privatizing medicare were appalled. Author and physician David Gratzer told the National Post that the journal article confirmed his ‚worst suspicions' that the Romanow commission would end up supporting reformed public medicare instead of massive private sector involvement. [...] A few weeks later, Lewis was told he wouldn't be drafting either the interim or final reports. That job now goes to Greg Marchildon [...]. Quietly, Lewis resigned. [...],I was out of sync,' says Lewis. ‚A bit of an outsider.' [...] (Lewis, d.A.) says that he figures he can do more to reform and strengthen medicare from outside the inquiry charged with doing just that than from working within." (Walkom 2002b)

Auch wenn unklar ist, inwieweit der Artikel von Lewis der Grund für seinen Rückzug aus der Mitarbeit in der Kommission war, so scheint sich doch die Schlussfolgerung aufzudrängen, dass Romanow den Eindruck vermeiden wollte, dass sich seine Kommission bereits inhaltlich auf eine bestimmte Grundlinie festgelegt hatte. Eben dieser Eindruck hätte aber durch Äußerungen aus seinem Mitarbeiterstab entstehen können. Dies musste umso mehr gelten, als die Konsultationsphase der Kommission mit der Bevölkerung noch nicht einmal begonnen hatte. Die deutliche Kritik von Lewis an den Provinzen dürfte somit Romanow in seiner Entscheidung, Marchildon statt Lewis mit der Abfassung des Abschlussberichts zu betrauen, zumindest bestärkt haben.

8. Die zweite Beratungsphase und die Vorbereitung des Abschlussberichts

In der zweiten Phase der Kommissionsarbeit trat das Gremium in einen Dialog mit der kanadischen Bevölkerung ein, die auf Basis des Zwischenberichts ihre Positionen bezüglich möglicher Reformschritte darlegen sollte. Diese Phase trug dem allgemein in den Gesundheitswissenschaften – insbesondere in Zusammenhang mit Fragen der Prioritätensetzung – diskutierten, gesteigerten Interesse der Bürger, sich an der Debatte über Reformen der Ausgestaltung der Gesundheitsversorgung zu beteiligen, Rechnung (vgl. Badura/Schellschmidt 2000, Hart 2005, Fozouni/Güntert 2000 sowie SVRKAiG 2003: 38). Nach einer Umfrage des EKOS-Instituts aus dem Jahr 1998 vertraten 86 Prozent der befragten Kanadierinnen und Kanadier die Auffassung, dass die Regierung die Bevölkerung stärker an Entscheidungsprozessen beteiligten sollte (nach Ham 2000: 1). Man könnte das öffentlichkeitszentrierte Politikberatungsverfahren der Kommission auch als „interaktiven Ansatz" zur Entwicklung von neuen Problemlösungsansätzen bezeichnen (vgl. Pal/Seidle 1993: 153).

In der deliberativen Beratungsphase kann man ein weiteres Beispiel der stark diskursiv geprägten Politikberatungskultur Kanadas (insbesondere im Vergleich zu Deutschland) sehen. In dieser Vorgehensweise spiegelte sich auch das gesteigerte Interesse der kanadischen Politik an partizipativen Entscheidungsprozessen, welches sich in Folge des Unabhängigkeitsreferendums in der Provinz Québec, des nationalen Referendums über den *Charlottetown Accord* und des Aufstiegs der (populistischen) *Reform Party* entwickelt hatte (vgl. Gibbins 2001: 16). Hinzu kam ein gesteigertes Misstrauen der Bevölkerung gegenüber den Volksvertretern und Regierungen, was die Attraktivität einer Nutzung von deliberativen Beratungsverfahren weiter erhöhte (vgl. Nevitte 2002). Es dürfte sich hierbei jedoch eher um die Tendenz zu deliberativen Entscheidungsfindungsprozessen verstärkenden Einflussfaktoren gehandelt haben, da sich bereits die Hall-Kommission (und auch – in begrenzterem Umfang – das NFH) durch partizipative und öffentlichkeitsorientierte Beratungen auszeichnete.

Noch ein weiterer Faktor macht deliberative Politikberatungsverfahren bei gesundheitspolitischen Fragestellungen in Kanada attraktiv. Wie bereits erwähnt, ist *Medicare* das beliebteste Sozialprogramm Kanadas. Man kann folglich von einer hohen Bereitschaft in der Bevölkerung ausgehen, sich an Debatten über dieses Programm zu beteiligen. Für diese Überlegung spricht auch das vergleichsweise hohe Maß an bürgerschaftlichem Engagement in der Gesundheitsversorgung (vgl. Ham 2000: 1). Hinzu kommt, dass die Bürger durch die Nutzung neuer Informationstechnologien beispielsweise über alternative Behandlungsmethoden besser informiert sind als je zuvor. Daher spielen auch die Erwartungen einer „informierten Nachfrageseite" für die Ausgestaltung zukünftiger Gesundheitsreformen eine größere Rolle. Diesen Fakten durch partizipative Verfahren Rechnung zu tragen, erscheint somit schlüssig.

Das vorläufige Ergebnis der wissenschaftlichen Bearbeitung des Themenfeldes in Form des Zwischenberichts wurde daher in einem zweiten Arbeitsschritt zur öffentlichen Diskussion gestellt. Die Beiträge der Bürgerinnen und Bürger flossen dann in den Abschlussbericht ein. Für diese Konsultationsphase hatte die Kommission in ihrem Zwischenbericht drei Ziele definiert: *Understanding Canadian Values, Promoting Better Understanding* und *Engaging the Public* (vgl. CFHCC 2002f: 46). Im Dezember 2001 teilte Romanow der Öffentlichkeit dann die Details des Ablaufs der Konsultationsphase mit.

Die Konsultationsphase wurde in vier Phasen unterteilt:
- Phase I: *Public Education* (Januar - Februar 2002)
- Phase II: *Consultations / National Dialogue* (März - Juni 2002)
- Phase III: *Synthesis / Analysis* (Juni - September 2002)
- Phase IV: *Validation* (Herbst 2002)

Zentrales Element von Phase I war die Vorstellung des Zwischenberichts. In Phase II fanden dann in allen Teilen Kanadas Konsultationen mit der Bevölkerung und mit Vertretern von Interessengruppen statt. Die Ergebnisse dieser Veranstaltungen wurden dann in Phase III den wissenschaftlichen Erkenntnissen gegenübergestellt. Hierbei wurde versucht, die wissenschaftlichen Analysen und die Ergebnisse der Bürgerbeteiligungsverfahren zu Empfehlungen zusammenzuführen, welche dann in Phase IV im Herbst 2002 im Abschlussbericht veröffentlicht werden sollten.

Aufgrund der großen Bedeutung, welche die Konsultationsphase für die öffentliche Resonanz auf die Arbeit der Kommission hatte, soll der Ablauf dieser Phase im Folgenden detailliert dargestellt werden. Grundsätzlich muss man festhalten, dass Bürgerbeteiligungsverfahren in Kanada vor einer Reihe von erheblichen Herausforderungen stehen. Hierzu gehören nicht nur so grundlegende Probleme, wie etwa das der angemessenen Repräsentation der Interessen von Patienten und Leistungserbringern im Diskursverfahren oder die abgewogene Bewertung individueller Beiträge im Gegensatz zu Eingaben von Interessen- und Lobbygruppen.

Die zweite Beratungsphase und die Vorbereitung des Abschlussberichts

Aufgrund der unterschiedlichen strukturellen Gegebenheiten im kanadischen Bundesstaat (von den kaum besiedelten Regionen Nunavuts bis zur Millionenmetropole Toronto) in ökonomischer, gesellschaftspolitischer, demographischer und ethnischer Hinsicht stehen Bürgerbeteiligungsverfahren in Kanada vor ganz spezifischen Herausforderungen. Trotz dieser Hindernisse wird der Bürgerbeteiligung insbesondere aufgrund der Diskreditierung der *elite accomodation* in den letzten Jahren eine immer größere Bedeutung beigemessen (vgl. Cameron/Simeon 2001: 71ff). Carty, Cross und Young umschreiben diese Entwicklung folgendermaßen: „Once largely content to defer to political elites, Canadians have increasingly come to distrust political institutions and the individuals who animate them, and are calling for direct citizen input into political decision making." (Carty/Cross/Young 2001: 34) In diese gesamtgesellschaftliche Entwicklung fügen sich auch die Partizipationsangebote im Rahmen der Arbeit der Romanow-Kommission ein.

8.1. Der Citizens' Dialogue

Zentrales Element der Konsultationsphase war der *Citizens' Dialogue*, in dessen Rahmen von Ende Januar bis Anfang März 2002 insgesamt 12 Diskussionsrunden in verschiedenen Städten Kanadas stattfanden. Diese 12 Veranstaltungen wurden auf vier Regionen Kanadas verteilt: Atlantik-Kanada, Québec, Ontario und die westlichen Provinzen (vgl. CFHCC 2002e: 5). Der gesamte Prozess wurde vom *Canadian Policy Research Network* organisiert und basierte insbesondere auf Forschungen von Daniel Yankelovich (vgl. Yankelovich 1991 und Yankelovich 2001). Für jede der 12 Veranstaltungen wurden rund 40 Bürgerinnen und Bürger ausgewählt, die in ihrer Gesamtheit einen repräsentativen Querschnitt der jeweiligen regionalen Bevölkerung darstellten. Ziel war es, herauszufinden, wie Bürger aus unterschiedlichen Regionen und mit verschiedenartigem sozialen Hintergrund schwierige Abwägungsentscheidungen hinsichtlich der vielfältigen Ziele im Rahmen einer Reform des Gesundheitssystems treffen und wie diese Entscheidungen aussehen würden (vgl. Maxwell/Rosell/Forest 2003: 1031). Romanow umschrieb das Ziel des *Citizens' Dialogue* folgendermaßen:

> „There are no right or wrong answers here. What I want [...] is a better sense of what you collectively value as important and believe to be the right path to take and why. I want to understand what aspects of the solutions you prefer – and do not prefer – in order to better focus my Commission's final recommendations." (CFHCC 2002e: v)

Der *Citizens' Dialogue* diente also nicht nur als eine Art „Lernübung" für die beteiligten Bürger. Vielmehr sollte herausgearbeitet werden, welche Werte die kanadische Bevölkerung mit ihrem Gesundheitswesen verbindet und welche Abwägungsentscheidungen sie im Zweifelsfall zwischen unterschiedlichen, zum Teil konfligierenden Zielen treffen würde (vgl. CFHCC 2002e: 1). Zur leichteren Strukturierung der Diskussion im Rahmen der eintägigen Dialogveranstaltungen wurden vier grundlegende Reformoptionen vorgestellt (vgl. CFHCC 2002b: 15):

1. mehr öffentliche Investitionen;
2. geteilte Kosten und Verantwortlichkeiten (etwa durch Zuzahlungen);
3. mehr private Wahlmöglichkeiten (also etwa ein paralleles privates Versorgungssystem);
4. Reorganisation des Versorgungssystems etwa durch HMO-ähnliche Versorgungsformen.

Anhand der vier Reformoptionen sollten sich die Beteiligten dann die von ihnen gewünschte Ausgestaltung des kanadischen Gesundheitssystems in zehn Jahren vorstellen. Im weiteren Verlauf diskutierten die Beteiligten über ihre Ideen und Vorschläge, wobei sie insbesondere versuchen mussten, Zielkonflikte zu lösen und Abwägungsentscheidungen zu treffen. Die Darstellung der vier Reformoptionen erfolgte in einem so genannten *Workbook*. Von manchen Beobachtern wurde diesbezüglich unter Verweis auf die Behauptung Romanows, er würde sich alle (Reform-) Optionen offen halten, kritisch eingewandt, dass das *Workbook* als Grundlage des *Citizens' Dialogue* schon in der Art der Beschreibung der möglichen Reformalternativen tendenziös war und somit die Grundlinie der Argumentation des Abschlussberichts der Romanow-Kommission bereits andeutete (vgl. Walkom 2002a und Tuohy 2002: 38).

Insgesamt nahmen an den Dialogveranstaltungen 489 Bürgerinnen und Bürger teil (vgl. CFHCC 2002e: xiii). Im Anschluss an die Dialogveranstaltungen wurden die zentralen Ergebnisse der Diskussionen in insgesamt 1600 Telefonbefragungen überprüft (vgl. Maxwell/Rosell/Forest 2003: 1032). Aus der Sicht von Romanow erleichterten die Ergebnisse des Konsultationsprozesses seine weitere Arbeit ganz erheblich, da sich relativ klar die spezifischen Werte herauskristallisierten, welche Kanadier mit ihrem Gesundheitswesen verbanden und verbinden. Damit bestand für die weitere Arbeit der Kommission eine klare Wertebasis, auf deren Grundlage sie ihre konkreten Empfehlungen ausarbeiten konnte (Interview Romanow).

Allerdings war der *Citizens' Dialogue* auch kostenintensiv. Nach Aussage von Maxwell, Rosell und Forest lagen die Kosten bei circa 1,3 Mio. Can$ (vgl. Maxwell/Rosell/Forest 2003: 1033). Der *Citizens' Dialogue* bewies jedoch, dass die weit verbreitete Ansicht unzutreffend ist, dass „einfache" Bürger nicht in der Lage sind, schwierige Abwägungsentscheidungen zwischen konfligierenden

Zielen zu treffen. Der Erfolg des *Citizens' Dialogue* wird insbesondere daran deutlich, dass im Abschlussbericht der Kommission nicht nur eine regelmäßige Wiederholung entsprechender Dialogveranstaltungen empfohlen wurde. Patienten (und somit Bürger) wurden nicht nur als passive Konsumenten von Leistungen dargestellt, sondern stattdessen wurde festgestellt, dass man Bürger nicht nur aktiv an der Ausgestaltung des Gesundheitssystems beteiligen kann, sondern sie auch beteiligen sollte (vgl. Maxwell/Rosell/Forest 2003: 1033).

Auch die Internetseite der Kommission wurde im Rahmen des *Citizens' Dialogue* genutzt. Die Grundlage der Diskussionsveranstaltungen – das *Workbook* – wurde in einer gekürzten Fassung ins Internet gestellt und mit einem in circa 15 Minuten beantwortbaren Fragenelement kombiniert. Auch wenn es sich hierbei aus methodischer Sicht um eine abgewandelte Form des *Citizens' Dialogue* handelte, da der Antwortprozess nur 15 Minuten und nicht einen ganzen Tag dauerte und der Austausch mit anderen Teilnehmern fehlte, so zeigte doch die Tatsache, dass über 10.000 Personen bis Juni 2002 diesen Fragenkatalog beantwortet hatten, noch einmal das äußerst große Interesse vieler Bürger an einer aktiven Beteiligung an den Beratungen der Kommission (vgl. CFHCC 2002e: 6).

In seinen Grundzügen ähnelte der *Citizens' Dialogue* dem vor allem in Dänemark entwickelten und in Einzelfällen auch in Deutschland bereits angewandten Konsensuskonferenzen (vgl. Joss 2000). Allerdings gab es einige entscheidende Unterschiede: so stellt bei Konsensuskonferenzen die Diskussion zwischen Experten und Laien ein zentrales Element dar, wohingegen beim *Citizens' Dialogue* keine unmittelbare Diskussion mit Fachleuten stattfand. Das Ergebnis von Konsensuskonferenzen wird zumeist in Form eines Bürgergutachtens dokumentiert, während es beim *Citizens' Dialogue* in erster Linie darauf ankam, eine Abwägung zwischen unterschiedlichen, im *Workbook* dargestellten Reformalternativen zu treffen. Man könnte auch sagen, dass eine Konsensuskonferenz den politischen Akteuren zeigen soll, wie sich Bürger einer gegebenen Problematik annähern (vgl. Hennen/Petermann/Scherz 2004: 48), wohingegen als Ergebnis des *Citizens' Dialogue* eine Präferenzskala hinsichtlich möglicher Reformoptionen entwickelt werden soll.

8.2. Weitere Veranstaltungen der Kommission

Wie für *Royal Commissions* üblich führte auch die Romanow-Kommission öffentliche Anhörungen in allen Teilen Kanadas durch. Vom 4. März bis zum 31. Mai 2002 fanden an insgesamt 21 Tagen Anhörungen statt. Neben Interessengruppenvertretern wurden auch „einfache" Bürger aufgefordert, sich mit einer Präsentation an diesen Anhörungen zu beteiligen. Hieraus ergab sich, dass an einigen der Veranstaltungen sogar mehr Bürger als Interessengruppenvertreter teilnahmen, um ihre Position zu den Themen der Kommission darzulegen. So nahmen etwa an der öffentlichen Anhörung in Victoria am 14. März 2002 13 Interessengruppenvertreter und 19 Bürger als Vortragende teil (vgl. CFHCC 2002a: 276). Grundsätzlich handelte es sich bei diesen Anhörungen um „klassische" Anhörungen, wie sie auch regelmäßig auf parlamentarischer Ebene stattfinden.

Mit der Gleichstellung von Interessengruppenvertretern und Bürgern betonte die Kommission noch einmal die große Bedeutung, welche sie dem Dialog mit allen Teilen der Bevölkerung beimaß. Außerdem entstand so auf Seiten der Bevölkerung der Eindruck, dass die Kommission ein echtes Interesse an den Eingaben der Bürger hegte (Interview Davies). Jede dieser Anhörungen wurde im Fernsehen auf dem *Canada Public Affairs Channel* (CPAC) übertragen. Auf neun der 21 Anhörungen folgte ein Expertenworkshop, in dessen Rahmen die Ergebnisse der Anhörungen diskutiert wurden. Thema dieser Workshops waren neben den Anhörungen auch die Ergebnisse der *Citizens' Dialogue* Veranstaltungen, welche teilweise zeitgleich mit den öffentlichen Anhörungen stattfanden.[18]

Des Weiteren wurden durch die Kommission eine Reihe von Diskussionsrunden mit Experten durchgeführt, die ebenfalls auf CPAC übertragen wurden. Zwischen dem 24. Januar 2002 und dem 28. Februar 2002 fanden sechs dieser Diskussionsrunden statt.[19] Jede dieser Runden befasste sich mit einem anderen Themenkomplex. Ziel der Fernsehübertragungen war es, die öffentliche Debatte über gesundheitspolitische Fragen anzuregen und zu fundieren. Im Anschluss an die Expertendiskussion konnten Bürger telefonisch Fragen an die Beteiligten stellen (vgl. CFHCC 2002a: 272). Neben diesen Veranstaltungen wurden noch weitere Versuche unternommen, Bürger an der Arbeit der Kommission zu beteiligen. Hierzu gehörten etwa ein Essay-Wettbewerb, eine Reihe von Diskussionsveranstaltungen an Universitäten, Umfragen im Internet und schriftliche Befragungen. Außerdem besuchte Romanow eine Reihe von Interessengruppen und Einrichtungen vor Ort und hielt eine Vielzahl von Reden und Vorträgen (vgl. CFHCC 2002a: 291ff).

Um die Ergebnisse dieser unterschiedlichen Veranstaltungen zusammenzufassen und zu bewerten, fanden am 4., 11. und 20. Juni 2002 regionale Expertenforen statt. Im Rahmen dieser Foren sollte insbesondere versucht werden, Bereiche auszuloten, in welchen zwischen den Ergebnissen der öffentlichen Veranstaltungen und den Meinungen der Experten ein Konsens hergestellt werden konnte und inwieweit möglicherweise regional unterschiedliche Schwerpunkte hinsicht-

---

[18] Für eine Liste der gesamten Veranstaltungen siehe Anhang.
[19] Für eine Übersicht der Themen siehe Anhang.

lich der Reformvorschläge zur Erneuerung des Gesundheitssystems bestanden. Um diese regionale Dimension zu verdeutlichen, fanden die Foren in drei unterschiedlichen Regionen Kanadas statt (Nova Scotia, Saskatchewan und Toronto). Die Kommission versuchte also, auf den unterschiedlichsten Wegen und mit verschiedenen Schwerpunktsetzungen nicht nur Interessengruppen und Experten in den Beratungsverlauf einzubinden, sondern eine bundesweite, gesamtgesellschaftliche Debatte zu initiieren. Hierbei weist die Aufteilung der Veranstaltungen auf viele Provinzen und Städte Kanadas auf die große Bedeutung hin, die der regionalen Dimension im Beratungsverlauf zukam. Nicht zuletzt angesichts der Tatsache, dass der Kommission nur 18 Monate für die Abfassung ihres Abschlussberichts zur Verfügung standen, war der Umfang der Konsultationen und der (zum Teil neuartigen) Bürgerbeteiligungsverfahren bemerkenswert.

8.3. Bewertung der Konsultationsphase

Kritiker wandten gegen die öffentlichen Konsultationen der Kommission ein, dass diese lediglich dazu dienen sollten, den Abschlussbericht der Kommission zu legitimieren, während die inhaltliche, wissenschaftliche Bearbeitung des Themenfeldes bereits weitgehend stattgefunden hatte. Dem ist jedoch entgegen zu halten, dass das Gremium durch die diversen Partizipationsangebote jeder Interessengruppe und jedem Bürger die Möglichkeit bot, öffentlich zur Zukunft des Gesundheitswesens Stellung zu beziehen. Somit stellte die Romanow-Kommission nicht nur eine Öffentlichkeit für ihre Themen her, sondern sie bemühte sich außerdem um eine aktive Einbeziehung der Öffentlichkeit in ihre Beratungsabläufe (zur Unterscheidung von Einbeziehung und Herstellung von Öffentlichkeit siehe Hennen 2004: 14). Die Veranstaltungen des Gremiums dienten somit der Interessenartikulation und auch der –aggregation.

Die verwendeten partizipativen Verfahren dienten hierbei nicht nur dazu, die Ansichten und Wertvorstellungen der beteiligten Bürger zu erheben. Die herausgearbeiteten Präferenzmuster wurden den Stellungnahmen der *stakeholder* und den wissenschaftlichen Beiträgen gegenübergestellt. In einem weiteren Schritt wurde sodann versucht, diese Eingaben aus unterschiedlichen Quellen zu einem einheitlichen Empfehlungskatalog zusammenzuführen. Dieses Verfahren war damit den in Rahmen von Konsensuskonferenzen erarbeiteten reinen „Bürgergutachten" (vgl. Hennen/Petermann/Scherz 2004: 5) insofern überlegen, als die Positionen der Bürger durch die Kommission mit den Stellungnahmen der Wissenschaft teilweise untermauert, teilweise aber auch gefiltert wurden. Romanow setzte also weder die Erkenntnisse der Wissenschaft noch die Positionen der

Bürger absolut, sondern er setzte sie in Beziehung zueinander und entwickelte hieraus seine Empfehlungen für die politischen Akteure.

So entstand ein Abschlussbericht, der nicht nur wissenschaftlich fundiert, sondern auch unter aktiver Beteiligung der Öffentlichkeit entstanden war. Denjenigen, die das Beratungsergebnis ablehnten, wurde es hierdurch erheblich erschwert, unter Verweis etwa auf den Beratungsverlauf die Legitimation des Abschlussberichts in Zweifel zu ziehen. Die Einmaligkeit der Konsultationsphase – gerade im Vergleich zur Vorgehensweise früherer *Royal Commissions* – wurde durch Romanow im Beratungsverlauf und nach Abschluss seiner Arbeit wiederholt herausgestellt:

> „History will determine the significance of that remarkable six-month period last year when Canadians came out in massive numbers to debate the future of health care. [...] A large number saw in our consultations an opportunity to directly affect something they cared about, to reinforce our core Canadian values of fairness, equity, mutual respect and a collective responsibility for improving human health." (Romanow 2003)

Natürlich diente die Konsultationsphase auch dazu, das Interesse der Medien an der Arbeit der Kommission zu steigern. Immer, wenn die Kommission in einer Stadt eine Diskussionsveranstaltung oder eine Anhörung durchführte, wurde hierüber in den lokalen Medien und auch auf nationaler Ebene zum Teil ausführlich berichtet. Insofern diente die öffentlichkeitsbezogene Beratungsform auch der Platzierung der Kommission in der Medienberichterstattung. Ein großes Interesse der Medien wird von einer Reihe von Wissenschaftlern als besonders wichtiger Faktor hinsichtlich der Einflusschancen von Empfehlungen von Politikberatungsgremien angesehen. So stellt etwa Mackay fest: „[...] the media can be a very effective lobby for government action and make it very difficult for governments to ignore the ultimate recommendations." (Mackay 1990: 45)

Romanow selbst äußerte sich überrascht von den positiven Ergebnissen der Konsultationsphase.

> „[...] in all of the twelve cities, in which a deliberative dialogue took place, overwhelmingly, if not unanimously, the values were clearly articulated and the solutions became clear. People came to those dialogue sessions with different points of view, take one example: user fees or co-pay. People somewhat argued for them, some argued against them. At the end of the day, they would come out with a consensus and a pretty well thought out consensus." (Interview Romanow)

Die Mitarbeiter der Kommission und Romanow selbst sahen in der Konsultationsphase einen erheblichen Einflussfaktor hinsichtlich der Empfehlungen im

Abschlussbericht. Hierbei ging es nicht so sehr um Details z.B. der Finanzierungsmodalitäten oder organisatorische Detailfragen, sondern um eine wertgebundene Fundierung und die Schwerpunktsetzungen des Berichts (Interview Marchildon und Interview McIntosh). Romanow selbst maß der Konsultationsphase nicht nur eine zentrale Bedeutung bei, sondern seiner Ansicht nach hing sogar der Erfolg der gesamten Kommissionsarbeit von der Rückbindung an die Öffentlichkeit ab: „In terms of the principle of consultation, there was no way I would be a royal commissioner without consultation. And it would not have succeeded in any way, shape or form without public input, without public hearings." (Interview Romanow) Aus Interviews mit Mitarbeitern der Kommission ging hervor, dass die Kommissionsmitarbeiter und auch diejenigen Wissenschaftler, die etwa Diskussionspapiere für die Kommission erstellt hatten, häufig mehr als überrascht waren, welche öffentliche Resonanz ihre Arbeiten generierten (Interview McIntosh und Interview H. Armstrong).

Wenngleich eine generelle Bewertung, inwieweit die Konsultationsphase der Romanow-Kommission für die Abfassung des Abschlussberichts von Bedeutung war, schwierig ist, so kann man doch festhalten, dass in Interviews mit Mitarbeiter der Kommission mehrmals herausgestellt wurde, dass Romanow die Eingaben aus der Bevölkerung als mit wissenschaftlichen Erkenntnissen ebenbürtig (und entsprechend in den Empfehlungen der Kommission zu berücksichtigen) bewertet wissen wollte. Dies führte aufgrund einer Reihe von zum Teil erheblichen Diskrepanzen zwischen wissenschaftlichen Abhandlungen und den Ergebnissen der Konsultationsphase zu intensiven und nicht immer leichten Bemühungen, die Positionen zu einheitlichen Empfehlungen zusammenzuführen (Interview Marchildon). Hierbei stellte die Leitungsebene der Administration der Kommission eine Art Forum dar, in welchem nicht nur über die einzelnen Entwürfe der Kapitel des Abschlussberichts debattiert, sondern auch die Empfehlungen abgewogen und diskutiert wurden. Letztendlich entschied dann aber Romanow als alleiniges Kommissionsmitglied und Vorsitzender darüber, welche Empfehlungen in den Abschlussbericht aufgenommen werden sollten.

„We played a number of functional roles including obviously direct support in terms of providing background research analysis and information to him. In addition to that, obviously, the senior administration of the commission played a role in preparing drafts of the report for the ultimate review of the commissioner. And we also played a challenge function. There was a process by which we had regular meetings of our senior executives where we went through the individual chapters of the report in detail and as a group collectively challenged the assumptions, the analysis that was present and ultimately the recommendations with a view to insuring that the report represented the best available information and recognizing that at the end of the day, it was ultimately the Commissioner's call on the direction we took on any individual issue." (Interview Noseworthy)

9. Vorstellung des Abschlussberichts, Inhalt und Reaktionen

Am 28. November 2002 präsentierte Romanow der Öffentlichkeit den Abschlussbericht seiner Kommission. Premierminister Chrétien begrüßte den Bericht und erhob die Arbeit der Kommission sogar zu einem „historic undertaking" (Government of Canada 2002b). Chrétien versprach, schnell und kooperativ mit den Premiers der Provinzen zusammenzuarbeiten, um das Gesundheitssystem zu reformieren und zukunftssicher zu machen. Interessanterweise sprach Premier Chrétien nicht von einer kompletten Umsetzung der Kommissionsergebnisse. Vielmehr sah er in ihnen ein wichtiges Element, welches zur Entwicklung langfristiger Reformen herangezogen werden sollte: „The Romanow Report and other recent studies will provide a strong foundation for a long term plan of action based on responsible spending for change." (Government of Canada 2002b) Gleichwohl verkündete der Premierminister im direkten Anschluss an die Veröffentlichung des Berichts, dass er sich im Januar 2003 mit den Premierministern der Provinzen treffen wolle, um zügig an einer Umsetzung des Berichts zu arbeiten: „The Romanow report will not gather dust on a shelf. We will move quickly." (Chrétien zit. nach Fraser 2002)

Die Kommission hatte innerhalb von 18 Monaten und mit einem Budget von rund 15 Mio. Can$ ihren Abschlussbericht *Building on Values. The Future of Health Care in Canada* erstellt. Sie hatte sich hierbei exakt an die zeitlichen Vorgaben aus dem Einsetzungsbeschluss gehalten, was darauf hindeutet, dass die Tatsache, dass die Kommission nur aus einer Person bestand, die Erarbeitung des Abschlussberichts und die Zeitplanung der Kommission erheblich erleichtert hatte. So entfiel etwa die Gefahr von Spannungen zwischen Kommissionsmitgliedern und die Suche nach Kompromissformeln, was in anderen Fällen zu erheblichen Belastungen der Gremienarbeit insbesondere anlässlich der Abfassung des Abschlussberichts geführt hatte.

Der Titel des Berichts, durch welchen Romanow die Bedeutung der Konsultationen mit der Öffentlichkeit und der im Rahmen dieser Anhörungen herausgearbeiteten Grundwerte für die Ausgestaltung des Gesamtsystems herausstellen wollte (Interview Romanow), führte dazu, dass der Bericht von einigen Seiten als „ideologisch" kritisiert wurde (Interview Merrifield). Die wichtige Rolle der Konsultationsphase für die Abfassung des Berichts machte die Kommission auch formal im Abschlussbericht deutlich. Zitate aus Präsentationen und Stellungnahmen von Bürgern wurden gleichwertig neben Eingaben etwa von Interessengruppen im Bericht zur Illustration der Ausführungen der Kommission zitiert (vgl. etwa CFHCC 2002a: 49, 63 und 113).

9.1. Inhalt des Abschlussberichts

Grundlegende Aussage des Romanow-Berichts war: „Canadians view medicare as a moral enterprise, not a business venture." (CFHCC 2002a: xx) Man kann diese Aussage auch als das zentrale Ergebnis der Partizipationsverfahren der Kommission bezeichnen. Hierauf aufbauend entwickelte Romanow seine Empfehlungen, welche darauf hinausliefen, das bestehende *Medicare*-System zu reformieren und weiterzuentwickeln, ohne die dem System zugrunde liegenden Prinzipien aufzugeben. Aufgrund des weitgehenden Scheiterns des NFH entschied sich Romanow, der politischen Praktikabilität seiner Empfehlungen eine große Bedeutung beizumessen. Auch seine Erfahrungen als Provinzpremier dürften erheblich dazu beigetragen haben, dass er der politischen Umsetzbarkeit seiner Empfehlungen eine große Bedeutung einräumte.

> „I felt the lesson that was learned there (from the NFH, d.A.), that while the report was very good, it's menu of actions to be taken was so extensive, that it crossed over the line to political unacceptability, perhaps even fiscal unacceptability. Therefore, whatever report I would produce would have to have sort of the vision [...] of Hall and Douglas, tempered by the reality of the world of politics and what is doable and not doable in this North-American environment of which I had some experience being a premier." (Interview Romanow)

Somit kann man von einem Lernprozess sprechen, in dessen Rahmen Romanow die Erfahrungen früherer Kommissionen und Gremien aufnahm, um die Erfolgschancen seiner eigenen Arbeit zu erhöhen. Auf die Möglichkeit von *Royal Commissions*, aus der Erfahrung früherer Kommissionen zu lernen, hatte bereits vor einigen Jahren Aucoin hingewiesen:

> „[...] there is an institutional limitation that confronts commissions as temporary, ad hoc mechanisms. This limitation arises from the fact that each commission faces a set of conditions that is in some way unique. If some degree of ‚learning' is required, in respecting public participation or research, commissions often find themselves scrambling to search out the experience of other commission." (Aucoin 1990: 206)

Der Abschlussbericht der Romanow-Kommission unterteilte sich in 11 Kapitel, deren Überschriften die große Bandbreite des durch die Kommission zu bearbeitenden Themengebietes verdeutlichen. Neben so „klassischen" gesundheitspolitischen Themen wie etwa *Primary Health Care and Prevention* oder *Investing in Health Care Providers* befasste sich der Bericht auch mit dem Pflegesektor (*Home Care: The Next Essential Service*) und den Folgen der Globalisierung für das kanadische Gesundheitssystem. Angesichts der Rahmenbedingungen für die Umsetzung der Empfehlungen durften selbstverständlich auch Ausführungen zum Thema *Health Care, Citizenship, and Federalism* nicht fehlen. Als Einleitung in die jeweilige Thematik der einzelnen Kapitel stellte die Kommission der Darstellung des Themas und der entsprechenden Probleme die *Directions for Change* voran. Diese Zielrichtungen für den Wandel in den verschiedenen Sektoren der Gesundheitsversorgung stellten in erster Linie das Ergebnis des *Citizens' Dialogue* und der anderen Bürgerbeteiligungsverfahren dar und gaben die Richtung für die konkreten Empfehlungen der Kommission vor. Beispielsweise seien hier die *Directions for Change* für das Kapitel *Health Care and Globalization* zitiert:

„• Take clear and immediate steps to protect Canada's health care system from possible challenges under international law and trade agreements and to build alliances within the international community.
• Play a leadership role in international efforts to improve health and strengthen health care systems in developing countries.
• Reduce our reliance on the recruitment of health care professionals from developing countries." (CFHCC 2002a: 233)

Basierend auf den Darstellungen der verschiedenen Themenfelder formulierte Romanow in seinem Bericht insgesamt 47 Empfehlungen, wie man das kanadische Gesundheitssystem reformieren bzw. weiterentwickeln sollte. Die Empfehlungen bezogen sich auf eine Vielzahl von Elementen des Gesundheitssystems und liefen in der Zusammenschau auf „transformative changes" (Marchildon 2004b: 1) hinaus. Zu den wichtigsten Empfehlungen der Kommission gehörte der folgende Vorschlag: „Recommendation 2: A Health Council of Canada should be established by the provincial, territorial and federal governments to facilitate co-operation and provide national leadership in achieving the best health outcomes in the world." (CFHCC 2002a: 248)

Auch die beiden folgenden Empfehlungen befassten sich mit der Einrichtung eines *Health Council of Canada* (HCC). *Recommendation 3* beschrieb die kurz- und mittelfristigen Aufgaben; *Recommendation 4* die langfristigen Aufgaben des HCC (vgl. CFHCC 2002a: 248). Die Einrichtung eines HCC stellte somit eine der zentralen Forderungen des Romanow-Berichts dar. Dies wurde auch daran deutlich, dass sich eine ganze Reihe der folgenden Empfehlungen der Kommission auf die (zukünftige) Arbeit des HCC bezogen. An dieser Stelle sei beispielhaft auf Empfehlungen Nummer 13, 16, 17 und 18 verwiesen (vgl. CFHCC 2002a: 250). Auf die konkreten Vorschläge zur Einrichtung des HCC und die Probleme bei der Umsetzung wird später noch im Detail einzugehen sein.

Hinsichtlich der Finanzierungsproblematik schlug Romanow die Aufteilung des CHST in einen *Canada Social Transfer* (CST) und einen *Canada Health Transfer* (CHT) vor (vgl. CFHCC 2002a: 248). Damit sprach sich Romanow für einen grundlegenden Umbau des CHST aus, über den die Provinzen bisher als *block grant* Finanztransfers unter anderem für *Medicare* erhielten. Die Transferzahlungen im Rahmen des CHT sollten aus direkten Finanzzuweisungen bestehen und ihre Steigerungsrate sollte zur Absicherung der langfristigen Finanzplanung der Provinzen auf fünf Jahre im Voraus festgelegt werden. Um die Planungssicherheit der Provinzen noch weiter zu erhöhen, forderte die Kommission den Bund dazu auf, als langfristigen Richtwert 25 Prozent der Kosten der Provinzen für Leistungen im Rahmen des CHA zu übernehmen.

„[...] the cash value of the CHST contribution was $8.14 billion in 2001/02 and amounts to approximately 18.7% of current provincial-territorial expenditures on Canada Health Act services. This is not enough. The Commission's view is that, at a minimum, future federal expenditures should be based on its past cash commitment of 25% of provincial-territorial costs for services covered under the Canada Health Act." (CFHCC 2002a: 69)

Neben diesen Vorschlägen empfahl Romanow außerdem noch die Ergänzung der im CHA festgelegten Prinzipien des *Medicare*-Systems um das Prinzip der *accountability* (vgl. CFHCC 2002a: 248). Dieser Vorschlag kann als Versuch gewertet werden, die ständigen Auseinandersetzungen zwischen Bund und Provinzen hinsichtlich der Finanzierung der Gesundheitsversorgung abzumildern. Die Provinzen wären über einen entsprechend ergänzten CHA verpflichtet worden, die Transparenz insbesondere im Bereich der Finanzierung von Gesundheitsleistungen zu erhöhen. Bereits vor der Einsetzung der Romanow-Kommission hatte der Vorsitzende die Bedeutung von Transparenz und *accountability* hervorgehoben (vgl. Romanow 1998: 10). Außerdem sprach sich Romanow für die Verabschiedung eines *Health Covenant* aus (vgl. CFHCC 2002a: 45). Zu den Zielen dieses *Covenants* sollte insbesondere gehören:

1. die Ziele des Gesundheitssystems für die Öffentlichkeit, die Patienten und die Leistungserbringer klar zu definieren;
2. durch eine erweiterte Informationsbasis (etwa hinsichtlich der Verantwortlichkeiten der beteiligten Akteure) die Entscheidungsfindung im Gesundheitswesen verbessern;

3. als Grundlage für eine bessere Kooperation zwischen Regierungen, Öffentlichkeit sowie im Gesundheitswesen Tätigen dienen.

In seinem Bericht entwarf Romanow bereits einen solchen neuen „Gesundheitsvertrag" (vgl. CFHCC 2002a: 50). Allerdings sollte ein solches Übereinkommen nach Auffassung Romanows erst nach weiteren Konsultationen mit der Bevölkerung endgültig verabschiedet werden.

Für den Pflegesektor empfahl die Kommission die Einrichtung eines neuen *Home Care Transfers*, der in erster Linie zur Finanzierung folgender Leistungen im Rahmen des CHA genutzt werden sollte: *Home Mental Health Care Management and Intervention Services, Home Care Services for Post-Acute Patients, including Coverage for Medication Management and Rehabilitation Services* sowie für Dienstleistungen im Rahmen einer pflegerischen, palliativmedizinischen Versorgung in den letzten sechs Lebensmonaten (vgl. CFHCC 2002a: 252). Hierfür sollte die Bundesregierung ab 2003/2004 eine Mrd. Can$ bereitstellen. Diese Summe sollte im folgenden Jahr um eine zusätzliche halbe Mrd. Can$ erhöht werden. Die Provinzen sollten im Gegenzug dazu verpflichtet werden, eine gleich hohe Summe in diesen Versorgungssektor zu investieren (vgl. CFHCC 2002a: 72).

Legt man jedoch sein Augenmerk auf die von vielen Kanadiern als wichtigstes Problem ihres Gesundheitssystems identifizierten Wartelisten, so blieben die Empfehlungen Romanows eher vage: „Recommendation 26: Provincial and territorial governments should take immediate action to manage wait lists more effectively by implementing centralized approaches, setting standardized criteria, and providing clear information to patients on how long they can expect to wait." (CFHCC 2002a: 251) Somit sprach sich die Kommission lediglich für ein besseres Management der Wartelisten aus. Möglichkeiten, Wartelisten für medizinische Behandlungen durch eine effizientere Versorgung abzubauen, sah die Kommission angesichts dieser Empfehlung offensichtlich nicht.

Hinsichtlich der Problematik der noch immer bestehenden medizinischen Unterversorgung der *Aboriginal Peoples* sah Romanow nicht zuletzt aufgrund der erheblichen Differenzen in der Lebenserwartung von rund 7,4 Jahren bei Männern und 5,2 Jahren bei Frauen (im Vergleich zur restlichen kanadischen Bevölkerung) erheblichen Reformbedarf. Die Kommission schlug als ersten Reformschritt vor, die derzeit zwischen der Bundesregierung, den Provinzen und Territorien sowie den Organisationen der *Aboriginal Peoples* zersplitterten Budgets zu einem Budget pro Provinz bzw. Territorium zusammenzuführen (für eine detaillierte Analyse der Vorschläge vgl. Brede 2006b). Dies sollte dazu beitragen, die Planbarkeit bezüglich der Finanzierungsbasis für Gesundheitsleistungen für *Aboriginal Peoples* zu erhöhen. Außerdem sollten durch diese Gelder *Abori-*

ginal Health Partnerships (AHPs) finanziert werden, die durch eine zielgerichtetere Versorgung zu einer weiteren Verbesserung der gesundheitlichen Situation der *Aboriginal Peoples* beitragen sollten. Die AHPs sollten nach den Plänen der Kommission – ähnlich den *Health Maintenance Organizations* (HMO) in den USA – als eine Art *fundholder* die Organisation, den Einkauf und die Erbringung von Gesundheitsleistungen übernehmen. Insgesamt hielt die Kommission die konkrete Ausgestaltung der AHPs recht offen, damit man den unterschiedlichen Realitäten in den jeweiligen Regionen und Gemeinschaften der *Aboriginal Peoples* Rechnung tragen könnte (vgl. CFHCC 2002a: 226ff).

Für den Bereich der Arzneimittelversorgung empfahl Romanow die Einführung eines *Catastrophic Drug Transfer*, um die erheblichen Leistungsunterschiede in diesem Versorgungssektor zu verringern. Zum Zeitpunkt der Berichtsvorstellung existierten in den Provinzen diverse Programme zur Absicherung der Bevölkerung vor hohen Kosten für Arzneimittel. Diese Programme unterschieden sich jedoch sehr stark und sicherten zumeist nur einen Teil der Kosten ab.[20] Daher schlug die Kommission vor, dass, wenn diese Programme für eine Person mehr als 1.500 Can$ pro Jahr ausgeben müssen, der Bund die Mehrkosten zur Hälfte übernehmen sollte. Hierzu waren nach Berechnung der Kommission Transferzahlungen in einem Umfang von rund einer Mrd. Can$ erforderlich. Die resultierende finanzielle Entlastung der Provinzprogramme sollte unter anderem zu einem Ausbau der Programme und zu einer Reduzierung der Selbstbeteiligungen genutzt werden (vgl. CFHCC 2002a: 197ff). Langfristig zielte die Kommission darauf ab, dass zukünftig die Absicherung der Bevölkerung vor *catastrophic drug costs* im Rahmen des CHA erfolgen sollte (vgl. CFHCC 2002a: 69). Die vorgeschlagenen Transferzahlungen sollten ein erster Schritt in diese Richtung sein.

Eine weitere neue Einrichtung – eine *National Drug Agency* – sollte nach Auffassung der Kommission die Qualität und Sicherheit von Medikamenten verbessern und gleichzeitig dazu beitragen, durch die Bewertung neuer Arzneimittel den Kostenanstieg abzumildern. In diesem Zusammenhang schlug das Gremium auch eine Überprüfung des Patentrechts vor, das derzeit einen 20jährigen Patentschutz vorsieht (für eine ausführliche Darstellung der Kommissionsvorschläge für den Bereich Arzneimittelversorgung siehe Morgan/Willison 2004, Forest 2004 und Deber 2004b).

Romanow hatte im Abschlussbericht bereits einen Zeitplan zur Umsetzung seiner Empfehlungen entworfen (vgl. CFHCC 2002a: 255f). Dieser Versuch

---

[20] Bei manchen Krankheiten entstehen so für die Betroffenen erhebliche Kosten durch teure Arzneimittel, was dazu führen kann, dass sich Patienten entweder die Medikamente nicht kaufen können oder sich verschulden müssen (daher wird in Abgrenzung zu durchschnittlichen Ausgaben für Arzneimittel in diesem Bereich von *catastrophic drug costs* gesprochen).

einer Festlegung der politischen Akteure muss jedoch angesichts der langjährigen Probleme und Kompetenzverflechtungen in diesem Politikfeld von Beginn an als wenig realistisch bewertet werden. Entsprechend schnell hinkte die Umsetzung der Ergebnisse dem von Romanow entwickelten Zeitplan hinterher (wenn denn überhaupt die Entscheidung gefallen war, einzelne Empfehlungen umzusetzen).

9.2. Reaktionen auf den Bericht

Für die Bundes- und für die Provinzregierungen war der Inhalt des Berichts „a curse and a blessing" (Marchildon 2004b: 7), wie es Marchildon ausdrückte. So bestätigte der Bericht die Rolle des Bundes in der Gesundheitsversorgung sowie die Prinzipien des CHA. Gleichzeitig verlangte der Bericht jedoch ein stärkeres finanzielles Engagement des Bundes, wobei Romanow die Auffassung vertrat, dass der Bund neue finanzielle Hilfen mit Konditionen für eine Verbesserung der Versorgungslage verknüpfen sollte. Aus Sicht der Provinzen bestätigte der Bericht die Unterfinanzierung der Provinz-Gesundheitssysteme, allerdings forderte der Bericht nicht nur höhere Finanztransfers durch den Bund, sondern er mahnte gleichzeitig eine größere Rolle des Bundes in der Gesundheitspolitik an.

Entsprechend kritisch äußerten sich einige der eher für dezentrale Problemlösungen eintretenden Provinzpremiers zum Inhalt des Berichts. So lehnte etwa der Premierminister der Provinz Alberta die Empfehlungen des Berichts ab, da ein größerer Finanzierungsanteil des Bundes dazu führen würde, dass selbiger an die Zuweisung dieser Gelder neue Konditionen knüpfen und so seinen Einfluss ausweiten würde. Auch der konservative Provinzpremier Ernie Eves (Ontario) lehnte den Bericht als einen erneuten Versuch eines Eingriffs in die Kompetenzen der Provinzen ab (vgl. Fraser 2002). Bernard Landry (Parti Québécois) kritisierte als Premier der Provinz Québec den Bericht ebenfalls öffentlich (vgl. Laghi 2002). Andere Provinzen waren in ihrer Bewertung des Romanow-Berichts zurückhaltender. Tendenziell fiel die Wertung jedoch positiver aus als die Reaktionen aus Alberta, Ontario und Québec (vgl. Boychuk 2003b: 100).

Defizite im Abschlussbericht wurden auch von Mitarbeitern der Kommission konstatiert. Diese Lücken wurden jedoch insbesondere auf das geringe Zeitbudget der Kommission zurückgeführt, da ihr nur 1 ½ Jahre zur Verfügung standen und hiervon allein sieben Monate für die Abfassung des Abschlussberichts aufgewandt worden waren. So sah etwa Marchildon insbesondere in den Bereichen Pflege, Psychotherapie und Krankenhauswesen Defizite im Bericht. Da diese Themen in der zur Verfügung stehenden Zeit nicht umfassend bearbeitet werden konnten, entschloss man sich, sie vollständig aus dem Bericht herauszulassen.

> „Hard decisions were made on what to leave out in the report. There are very important issues in terms of health care policy that could not be dealt with in the report and we made the decision not to deal with it at all, rather than to deal with it in a very superficial or inadequate manner." (Interview Marchildon)

Viele der Interessengruppen im Gesundheitswesen begrüßten dennoch den Inhalt des Romanow-Berichts nachdrücklich. Hier einige Beispiele: „The Canadian Home Care Association (CHCA) is very encouraged by the recommendations contained in the Report of the Royal Commission on the Future of Health Care." (Canadian Home Care Association 2002) Das *Centre for Policy Alternatives* kommentierte: „The Romanow report is a clear rejection of the status quo and a pragmatic step in the right direction to secure the future of public health care [...]." (Centre on Policy Alternatives 2002) Selbst die CMA begrüßte den Bericht und hob im Rahmen einer Pressekonferenz die intensive öffentliche Dialogphase der Kommissionsarbeit als besonders positiv hervor. Die damalige CMA-Präsidentin, Dr. Dana Hanson, sagte wörtlich:

> „On behalf of the [...] Canadian Medical Association, I want to take this opportunity to commend Mr. Romanow for his valuable contribution to the future of the Canadian health care system. We especially applaud Mr. Romanow for the inclusive and extensive consultation process that led to the development of the final report of the commission [...] The CMA believes the final report [...] was well worth the wait. It sets a clear direction for achieving sustainable health care for Canadians in the future. In short, thanks to Mr. Romanow, meaningful health reform is now within our grasp." (Canadian Medical Association 2002: 1)

Romanow selbst sah den Bericht nicht in erster Linie als eine wissenschaftliche Abhandlung über organisatorische Fragen der Gesundheitsversorgung. Vielmehr handelte es sich seiner Auffassung nach um ein Grundlagenwerk, das die Debatte über strukturelle Reformen im Gesundheitswesen mit Werten und Zieldefinitionen (*Directions for Change*) fundieren sollte. Dies machte er in einer Rede im Dezember 2002 noch einmal deutlich:

> „And I must say that while the rhetoric has occasionally been a little overheated and, some deliberately mischievous spins have been put on certain of my conclusions and recommendations, I have generally been very heartened by the wishes and response of Canadians. They see this Report not so much as a statement from me, but as a reflection of their values, their views and their needs." (Romanow 2002: 3)

Aus der starken Wertgebundenheit seiner Empfehlungen ergab sich allerdings auch ein Ansatzpunkt für Kritiker. So wurde etwa von konservativer Seite eingewandt, dass Romanow aus ideologischen Gründen einen Bericht vorgelegt habe, der den Status Quo bestätigen sollte und bedeutsamen Problemen in der Gesundheitsversorgung auswich. Hierzu gehört etwa das Problem zu geringer Behandlungskapazitäten, welche zur Entstehung von Wartelisten führen, sowie der Personalmangel insbesondere im Bereich der Versorgung mit Krankenschwestern (Interview Merrifield). Zwar sprach Romanow das Problem der Wartelisten in seinem Bericht an (vgl. CFHCC 2002a: 138ff), allerdings ist dieses Thema weder ein zentrales Element des Berichts, noch werden eingehender Problemlösungen und Reformkonzepte dargestellt. Dies musste insofern überraschen, als Wartelisten in der Debatte über die Krise des kanadischen Gesundheitssystems schon seit Jahren eine zentrale Rolle spielen. Auch der Personalmangel im Bereich des medizinischen Personals wurde nur vergleichsweise kurz im Bericht angesprochen (vgl. CFHCC 2002a: 91ff).

Da der Bericht einer Stärkung privater Versorgungselemente eine klare Absage erteilt hatte, waren diejenigen, die sich in der Vergangenheit für entsprechende Reformansätze ausgesprochen hatten (etwa Albertas Premier Klein oder das neoliberale *Fraser Institute*), zunächst geschwächt worden. Da die öffentliche Meinung so klar den Inhalt des Berichts in seiner Grundtendenz (Erhalt und Reform des bestehenden *Medicare*-Systems) begrüßte, waren Forderungen nach einer stärkeren Privatisierung des Systems in den Monaten nach Veröffentlichung des Berichts vergleichsweise selten zu hören.

Der wohl problematischste Aspekt der Rezeption des Abschlussberichts der Romanow-Kommission in der öffentlichen Berichterstattung war jedoch die Konzentration auf Finanzierungsfragen (so auch Marchildon 2004b: 7). Zwar versuchte Romanow in nahezu jeder öffentlichen Stellungnahme, auch die anderen Aspekte des Berichts wie etwa die Forderung nach Einführung des Prinzips der *accountability* in den CHA hervorzuheben. Allerdings gelang es ihm nicht, den Schwerpunkt der Berichterstattung zu verändern. Stattdessen konzentrierten sich die Medien und auch die politischen Akteure auf die *Romanow Gap*, also die Finanzierungslücke zwischen dem bestehenden finanziellen Engagement des Bundes und dem wünschenswerten Anteil des Bundes an der Finanzierung des Gesundheitssystems in Höhe von rund 25 Prozent der Gesamtkosten.

Sowohl für den Bund als auch für die Provinzen war eine Konzentration auf diesen Aspekt nützlich. Die Provinzen beklagten schon seit Jahren das mangelhafte finanzielle Engagement des Bundes und Romanow hatte sie in dieser Auffassung bestätigt. Der Bund hatte seinerseits bereits vor Abschluss der Beratungen der Kommission seine grundlegende Bereitschaft erklärt, mehr Geld für die Gesundheitsversorgung zur Verfügung zu stellen. Folglich war eine Lösung in der Frage der *Romanow Gap* für alle Beteiligten vergleichsweise leicht zu erreichen, wobei selbstverständlich die konkrete Ausgestaltung einer entsprechenden Übereinkunft mit Schwierigkeiten verbunden war. Durch die Konzentration auf die *Romanow Gap* wurde jedoch kaum über die strukturellen Reformvorschläge der Kommission diskutiert, welche den langfristigen Erhalt des Systems gewährleisten sollten.

Versucht man, die Reaktionen auf den Bericht zu resümieren, so kann man festhalten, dass der Bericht von der überwiegenden Zahl der Beobachter als ein vorsichtiger und ausgewogener Bericht zur möglichen Fortentwicklung des kanadischen Gesundheitssystems bewertet wurde, wobei diese Bewertung nicht selten mit kritischen Anmerkungen kombiniert wurde. Beispielsweise sei an dieser Stelle Michael M. Rachlis zitiert: „Mr. Romanow's report has been praised as a blueprint for Medicare's salvation and vilified as an ideological defense of a faltering status quo. However, closer examination reveals it as simply a few cautious steps in the right direction." (Rachlis 2003: 1)

Die große Bedeutung, welche der Romanow-Bericht aus Sicht der Bevölkerung für die Debatte über gesundheitspolitische Reformmaßnahmen spielte, wurde sowohl kurz nach der Veröffentlichung des Berichts als auch ein Jahr danach noch einmal deutlich. In einer Umfrage des EKOS-Instituts für die *Canadian Broadcasting Corporation*, den *Toronto Star* und *La Presse* vom 2. bis 4. Dezember 2002 vertraten 57 Prozent der Befragten die Position, dass der Bericht der Kommission die Grundwerte der Kanadier hinsichtlich der Ausgestaltung der Gesundheitsversorgung korrekt widerspiegele. Bei denjenigen, die behaupteten, sie würden den Romanow-Bericht gut kennen, lag die Zustimmung sogar bei 74 Prozent. Insgesamt wies diese Umfrage nach, dass die Mehrzahl der Kanadier den Inhalt des Berichts insgesamt positiv bewertete. Hinsichtlich der Umsetzungschancen der Empfehlungen äußerten sich die Befragten jedoch tendenziell negativ.[21]

Nach einem Jahr (zwischen dem 18. und 20. November 2003) führte das EKOS-Institut eine weitere Umfrage durch. Ein Ergebnis der Umfrage war, dass sich von Dezember 2002 bis November 2003 die Bewertung der Entwicklung des Gesundheitssystems nachhaltig verbessert hatte. Auf die Frage, ob sich die Qualität der Versorgung in den vergangenen zwei Jahren verbessert, verschlechtert hat oder gleich geblieben war, äußerten im Dezember 2002 noch 63 Prozent, die Versorgungsqualität habe sich verschlechtert; im November 2003 vertraten

---

[21] Frage: „How likely do you think it is that the federal and provincial governments will act decisively on Romanow's report on the future of health care in Canada?" (Befragt wurden nur diejenigen, die sich vage oder besser an den Bericht erinnern konnten.) Antwort: 19 Prozent – likely; 37 Prozent – moderately likely; 39 Prozent – unlikely; 5 Prozent – don't know / no response. (EKOS Research Associates Inc. 2002b)

nur noch 43 Prozent diese Meinung.[22] Im gleichen Zeitraum stieg die Zahl derjenigen, die sogar eine Verbesserung der Versorgungsqualität sahen, von 10 Prozent im Dezember 2002 auf 15 Prozent im November 2003. Hier hatten also der Bericht und die auf ihm aufbauenden politischen Aktivitäten offenbar einen positiven Einfluss.

Der Bekanntheitsgrad und die Zustimmung zum Romanow-Bericht waren weitgehend konstant geblieben. So unterstützten 84 Prozent der Befragten eine Umsetzung der Empfehlungen, während sich 12 Prozent grundsätzlich gegen eine Umsetzung aussprachen. Auch hatte sich an der negativen Bewertung der Umsetzungswahrscheinlichkeit der Empfehlungen von Romanow wenig geändert. Auf die Frage „How seriously do you think the federal/provincial has taken the recommendations of the Romanow Report?" antworteten 14 Prozent mit „seriously", 31 Prozent mit „somewhat seriously" und 39 Prozent mit „not seriously" (EKOS Research Associates Inc. 2003).

Hieraus lässt sich schließen, dass es Romanow mit seiner Kommission und seinem Bericht gelungen war, den grundlegenden Überzeugungen der Bevölkerung in Fragen struktureller Gesundheitsreformen Rechnung zu tragen. Wenn man jedoch die kritische Bewertung der Umsetzungswahrscheinlichkeit in Zusammenhang mit der intensiven Konsultationsphase der Kommission sieht, so besteht die Gefahr, dass – sollten die politischen Akteure die Inhalte des Romanow-Berichts nicht weitgehend umsetzen – dies die ohnehin vorhandene negative Bewertung der Arbeit der Politiker bestätigen und eventuell sogar verstärken könnte.

10. Einfluss der Kommissionsempfehlungen

Drei Monate nach Vorstellung des Berichts der Romanow-Kommission kamen Vertreter von Bund und Provinzen zusammen, um eine Übereinkunft zur Reform des Gesundheitssystems zu erarbeiten. Das Ergebnis dieser Bemühungen war der am 5. Februar 2003 von den Premiers der Provinzen und des Bundes unterzeichnete *2003 First Ministers' Accord on Health Care Renewal*. Die Bundesregierung verpflichtete sich zu einer Steigerung der Finanztransfers an die Provinzen in Höhe von 17,3 Mrd. Can$ in den folgenden drei Jahren und auf insgesamt 34,8 Mrd. Can$ über fünf Jahre zur Sicherstellung einer hinreichenden und qualitativ hochwertigen medizinischen Versorgung.

---

[22] Frage: „Has the quality of health care over the past two years improved, deteriorated or stayed the same?" (EKOS Research Associates Inc. 2003)

Einfluss der Kommissionsempfehlungen 157

Abbildung 4: Entwicklung der Finanztransfers 2000/2001 bis 2010/2011

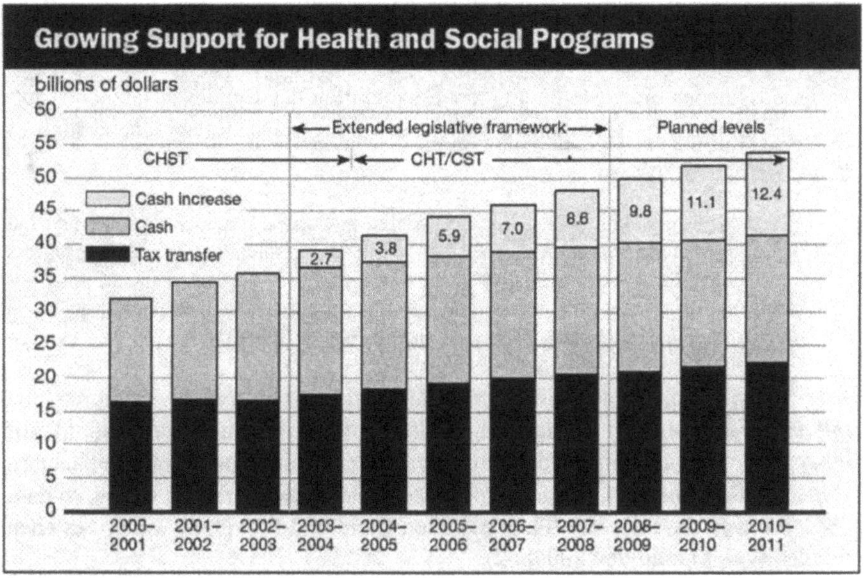

Growing Support for Health and Social Programs

billions of dollars

[Bar chart showing CHST and CHT/CST transfers from 2000-2001 to 2010-2011, with values: 2.7, 3.8, 5.9, 7.0, 8.6, 9.8, 11.1, 12.4. Categories include Cash increase, Cash, and Tax transfer. Extended legislative framework spans 2003-2004 to 2007-2008; Planned levels from 2008-2009 onward.]

Note: Cash increase includes CHST increases, CHST supplement and the Health Reform Fund. Years 2008-09 to 2010-11 reflect the roll-in of $5.5 billion from the Health Reform Fund (subject to a review by first ministers by the end of 2007-08).

Quelle: Department of Finance 2003: 27.

Diese Gelder umfassten unter anderem 9,5 Mrd. Can$ zusätzliche *cash*-Transfers im Rahmen des CHST (bzw. seiner Nachfolgerprogramme) über fünf Jahre und 2,5 Mrd. Can$ an zusätzlichen Transferzahlungen, um unmittelbaren Finanzierungsengpässen entgegen zu wirken. Außerdem sollten 16 Mrd. Can$ über fünf Jahre im Rahmen eines *Health Reform Transfer* zielgerichtet für die Reform der primären Gesundheitsversorgung, für Pflegeleistungen und für den Schutz vor extrem hohen Kosten für Arzneimittelbehandlungen (*catastrophic drug coverage*) bereitgestellt werden. Diese Gelder sollen ab 2008/2009 in den *Canada Health Transfer* integriert werden (vgl. Department of Finance 2004a, 2004b und 2004c). Die Provinzen haben diese Zahlen jedoch in Frage gestellt, da ihrer Ansicht nach in die rund 17 Mrd. Can$ bereits Gelder mit eingerechnet worden waren, die der Bund bereits zuvor zugesagt hatte. Die Provinzen behaupteten, dass der Bund nur 12 Mrd. Can$ an neuen Geldern zugesichert habe und damit unter der Marke von 15 Mrd. Can$ läge, welche im Romanow-Bericht gefordert worden war (vgl. Harper/Whittington 2003).

Es wurde außerdem beschlossen, den CHST in zwei Komponenten aufzuteilen: den *Canada Health Transfer* und den *Canada Social Transfer*. Dies entsprach den Empfehlungen der Romanow-Kommission (vgl. CFHCC 2002a: 65f). Ziel war insbesondere, die Rolle des Bundes bei der Finanzierung der Gesundheitsversorgung klarer herauszustellen. Alle Beteiligten waren sich außerdem einig, dass neben einer Steigerung der Finanzhilfen des Bundes zusätzlich strukturelle Reformen im Gesundheitswesen notwendig seien. Entsprechend hieß es in der Vereinbarung:

> „First Ministers agree that public health care in Canada requires more money, but that money alone will not fix the system. While all jurisdictions are making progress on health reform, First Ministers agree that significant new investments must address immediate cost pressures and the reforms necessary to achieve timely access to quality care in a sustainable manner." (Health Canada 2003a)

Alle Seiten betonten, dass der *Health Renewal Accord* in einer Traditionslinie mit dem *Health Accord* aus dem Jahr 2000 stand und die mit dieser Übereinkunft eingeleitete Entwicklungstendenz fortsetzte. Gleichwohl wurde von Beobachtern kritisiert, dass eine nachhaltige Reform des Systems nicht erreicht wurde, so dass absehbar war, dass die Konflikte zwischen Bund und Provinzen weiter bestehen würden (vgl. Marchildon 2004b: 2).

Dabei waren auf den ersten Blick einige der zentralen Forderungen des Romanow-Berichts umgesetzt worden. Allerdings wurden andere Empfehlungen von den Entscheidungsträgern nicht aufgegriffen. So wurde beispielsweise der Vorschlag zur Einrichtung von AHPs zur Verbesserung der medizinischen Versorgung der *Aboriginal Peoples* nicht weiter verfolgt. Ein Grund hierfür war, dass die Interessengruppenvertreter der *Aboriginal Peoples* (wie etwa die *National Aboriginal Health Organization*) nicht mit Nachdruck eine Umsetzung der Empfehlungen der Kommission forderten (vgl. Brede 2006b). Daher fehlte ein *agent of change*, der auf eine Implementierung der vorgeschlagenen Reformen drängte. Auch die Provinzen und der Bund hatten kein großes Interesse an der Einführung von AHPs, da sie durch den Transfer von Geldern an diese neuen Versorgungseinrichtungen ihre eigenen Programme hätten aufgeben müssen und somit ihren steuernden Einfluss im Bereich *Aboriginal Health* verloren hätten. Bis heute ist daher nicht absehbar, dass diese Empfehlung der Romanow-Kommission umgesetzt werden wird.

Selbst wenn der *Health Renewal Accord* nicht als ein ausschließliches Ergebnis der Arbeiten der Romanow-Kommission angesehen werden kann, so kann man doch sagen, dass der Romanow-Bericht die Basis für die Vereinbarung schuf. Hierauf wurde nicht zuletzt im *Accord* selbst hingewiesen.

„The Accord reflects the ideas of Canadians who contributed to the health care renewal debate through consultations on various federal and provincial reports. The excellent reports produced by the Honourable Roy Romanow, Senator Kirby, Messrs. Mazankowski, Clair and Fyke were instrumental in guiding governments to this historic outcome." (Government of Canada 2003)

Auch lässt sich eine Verbindung zwischen dem *Health Renewal Accord* und dem Bericht der Romanow-Kommission feststellen, wenn man bedenkt, dass Premier Chrétien das Treffen mit den Premierministern der Provinzen kurz nach Veröffentlichung des Berichts ankündigte (vgl. Fraser 2002). Insgesamt gesehen dürfte somit der Romanow-Bericht die Übereinkunft befördert und die grundlegende Bereitschaft aller Beteiligten, eine gemeinsame Lösung der drängendsten Probleme in der Gesundheitspolitik zu entwickeln, verstärkt haben. Dies sah auch Romanow so, der den *Health Accord* als einen Meilenstein in der Entwicklung des kanadischen Gesundheitssystems bezeichnete, welcher durch seine Arbeit ermöglicht worden war. „On the positive side, I think it is fair to say that my report was a catalyst for what eventually became the 2003 Health Accord which was an important milestone in the journey toward strengthening health care in Canada." (Romanow zit. nach Atkinson Letter 2003: 1)

Interessanterweise war im Vorfeld der Veröffentlichung des Berichts der Romanow-Kommission lange Zeit unklar gewesen, ob sich die Bundesregierung wirklich dazu bereit erklären würde, den Provinzen erheblich mehr Gelder für die Gesundheitsversorgung zur Verfügung zu stellen. Bundesfinanzminister John Manley hatte noch wenige Monate vor Veröffentlichung des Romanow-Berichts geäußert, dass es eher unwahrscheinlich sei, dass der Bund zusätzliche finanzielle Zusagen an die Provinzen machen könne (vgl. Picard/Scoffield 2002). Bedenkt man jedoch, dass Chrétien seine Zeit als Premierminister mit einem langfristigen „Vermächtnis" im Bereich der Gesundheitspolitik beenden wollte (vgl. Boychuk 2003b: 89), so erscheint klar, dass Chrétien trotz dieser öffentlich geäußerten Bedenken seines Finanzministers bereit war, zumindest einen Teil der von Romanow für die Provinzen geforderten Gelder bereitzustellen.

Besonders deutlich wird die enge Verbindung zwischen dem *Health Renewal Accord* und den Empfehlungen der Kommission anhand der Übereinkunft zur Einrichtung eines HCC.

> „First Ministers recognize that Canadians want to be part of the implementation of this Accord. Accordingly, they agree to establish a Health Council to monitor and make annual public reports on the implementation of the Accord, particularly its accountability and transparency provisions. The Health Council will publicly report through federal/provincial/territorial Ministers of Health and will include representatives of both orders of government, experts and the public. To fulfill its mandate, the

Council will draw upon consultations and relevant reports, including governments' reports [...] Health Ministers will establish the Council within three months. Quebec's Council on Health and Welfare, with a new mandate, will collaborate with the Health Council." (Health Canada 2003a)

Allerdings ist dieses Reformvorhaben auch ein sehr gutes Beispiel dafür, wie Empfehlungen von Beratungsgremien aufgrund von politischen Abwägungsprozessen nur abgewandelt umgesetzt werden. Ein grundlegendes Ziel des Berichts der Romanow-Kommission war die Steigerung von Transparenz und Zurechenbarkeit von Entscheidungen und Verantwortlichkeiten im kanadischen Gesundheitssystem. Neben Empfehlungen wie etwa der Ergänzung des CHA um das Prinzip der *accountability* sollte auch ein HCC dazu beitragen, die Entscheidungsfindung im Gesundheitswesen transparenter zu gestalten. So sollte der HCC unter anderem unabhängig eine Datengrundlage für gesundheitspolitische Entscheidungsprozesse erarbeiten. Der Kommissionsvorsitzende hatte hierzu gefordert, dass der HCC den Gesundheitsministern von Bund, Provinzen und Territorien Bericht erstatten sollte (vgl. CFHCC 2002a: 58).

Romanow hatte außerdem angeregt, dass als Mitglieder des HCC Wissenschaftler, Gesundheitsexperten und Personen mit Erfahrung in der Verwaltung und im Management des Gesundheitssystems benannt werden sollten. Die Provinzen sollten nicht unmittelbar im HCC vertreten sein. Stattdessen sollten insgesamt sieben Vertreter der Regionen benannt werden: ein Vertreter für die Territorien (Yukon, Northwest Territories, Nunavut), ein Vertreter für Alberta, British Columbia, Saskatchewan und Manitoba, ein Vertreter für Ontario, ein Vertreter für Québec, ein Vertreter für New Brunswick, Nova Scotia, Prince Edward Island, Newfoundland und Labrador sowie zwei Vertreter der Bundesregierung (vgl. Marchildon 2003: 3).

„The structure of the new Council will also be critical in determining its relevance and effectiveness. In the Commission's view, the Council's Board should be appointed through consensus of federal, provincial and territorial governments, and it should include: Representation from the public; Representation from the academic, scientific and professional community; Individuals with working knowledge in the area of governance and management of the health system; and, Appropriate regional representation from across our country." (CFHCC 2002a: 58)

Stattdessen wurde von den politischen Entscheidungsträgern im Rahmen des *Health Accord* die Zahl der Mitglieder des HCC auf 27 statt 14 (wie Romanow empfohlen hatte) festgelegt und jede Provinz, jedes Territorium sowie die Bundesregierung entsendet nun einen Vertreter. Québec hat die Beteiligung am HCC abgelehnt und stattdessen das Mandat seines *Conseil de la santé et du bien-être* angepasst, damit jenes mit dem HCC zusammenarbeiten kann (vgl. Marchildon 2003: 4). Mit diesem Besetzungsmodus wurde eines der zentralen Ziele der Einsetzung des HCC gefährdet. Ursprünglich war durch die Romanow-Kommission geplant worden, mit dem HCC ein neues Forum zu schaffen, das unabhängig von der „federal-provincial warfare" (Marchildon 2003: 1) eine wissenschaftlich fundierte Grundlage für die Debatten über die Reform der Gesundheitsversorgung erarbeiten sollte. Insofern bestand in der Aufgabenstellung eine gewisse Ähnlichkeit zum Sachverständigenrat für die Konzertierte Aktion im Gesundheitswesen.

Mit der direkten Vertretung der Provinzen besteht nun jedoch die Gefahr, dass die (politischen) Kontroversen direkt im HCC ausgetragen werden. In jedem Fall haben die Kontroversen im Vorfeld der Einrichtung des HCC dazu geführt, dass die Autorität des Gremiums bereits vor seiner ersten Sitzung erheblich geschwächt wurde, was ganz im Sinne derjenigen Provinzen war, die sich besonders deutlich gegen die Einrichtung des HCC ausgesprochen hatten (vgl. Ibbitson 2003).

Laut Romanow sollte der HCC in einen intensiven Austausch mit der Bevölkerung eintreten und versuchen, jene in seinen Beratungsverlauf einzubeziehen: „The Council should place a high priority on public input into its work. It should explore ways of regularly consulting with Canadians including the possibility of town hall meetings and extensive use of the Internet." (CFHCC 2002a: 58) Es ist derzeit noch offen, ob der HCC dieser Empfehlung nachkommen wird. An dieser Forderung wird noch einmal deutlich, dass Romanow nicht nur im Rahmen der Arbeit seiner Kommission einen besonders stark diskursiv ausgerichteten Politikberatungsansatz vertrat. Auch für den HCC sollte gelten, dass er seine politische Beratungstätigkeit möglichst umfassend an die gesamtgesellschaftlichen Diskursprozesse rückbinden sollte. Auch die Empfehlungen zur Abfassung und Verabschiedung eines *Health Covenants* entsprachen diesem pragmatistischen Beratungsansatz.

Es wird interessant sein zu beobachten, ob sich der *Health Council* in Zukunft zu einem Forum entwickeln wird, in dem die Provinzen (und damit die regionalen Interessen) und der Bund in der Gesundheitspolitik zu einer konstruktiven Zusammenarbeit finden werden. Hierbei wird es auch interessant sein zu beobachten, welche Beziehungen sich zwischen dem *Health Council* und dem *Council of the Federation* entwickeln werden, denn „[...] the HCC was originally conceived as a vehicle to resolve some of the most difficult intergovernmental disputes that have bedeviled the provinces and Ottawa in recent memory." (Marchildon 2003: 2) Der *Council of the Federation* soll seinerseits unter anderem dazu beitragen, dass die Position der Provinzen in den Auseinandersetzungen mit dem Bund gestärkt wird. Dies hat selbstverständlich auch Rückwirkungen auf zukünftige Diskussionen im Bereich der Gesundheitspolitik, wie bereits anlässlich des Vorschlags der Provinzpremiers zur Einführung eines *Pharmacare* Programms deutlich wurde (vgl. Brede 2005b: 35f). Aufgrund der Tatsache, dass beide Gremien erst im Dezember 2003 ihre Arbeit aufgenommen haben, kann man über das Wechselverhältnis von HCC und *Council of the Federation* derzeit noch keine gesicherten Aussagen treffen.

11. Konkurrierende Politikberatungsgremien: Romanow versus Kirby?

Neben der Romanow-Kommission befasste sich noch ein weiteres politikberatendes Gremium auf Bundesebene mit gesundheitspolitischen Fragen. Seit Dezember 1999 arbeitete ein Ausschuss des kanadischen Senates – das *Standing Senate Committee on Social Affairs, Science and Technology* – an mehreren Berichten über die Zukunft des kanadischen Gesundheitssystems. Dieser Ausschuss wurde häufig auch nach dem Vorsitzenden, Senator Michael J.L. Kirby, als Kirby-Komitee bezeichnet. Senator Kirby war vor seiner Ernennung zum Senator in der Zeit von 1974 bis 1976 unter Premier Trudeau *Assistant Principal Secretary to the Prime Minister* sowie von 1980 bis 1982 *Secretary to the Cabinet* im Bereich *Federal-Provincial Relations*. Außerdem war Kirby als *Deputy Clerk* im *Privy Council Office* tätig, so dass man ihn zusammenfassend als einen langjährigen, engen Mitarbeiter von Premier Trudeau bezeichnen kann. Im Januar 1984 wurde Kirby Mitglied des Senates. Die Aufgabe des Kirby-Komitees wurde durch den Senat folgendermaßen umschrieben:

„That the Standing Senate Committee on Social Affairs, Science and Technology be authorized to examine and report upon the state of the health care system in Canada. In particular, the Committee shall be authorized to examine: a) The fundamental principles on which Canada's publicly funded health care system is based; b) The historical development of Canada's health care system; c) Publicly funded health care systems in foreign jurisdictions; d) The pressures on and constraints of Canada's health care system; and e) The role of the federal government in Canada's health care system." (Senate of Canada 1999)

Das Kirby-Komitee bestand aus 12 Senatoren (sieben Liberale, vier Konservative und ein *independent*). In insgesamt sechs Berichten befasste sich das Gremium mit diversen gesundheitspolitischen Fragestellungen und unterbreitete, entsprechend dem vom Senat verabschiedeten Auftrag, eine Reihe von Reformvorschlägen. Die umfassende Aufgabenstellung des Komitees überschnitt sich somit in vielen Bereichen mit derjenigen, die etwas mehr als ein Jahr später für die Romanow-Kommission formuliert wurde. Aus der Tatsache, dass das Kirby-Komitee und die Romanow-Kommission an einer vergleichbaren Fragestellung arbeiteten, ergibt sich die Frage, warum die Bundesregierung es für notwendig erachtete, trotz der Arbeit des von Liberalen dominierten Senatsgremiums die Romanow-Kommission einzusetzen. Grundsätzlich muss diesbezüglich bedacht werden, dass die *Royal Commission* für die Regierung Chrétien eine neue Grundlage für die Gesundheitspolitik in Kanada entwickeln sollte. Die hierzu notwendige, über parteipolitische Fragen hinausreichende Initiierung von gesamtgesellschaftlichen Konsensbildungsprozessen war aus Sicht der Regierung nur im Rahmen einer *Royal Commission* möglich. Oder wie es Frank L. Graves (Präsident, EKOS *Research Associates Inc.*) ausdrückte:

„Romanow can sell the public a prescription for change [...] Romanow has a lot of moral authority with the public, high trust levels. A Royal Commission of this sort will be far more credible than anything authored by the Senate." (Graves zit. nach Hunter 2001)

Für diese Bewertung spielte die häufig kritisierte, mangelhafte demokratische Legitimation des Senats eine zentrale Rolle. Aus diesem Grunde war das Kirby-Komitee für die Bundesregierung keine wirkliche Alternative zur Arbeit einer *Royal Commission*. Romanow betonte außerdem mehrfach, dass die Arbeit einer von der Bundesregierung eingesetzten *Royal Commission* Vorrang vor der Arbeit eines Senats-Komitees haben müsse (Interview Romanow). Senator Kirby hingegen sah in der überparteilichen Natur einer Untersuchung des Senats einen gewichtigen Vorteil: „Of course we're going to be attacked, particularly because we'll be stepping on toes. But that's the advantage of being in the Senate: you can rise above partisan interests and come to grips with the issues." (Kirby zit. nach Gray 2000a: 1201)

Die Auffassung, dass parteipolitische Faktoren in der Arbeit von Senats-Komitees weniger stark ausgeprägt sind, war auch in der Wissenschaft – unter anderem von Doern – bereits einige Jahre zuvor vertreten worden (vgl. Doern 1967: 432). Dieser scheinbare Vorteil wurde von einigen Beobachtern allerdings kritisch hinterfragt. An dieser Stelle sei etwa auf die Stellungnahme des *Canadian Labour Congress* zu den Reformempfehlungen des Kirby-Komitees verwiesen:

„The Senate Committee Report on the federal role in health care should be placed in context. The Senate is composed of unelected representatives who are completely unaccountable to the people of Canada. The Committee showed no respect for the democratic process by not shutting down its examination of the health care system when the government of Canada established a Royal Commission on the Future of Health Care." (Canadian Labour Congress 2002)

Man darf angesichts solch scharfer Kritik jedoch nicht vergessen, dass die Empfehlungen des Kirby-Komitees den Forderungen des *Canadian Labour Congress* in vielerlei Hinsicht widersprachen.

Gleichwohl teilte auch Romanow die Auffassung, dass das Kirby-Komitee seine Arbeit mittelfristig hätte einstellen müssen, nachdem die *Royal Commission* eingesetzt worden war. Romanow sprach in diesem Zusammenhang gar von einem Bruch des traditionellen Verhältnisses von Bundesregierung und Senat in Politikberatungsprozessen.

„I would argue that the tradition has been, that whenever the Senate starts a study on it's own, which is what [...] Senator Kirby's Committee did, and then the duly elected government appoints a royal commission [...] the conventional practice is, that the appointed Senate retires, or at least withdraws from the field of the debate and awaits the democratically appointed royal commissions' job of reporting. To which it can either add, or rebut, or amend." (Interview Romanow)

Aber nicht nur an der mangelnden demokratischen Legitimation des Senats-Komitees, sondern auch an der Person des Vorsitzenden wurde erhebliche Kritik geübt. Senator Kirby war und ist Mitglied des *Board of Directors* von *Extendicare*.[23] In dieser Funktion hatte er ein (persönliches) Interesse an einer Ausweitung von privater Leistungserbringung im Gesundheitssektor. Daher warfen Kritiker wie etwa die *Canadian Health Coalition* Senator Kirby persönliche Interessenpolitik vor.

Fasst man die Kritikpunkte zusammen, so ist kaum erkennbar, wie durch die Arbeit des Kirby-Komitees längerfristig die Kontroversen Öffentlichkeit und Politik über die Zukunft der medizinischen Versorgung hätten aufgelöst werden können. Durch den intensiven Austausch mit der Öffentlichkeit war es im Gegensatz hierzu der Romanow-Kommission möglich, eine herausragende Rolle in der Debatte über die Zukunft des Gesundheitssystems einzunehmen. Romanow nahm die Befürchtungen der Öffentlichkeit auf und durch den Versuch, jene in seinem Bericht zu verarbeiten, konnte er die Krisenstimmung durch eine sachorientierte Darstellung der Probleme und durch hierauf aufbauende Reformempfehlungen ein Stück weit entschärfen.

Im Gegensatz zur Arbeit der Romanow-Kommission, die ihre Geschäftsstelle in Saskatoon eingerichtet hatte, fand die Arbeit des Kirby-Komitees in

---

[23] *Extendicare* ist ein *for-profit*-Dienstleister, der vor allem im Bereich der Langzeitpflege Leistungen anbietet.

erster Linie in Ottawa statt. Auch die Arbeitsweise der beiden Gremien unterschied sich erheblich. Während das Kirby-Komitee analog zum klassischen parlamentarischen Vorgehen in erster Linie Anhörungen durchführte, nutzte die Romanow-Kommission wissenschaftliche Auftragsforschung. Der Kirby-Bericht basierte im Gegensatz hierzu nicht auf eigenständigen Forschungen (obgleich eine begrenzte wissenschaftliche Zuarbeit gegeben war), sondern auf Eingaben und Präsentationen im Rahmen der Anhörungen.

Insgesamt hörte das Komitee über 400 Personen an (vgl. Standing Senate Committee on Social Affairs, Science and Technology 2002b: xiii). Diese Vorgehensweise steht in starkem Kontrast zu dem ausführlichen Forschungsprogramm der Romanow-Kommission, die – wie bereits dargestellt – vielfältige Forschungen in Auftrag gab und über einen eigenen „Forschungsbereich" in der Administration der Kommission (mit einem eigenen *Research Director*) verfügte.

Auch der Öffentlichkeitsbezug der beiden politikberatenden Gremien unterschied sich stark. Während die Romanow-Kommission Veranstaltungen in allen Teilen Kanadas durchführte sowie neue Verfahren der Bürgerbeteiligung erprobte und anwendete, nutzte das Kirby-Komitee lediglich das Instrument der Anhörung. Obgleich mit Romanow und Kirby zwei sehr unterschiedliche Persönlichkeiten die beiden Gremien leiteten, gab es auf der Arbeitsebene einen regelmäßigen Austausch von Informationen. So stand beispielsweise Forest als *Research Director* in regelmäßigem Kontakt mit Mitgliedern des Kirby-Komitees und mit der Administration derselben, um Informationen, wie etwa Kontaktadressen oder ähnliches auszutauschen (Interview Forest). Auch andere Mitarbeiter der Romanow-Kommission betonten die insgesamt produktive Zusammenarbeit mit dem Kirby-Komitee auf der administrativen Ebene (Interview Noseworthy).

In seinen Berichten setzte das Komitee unterschiedliche Schwerpunkte. So stellte das Gremium in seinem ersten Bericht vom März 2001 die bisherige Entwicklung des kanadischen Gesundheitssystems dar (SSCSAST 2001b). Es folgten Berichte zu *Issues and Options* im September 2001 (SSCSAST 2001a), zu *Current Trends and Future Challenges* (SSCSAST 2002d) sowie zu Gesundheitssystemen in anderen Ländern (SSCSAST 2002c) im Januar 2002. Die eigentlichen Reformempfehlungen wurden im fünften und sechsten Bericht des Kirby-Komitees veröffentlicht (SSCSAST 2002a und SSCSAST 2002b).

Interessanterweise stellte das Komitee der Öffentlichkeit seinen sechsten Bericht im Oktober 2002 und damit nur wenige Wochen vor dem Abschluss der Arbeit der Romanow-Kommission vor. Im Gegensatz zur Romanow-Kommission, die mit der Vorstellung ihres Abschlussberichts ihre Arbeit beendete, kündigte das Kirby-Komitee in seinem sechsten Bericht an, dass es in Zukunft noch weitere Studien veröffentlichen wolle.[24] Bis heute hat das Komitee zu den Themen *Health Protection* (SSCSAST 2003) und *Mental Health* (SSCSAST 2004) Berichte vorgelegt, wobei beide Studien von der Öffentlichkeit weitgehend unbeachtet blieben. Tendenziell vertrat die Romanow-Kommission mit ihren Empfehlungen eher die Grundlinie der Liberalen Regierungspartei, wohingegen das Kirby-Komitee eher Positionen vertrat, die der Grundlinie der konservativen Oppositionsparteien (bzw. später: der Oppositionspartei)[25] entsprachen. Ohne Romanow-Kommission wäre es den Liberalen sicherlich erheblich schwerer gefallen, argumentativ den Empfehlungen des Kirby-Komitees entgegenzutreten.

In einigen zentralen Bereichen überschnitten sich jedoch erstaunlicherweise die Empfehlungen der beiden Gremien (vgl. Boychuk 2003b: 97 und Vertesi 2004). So forderten etwa beide ein klares Bekenntnis zu den fundamentalen Prinzipien und Ansprüchen der Bevölkerung an eine umfassende Gesundheitsversorgung. Auch die Finanzierungsstruktur des Systems sollte nach Auffassung beider Gremien weitgehend unverändert bleiben. Entsprechend forderten beide die schrittweise Erhöhung der Finanztransfers des Bundes an die Provinzen und eine Reform des CHST. Auch wenn somit in einigen Bereichen ähnliche Empfehlungen abgegeben wurden, so unterschieden sich beide Berichte dennoch in einer Vielzahl von Aspekten (etwa in der Bewertung privater Leistungserbringung, wenn jene als Ergänzung staatlicher Leistungen dient).

Insgesamt gesehen darf die Konkurrenz der beiden Gremien jedoch nicht überschätzt werden, da nicht zuletzt aufgrund der intensiven öffentlichen Konsultationsphase der Romanow-Kommission die Mehrheit der kanadischen Bevölkerung lediglich den Romanow-Bericht kannte. Zusammenfassend muss man anhand des Beispiels des Kirby-Komitees die Frage, ob Senatsausschüsse in der Lage sind, mit einer auf wissenschaftlichen Forschungen basierenden und mit einem großen Mitarbeiterstab ausgestatteten *Royal Commission* zu konkurrieren, verneinen. Hinzu kommt ein weiterer Aspekt, welcher von Aucoin wie folgt auf den Punkt gebracht wurde: „For the greater part, members of parliament, including Senators, [...] lack the competence to lead policy analysis." (Aucoin 1990: 205) Die Arbeit des Kirby-Komitees bestätigte diese Wertung.

---

[24] Folgende Themen wollte das Kirby-Komitee mit weiteren Berichten intensiv bearbeiten: *Aboriginal Health, Women's Health, Mental Health, Rural Health, Population Health, Home Care and Palliative Care* (SSCSAST 2002b: 1).
[25] Mit dem Zusammenschluss der *Progressive Conservatives* und der *Canadian Alliance* zur *Conservative Party of Canada* im Dezember 2003.

12. Resümee: Die Romanow-Kommission – eine weitere erfolgreiche Royal Commission?

Die Arbeit der Romanow-Kommission lässt sich nur vor dem Hintergrund der Arbeiten früherer Beratungsgremien und der historischen Entwicklung des kanadischen Gesundheitssystems fundiert bewerten. So hatte insbesondere die Arbeit der Hall-Kommission einen nicht zu unterschätzenden Einfluss, welcher über rein inhaltliche Aspekte hinausreichte. Vielmehr waren der Stil und die Vision, welche die Hall-Kommission mit ihrer Arbeit entwickelt hatte, eine Inspiration und ein Vorbild, dem Romanow mit seiner Kommission folgen wollte. Oder wie es Marchildon ausdrückt:

> „In terms of the Hall Commission, it certainly did provide us with the inspiration to try and produce a report that would outlook over a long period of time and provide real fundamental long-term direction, cause that's what the Hall Commission did." (Interview Marchildon)

Hierbei spielte eine wichtige Rolle, dass einige der grundlegenden Fragen die gleichen waren wie damals: das Verhältnis von staatlicher zu privater Finanzierung von Gesundheitsleistungen und das Verhältnis von Bund und Provinzen in der Gesundheitspolitik.

Die Leistungen von Romanow wurden am 27. Januar 2004 auch durch *Governor General* Adrienne Clarkson honoriert, als sie ihn rückwirkend zum 30. Oktober 2003 zum *Officer of the Order of Canada* ernannte. 2003 erhielt Romanow außerdem den *Saskatchewan Order of Merit*. Nach einem Jahr zog der Kommissionsvorsitzende Romanow in der Zeitung *The Globe and Mail* ein Fazit hinsichtlich der Ergebnisse seiner Arbeit und seines Berichts. Hierbei äußerte er sich eher zurückhaltend über die Erfolge seiner Kommission:

> „On the one hand, despite the significant federal reinvestments in health care, we have still not adequately addressed the issue of how the system should be funded, nor arrived at a consensus on how to modernize the Canada Health Act to reflect the reality of how health care is delivered today, and to introduce a new principle of accountability. Some of the positive momentum for renewal generated through the health accord, in particular in relation to a national health council, may have dissipated. So rather than give governments or my report a pass or fail, I'll mark it incomplete, and see what the future holds." (Romanow 2003)

Ein Blick auf die konkrete Umsetzung der Empfehlungen der Romanow-Kommission macht deutlich, warum sich Romanow eher zurückhaltend äußerte. So wurde etwa der HCC nur mit einem erheblich schwächeren Mandat eingesetzt als dies Romanow empfohlen hatte. Im Arzneimittelsektor sind derzeit (entgegen den Empfehlungen des Romanow-Berichts) ebenfalls keine neuen Initiativen der Regierungen erkennbar und trotz der Empfehlung, den Gesundheitssektor aus den Verhandlungen über ein *Free Trade Agreement of the Americas* (FTAA) auszuklammern, verhandelte die Bundesregierung über ein umfassendes Dienstleistungsabkommen (inklusive Gesundheitssektor). Auch eine Reform des CHA ist trotz der Empfehlungen von Romanow und Kirby derzeit nicht absehbar. Dabei sahen einige Analysten der kanadischen Gesundheitspolitik in der Arbeit der Kommission ein *window of opportunity*, um genau diese Reform des CHA mit Aussicht auf Erfolg anzugehen (vgl. Bégin 2002b: 4f).

Andererseits müssen aber auch die positiven Folgen der Arbeit des Gremiums betrachtet werden. Die Romanow-Kommission war ein Versuch, die seit weit über zehn Jahren durch unilaterale Maßnahmen des Bundes stark belastete Atmosphäre zwischen Bund und Provinzen in gesundheitspolitischen Fragen zu verbessern. Man könnte sagen, dass die Romanow-Kommission eine neue Basis für die Zusammenarbeit von Bund und Provinzen in diesem Politikfeld herstellen sollte. Entsprechend äußerte sich der Kommissionsvorsitzende kurz nach Vorstellung seines Berichts im Rahmen einer Rede an der *Queen's University*:

> „Canadians are fed up with the corrosive rhetoric that passes as FPT (federal/provincial/territorial, d.A.) discourse on health matters. Indeed, one of the key objectives of my Report has been to try and change the dynamics of this increasingly dysfunctional relationship by eliminating, from the FPT battlefield, as many things as possible for governments to fight over." (Romanow 2002)

Angesichts der langen, kontroversen Debatten über die Einsetzung des HCC muss man jedoch davon ausgehen, dass Romanow in diesem Punkt gescheitert ist. Es bleibt abzuwarten, ob der Romanow-Bericht möglicherweise längerfristig in diesem Sinne wirken wird.

Insbesondere die öffentliche Konsultationsphase hatte die Autorität Romanows, in der gesundheitspolitischen Debatte für die Umsetzung seiner Empfehlungen zu werben, gestärkt. Insofern spielte Romanow seit Beginn der Kommissionsarbeit und auch nach Ende seiner Beratungsarbeit die Rolle eines zentralen *policy-entrepreneurs* im Sinne von Dolowitz und Marsh (vgl. Dolowitz/Marsh 2000: 10ff). Da er nicht nur eine Steigerung der Finanztransfers des Bundes empfahl (etwas, wozu der Bund im Grundsatz ohnehin bereit war), sondern auch die Provinzen zu einer engeren Zusammenarbeit mit dem Bund und zu Reformen aufrief, vertrat er hierbei wiederholt eine der Bundesregierung nahe stehende Position.

Ob die Konsultationsphase aber auch einen nachhaltigen Einfluss auf die konkreten Empfehlungen der Kommission hatte, ist kaum mit hinreichender

Sicherheit zu beantworten. Aus Sicht der beteiligten Mitarbeiter der Kommission erscheint jedoch klar, dass die Ergebnisse der Konsultationsphase die wertbezogene Basis für die Formulierung der politischen Handlungsempfehlungen lieferten. Insofern folgte die Romanow-Kommission der Erkenntnis, dass im Falle von wissenschaftlich nicht auflösbaren Konflikten und Werturteilen ein offener, gesamtgesellschaftlicher Diskursprozess ein wichtiges Instrument darstellt, um die Orientierungen und Wertungen der Bevölkerung bzw. von Vertretern der allgemeinen Öffentlichkeit als Fundament politischer Handlungsempfehlungen zu erheben und so den wertbezogenen Differenzen hinreichend Rechnung zu tragen (vgl. auch Hennen 2004: 12).

Selbstverständlich trugen die Konsultationen auch dazu bei, das Interesse der Medien an der Arbeit der Kommission zu erhöhen und die Arbeit der Kommission weiten Teilen der Bevölkerung bekannt zu machen. Hinzu kam, dass die Konsultationsphase den politischen Druck zur Befassung mit den Empfehlungen der Kommission erhöhte. In die gleiche Richtung wirkte die große Transparenz des Beratungsprozesses, was zum Teil die schnelle Reaktion der Bundesregierung auf den Romanow-Bericht erklärt. Bereits 1990 hatte Mackay auf den Umsetzungsdruck hingewiesen, der sich durch einen transparenten Beratungsprozess entwickeln kann: „[...] the open process greatly reduces the chances that the ultimate recommendations of a commission will be ignored by the government or significantly out of touch with the broader public opinion on the matter." (Mackay 1990: 46)

Insbesondere der *Citizens' Dialogue* wurde von den Mitarbeitern der Romanow-Kommission (als auch von Vertretern von Interessengruppen) in den Interviews als modellhaft für zukünftige *Royal Commissions* beschrieben. Viele der Beteiligten waren überrascht von den konstruktiven Ergebnissen, die dieser Prozess zur Arbeit des Gremiums beisteuerte.

„[...] the citizens' dialogue process was a very, very effective tool for public policy development. One that had not been tried before and I think one that holds tremendous potential in areas of policy, where the public has a direct personal interest [...] I think that the extensiveness of our public consultation process [...] serves as a model, or actually it serves as a benchmark that others should have to apply in similar work in the future." (Interview Noseworthy)

Der Romanow-Kommission ist es gelungen, in Kanada eine umfassende Debatte über die Zukunft der Gesundheitsversorgung zu initiieren. Für viele Beobachter stellt nicht zuletzt aufgrund dieses Erfolgs die Romanow-Kommission einen Höhepunkt in der Gesundheitspolitik der Ära Chrétien dar (vgl. Flood/Sullivan 2004: 360). Die Ergebnisse der Kommission dürften trotz der zähen Umsetzung noch auf absehbare Zeit diskursprägend auf die weitere Debatte über die Zukunft des kanadischen Gesundheitssystems wirken. Bedenkt man in diesem Zusammenhang, dass es rund acht Jahre dauerte, bis die zentrale Empfehlung der Hall-Kommission umgesetzt worden war, so erscheint es nicht ausgeschlossen, dass in Zukunft noch weitere Empfehlungen von Romanow umgesetzt werden.

Inhaltlich hat Romanow mit seinem Bericht klar das staatlich organisierte und steuerfinanzierte *Medicare*-System gestärkt. Der Bericht diente in der Folge vielen Unterstützern des *Medicare*-Programms als Bezugspunkt und schwächte diejenigen Kräfte, die für einen Ausbau privatwirtschaftlicher Elemente in der Gesundheitsversorgung eintraten. Insofern setzte der Bericht auch einen Kontrapunkt zu einem international beobachtbaren Trend, der von Lütz folgendermaßen beschrieben wird: „Länderübergreifend beobachten wir eine grundlegende *Vermarktlichung* der mit dem Wohlfahrtsstaat verknüpften Ideologien, seiner Struktur und Funktionsweise." (Lütz 2004: 20, Hervorhebung im Original) Diesen verstärkten Privatisierungs- und Vermarktlichungstendenzen trat Romanow mit seinem Bericht mit Unterstützung der Mehrheit der kanadischen Bevölkerung entgegen. Außerdem stellten die Empfehlungen einen Gegenpol zur allgegenwärtigen Krisenrhetorik dar, obgleich er nachhaltige Veränderungen etwa bei den Finanzierungsgrundlagen des Systems forderte (vgl. Maioni 2003: 51).

Die Verbesserung der finanziellen Ausstattung, welche die Bundesregierung in Reaktion auf den Kommissionsbericht ankündigte, wird das bestehende System bzw. das Versorgungsniveau weiter stabilisieren und somit zur Sicherung des staatlichen *Medicare*-Systems beitragen, da Versorgungsdefizite im bestehenden System (Stichwort: Wartelisten) ein zentrales Argument für diejenigen sind, die für die Einführung von neuen, marktförmigen Versorgungsstrukturen plädieren. Die Romanow-Kommission schuf außerdem die notwendige Grundlage für neue Übereinkünfte von Bund und Provinzen zur Reform der Finanzierung des Gesundheitssystems.

Auch wenn es Romanow nicht gelang, einen grundlegenden Pfadwechsel im kanadischen Gesundheitssystem zu initiieren, so kam es nach Abschluss seiner Arbeit dennoch zu einem Wandel zweiter Ordnung. Mit den Veränderungen in den Finanzierungsgrundlagen des Gesundheitssystems und der Einrichtung des HCC wurden einige der Instrumente der Politikdurchsetzung reformiert bzw. verändert. Bezogen auf die Zielebene bestätigte die Kommission noch einmal nachdrücklich die von der ersten Hall-Kommission formulierten Prinzipien, die der Gesundheitsversorgung in Kanada bis heute zugrunde liegen.

In Zeiten, in denen vermehrt politische Akteure für eine parallele private Leistungserbringung im Gesundheitssektor plädieren, sicherte die Romanow-Kommission mit ihren Empfehlungen die Existenz des bestehenden *Medicare*-Systems. Insofern fügt sich die Kommission in die von der ersten Hall-Kommission geprägte Traditionslinie gesundheitspolitischer Beratung in Kanada ein. Mit dem *Health Accord 2003* wurde basierend auf den Empfehlungen Romanows das *Medicare*-System entlang des von Hall und seiner Kommission geprägten Pfades fortentwickelt. Gleichzeitig wurden jedoch auch eine Reihe von weit reichenden Empfehlungen der Kommission wie etwa die AHPs oder die Reform des CHA nicht umgesetzt.

Die Romanow-Kommission nutzte eine Reihe von innovativen Konsultationsinstrumenten, um eine nationale Debatte über gesundheitspolitische Grundsatzfragen zu initiieren. Hinsichtlich der organisatorischen Ausgestaltung von Politikberatungsgremien wird es daher interessant sein zu beobachten, ob zukünftige *Royal Commissions* das Vorbild eines zweistufigen Beratungsverlaufs mit einer extensiven Konsultationsphase aufgreifen werden und ob zukünftige Beratungsgremien der Beteiligung der Öffentlichkeit eine so große Bedeutung beimessen werden wie dies im Rahmen der Romanow-Kommission geschehen ist. Romanow selbst sah die Konsultationsphase als modellhaft für zukünftige *Royal Commissions* an.

> „I think it is a model not only for future royal commissions, I won't say for all, but depending upon the subject matter, for most royal commissions that I can foresee. But I would say it is also a model for the development of public policy by governments. Not in all cases, but in some cases where there is a monumentally important issue or project, which requires some appreciation of what the fundamental values of Canadians are [...]" (Interview Romanow)

Auch die Veröffentlichung aller Eingaben, Forschungsergebnisse, usw. auf der Internetseite der Kommission könnte eine solche Vorbildfunktion entfalten. Nicht zuletzt aufgrund der Tatsache, dass die mangelnde Transparenz der Forschungsarbeiten früherer *Royal Commissions* ein wichtiger Kritikpunkt an diesem Beratungsinstrument war, könnte sich das von Romanow gewählte Verfahren durchaus als „vorbildlich" erweisen. Auch wenn von einigen Kritikern die inhaltliche Arbeit der Kommission negativ bewertet wurde, so wurde doch keine Kritik an der mangelnden Transparenz des Beratungsverlaufs artikuliert. Der Ablauf der Konsultationen war hierbei sicherlich auch eine Reaktion auf das schwindende Vertrauen der kanadischen Bevölkerung in die technokratische Erarbeitung von Problemlösungen (vgl. Bradford 1999a: 559).

1964 hatte J.E. Hodgetts in einem Aufsatz die Auffassung vertreten, dass die Öffentlichkeit kaum etwas zur Formulierung von *policies* (etwa im Rahmen von *Royal Commissions*) beitragen könne: „This realm comprehends the major, recurrent social and economic issues which by definition are so complex that the views of the general public cannot be expected to contribute much to the formulation of public policy [...]". (Hodgetts 1964: 488) Mit seiner erfolgreichen Kommissionsarbeit bewies Romanow, dass öffentliche Konsultationen durchaus einen wichtigen Beitrag zur Formulierung von *public policy*-Zielen leisten können. Romanow gelang es trotz verbreiteter Skepsis, eine wissenschaftlich fundierte Politikberatung mit einer breiten öffentlichen Diskussion und mit Bürgerbeteiligungsverfahren zu verbinden. Insofern trug die Arbeit der Romanow-Kommission auch zur Fortentwicklung des Instruments *Royal Commission* bei.

In der Vergangenheit galten *Royal Commissions* häufig als Domäne von Eliten. So beschreibt Bradford insbesondere die Arbeit der Rowell-Sirois- und der Macdonald-Kommission folgendermaßen: „It is clear that Canada's era-defining royal commissions have been, by design, largely the domain of elites, whether in research or business communities." (Bradford 2000: 1162) Im Gegensatz hierzu gelang es Romanow, durch eine strukturierte und wissenschaftlich begleitete Einbeziehung interessierter Bürger ein Ausgleich zwischen wissenschaftlicher Analyse, politischer Beratung und öffentlicher Deliberation zu erreichen. Aus diesem Grunde hat die Romanow-Kommission als Beispiel partizipationsorientierter Politikberatung auch über Kanada hinaus Vorbildcharakter.

Einleitung 173

Teil IV:
Die Rolle politikberatender Gremien in der Entwicklung des deutschen Gesundheitssystems

1. Einleitung

Das deutsche Gesundheitssystem ist eines der weltweit ältesten Systeme zur Absicherung der Bevölkerung vor den (finanziellen) Risiken durch Krankheit und ebenso wie in Kanada besteht in der deutschen Bevölkerung ein hoher Zustimmungsgrad zu den grundlegenden Gestaltungsmerkmalen des Gesundheitssystems (vgl. Urban 2001: 7). Esping-Andersen beschreibt den deutschen Fall als idealtypisches Beispiel für einen konservativ-reformerischen Wohlfahrtsstaat, dessen zentrales Gestaltungselement das Sozialversicherungsprinzip darstellt (vgl. Esping-Andersen 1990: 27). Die dominierende Rolle der Sozialversicherungen führt dazu, dass im Vergleich zu anderen Politikfeldern der unmittelbare (finanzielle) Einfluss der politischen Akteure im Gesundheitssystem sehr begrenzt ist (vgl. Alber 2001: 3). Aus diesem Grunde ist auch die unmittelbare Steuerungsfähigkeit der Regierung(en) im Vergleich zum kanadischen Fall erheblich schwächer ausgeprägt.

Grundsätzlich basiert das deutsche Gesundheitssystem auf zwei Prinzipien: Solidarität (unter anderem durch den Ausgleich zwischen Kranken und Gesunden) und Subsidiarität etwa durch die faktische Machtaufteilung zwischen Politik und Selbstverwaltung (vgl. Altenstetter 1997: 149f). Bei einem genaueren Blick auf die Strukturmerkmale der Gesundheitsversorgung in Deutschland wird deutlich, dass sie trotz mehrfacher politischer Systemumbrüche in den vergangenen 120 Jahren weitgehend unverändert geblieben sind. So gab es keine strukturellen Veränderungen hinsichtlich der folgenden Merkmale: soziale Solidarität, Versicherungsbeiträge als Anteil des Einkommens, freie Wahl für Nutzer, Pflichtversicherung unter definierter Einkommensgrenze, aufgeteilte Struktur der Krankenkassen (staatlich/privat) und Selbstverwaltung der Krankenkassen (vgl. Greiner/Schulenburg 1997: 77) Lediglich zur Zeit des Dritten Reiches wurde die Selbstverwaltung der Krankenkassen de facto abgeschafft. Nach dem Zusammenbruch der Diktatur wurde dies jedoch umgehend wieder rückgängig gemacht.

Insgesamt gesehen liegt das Verflechtungsniveau des deutschen Gesundheitssystems weit über dem des kanadischen. „Die Akteurskonstellation im bundesdeutschen Gesundheitssektor wird [...] von einem Gemisch aus korporatistischen und selbstregulativen Beziehungsmustern beherrscht und kann als dezentrales Verflechtungssystem charakterisiert werden." (Lehmbruch/Singer/Grande/ Döhler 1988: 271f) Der Föderalismus spielte in der Entwicklung des deutschen Gesundheitssystems im Vergleich zum kanadischen System eine eher untergeordnete Rolle. Zwar handelt es sich bei der Sozialversicherung um ein Politikfeld, welches im Grundgesetz der konkurrierenden Gesetzgebung zugeordnet ist (vgl. Art. 74 Abs. 1 Nr. 7, 10 und insbesondere Nr. 12 Grundgesetz für die Bundesrepublik Deutschland). De facto liegt jedoch die Regulierung der Sozialversicherungen zu weiten Teilen beim Bund.

Die Länder spielen lediglich bei der Krankenhausplanung und –finanzierung eine bedeutsame Rolle, was dazu führte, dass der stationäre Sektor lange Zeit durch bundesstaatliche Reformvorhaben kaum beeinflussbar war. Des Weiteren haben die Länder durch die bestehenden Zustimmungsnotwendigkeiten im Bundesrat Einfluss auf die Mehrzahl der Gesundheitsreformgesetze (vgl. Münch 1997: 284). Gleichwohl ist das gestalterische Handlungspotential der Bundesländer im Vergleich zu dem der kanadischen Provinzen gering, da jene direkt als *single payer* mit den Ärzteverbänden über die Leistungserbringung im Rahmen des *Medicare*-Systems verhandeln und die Kompetenz zur Ausgestaltung der Gesundheitsversorgung in Kanada weitestgehend auf Provinzebene angesiedelt ist.

Auch wenn die Asymmetrien im deutschen Parteienwettbewerb seit der Wiedervereinigung anwachsen, kann man das deutsche Parteiensystem im Vergleich zum kanadischen immer noch als horizontal und vertikal hoch integriert beschreiben (vgl. Schultze 2004: 195 und Grande 2002). Die beiden großen deutschen Volksparteien SPD und CDU/CSU (insbesondere über die „Christlichdemokratische Arbeiterschaft Deutschlands") sind in der Arbeiterschaft verwurzelt und haben aufgrund von wahltaktischen Erwägungen immer auch ein Interesse an sozialpolitischen Maßnahmen (vgl. Heinze/Schmid/Strünck 1999: 21). Beide Volksparteien vertreten den Grundsatz einer sozialstaatlichen Verantwortung der Politik, obgleich mit unterschiedlichen Schwerpunktsetzungen (vgl. Schmid 2002a: 280). Im Gegensatz zum kanadischen Parteiensystem vertreten hierbei die Parteigliederungen in Bund und Ländern programmatisch weitgehend identische Positionen.

Im Gegensatz zum kanadischen Fall zeichnet sich die bundesdeutsche Verhandlungsdemokratie (vgl. Czada 2003: 173ff) durch einen Mix von Konfliktregelungsmustern aus: „[...] Konfliktregelung durch Mehrheit, Konfliktmanagement durch Kompromisssuche und Verhandeln sowie Konfliktregulierung durch Befehl." (Schmidt 2003a: 158) Außerdem existieren im direkten Vergleich mit dem kanadischen Gesundheitssystem in Deutschland mehr Vetospieler-Positionen, die eine starke historische Kontingenz aufweisen (vgl. Schmidt 2001a: 11). Entsprechend zieht Schultze den Schluss: „Der Politikprozess in der

Einleitung 175

Bundesrepublik ist also durch den Aushandlungszwang der Politikverflechtung, widersprüchliche parteitaktische Kalküle und eine Vielzahl von *veto players* geprägt." (Schultze 2004: 196, Hervorhebung im Original) Obgleich eine hohe Zahl von Vetospielern mit einem gehemmten Ausbau wohlfahrtsstaatlicher Institutionen in Verbindung gebracht wird (vgl. Schmidt 2001b: 38), verfügt der deutsche Sozialstaat im internationalen Vergleich über ein besonders stark ausgebautes Sozialsystem. War gerade in der Zeit der Expansion des deutschen Wohlfahrtsstaates die Vielzahl von Vetospielern ein Garant für den Ausbau wohlfahrtsstaatlicher Leistungen, so wirkte sich jene Charakteristik spätestens seit Mitte der 1970er Jahre reformhemmend aus (vgl. Scharpf 2000a: 767).

Die „Feinsteuerung" des Gesundheitssystems obliegt in erster Linie der Selbstverwaltung. Insgesamt zeichnet sich das deutsche System daher durch „[...] highly corporatist processes that incorporate not only representatives of the social partners – such as employers and employees and social funds – but also both levels of government" (Banting/Corbett 2002: 11) aus. Korporatismus wird hierbei verstanden als „[...] die Beteiligung von Interessengruppen an der Formulierung und Implementation von politischen Programmen und zwar auf der Basis von Interorganisationsnetzwerken zwischen Regierung und politischer Verwaltung einerseits und starken, zentralisierten gesellschaftlichen Verbänden andererseits." (Czada 2000a: 9)

Diese Zusammenarbeit mit den wichtigsten Interessengruppen erlaubt im Idealfall eine kostengünstigere Politikumsetzung, da man auf die Ressourcen der nicht-staatlichen Akteure zurückgreifen kann. Negativ gewendet kann diese Zusammenarbeit die staatliche Handlungsautonomie und Kontrollfähigkeit aber auch nachhaltig gefährden (vgl. Kaufmann 1996: 29), wenn der Staat kaum mehr fähig ist, politisch-steuernd tätig zu werden, sondern auf im Konsens und über den Verhandlungsweg erarbeitete, gemeinsame Lösungswege angewiesen ist. Diese Gefahr ist besonders in jenen Politikfeldern groß, die sich durch oligopolistische Repräsentationsmonopole auszeichnen (wie etwa das Gesundheitssystem).

„Die wechselseitige Abhängigkeit zwischen einer kleinen Zahl von Beteiligten garantiert nun zwar keineswegs das Gleichgewicht der Parteien, aber sie begünstigt Absprachen. Wo diese zur Regel werden, wandelt sich die hierarchische Relation zwischen Staat und ‚Steuerungsobjekten' zu einem Verhandlungssystem, in dem es statt um Befehl und Gehorsam um beiderseits konsensfähige Lösungen geht." (Scharpf 1988: 70)

Im Gegensatz zum kanadischen Fall treten die bundesdeutschen Interessenverbände im Regelfall auf Bundesebene geschlossen auf, was ihre Fähigkeit zur Einflussnahme erheblich erhöht (vgl. Lehmbruch 2003: 261). Der häufig von der

Politik propagierte „Vorrang der Selbstverwaltung" im deutschen Gesundheitssystem führt hierbei dazu, dass die politischen Akteure nur begrenzten Einfluss auf die Leistungserbringung im Gesundheitswesen haben (vgl. Lehmbruch/Singer/Grande/Döhler 1988: 272). Die eingeschränkte Handlungsfähigkeit der politischen Akteure gegenüber der Selbstverwaltung im Rahmen dieses sektoralen Korporatismus (vgl. Czada 2000a: 9) erschwert die Durchführung tief greifender, struktureller Gesundheitsreformen erheblich.

Insbesondere der Ärzteschaft wird häufig ein starker Einfluss auf die Entwicklung des bundesdeutschen Gesundheitswesens zugemessen. Den ärztlichen Selbstverwaltungskörperschaften ist es gelungen, trotz der mehrfachen Veränderung der staatlichen Herrschaftsstrukturen in den vergangenen 120 Jahren ihre Position in der Gesundheitspolitik abzusichern. Die herausragende Position der Ärzteschaft begründet sich insbesondere aus ihrem „relativen Vertretungsmonopol" (Alemann 1989: 220), welches ihre Chancen der Interessendurchsetzung im Vergleich zu anderen, weniger stark integrierten Interessengruppen erheblich vergrößert. Allerdings wird die Schlagkraft der Ärzteorganisationen dadurch eingeschränkt, dass eine Reihe von zum Teil konkurrierenden Ärzteverbänden existiert (z.B. Hausärzteverband, Krankenhausärzte, Verbände der Fachärzteschaft, usw.). Während somit in Kanada insbesondere eine regionale Zergliederung den Einfluss der Ärzte begrenzt, wirkt in Deutschland (wenn auch schwächer) die fachliche Untergliederung in eine ähnliche Richtung.

Die Krankenkassen und ihre Verbände sind die andere einflussreiche Akteursgruppe in der deutschen Gesundheitspolitik. Im Krankenkassensystem lässt sich ebenfalls eine starke historische Kontinuität in den Grundstrukturen feststellen, wobei sich die Rolle der Versicherten zugunsten der Rolle der Administration über die Jahre abgeschwächt hat (vgl. Moran 1998: 28). Die paritätische Finanzierung und gemeinsame Verwaltung der Krankenkassen durch Arbeitgeber und Arbeitnehmer (Ausnahme: die Ersatzkassen) wird hierbei auch als ein „institutionalisierter sozialer Friedensschluss" (Döhler/Manow-Borgwardt 1992b: 94) umschrieben.

Die große Bedeutung der Selbstverwaltung und die vielfältigen Vetostrukturen haben zur Folge, dass die institutionellen Hürden für gesundheitspolitische Veränderungsprozesse in Deutschland überdurchschnittlich hoch sind (vgl. Wagschal 2000a: 60). Reformhemmend wirkt außerdem die Tradition der deutschen Bürokratie mit ihren detaillierten und stark formalisierten Regelungsmustern. Auch auf der Ebene der Sozialbürokratie und des Sozialrechts ist hierbei eine erstaunliche Kontinuität nachweisbar (vgl. Schmidt 1992: 118). Die resultierende hohe Regelungsdichte erschwert umfangreiche Strukturreformen nachhaltig.

Einleitung

1.1. Politische Beratung in Deutschland

Im Gegensatz zum kanadischen Fallbeispiel existiert in Deutschland kein einheitliches, mit der *Royal Commission* vergleichbares Instrument der Politikberatung, auf welches die Exekutive zurückgreifen könnte. Stattdessen findet in Deutschland politische Beratung auf unterschiedlichsten Ebenen und in verschiedenartiger Ausgestaltung statt. So existieren beispielsweise auf ministerialer Ebene eine Vielzahl von Beiräten und anderen Gremien, die inhaltlich die Arbeit des jeweiligen Ministeriums unterstützen (vgl. Brohm 1987: 210ff). Außerdem werden von Zeit zu Zeit Planungsstäbe und Projektgruppen initiiert oder Gutachten vergeben (vgl. Siefken 2003).

Des Weiteren findet politische Beratung im Rahmen einer Reihe von unterschiedlich stark institutionalisierten Expertengremien statt. Ein Beispiel für ein solches wissenschaftliches Beratungsgremium auf Bundesebene ist der Sachverständigenrat zur Begutachtung der gesamtwirtschaftlichen Entwicklung (SVRBgE), der sich seit 1963 insbesondere mit volkswirtschaftlichen Fragestellungen befasst (vgl. Ruck 2004). Neben diesen (mehr oder weniger stark) institutionalisierten Formen der Politikberatung bestehen diverse kleinräumige Beratungssituationen (etwa in persönlichen Gesprächen zwischen Wissenschaftlern und Politikern). Insgesamt gesehen existiert in der Bundesrepublik eine äußerst vielschichtige Beratungslandschaft, in der neben der Regierungsberatung (auf welche sich diese Studie konzentriert) auch auf vielen anderen Ebenen politische Beratung stattfindet (etwa parlamentarische Politikberatung durch Enquete-Kommissionen, individuelle Beratungsleistungen etwa durch Interessengruppen oder über wissenschaftliche Studien einzelner Forscher).

Eine besondere Rolle in der bundesdeutschen Politikberatungslandschaft spielen die parteinahen Stiftungen. Im Gesundheitssektor engagieren sich diese Stiftungen insbesondere im Vorfeld von größeren Gesundheitsreformgesetzen. Ein sehr gutes Beispiel für dieses Engagement ist das Gutachten „Weichenstellungen für die Zukunft – Elemente einer neuen Gesundheitspolitik", das im Auftrag der Friedrich-Ebert-Stiftung von den Professoren Glaeske, Lauterbach, Rürup und Wasem erstellt und am 5. Dezember 2001 in Berlin im Rahmen einer Tagung vorgestellt wurde. Viele Beobachter sahen in diesem Dokument die konzeptionelle Grundlage für die nächste Gesundheitsreform der Regierungskoalition von SPD und Bündnis90/Die Grünen. Die parteinahen Stiftungen bringen sich aber auch unabhängig von konkreten Gesetzgebungsvorhaben regelmäßig in die Gesundheitsreformdebatte mit Beiträgen, Konferenzen oder ähnlichen Aktivitäten ein.

Im Politikfeld Gesundheit besteht eine im Vergleich zu anderen Themengebieten besonders vielschichtige Beratungslandschaft. Grundsätzlich ist hierbei zu unterscheiden zwischen Beratungseinrichtungen, die sich ausschließlich mit Fragen der Gesundheitspolitik befassen und Einrichtungen, die im Rahmen breiter gefasster Fragestellungen auch das Gesundheitssystem bzw. die Gesundheitsversorgung ins Blickfeld nehmen. So erbringen beispielsweise das Wissenschaftszentrum Berlin für Sozialforschung und andere öffentlich finanzierte, anwendungsorientierte Einrichtungen Beratungsleistungen mit Bezug zu gesundheitspolitischen Fragen (vgl. Wagner 2004: 18). Insbesondere die ökonomische Politikberatung hat in der Vergangenheit – meist unter dem Globalthema Lohnnebenkosten – den Gesundheitssektor im Rahmen von Studien und Gutachten analysiert. An dieser Stelle sei beispielhaft auf Analysen und Stellungnahmen des Instituts für Weltwirtschaft in Kiel, des Instituts der deutschen Wirtschaft in Köln oder des Deutschen Instituts für Wirtschaftsforschung in Berlin verwiesen. Auch der bereits erwähnte Sachverständigenrat zur Begutachtung der gesamtwirtschaftlichen Entwicklung hat sich in der Vergangenheit mehrfach mit gesundheitspolitischen Fragen befasst und Empfehlungen ausgesprochen (vgl. SVRBgE 2003: 195ff).

Zur Gruppe der Institutionen, die in erster Linie gesundheitspolitische Beratungsleistungen erbringen, gehören unter anderem die Einrichtungen der Selbstverwaltung im Gesundheitswesen, die Krankenkassen, die Kassenärztliche Bundesvereinigung oder die Bundesärztekammer. Diese Institutionen nehmen regelmäßig zu gesundheitspolitischen Fragen Stellung und versuchen, die Entscheidungsfindung der politischen Akteure durch Beratungsleistungen in ihrem Sinne zu beeinflussen. Neben der Vergabe von Gutachten nutzen diese Akteure auch eigene Forschungseinrichtungen, um ihre Positionen wissenschaftlich zu fundieren. Unter anderem zu diesem Zweck hat etwa die AOK 1976 eine eigenständige Einrichtung – das Wissenschaftliche Institut der AOK – geschaffen, die mit ihren Forschungsleistungen nicht nur auf eine politische Einflussnahme abzielt, sondern auch zur Verbesserung der Leistungserbringung und der Arbeitsabläufe beitragen soll. Seit Ende 2004 verfügen auch die Privaten Krankenversicherungen über ein eigenes wissenschaftliches Forschungsinstitut (das Wissenschaftliche Institut der PKV), das die Position der PKV in der gesundheitspolitischen Debatte stärken soll. Neben diesen stark interessenpolitisch ausgerichteten Beratungsinstitutionen erbringen auch (weisungsgebundene) Bundesinstitute (etwa die Bundeszentrale für gesundheitliche Aufklärung oder das Bundesinstitut für Arzneimittel und Medizinprodukte) regelmäßig gesundheitspolitische Beratungsleistungen.

2. Die Entstehung des deutschen Gesundheitssystems

Die „Kaiserliche Botschaft" vom 17. November 1881 gilt als Geburtsstunde des deutschen Krankenversicherungssystems. Im Rahmen dieser Botschaft wurden Maßnahmen angekündigt, die den Schutz der Arbeiterschaft vor den Risiken Krankheit, Invalidität und Alter verbessern bzw. zunächst einmal herstellen sollten. Diese Ankündigung darf jedoch nicht unabhängig von den Maßnahmen gesehen werden, welche die damalige Regierung gegen sozialdemokratische und sozialistische Arbeiterbewegungen bereits einige Jahre zuvor ergriffen hatte. Das so genannte „Sozialistengesetz" (genauer Titel: „Gesetz betreffend die gemeingefährlichen Bestrebungen der Sozialdemokratie" vom 21. Oktober 1878) ist das wohl bekannteste Beispiel dieser Unterdrückungspolitik. Die in der „Kaiserlichen Botschaft" angekündigte „Sozialpolitik von oben" (Kittel/Obinger/Wagschal 2000: 340) richtete sich ebenso wie das „Sozialistengesetz" klar gegen die organisierte Arbeiterschaft, da man versuchte, die soziale Lage der Arbeiter zu verbessern, um sie so enger an die Monarchie zu binden.

Nach Ansicht von Rosenberg war die Sozialpolitik im deutschen Kaiserreich „[...] ein taktisches Kampfmittel im Dienste der Befestigung des aristokratisch-militärisch-bürokratischen Grundcharakters der Hohenzollern-Monarchie auf modernisierten Grundlagen." (Rosenberg 1967: 195) Dieser Vorgehensweise lag die Theorie der „sozialen Monarchie" zugrunde, die unter anderem von Lorenz von Stein entwickelt worden war (vgl. Offe 1998b: 361). Neben der „Bedrohung" durch die Sozialdemokratie waren aber auch tief greifende gesellschaftliche Veränderungen in der zweiten Hälfte des 19. Jahrhunderts wichtige Kontextfaktoren für das wachsende Interesse an neuen Formen sozialer Sicherung. Zu diesen Veränderungen gehörte unter anderem eine verstärkte Industrialisierung, Urbanisierung und die Ausweitung der Lohnarbeit, welche zu einem Zusammenbruch alter Formen des sozialen Schutzes (etwa durch große Familienverbände) führte (vgl. Kaufmann 1996: 26). Diese alten Sicherungsnetze hielten den gesammelten sozialen Umwälzungen dieser Zeiten nicht mehr stand (vgl. Schmidt 1992: 117).

Bereits in den Jahren vor der „Kaiserlichen Botschaft" hatte sich die wissenschaftliche Befassung mit und die gesellschaftliche Debatte über sozialpolitische Maßnahmen des Staates intensiviert. Neben dem 1872 gegründeten „Verein für Socialpolitik", der sich in erster Linie mit der wissenschaftlichen Fundierung der Sozialpolitik befasste, übten auch die Ideen von Ferdinand Lasalle für ein „soziales Bürgertum" nachhaltigen Einfluss aus (vgl. Eichenhofer 2000: 19). Bismarck umgab sich in dieser Zeit mit Beratern aus dem Umfeld der akademischen Sozialpolitik und der evangelischen Soziallehre (Theodor Lohmann, Herrmann Wagner), die diesen neuen Positionen nicht abgeneigt waren und die

die Entwürfe der Sozialversicherungsgesetze in erheblicher Art und Weise mit prägen konnten (vgl. Eichenhofer 2000: 20). Insofern kann man bereits bei der Entstehung des Krankenversicherungssystems von einer nicht zu vernachlässigenden Rolle von Experten und Beratern sprechen. Allerdings fand diese Beratung wenig formalisiert und auf eher kleinräumiger, persönlicher Ebene statt.

Nicht nur in akademischen Zirkeln und in der Sozialdemokratie gab es Fürsprecher für sozialpolitische Reformen. Auch das durch die katholische Soziallehre geprägte Zentrum forderte eine aktivere Sozialpolitik im Deutschen Reich.

„Das Zentrum als politische Organisation des deutschen Katholizismus hat sich seit dem Ende der 1870er Jahre zum Fürsprecher einer aktiven Sozialpolitik gemacht und einen wesentlichen Anteil an der Durchsetzung und der oft von Bismarcks Vorstellungen abweichenden konkreten Ausprägung der Sozialversicherungsgesetze gehabt." (Ritter 1991: 79)

Das Ziel der Bismarckschen Sozialpolitik war hierbei niemals, die soziale Ungleichheit im Deutschen Reich zu beseitigen. Sowohl die Kranken- als auch die Unfallversicherung waren Gesetze zur Versicherung gewerblicher Arbeiter und sie betrafen damals nur ungefähr 1/5 der Erwerbstätigen und 1/10 der Bevölkerung (vgl. Hentschel 1983: 12). Insgesamt lässt sich die Entstehung des deutschen Sozialstaats somit als eine Kombination aus intellektueller Befassung mit den sozialstrukturellen Folgen der Industrialisierung und von durch die herrschenden monarchischen Eliten gesteuerter Machtpolitik auffassen (vgl. Wiesenthal 2003: 40).

Ursprünglich war unter Bismarck ein Krankenversicherungssystem konzipiert worden, das ohne die paritätische Finanzierung durch Arbeitgeber und Arbeitnehmer auskommen und stattdessen über Einnahmen aus der Tabaksteuer finanziert werden sollte (vgl. Ritter 1991: 93). Eine „Gratisversorgung" ohne Beiträge hätte die Arbeiterschaft aus Bismarcks Sicht enger an das bestehende politische System gebunden und so die Sozialdemokratie nachhaltig geschwächt (vgl. Rosenberg 1967: 225). Diese Vorgehensweise war jedoch aufgrund der Mehrheitsverhältnisse im Reichstag nicht durchsetzbar. Insbesondere die Liberalen lehnten jede Form der Steuerfinanzierung von Sozialversicherungen als „Staatssozialismus" ab und auch das eher föderalistisch eingestellte Zentrum lehnte die mit einer Steuerfinanzierung und Organisation im Rahmen einer Reichsversicherungsanstalt einher gehende Zentralisierung der Entscheidungsstrukturen ab (vgl. Münch 1997: 59f).

Da die Gewerkschaften und die Sozialdemokratie ihrerseits die paternalistische Grundkonzeption der Bismarckschen Sozialversicherungen ablehnten, wurden die ursprünglichen Sozialversicherungspläne gleich von mehreren Seiten attackiert (vgl. Czada 1989: 284). Die Sozialdemokratie lehnte den Gesetzentwurf der Reichsregierung ab, da sie hierin das sprichwörtliche „Zuckerbrot" zur „Peitsche Sozialistengesetz" sah (vgl. Rosenberg 1967: 213). Die Gewerkschaften befürchteten insbesondere eine Schwächung ihrer eigenen Versorgungseinrichtungen (vgl. Ritter 1991: 65). Diese Kritik linker Kreise erleichterte aber letztendlich die Verabschiedung des Gesetzes im eher konservativ geprägten Reichstag.

Mit der Einführung einer allgemeinen Krankenversicherung durch das am 15. Juni 1883 vom Reichstag verabschiedete „Gesetz betreffend Die Krankenversicherung der Arbeiter" betrat die damalige Regierung auch im internationalen Vergleich Neuland. Obgleich sich in den folgenden Jahrzehnten die politischen Kontextfaktoren ganz erheblich veränderten, entwickelte sich dennoch aus den in diesem Gesetz festgeschriebenen Prinzipien, eine Traditionslinie, die bis heute die Struktur des bundesdeutschen Gesundheitswesens nachhaltig prägt (vgl. Wasem/Igl/Vincenti/Behringer/Schagen/Schleiermacher 2001: 472). Insbesondere die Einrichtung der Krankenkassen als Körperschaften des öffentlichen Rechts führte dazu, dass sich die komplexen Strukturen des Krankenkassenwesens entwickeln und bis heute bestehen bleiben konnten (vgl. Kania/Blanke 2000: 568).

Die Versicherungsbeiträge waren ursprünglich zu 2/3 von den Versicherten und zu 1/3 von den Arbeitgebern zu finanzieren. Im Rahmen der Selbstverwaltung der Kassen waren Versicherte und Arbeitgeber im Verhältnis ihrer Beitragserbringung an der Verwaltung beteiligt. Dies führte dazu, dass insbesondere die Ortskrankenkassen schnell von den Gewerkschaften und der (verbotenen) Sozialdemokratie als Mittel der (sozial-) politischen Arbeit entdeckt und genutzt wurden. Die Arbeiterschaft wurde so frühzeitig an der Durchführung der Sozialpolitik beteiligt und längerfristig führte diese nicht-intendierte Nebenwirkung gar zu einer Stärkung der Gewerkschaften (vgl. Schmid 2002b: 105). Dabei war ursprünglich mit dieser Beitragsregelung das Ziel verfolgt worden, durch eine hohe Selbstbeteiligung der Versicherten die Umverteilungswirkung der Sozialversicherungen zu begrenzen (vgl. Ritter 1991: 84f).

In den folgenden Jahren wurde das Krankenversicherungssystem konsequent weiterentwickelt, indem etwa der Kreis der Versicherten ausgeweitet wurde. Während kurz nach Einführung des Krankenversicherungssystems erst circa 11 Prozent der Bevölkerung in den Genuss dieser Form der Absicherung kamen, erhöhte sich dieser Prozentsatz in der Weimarer Republik auf rund 55 Prozent und im Dritten Reich auf 70 Prozent (vgl. Tennstedt 1976: 403ff). Durch diese rasante Entwicklung des Krankenkassenwesens erhielt die Nachfrageseite im deutschen Gesundheitswesen einen Machtzuwachs, auf den insbesondere die Ärzteschaft mit einer aggressiveren Verbände- und Lobbyarbeit reagierte (vgl. Kania/Blanke 2000: 569f).

Im Jahr 1911 wurde der erste umfassende Versuch unternommen, das bereits nach weniger als 30 Jahren unüberschaubar gewordene Netz der Sozialversicherungen zu lichten. Die hierzu entworfene neue Reichsversicherungsordnung stärkte die Rolle der Ortskrankenkassen und führte zu einer vermehrten staatlichen Regulierung des Gesundheitswesens. Zu dieser Zeit bestand im Deutschen Reich keine freie Arztwahl, sondern der jeweils zu konsultierende Arzt wurde zugewiesen. Die sich hieraus ergebenden Konflikte verschärften das ohnehin angespannte Verhältnis von Ärzteschaft und Krankenkassen. Zwar hatte die „gesetzlich festgelegte Ressourcenallokation durch Beitragszwang" (Rosewitz/Webber 1990: 15) zunächst zu einer Verbesserung der Einkommenssituation der Ärzte geführt. Gleichzeitig machte der steigende Einfluss der Krankenkassen aber auch eine Stärkung der Organisationsstrukturen der Ärzteschaft notwendig. Hierzu wurde im Jahr 1900 der Hartmannbund gegründet (vgl. Wasem/Igl/Vincenti/Behringer/Schagen/Schleiermacher 2001: 476).

Nach dessen Vereinigung mit dem Ärztevereinsbund 1903 verfügte die Ärzteschaft über eine schlagkräftige Interessenvertretung, die ihre neue Macht gegenüber der Nachfrageseite (den Krankenkassen) ausspielte. So kam es etwa in den folgenden Jahren vermehrt zu (meist kleinräumigen) Streiks (vgl. Rosewitz/Webber 1990: 16). Angesichts der sich verstärkenden Konflikte zwischen Ärzteschaft und Krankenkassen kam es am 23. Dezember 1913 zum „Berliner Abkommen", in welchem unter anderem die bis heute geltenden, über die Jahre mehrfach abgeänderten, Kollektivvertragsregelungen festgelegt wurden. Hintergrund des „Berliner Abkommens" war insbesondere die Angst vor vermehrten Ärztestreiks, welche die Politik dazu veranlasst hatte, vermittelnd tätig zu werden (vgl. Eichenhofer 2000: 31).

Trotz dieser Konflikte war Anfang des 20. Jahrhunderts eine generelle Verbesserung der Versorgungslage mit medizinischen Leistungen in Deutschland feststellbar. Kamen 1885 noch circa 3000 Menschen auf einen Arzt, so waren es 1912 nur noch etwa 2000. 1885 kamen noch circa 500 Menschen auf ein Krankenhausbett, 1912 waren es nur noch rund 250 (vgl. Hentschel 1983: 23). Angesichts der Ausweitung der Leistungen der Krankenversicherungen und der schrittweisen Mitversicherung von Familienmitgliedern durch einzelne Kassen kann man davon sprechen, dass sich die Krankenversicherung auf dem langsamen Weg zu einer umfassenden Versicherung für die gesamte Bevölkerung befand.

3. Fortentwicklung des Gesundheitssystems in der Weimarer Republik

Im Zuge des Übergangs zur Demokratie war es im Rahmen der Abfassung der Weimarer Reichsverfassung zu einer verstärkten Betonung der sozialen Aufgaben des Staates gekommen. So waren in der neuen Verfassung unter anderem erstmals soziale Grundrechte festgeschrieben worden (vgl. Willoweit 1997: 296f). Diese aktivere sozialpolitische Rolle des Staates muss nicht zuletzt als Folge des Ersten Weltkriegs interpretiert werden, da in dieser Zeit der deutsche Staat begann, eine größere sozialpolitische Rolle zu spielen. Beispielsweise kam es in den Kriegsjahren zu einer Reihe von direkten Eingriffen in den Arbeitsmarkt (vgl. Ritter 1991: 103f).

Natürlich gab es zur Zeit der Weimarer Republik auch Diskussionen über die Zukunft bzw. grundlegende Reform des Gesundheitssystems. So plädierten etwa Anfang der 1920er Jahre die Gewerkschaften und die SPD für eine Vollversorgung der Bevölkerung an Stelle einer Versorgung über diverse Versicherungszweige. Eine Weiterentwicklung des Krankenversicherungssystems in der Weimarer Republik war allerdings aufgrund der Belastungen in Folge des Ersten Weltkrieges nur sehr begrenzt möglich. Die Weltwirtschaftskrise verschärfte die finanzielle Lage vieler Krankenkassen dann noch einmal erheblich. Die politischen Entscheidungsträger reagierten auf die finanziellen Probleme mehrerer Krankenversicherungen mit einer Reihe von Notverordnungen. So wurde beispielsweise mit der Notverordnung vom 26. Juli 1930 eine höhere Selbstbeteiligung der Versicherten und eine Krankenscheingebühr festgeschrieben (vgl. Wasem/Igl/Vincenti/Behringer/Schagen/Schleiermacher 2001: 473).

Auch auf Ebene der Selbstverwaltung kam es in der Weimarer Republik zu Anpassungen an die sich wandelnden Rahmenbedingungen. So wurden unter anderem eine Reihe von Gremien und Einrichtungen zur Kooperation von Ärzteschaft und Krankenkassen fest institutionalisiert. Von besonderer Bedeutung war hierbei der 1924 gegründete Reichsausschuss Ärzte und Krankenkassen. Aus der Zusammenarbeit in diversen Institutionen ergab sich eine Verbesserung des Verhältnisses von Ärzteschaft und Krankenkassen (vgl. Döhler/Manow-Borgwardt 1992a: 577). Diese Entwicklung setzte sich 1931 mit dem 2. Berliner Abkommen nahtlos fort. In diesem Abkommen wurde unter anderem die Einrichtung der Kassenärztlichen Vereinigungen beschlossen und ihnen wurde gemeinsam mit den Krankenkassen der „Sicherstellungsauftrag" zugewiesen (vgl. Döhler 2002: 31).

Die Position der Ärzte im Gesundheitswesen wurde mit der Schaffung einer Zwangsmitgliedschaft in den Kassenärztlichen Vereinigungen und dem „Behandlungsmonopol" für kassenärztlich organisierte Ärzte weiter gestärkt. Bereits mit dem 1. Berliner Abkommen waren Kollektivvertragsregelungen (anstatt von Einzelverträgen) eingeführt worden. Mit dem „2. Berliner Abkommen" wurde dann die Honorierung noch weit reichender geregelt. So zahlen seither die Krankenkassen an die Kassenärztlichen Vereinigungen die Gesamtsumme für die Vergütung ärztlicher Dienstleistungen. Die Kassenärztlichen Vereinigungen verteilen dieses Geld dann weiter an die einzelnen Ärzte („zweistufiges Honorierungsmodell"). Insgesamt kann man feststellen, dass sich durch diese Entwicklungen das Machtverhältnis zwischen Krankenkassen und Ärzteschaft bis zum Ende der Weimarer Republik nahezu umgekehrt hatte (vgl. Rosewitz/Webber 1990: 19).

Obgleich in theoretischen Abhandlungen die These vertreten wird, dass ein stärkeres soziales Engagement des Staates zur Stabilisierung der bestehenden Gesellschaftsstrukturen beiträgt, verfehlte die Sozialpolitik in der Weimarer Republik dieses Ziel. Dies mag zum einen am direkten staatlichen Engagement in Verteilungskonflikten gelegen haben, zum anderen fehlten dem Staat trotz der Ausweitung der Leistungen in einigen Bereichen die notwendigen Ressourcen für eine krisensichere Sozialpolitik (vgl. Ritter 1991: 131). Die Probleme des politischen Systems in den letzten Jahren der Weimarer Republik spiegelten sich auch in der Gesundheitspolitik wider. So wurden beispielsweise 1931 die Lohnfortzahlung für Angestellte im Krankheitsfall und das System des Kassenarztwesens im Jahr 1932 durch Notverordnungen und nicht in einem parlamentarischen Verfahren durchgesetzt (vgl. Eichenhofer 2000: 34).

4. Beständigkeit und Wandel während der nationalsozialistischen Diktatur

Mit der Machtergreifung durch die Nationalsozialisten gerieten auch die Gesundheitsversorgung und das Krankenkassensystem in den Sog der „Gleichschaltung". Viele der Krankenkassen waren aufgrund ihres historischen Entstehungszusammenhangs sozialdemokratisch geprägt. Folglich setzten die Nationalsozialisten staatliche Kommissare ein, die nach dem „Führerprinzip" – dem Reicharbeitsministerium unterstellt – die Leitung der Krankenkassen übernahmen. Gleichzeitig wurden im Rahmen des „Gesetzes zur Wiederherstellung des Berufsbeamtentums" rund 30 Prozent der Mitarbeiter der Ortskrankenkassen entlassen (vgl. Wasem/Igl/Vincenti/Behringer/Schagen/Schleiermacher 2001: 474f). Die Spitzenverbände der Krankenkassen wurden zum Reichsverband der Ortskrankenkassen zusammengeführt und spätestens mit dem „Gesetz über den Aufbau der Sozialversicherung" vom 5. Juli 1934 gelang es den Nationalsozialisten, ein grundlegendes Gestaltungsmerkmal des deutschen Gesundheitswesens – die Selbstverwaltung – faktisch abzuschaffen (vgl. Hentschel 1983: 137).

Gleichwohl gelang es den Nationalsozialisten nicht, ein nationalsozialistisches und aus Steuermitteln finanziertes Volksversorgungswerk aufzubauen, in welchem die vielen Sozialversicherungen zusammengeführt und das Versicherungsprinzip durch eine Staatsbürgerversorgung ersetzt worden wäre (vgl. Ritter 1991: 137f). Insbesondere das Reichsarbeitsministerium, das damals für die Sozialversicherungen zuständig war, hatte solche Pläne nachdrücklich abgelehnt. Zur Neuordnung der Sozialversicherung war im Februar 1934 ein Sachverständigenausschuss unter Vorsitz des Staatssekretärs im Reichsarbeitsministerium, Johannes Krohn, eingesetzt worden (vgl. Hentschel 1983: 137). In diesem Sachverständigenausschuss war unter anderem auch die Deutsche Arbeitsfront vertreten, die unter Führung von Robert Ley die Organisation der Sozialversicherung vom Reichsarbeitsministerium übernehmen wollte. Allerdings konnte sich die Ministerialbürokratie im Sachverständigenausschuss durchsetzen und den weitgehenden Erhalt der Sozialversicherungsstrukturen erreichen. Entsprechend bewertet auch Hentschel die Arbeit des Sachverständigenausschusses: Der Ausschuss „[...] einigte sich auf Vorschläge, die an den Grundsätzen der von Bismarck geschaffenen Sozialversicherung festhielten." (Hentschel 1983: 138)

Zwar wurde die Selbstverwaltung de facto abgeschafft und dem Führerprinzip unterworfen und auch die Zusammenlegung einiger Krankenkassen wurde beschlossen. Insgesamt gesehen blieben aber viele der etablierten Versorgungsstrukturen erhalten. Eine Folge der beschlossenen Maßnahmen war, dass in den ersten Jahren der nationalsozialistischen Herrschaft die Zahl der Krankenkassen um circa 30 Prozent zurückging (vgl. Hentschel 1983: 139). Als Begründung für die Zusammenlegung der Krankenkassen diente insbesondere das Argument, dass so die Verwaltung vereinfacht werden könne. Gleichwohl blieben die unterschiedlichen Krankenkassentypen erhalten. Den Ärzten gelang es in diesen Jahren, ihre Position weiter auszubauen. Insbesondere die Gründung der Kassenärztlichen Vereinigung Deutschlands am 2. August 1933 und die Schaffung der Reichsärztekammer als Standesorganisation im Rahmen der Verabschiedung der Reichsärzteordnung vom 1. April 1936 sind hier erwähnenswert (vgl. Wasem/ Igl/Vincenti/Behringer/Schagen/Schleiermacher 2001: 477).

Zusammenfassend kann man feststellen, dass trotz der diktatorischen Umgestaltung der deutschen Politik und Gesellschaft durch die Nationalsozialisten die Sozialversicherungen in weiten Teilen ihre ursprünglichen Strukturmerkmale erhalten konnten. Hockerts stellt diesbezüglich fest, dass zumindest bis Kriegsbeginn 1939 die noch der Weimarer Republik entstammende Bürokratie des Reichsarbeitsministeriums die Sozialversicherungspolitik bestimmte und weniger die Nationalsozialisten selbst (vgl. Hockerts 1983: 307). Ein Blick auf die

Veränderungen im Krankenversicherungsbereich scheint diese These zu erhärten. Insgesamt lässt sich folglich eine starke Pfadabhängigkeit des institutionellen Entwicklungsprozesses über den Systembruch von der Demokratie zur Diktatur feststellen. Diese Systemkontinuität lässt sich vor allem auf die Beharrungskräfte, welche die Beamten im Reichsarbeitsministerium entwickelten, zurückführen (vgl. Hentschel 1978: 323). Zacher fasst daher die Entwicklung der Sozialversicherung zwischen 1933 und 1945 korrekt zusammen, wenn er feststellt: „Die *Zeit des Nationalsozialismus* war ein Gemisch aus Kontinuität, Weiterentwicklung, Indienstnahme und Perversion." (Zacher 2000: 82, Hervorhebung im Original)

5. Die Restauration des Gesundheitssystems nach 1945

Schon kurz nach Kriegsende begann in Deutschland eine Debatte über die zukünftige Ausgestaltung der Gesundheitsversorgung. Einige Vorschläge sahen diesbezüglich vor, das alte Bismarcksche Krankenversicherungsmodell durch eine Einheitsversicherung zu ersetzen. Während in der Sowjetischen Besatzungszone ein solches Modell unter sozialistischen Vorzeichen eingerichtet wurde, plädierten in den Westzonen lediglich Teile der SPD und der Gewerkschaften für eine Einheitsversicherung. Allerdings setzte sich der DGB nur halbherzig für eine solche Versicherung ein, da eine Reihe seiner Funktionäre bereits wieder in den Selbstverwaltungsgremien aktiv waren (vgl. Wasem/Igl/Vincenti/Behringer/Schagen/Schleiermacher 2001: 505). In der SPD bestanden starke Sympathien für das schwedische bzw. für das britische Modell, wohingegen einige liberale Kreise in der CDU um Ludwig Erhard ein Gesundheitssystem nach dem Vorbild der USA favorisierten.

Die Alliierten hatten keine einheitliche Position in dieser Frage, obgleich einige der Verantwortlichen aus praktischen Gründen (einfachere Kontrollmöglichkeiten, keine Zersplitterung, „Vielfalt als Luxus") eine Einheitsversicherung bevorzugten (vgl. Wasem/Igl/Vincenti/Behringer/Schagen/Schleiermacher 2001: 494). Um die Sozialversicherung in Deutschland auf eine neue Basis zu stellen, beauftragte daher der Alliierte Kontrollrat im Februar 1946 sein *Manpower*-Direktorat mit der Ausarbeitung eines Entwurfs zur Neugestaltung der Sozialversicherungen. Dieser im Dezember 1946 fertig gestellte Entwurf sah eine umfassende Bürgerversicherung vor, die ohne Staatszuschüsse über Beiträge finanziert werden sollte. „Kranken-, Renten- und Unfallversicherung sollten organisatorisch zusammengefasst und auf Länderebene neu zu gründenden Sozialversicherungsanstalten übertragen werden." (Hockerts 1980: 26)

In seinen Grundzügen lässt sich eine starke Verwandtschaft des Entwurfs mit den Empfehlungen des Beveridge-Berichts feststellen. Der Kontrollratsentwurf sah unter anderem eine einheitliche Kassenorganisation und eine die gesamte Bevölkerung einbeziehende Versicherungspflicht vor (vgl. Ritter 1991: 156). Insofern kann man davon sprechen, dass auch in Deutschland in einer Phase institutioneller Veränderungen der Beverdige-Bericht einen gewissen Einfluss ausübte. In gewisser Weise baute der *Manpower*-Entwurf auch auf einer deutschen Traditionslinie auf, da sich Teile der Gewerkschaften und der Sozialdemokratie bereits zu Zeiten der Weimarer Republik für eine Vereinheitlichung der Sozialversicherungen eingesetzt hatten (vgl. Hockerts 1980: 27). Aus unterschiedlichen Gründen lehnte jedoch die Mehrheit der deutschen Politiker und nahezu jede Interessengruppe einen so umfassenden Systemwechsel ab. So waren die Gewerkschaften gegen eine reine Beitragsfinanzierung, die Ärzte waren gegen die Ausweitung der Pflichtversicherung, die Versicherungen hatten Angst vor einem Verlust ihrer Versichertenklientel und auch die Ministerial- und Sozialversicherungsbürokratie stemmte sich gegen eine so umfassende Umgestaltung (vgl. Hentschel 1983: 148).

Die Gegner einer Einheitsversicherung hatten bereits kurz nach Zusammenbruch des Dritten Reiches damit begonnen, wieder funktionstüchtige Organisationen aufzubauen, um unter anderem die Fortführung des Bismarckschen Systems sicherzustellen. So schufen etwa die Ersatzkassen, die privaten Krankenversicherungen und insbesondere die Ärzteschaft vergleichsweise schnell wieder eigene Interessenvertretungen. Hierbei erwies es sich als Vorteil, dass nach dem Krieg zwar in der Sowjetischen Besatzungszone die Reichsärztekammer aufgelöst; in den Westzonen jedoch lediglich ihr Vermögen eingezogen worden war (vgl. Wasem/Igl/Vincenti/Behringer/Schagen/Schleiermacher 2001: 483). Auch eine Entnazifizierung der Ärzteschaft war damals kaum möglich, da dringend Ärzte zur Her- und Sicherstellung einer flächendeckenden medizinischen Versorgung benötigt wurden; gleichzeitig aber ein hoher Prozentsatz der Ärzteschaft im Dritten Reich Parteimitglied der NSDAP war.

Während in der Sowjetzone der *Manpower*-Entwurf mit einigen Abänderungen zum 1. Februar 1947 umgesetzt wurde,[26] zögerten die Militärgouverneure der Westzonen angesichts der vielfältigen Kritik mit der Umsetzung. Im Juni 1949 wurde die Reform der Sozialversicherung dann dem neuen Wirtschaftsrat

---

[26] Aus Gründen des Umfangs dieser Arbeit kann leider nicht ausführlich auf die Entwicklung des Gesundheitssystems in der Deutschen Demokratischen Republik (DDR) eingegangen werden. Trotz der sozialistischen Ausgestaltung der Sozialversicherungen im Ostteil Deutschlands z.B. durch Einführung einer Einheitsversicherung lässt sich jedoch auch in der DDR eine gewisse strukturelle Kontinuität und somit eine pfadabhängige Entwicklung im Bereich des Gesundheitssystems feststellen. Gleichwohl wurde diese Kontinuität durch die Umgestaltung einzelner Strukturelemente – aus ideologischen Gründen – teilweise überlagert (vgl. Hentschel 1983: 215).

übertragen. Da die Konservativen hier über eine Mehrheit verfügten, war an eine Umsetzung des Entwurfs nicht mehr zu denken. So setzten sich der Arbeitnehmerflügel der CDU/CSU, Teile der SPD und nicht zuletzt Bundeskanzler Adenauer mit dem Vorschlag für eine Fortentwicklung des „alten" Bismarck-Systems durch (vgl. Borchert 1998: 161). Damit scheiterte der ambitionierte Versuch der Alliierten, nach dem Zusammenbruch des Dritten Reichs die Sozialversicherungen in Deutschland grundlegend zu reformieren, an einer großen Koalition aus konservativen Politikern, Ärzteschaft, Bürokratie, Industrie, Handwerk und Versicherungswirtschaft. Auf der Gegenseite standen zersplitterte Gewerkschaften (da die Angestellten eine Einheitsversicherung ablehnten) und eine unentschlossene SPD. Angesichts dieser Interessenkonstellation ist verständlich, warum der weit reichende Reformansatz der Alliierten scheiterte.

Spätestens ab 1951 war die Einheitsversicherung in Westdeutschland dann kein Thema mehr (vgl. Hockerts 1980: 149). Wären die Pläne der Alliierten umgesetzt worden, so hätte dies zu einer paradigmatischen Veränderung des deutschen Gesundheitssystems geführt. Interessanterweise wurde in dieser Zeit nicht versucht, die Fragestellung im Rahmen von politikberatenden Gremien zu bearbeiten. Hierzu fehlte offensichtlich zum einen die Zeit und zum anderen gingen sowohl die SPD als auch die CDU davon aus, dass sie nach den ersten Bundestagswahlen den weiteren Entwicklungspfad der sozialen Sicherungssysteme würden prägen können. Empfehlungen eines politischen Beratungsgremiums hätten diesen Handlungsspielraum jedoch potentiell eingeschränkt.

In den folgenden Jahren wurde das Bismarcksche Sozialversicherungsmodell dann inkrementell an die neuen politischen Gegebenheiten angepasst. Zu diesen Anpassungen gehörte beispielsweise die Einführung der bis heute geltenden paritätischen Finanzierung der Beiträge zur Krankenversicherung mit dem Sozialversicherungsanpassungsgesetz vom 1. Juni 1949. Aufgrund dieser gemeinsamen Finanzierung des Gesundheitssystems durch Arbeitgeber und Arbeitnehmer wird die Paritätsformel auch als „Friedensformel" bezeichnet, da hierüber das System der Gesetzlichen Krankenversicherung (GKV) sozialpartnerschaftlich eingefasst wird (vgl. Lehmbruch 2000b: 103ff). Diesem ersten Gesetz zur Restauration des „alten" Sozialversicherungssystems folgten weitere Gesetze. So wurde etwa im Februar 1951 die paritätische Selbstverwaltung in allen Sozialversicherungszweigen gegen Widerstände von SPD und Gewerkschaften gesetzlich festgeschrieben. Zusammenfassend kann man somit die Geschichte der Gesundheitspolitik in den Jahren nach dem Zweiten Weltkrieg als „[...] eine Restauration traditioneller Regelungssysteme und Organisationsformen aus der Zeit vor dem Nationalsozialismus [...]" (Wasem/Igl/Vincenti/Behringer/Schagen/Schleiermacher 2001: 503) beschreiben.

6. Erste Reformansätze und das Scheitern der Blankschen Gesundheitsreformen

Nach der ersten Phase des Wiederaufbaus der Selbstverwaltung und der Krankenversicherungs- sowie Versorgungsstrukturen in der Bundesrepublik begann gegen Mitte der 1950er Jahren eine Phase der detaillierteren Ausgestaltung der Krankenversorgung und der Reform bzw. Weiterentwicklung bestehender Strukturen. Diese gesundheitspolitischen Reformen waren Teil einer von Bundeskanzler Adenauer in seiner Regierungserklärung vom 20. Oktober 1953 angekündigten umfassenden Sozialreform. Zwar wurden diese Reformbestrebungen von Gutachten, Beiräten und anderen Beratungsformen flankiert. Es kam jedoch nicht zu einer umfassenden politikberatenden Vorarbeit bei diesen gesundheitspolitischen Reformvorhaben (vgl. Krüger 1975: 38). Zu diesen Reformen gehörte unter anderem das 1955 in Kraft getretene „Gesetz über das Kassenarztrecht", welches den Sicherstellungsauftrag komplett an die Kassenärztlichen Vereinigungen vergab, ihnen gleichzeitig der Status öffentlich-rechtlicher Einrichtungen verlieh und unter erheblichem Einfluss der Interessenvertreter der Ärzte entwickelt worden war (vgl. Gerst 2005).

Nachdem die Bundesregierung jedoch zur Überzeugung gelangt war, dass mit diesem Gesetz die Macht der Kassenärzte zu groß geworden war, legte Arbeitsminister Theodor Blank 1958 ein neues Reformgesetz (das Krankenversicherungs-Neuregelungsgesetz) vor. Unter anderem sah dieses Gesetz einen Rückbau der Freiheiten insbesondere im Bereich der Honorarverhandlungen und auf allgemeiner Ebene eine Begrenzung der verbandlichen Selbstverwaltung der Ärzte vor. Diese Reform scheiterte jedoch unter anderem an massiver Kritik der Ärzteschaft, die das Gesetz als „Einstieg in die Planwirtschaft" kritisierte (vgl. Manow 1997: 114ff). Da außerdem höhere Selbstbeteiligungen vorgesehen waren, wurde das Gesetz auch von anderen Interessengruppen abgelehnt. Zum Kampf der Ärzte gegen das Gesetz gehörten auch Streikandrohungen. Dies ist insofern von Bedeutung, als einige der politischen Akteure die Streikdrohung als Bruch des mit dem „Gesetz über das Kassenarztrecht" getroffenen Übereinkommens zwischen Politik und Kassenärztlichen Vereinigungen ansahen, da diese im Gegenzug für den Erhalt des Sicherstellungsauftrags auf das ärztliche Streikrecht verzichtet hatten (vgl. Döhler/Manow 1995: 15). Dass nun dennoch mit Streik gedroht wurde, kann man als ein Indiz für das gestiegene Selbstbewusstsein der Ärzteschaft interpretieren.

Mit dem „Gesetz über das Kassenarztrecht" hatte die Bundesregierung die Position der Kassenärztlichen Vereinigungen gesichert und bestätigt, die ihnen erst 1931 durch eine Notverordnung zuerkannt worden war. Bei der gescheiterten Reform von 1958 nutzten sie diese nun gefestigte Macht, um eine Beschränkung ihres Einflusses zu verhindern. Man kann daher das Scheitern der Reform von 1958 auch als Beweis dafür anführen, dass nach den Umwälzungen in Folge der nationalsozialistischen Herrschaft und der Teilung Deutschlands zumindest im Westen die Institutionen und Interessen im Gesundheitswesen wieder fest etabliert waren.

> „Dabei machte die Blank-Reform den politischen Akteuren schmerzhaft klar, dass sich institutionelle Entwicklungspfade nicht beliebig wechseln lassen, sondern ein eigenes Moment gewinnen. [...] Die Blank-Reform kann – wie 30 Jahre später die deutsche Einigung auch [...] – als Beweis von der besonders selbststabilisierenden Kraft des verbandlichen Regulierungsmodells im bundesdeutschen Gesundheitswesen gewertet werden." (Manow 1997: 116)

Mit der Durchsetzung der Interessen der Ärzteschaft gegen die Pläne der Bundesregierung ging eine Stabilisierung der Interessenvertretung der Ärzte gegenüber der Politik einher. Reformen gegen die Ärzte erschienen für die politischen Akteure in den folgenden Jahren als nahezu unmöglich. Rosewitz und Webber nennen daher die Verhinderung des Reformgesetzes den „spektakulärsten Erfolg der bundesdeutschen Kassenärzte" (Rosewitz/Webber 1990: 314).

Auch ein zweiter Anlauf für ein Gesundheitsreformgesetz im Jahr 1962 scheiterte. Dieser zweite Reformansatz scheiterte jedoch weniger am Widerstand der Ärzteschaft oder der Gewerkschaften, sondern hier waren eher koalitionsinterne Abstimmungsprobleme ausschlaggebend (vgl. Alber 1992: 45). Das Scheitern der umfassenden Krankenversicherungs-Neuregelungsgesetze verdeutlichte aus Sicht der politischen Akteure auch, dass zukünftige Reformvorhaben stärker wissenschaftlich-inhaltlich fundiert werden müssten (vgl. Döhler/Manow 1995: 18). Bereits 1961 war daher ein eigenständiges Bundesgesundheitsministerium eingerichtet worden. Zuvor waren die Kompetenzen für die Regulierung des Gesundheitssektors über mehrere Ministerien verteilt, was wiederholt zu hohem Koordinationsaufwand und folglich zu Steuerungsdefiziten geführt hatte (vgl. Döhler/Manow 1995: 11).

Interessanterweise war schon bei diesen frühen Reformgesetzen die Finanzierbarkeit des Gesamtsystems einer der zentralen Reformgründe. Das Scheitern der Blank-Reform(en) ist aus einem Grund für diese Studie von besonderem Interesse: die CDU regierte in diesen Jahren mit absoluter Mehrheit und nach vorherrschender Meinung war damit ein wichtiger Faktor für das Scheitern struktureller Reformvorhaben (die Aushandlungsnotwendigkeiten im Rahmen von Koalitionsregierungen) nicht gegeben. Auch die föderale Konfliktdimension war in dieser Zeit noch kaum ausgeprägt. Erst mit dem Krankenhaus-Finanzierungsgesetz 1972 gewann die föderale Politik- und Entscheidungsverflechtung in der Gesundheitspolitik an Bedeutung (vgl. Döhler/Manow 1995: 7

und 31). Damit machen die Blank-Reformversuche deutlich, dass Erklärungsansätze für das Scheitern von Reformvorhaben, die sich nur auf wenige Variablen beziehen und den historischen Kontext nicht ins Blickfeld nehmen, unzureichend sind. Diese Erkenntnis lässt sich auf die Analyse des Einflusses von Politikberatungsgremien übertragen.

7. Die Sozialenquête-Kommission

Am 29. April 1964 beschloss die Bundesregierung die Einsetzung einer Sozialenquête-Kommission,[27] die das Sozialrecht der Bundesrepublik untersuchen und dessen wirtschaftliche und soziologische Folgen darstellen sollte. Hierbei handelte es sich um das erste politikberatende Gremium, das sich in der Bundesrepublik umfassend mit Fragen der Sozial- und Gesundheitspolitik befasste. Zuvor waren lediglich im Rahmen der Rentenreform von 1957 Wissenschaftler in maßgeblicher Weise an der Ausarbeitung sozialpolitischer Politikprogramme beteiligt worden. Bereits im Februar 1955 hatte Bundeskanzler Adenauer zwei der späteren Mitglieder der Sozialenquête (die Professoren Hans Achinger und Ludwig Neundörfer) damit beauftragt – gemeinsam mit den Professoren Joseph Höffner und Hans Muthesius – eine Gesamtkonzeption zur Neuordnung des Systems der sozialen Sicherung zu entwickeln, da Adenauer unzufrieden mit den Vorarbeiten seines Sozialministers für eine grundlegende Sozialreform war (vgl. Olk/Rothgang 1999: 261). Ergebnis dieser Arbeiten war die „Rothenfelser Denkschrift" (Achinger/Höffner/Muthesius/Neundörfer 1955). Somit verfügten einige Mitglieder der späteren Sozialenquête bereits über Erfahrungen in der Beratung der Bundesregierung und man kann angesichts der erneuten Beauftragung der Mitglieder davon ausgehen, dass sie das Vertrauen des Bundeskanzlers genossen.

Bei der Sozialenquête handelte es sich um eine reine Wissenschaftlerkommission. Alle sieben Mitglieder waren als Professoren tätig. Mitglieder der Kommission waren: Walter Bogs (Vorsitzender), Hans Achinger, Helmut Meinhold, Karl Föhl, Karl Freudenberg, Ludwig Neundörfer und Wilfrid Schreiber. Insbesondere Schreiber galt als einer der wenigen Spezialisten für sozialpolitische und nationalökonomische Fragen. Schon 1955 hatte Schreiber mit seiner Denkschrift zur „Existenzsicherung in der industriellen Gesellschaft" nachhaltig

---

[27] Hierbei handelte es sich nicht um eine Enquete-Kommission des Deutschen Bundestages (auf die später noch einzugehen sein wird), sondern um eine von der Bundesregierung benannte und ausschließlich mit Experten besetzte Wissenschaftlerkommission. Die Möglichkeit der Einsetzung einer Enquete-Kommission durch den Bundestag wurde erst 1969 in die Geschäftsordnung des Deutschen Bundestages aufgenommen.

die große Rentenreform der Regierung Adenauer 1957 vorbereitet. Zentrales Element der Vorschläge Schreibers war die Ablösung des Kapitaldeckungsverfahrens durch ein umlagefinanziertes System in der Rentenversicherung (vgl. Clade 2004: A2515f). Man kann Schreiber auch als einen der profiliertesten Politikberater seiner Zeit charakterisieren.

Die Bundesregierung erhoffte sich durch die Sozialenquête eine Bestätigung ihres sozialpolitischen Kurses und entsprechend begrenzt war der Auftrag des Gremiums. So sollte etwa der Aufgabe der politischen Akteure, aus dem Inhalt des Kommissionsberichts Schlussfolgerungen zu ziehen, nicht vorgegriffen werden (vgl. Sozialenquête-Kommission 1966: 9). Durch diese Aufgabenstellung hatte die Bundesregierung klar herausgestellt, dass die schlussendliche Entscheidung über sozialpolitische Reformen weiterhin bei der Politik liegen sollte. Das Gremium lässt sich somit am ehesten dem dezisionistischen Politikberatungsmodell zuordnen. Entsprechend verstand auch die Kommission ihren Auftrag: „Die geltende Ordnung sozialer Sicherung [...] soll in ihren charakteristischen Wesenszügen dargestellt, aus der Sicht der gegenwärtigen Verhältnisse kritisch beleuchtet und auf Möglichkeiten neuer Gestaltungen untersucht werden." (Sozialenquête-Kommission 1966: 9) Auf eine Darlegung alternativer Grundkonzeptionen (wie von der SPD gefordert) sollte die Kommission verzichten (vgl. Krüger 1975: 128).

Die Bundesregierung hatte der Kommission keine Abgabefrist für ihren Bericht vorgeschrieben. Die Mitglieder entschlossen sich jedoch, ihre Arbeit bis Sommer 1966 abzuschließen. Hinter dieser Entscheidung stand die Erwägung, dass so der Bericht rechtzeitig vorliegen würde, damit Regierung und Parlament die Empfehlungen noch in die laufenden Sozialreformen einfließen lassen könnten (vgl. Sozialenquête-Kommission 1966: 10). Personell kam es im Verlauf der Kommissionsarbeit jedoch zu Problemen. Das Kommissionsmitglied Freudenberg war nach einem Unfall verstorben und Föhl musste krankheitsbedingt seine Mitgliedschaft aufgeben. Beide Mitglieder wurden nicht durch neue ersetzt, so dass letztendlich nur noch fünf statt sieben Mitglieder in dem Gremium mitarbeiteten. Angesichts der fortgeschrittenen Arbeiten der Kommission wurde auf eine Benennung von Ersatzmitgliedern verzichtet. Insbesondere der Tod von Freudenberg hatte auch inhaltliche Folgen für die Kommissionsarbeit, da er der einzige Mediziner in der Kommission war. Laut Kommissionsbericht musste „[...] sein Tod der Behandlung medizinischer Fragen notwendigerweise eine gewisse Beschränkung auferlegen." (Sozialenquête-Kommission 1966: 10)

Organisatorisch war die Kommission insofern unabhängig, als sie ihren Vorsitzenden selbst wählte und sich eine eigene Geschäftsordnung gab (Sozialenquête-Kommission 1966: 348f). Anhörungen von Sachverständigen fanden im Rahmen der Kommissionsarbeit nicht statt. Dies wurde mit der Vielfalt der zu bearbeitenden Themen begründet. Stattdessen sollten die für die einzelnen Abschnitte des Berichts verantwortlichen Mitglieder gegebenenfalls Sachverständige und Experten konsultieren (vgl. Sozialenquête-Kommission 1966: 11). Selbstverständlich nahmen an den Sitzungen des Plenums der Kommission immer auch Vertreter der Bundesregierung als Beobachter teil.

In ihrem Abschlussbericht befasste sich die Kommission in erster Linie mit der grundlegenden Ausgestaltung der sozialen Sicherung in Deutschland. Neben übergreifenden Themen wie etwa die soziale Lage in der Bundesrepublik und die Rechtsprinzipien des Sozialrechts schilderte die Kommission auch die Probleme in ausgewählten Feldern sozialer Sicherung. Hierzu gehörte neben der Alterssicherung, den Familienleistungen, der Sozial- und Jugendhilfe und der „Sicherung bei langfristigen Leiden und Gebrechen durch medizinische und soziale Maßnahmen und Einkommenshilfen" auch die „Sicherung im Krankheitsfall".

Die begrenzte Fachkompetenz der Kommission in gesundheitspolitischen Fragen wurde insbesondere in diesem Abschnitt deutlich. So stellt das Gremium nach der Beschreibung einer Reihe von gesundheitspolitischen Grundfragen fest: „Die Sozialenquête-Kommission kann zu diesen Fachfragen der Medizin und der Gesundheitspolitik nicht Stellung nehmen." (Sozialenquête-Kommission 1966: 197) Weiter hieß es:

> „Sie hält es aber für geboten, solche und andere Fragen der optimalen Struktur des Angebots im Gesundheitssektor dem Gesetzgeber in Erinnerung zu bringen und ihm zu empfehlen, sich durch Vergabe von Forschungsaufträgen genauere Kenntnis über diese vielschichtigen Probleme zu verschaffen." (Sozialenquête-Kommission 1966: 197)

Die mangelhafte Datenlage und der bestehende Forschungsbedarf waren somit zentrale Gründe, warum die Kommission zu vielen gesundheitspolitischen Detailfragen nicht fundiert Stellung beziehen konnte (vgl. Sozialenquête-Kommission 1966: 212).

Nach dem zweimaligen Scheitern von strukturellen Gesundheitsreformen bestand in der Öffentlichkeit die Hoffnung, die Sozialenquête würde insbesondere für die Gesundheitspolitik Reformempfehlungen abgeben. Die Kommission verneinte jedoch in ihrem Bericht eine dringende Reformbedürftigkeit der GKV. Stattdessen sprach die Kommission hinsichtlich der GKV von einem „Gefüge von imponierender Geschlossenheit und innerer Konsequenz" (Sozialenquête Kommission 1966: 198). Grundlegende Reformen hielt die Kommission sogar für gefährlich und lehnte sie folglich ab.

„Zu einer Umgestaltung an Haupt und Gliedern, zu einer totalen Neukonzeption ‚auf dem Reißbrett' liegt kein Anlaß vor. Ein Gebilde, das in 120 Jahren organisch gewachsen ist [...] verdient Respekt und Anerkennung. Es steht zuviel auf dem Spiel, als daß unbekümmerte Experimente zulässig wären." (Sozialenquête-Kommission 1966: 198)

Des weiteren stellte die Kommission fest, dass das bestehende Krankenversicherungssystem (eventuell) teurer als notwendig sei, da Menschen „das Ausweichen in die Krankheit" (Sozialenquête-Kommission 1966: 210) zu sehr erleichtert würde und eventuell höhere Eigenbeteiligungen sinnvoll wären. Auch die Umstellung des Systems der GKV auf das Kostenerstattungsprinzip wurde diskutiert, jedoch nicht eindeutig bewertet (vgl. Sozialenquête-Kommission 1966: 223). Damit bestätigte die Kommission das bestehende System und schlug lediglich kleinräumige Reformen in Randbereichen vor, was angesichts des zweimaligen Scheiterns der Blankschen Gesundheitsreformen schon ein überraschendes Beratungsergebnis darstellte.

Der begrenzten Ergiebigkeit der Ergebnisse der Sozialenquête für die Gesundheitspolitik entsprach ihr geringer Einfluss auf die gesundheitspolitische Entwicklung in Deutschland. Hierbei wirkten sich unter anderem der geringe Sachverstand in gesundheitspolitischen Fragen auf Mitgliederseite, der Verzicht auf eine Anhörung von Sachverständigen sowie das Mandat, welches die Krankenversicherung nur als ein Teilgebiet der Aufgabenstellung der Kommission anführte, negativ aus. Allerdings passte die weitgehende Bestätigung des Systems der GKV zu den politischen Zielen der Bundesregierung. Die Kostendynamik, die sich bereits Mitte der 1960er erheblich verstärkt hatte, lässt die Ablehnung grundlegender Reformen durch das Gremium jedoch zumindest als kurzsichtig erscheinen. Der geringe Einfluss der Sozialenquête wird auch daran deutlich, dass sie in der gesundheitspolitischen Fachliteratur nur selten Erwähnung findet.

Allerdings muss bedacht werden, dass die Sozialenquête-Kommission zu einer Zeit arbeitete, die man auch als Blütezeit des ausgebauten deutschen Sozialstaats beschreiben kann.

„In keiner anderen Periode und in keinem anderen Regime in der politischen Geschichte Deutschlands war die Bereitschaft der Regierenden (und ihrer Wählerbasis) im Zweifel für die Sozialpolitik bzw. für ihre Expansion zu votieren so stark wie in der Bundesrepublik in den 60er Jahren und in der ersten Hälfte der 70er Jahre." (Schmidt 1992: 122)

In der Gesundheitspolitik war dies eine Phase der Stabilität und der systemkonformen Erweiterung des Leistungsspektrums (sowohl hinsichtlich des Berechtigtenkreises als auch des Leistungsumfangs). Alber beschreibt die Entwicklung des bundesdeutschen Gesundheitssystems bis Mitte der 1970er Jahre daher als „Expansion innerhalb konstanter Strukturen" (Alber 1992: 20). In diesen Kontext fügt sich die Sozialenquête-Kommission nahtlos ein.

Aus Sicht der Kommission und der Mehrheit der politischen Akteure waren die bestehenden Problemlösungsmuster mehr als adäquat, um das Gesundheitssystem in der Bundesrepublik erfolgreich fortzuentwickeln. Eine strukturelle Krise mit konkurrierenden politischen Paradigmen bestand in diesem Politikfeld somit in dieser Zeit nicht. Zwar hinterfragte die Kommission einige Instrumente der Politikdurchsetzung im Gesundheitssektor, sie sprach sich allerdings nicht (etwa hinsichtlich des Kostenerstattungsprinzips) klar für Reformen aus. Dies entsprach auch ihrem Arbeitsauftrag, welcher eher eine Art gutachterliche Darstellung des bestehenden Systems in Berichtsform, denn eine umfassende Reformblaupause als Ziel definiert hatte. Folglich lässt sich der Einfluss der Sozialenquête im Bereich der Gesundheitspolitik bestenfalls in die Kategorie des Wandels erster Ordnung einordnen. In ihrer Struktur fügt sich die Sozialenquête in die von Thunert beschriebene Beratungstendenz der ersten 20 Jahre nach Gründung der Bundesrepublik ein. In dieser Zeit wurde Beratung in erster Linie zur (unmittelbaren) Entscheidungsvorbereitung genutzt und es bestand eine enge Verflechtung von Fachwissenschaften und politischer Administration (vgl. Thunert 2004: 396).

Gegen Ende der 1960er Jahre und damit nur wenige Jahre nach Ende der Arbeit der Sozialenquête begann sich die bundesdeutsche Debatte über gesundheitspolischen und krankversicherungstechnische Fragen zu verändern. Fast zeitgleich mit den letzten großen Leistungserweiterungen der GKV bis Mitte der 1970er Jahre (beispielsweise durch die Ausweitung des Pflichtversichertenkreises auf selbstständige Landwirte 1972 und auf Studenten und Behinderte 1975/76) unter der sozial-liberalen Regierungskoalition begann sich eine Debatte über die „Kostenexplosion" im Gesundheitswesen zu entwickeln. In diesem Zusammenhang ist wichtig zu erwähnen, dass einige Autoren die These einer „Kostenexplosion" ablehnen bzw. darauf bestehen, dass das Ausmaß der Kostensteigerungen in keinem Verhältnis zur Krisenrhetorik stand und steht (vgl. Greiner/Schulenburg 1997: 79, Braun/Kühn/Reiners 1998 und Fischer 2003: 3).

Die Veränderung der ökonomischen Rahmenbedingungen wurde durch die Ölkrise von 1973/1974 besonders deutlich. Sie wird von einigen Autoren als Wendepunkt in der deutschen Sozialpolitik nach 1945 angesehen, da sie den breiten politischen Konsens hinsichtlich des Ausbaus sozialer Leistungen tief erschütterte (vgl. Schmid 2002b: 107 und Leisering 1999: 184). Mit der Verschärfung der wirtschaftlichen Krise ließ sich ein Wandel in der Sozialpolitik von einer „expansiven Versorgungs- zu einer restriktiven Kostendämpfungs- und

Sparpolitik" (Urban 2001: 9) feststellen. Im Zuge dieses weitgehend unabhängig von politischen Beratungstätigkeiten stattfindenden Paradigmenwandels intensivierten sich die gesundheitspolitischen Kostendämpfungsmaßnahmen. Ab Mitte der 1970er Jahren entstanden noch unter der sozial-liberalen Koalitionsregierung die ersten größeren Kostendämpfungsgesetze. Gleichzeitig gewann die Stabilität der Beitragssätze als Indikator für die Effizienz des Gesundheitssystems an Bedeutung.

8. Die Konzertierte Aktion im Gesundheitswesen

Während die politischen Akteure bis in die 1970er Jahre hinein immer wieder in der Lage waren, Fehlallokationen im Gesundheitswesen durch die Zugabe neuer Finanzmittel zumindest ein Stück weit zu kompensieren, schwand durch den Ölpreisschock und das sich verlangsamende wirtschaftliche Wachstum der hierfür notwendige finanzielle Spielraum des Staates. Dieser reagierte hierauf vermehrt mit steuernden Eingriffen in das Gesundheitssystem (vgl. Lehmbruch 2000b: 106). Zu den Kostendämpfungsgesetzen in dieser Phase gehörten etwa das Krankenhausfinanzierungsgesetz von 1972, welches insbesondere eine Reaktion auf die verschärfte Kostenproblematik im stationären Sektor war, sowie das Krankenversicherungs-Weiterentwicklungsgesetz von 1976. Des Weiteren wurden Selbstverwaltungsgremien wie etwa der Bundesausschuss Ärzte und Krankenkassen verstärkt herangezogen, um Wirtschaftlichkeitsreserven mit dem Ziel der Kostendämpfung auszuschöpfen (vgl. Urban 2001). Die Zeit ab Mitte der 1970er Jahre wird daher von manchen Wissenschaftlern auch als „Sozialpolitik der mageren Jahre" (Schmidt 1992: 110) bezeichnet und die Entwicklung im Gesundheitssektor entsprach diesem allgemeinen Trend.

In seiner Regierungserklärung vom 16. Dezember 1976 hatte der neu gewählte Bundeskanzler Helmut Schmidt angekündigt, die Kostensteigerungen im Gesundheitswesen, welche durch die Selbstverwaltung offensichtlich nicht einzudämmen waren, gesetzlich stoppen zu wollen. Am 16. Februar 1977 beschloss die sozialliberale Bundesregierung daher das Krankenversicherungs-Kostendämpfungsgesetz, welches zum 27. Juli 1977 in Kraft trat. Mit diesem Gesetz griff die Regierung eine Reihe von Elementen der gescheiterten Blankschen Gesetzentwürfe wieder auf. Selbst durch Streikandrohungen und regionale, zeitlich begrenzte Streiks konnte die Ärzteschaft diesmal das Reformgesetz nicht verhindern (vgl. Rosewitz/Webber 1990: 315)

Bestandteile des Reformpaketes waren eine erweiterte Selbstbeteiligung der Patienten durch eine Medikamentengebühr und eine weitere Stärkung des Bundesausschusses Ärzte und Krankenkassen. Das Gesetz sah außerdem Bundesempfehlungen zur Angemessenheit der ärztlichen Vergütung und der Arzneimittelhöchstbeträge vor und stellte somit einen stark regulativen Eingriff in die Gesundheitsversorgung dar (vgl. Henke 1988: 113). Auch lässt sich das Gesetz als Beispiel für die voranschreitende Zentralisierung im Gesundheitswesen anführen, da unter anderem die Rolle der Landesverbände der Krankenkassen als Verhandlungsführer gestärkt wurde (vgl. Döhler/Manow-Borgwardt 1992b: 72).

Die CDU-Opposition kritisierte die geplanten Eingriffe und schlug als Alternative zu weiteren Kostendämpfungsgesetzen die Einrichtung einer Konzertierten Aktion im Gesundheitswesen vor (vgl. Döhler/Manow 1995: 22). Die Entstehung der Konzertierten Aktion muss daher in direktem Zusammenhang mit der Kostenentwicklung im Gesundheitswesen gesehen werden. Insbesondere die Leistungserbringer sprachen sich für den Vorschlag der CDU aus, während die gesetzlichen Krankenkassen dieses neue Instrument der gesundheitspolitischen Steuerung mehrheitlich ablehnten und eine gesetzlich festgeschriebene Kostendämpfung bevorzugten. Letztendlich wurde sowohl die von der Bundesregierung geforderte Kostensenkung über gesetzliche Vorgaben verabschiedet als auch die Konzertierte Aktion im Gesundheitswesen eingerichtet.

Die Konzertierte Aktion war eine „Spätfolge" des keynesianisch-kooperativen Charakters insbesondere in der deutschen Wirtschafts- und Sozialpolitik der 1960er Jahre (Lehmbruch 2003: 263). Der politische Stil der beiden großen Volksparteien war in diesen Jahren geprägt von Versuchen der Erarbeitung von konsensfähigen Lösungen, obgleich die Rezeption keynesianischen Gedankengutes in Deutschland erst relativ spät eingesetzt hatte (vgl. Offe 1998b: 365). In den 1960er Jahren war außerdem der Glaube an die Planbarkeit von ökonomischen wie sozialen Prozessen basierend auf wissenschaftlicher Expertise noch ungebrochen (vgl. Lehmbruch/Singer/Grande/Döhler 1988: 257). Diese Planungseuphorie hatte für die Wissenschaft neue Möglichkeiten der Beteiligung an politischen Entscheidungsprozessen eröffnet (vgl. Murswieck 1989: 154) und wirkte bei der Einrichtung der Konzertierten Aktion noch nach. Interessanterweise wurde die Konzertierte Aktion im Gesundheitswesen im gleichen Jahr eingerichtet, in dem ihr Pendant in der Wirtschaftspolitik an den tief greifenden Gegensätzen zwischen den Tarifpartnern scheiterte (vgl. Döhler/Manow 1995: 38).[28]

---

[28] Die Konzertierte Aktion war ein neokorporatistisches Gremium, welches durch die Große Koalition im Rahmes des Stabilitätsgesetzes von 1967 eingerichtet worden war. Ziel dieser Konzertierten Aktion war es, insbesondere die Interessengruppen der Arbeitgeber und Arbeitnehmer auf übergreifende Kollektivziele zu verpflichten (z.B. Geldwertstabilität) und so eine Verstetigung des wirtschaftlichen Wachstumsprozesses zu erreichen (vgl. Lehmbruch 1988: 25 und Lehmbruch/Lang 1977).

Aus Sicht der politischen Akteure bestand die Attraktivität einer Konzertierten Aktion insbesondere darin, dass das Konfliktpotential in einem Aushandlungsgremium erheblich geringer war als bei gesetzgeberischen Interventionen. Zwar bestanden auch schon vor der Einrichtung der Konzertierten Aktion im Gesundheitswesen intensive Kontakte zwischen den politischen Akteuren und den Verbänden und Interessengruppen im Gesundheitswesen; mit der Konzertierten Aktion wurden diese Kontakte jedoch formalisiert und so die Rolle der Verbände im Politikentwicklungsprozess gestärkt.

Die Konzertierte Aktion basierte insofern auf keynesianischem Gedankengut, als man von der Möglichkeit einer freiwilligen Koordination zwischen den Akteuren, einer breiten Beteiligung möglichst vieler Akteure und insgesamt von einem Positivsummenspiel ausging (vgl. Lehmbruch 2000b: 96). Die Konzertierte Aktion sollte „[...] in Spitzengesprächen der korporativen Akteure im Gesundheitswesen Empfehlungen zur Kostendämpfung aushandeln, die sich an die Adresse der Krankenkassen und Kassenärztlichen Vereinigungen richteten." (Lehmbruch 2000b: 106) Mit der Konzertierten Aktion sollten hierbei sowohl die staatlichen als auch die semi-staatlichen und privaten Akteure im Gesundheitswesen auf eine „einnahmeorientierte Ausgabenpolitik" eingeschworen werden, um so die Ausgabenentwicklung im Gesundheitswesen langfristig zu begrenzen. Um dieses Ziel zu erreichen, musste versucht werden, alle an der Gesundheitsversorgung Beteiligten an den Gesprächen zu beteiligen.

8.1. Organisation

Die Konzertierte Aktion traf sich zweimal im Jahr unter Vorsitz des Bundesministers für Arbeit und Sozialordnung. Insgesamt waren rund 60 Vertreter der Leistungsanbieter, der Krankenkassen und Vertreter der Ministerien an den Beratungen im Rahmen der Konzertierten Aktion beteiligt, wobei es mehrfach zu Veränderungen in der Zusammensetzung kam (vgl. Alber 1992: 21).[29] Formal war die Bundesregierung nur für die Benennung der Teilnehmer und die Bereitstellung der notwendigen Daten für die Konzertierte Aktion verantwortlich (vgl. Wiesenthal 1981a: 80). Die Aufgaben der Politik als Akteur in der Konzertierten Aktion waren somit eher formaler Natur. Gleichwohl wirkte die Androhung von

---

[29] Beispielsweise ergab sich anlässlich der Sitzung der Konzertierten Aktion im März 1987 folgende Zusammensetzung (vgl. Henke 1988: 115f): 14 Vertreter der gesetzlichen Krankenversicherung, zwei der privaten Krankenversicherung (womit der Bedeutung der privaten Krankenversicherung für die Versorgung im Rahmen der gesetzlichen Krankenversicherung Rechnung getragen wurde), 11 Interessenvertreter der Ärzte und Zahnärzte, drei der Krankenhäuser, ein Vertreter der Apotheker, drei Vertreter der Pharmabranche, 12 Vertreter von Gewerkschaften und Arbeitgeberverbänden, 16 Vertreter von Ländern und Gemeinden sowie zwei Vertreter des Bundes.

gesetzgeberischem Handeln für den Fall, dass sich die Beteiligen nicht einigen würden, einen Druck hin zu einer konstruktiven Mitarbeit. Auch wenn man fragen muss, wie häufig die Politik auf eine solche Androhung zurückgreifen kann, ohne dass sich ihr Drohpotential nachhaltig abschwächt, so bewirkte die Option gesetzgeberischen Handelns dennoch eine Steigerung der Attraktivität der Beteiligung an der Arbeit des Gremiums (vgl. Lehmbruch 1988: 28).

Um die Sitzungen des Gremiums vorzubereiten, wurde ein Vorbereitender Ausschuss eingesetzt. Dieser Ausschuss bestand aus 13 Vertretern der Interessengruppen plus den Vorsitzenden der Gesundheitsministerkonferenz und der Arbeitsministerkonferenz, die aber zumeist Vertreter entsandten (vgl. Henke 1988: 121). Auch wenn die Zusammensetzung dieses Ausschusses in weiten Teilen dem Gesamtgremium entsprach, so verdeutlicht doch die Einsetzung eines solchen Gremiums die mangelnde Handlungs- und Entscheidungsfähigkeit des Plenums der Konzertierten Aktion.

Aufgrund der Besetzung und der zugrunde liegenden Entscheidungsmuster kann man davon sprechen, dass es sich bei der Konzertierten Aktion um „eine systemkonforme Fortsetzung des dominierenden Beziehungsmodells" (Lehmbruch/Singer/Grande/Döhler 1988: 272) im Gesundheitswesen handelte. Man könnte auch sagen, dass die Konzertierte Aktion mit der Betonung der Selbststeuerung durch eine Kooperation der Verbände unter Beteiligung der Politik weitgehend dem Steuerungsmodell der GKV entsprach (vgl. Döhler/Manow 1995: 39). Durch die Konzertierung der verschiedenen Interessen sollten Konsensbildungsprozesse angeregt und das Ziel einer Globalsteuerung des Gesundheitswesens (mit einer entsprechenden Kostenentwicklung) ermöglicht werden.

Da die Mitglieder der Konzertierten Aktion jedoch ein erhebliches Interesse am Erhalt des Status Quo einte, war zu erwarten, dass dieses neokorporatistische Verhandlungsgremium die vorhandenen, historisch gewachsenen Macht- und Kartellstrukturen im Gesundheitssystem weiter stabilisieren und nie ernsthaft in Frage stellen würde. Die Chancen für die Erarbeitung struktureller Reformen in der Konzertierten Aktion standen somit von Beginn an schlecht. Hinzu kam, dass die Interessengruppen sehr unterschiedliche Reformziele verfolgten, so dass eine Einigung auf dem kleinsten gemeinsamen Nenner sowie die Externalisierung von Kosten zu Lasten der faktisch nicht beteiligten Patientenschaft das wahrscheinlichste Ergebnis der Aushandlungen darstellte.

8.2. Ziele

Zur Zeit der Institutionalisierung der Konzertierten Aktion galten die Erarbeitung von Orientierungsdaten für die weitere Kostenentwicklung sowie von Vorschlägen zur Rationalisierung sowie von Optionen zur Verbesserung der Effizienz und Effektivität der Gesundheitsversorgung als wichtigste Arbeitsziele des Gremiums (vgl. Henke 1988: 116). Auf den Frühjahrssitzungen der Konzertierten Aktion wurde die erste Aufgabe bearbeitet und beispielsweise Empfehlungen für die an die Kassenärztlichen Vereinigungen zu zahlende Gesamtvergütung formuliert. Auf den Herbstsitzungen wurden dann strukturelle Reformvorschläge entwickelt. Beide Aufgaben zielten hierbei klar auf eine Kostensenkung im Gesundheitssystem.

Bundesarbeitsminister Ehrenberg sprach anlässlich der konstituierenden Sitzung der Konzertierten Aktion von der staatlichen „Zielvorstellung einer tendenziellen Beitragsstabilität" (Ehrenberg zit. nach Wiesenthal 1981a: 87). Der langjährige Bundesarbeitsminister Blüm beschrieb das Ziel der Konzertierten Aktion folgendermaßen: „Die Konzertierte Aktion war der Versuch, (auch nicht ohne Erfolg) die Kontrahenten im Gesundheitswesen in einen wechselseitigen Argumentationszwang zu bringen und dadurch Konsensbildung zu ermöglichen. [...] Das war ein Versuch der Rationalisierung von Interessengegensätzen." (Interview Blüm)

Da die Ziele der Konzertierten Aktion nur sehr allgemein formuliert worden waren, bestanden Spielräume für eigenständige Schwerpunktsetzungen des Gremiums. Allerdings wurde es so den Beteiligten auch erleichtert, kontroverse Problemkomplexe nicht zu thematisieren. Wiesenthal spricht diesbezüglich von einer „[...] Praxis der Nichtthematisierung und Nichtentscheidung aller Fragen, die die Effektivität der gesundheitlichen Versorgung und der bestehenden Produktionsstrukturen betreffen." (Wiesenthal 1981a: 124) Eines der drängendsten Probleme, welches im Rahmen der Konzertierten Aktion bearbeitet werden sollte, war die erwartete „Ärzteschwemme". Dieses Problem war das beherrschende Thema der ersten Herbstsitzung der Konzertierten Aktion am 10. Oktober 1978. Jedoch gelang es dem Gremium nicht, in dieser Frage zu einer Lösung zu kommen. Stattdessen reagierte die Politik auf dieses Problem mit Veränderungen bei den Zulassungsverfahren zum Medizinstudium (vgl. Wiesenthal 1981a: 100ff).

Versuche der Konzertierten Aktion, auch im Arzneimittelbereich steuernd tätig zu werden, machten ebenfalls recht schnell die Schwierigkeiten bei der Arbeit des Gremiums deutlich. So konnten beispielsweise die Vertreter der Pharmabranche ihren Mitgliedsunternehmen keine Preispolitik vorschreiben, so dass die Vorschläge zu Arzneimittelhöchstbeträgen weitgehend unverbindlich blieben. Dass es sich hierbei um ein schwieriges Thema handelte, wurde auch daran deutlich, dass das Thema zuvor mehrfach von der Tagesordnung gestrichen worden war (vgl. Henke 1988: 119).

Der Krankenhaussektor wurde erst 1981 im Zuge des Krankenhaus-Kostendämpfungsgesetzes in den Aufgabenbereich der Konzertierten Aktion integriert (vgl. Döhler/Manow-Borgwardt 1992b: 79). Zuvor hatten sich die Länder erfolgreich gegen die Einbeziehung dieses Versorgungssegments in die Tätigkeit der Konzertierten Aktion ausgesprochen, so dass das Gremium über Jahre den größten Ausgabenbock im deutschen Gesundheitssystem gar nicht hatte bearbeiten können.

8.3. Einfluss

Der Einfluss der Konzertierten Aktion schwankte je nachdem, welche Bedeutung der zuständige Fachminister dem Gremium beimaß (vgl. Altenstetter 1997: 148). Tendenziell waren die Erfolgsaussichten von Empfehlungen der Konzertierten Aktion dann größer, wenn das Ziel ein kurzfristiges Krisen- oder Konfliktmanagement war. Längerfristige Reformvorschläge wurden kaum formuliert und in den Fällen, in denen sie entwickelt wurden, waren sie weitgehend ohne Einfluss. Da die Konzertierte Aktion auf dem Prinzip des Konsenses beruhte, waren alle Beteiligten zu Kompromissen gezwungen. Dieser Zwang zur Entscheidungsfindung im Konsens führte aber dazu, dass weit reichende Reformvorschläge kaum entwickelt wurden.

Ein solches Ergebnis war jedoch zu erwarten, wie folgende Ausführung von Scharpf verdeutlicht: „Da Verhandlungssysteme auf freiwillige Zustimmung angewiesen sind, werden auf Umverteilung zielende Maßnahmen unter egoistisch-rationalen Beteiligten in der Regel nicht konsensfähig sein." (Scharpf 1991: 629) Hinzu kam, dass der Staat mit der Einrichtung der Konzertierten Aktion weitgehend auf hierarchisch-autoritäre Führung in diesem Politikfeld verzichtete. „Die KAiG war demnach nicht als Kommandobrücke für einen, sondern für viele Steuermänner konzipiert." (Döhler/Manow 1995: 40) Dass das Gremium angesichts sinkender finanzieller Ausstattung des Gesamtsystems und der großen Zahl von Steuermännern scheitern musste, erscheint rückblickend als offensichtlich. Die Hoffnung auf die Einsicht der Beteiligten in die ökonomischen Notwendigkeiten, welche jene dann über ihre jeweiligen Verbände in gesundheitspolitische Maßnahmen übersetzen sollten, war vergeblich.

In den ersten Jahren der Tätigkeit der Konzertierten Aktion waren die Erfolgsaussichten des Gremiums noch recht positiv bewertet worden (vgl. Wiesenthal 1981a). Insgesamt fiel die wissenschaftliche Bewertung der Arbeit der Konzertierten Aktion jedoch uneinheitlich aus. Auf der einen Seite wurde auf die mangelnde Verpflichtungsfähigkeit verwiesen, andere Autoren hingegen sahen in der Konzertierten Aktion ein sinnvolles Steuerungsinstrument (vgl. die Gegenüberstellung der Positionen bei Döhler/Manow-Borgwardt 1992b: 65). Mitte der 1980er Jahren verlor die Konzertierte Aktion zunehmend an Bedeutung, da das Gremium mehr und mehr zur Darstellung der jeweiligen Positionen und nicht mehr schwerpunktmäßig als Aushandlungsgremium genutzt wurde. Bereits Anfang der 1980er Jahre war deutlich geworden, dass es eines umfassenden Reformgesetzes bedurfte, um den Defiziten im Gesundheitswesen zu begegnen. Eine reine Selbststeuerung des Systems (über die Konzertierte Aktion) unter Moderation durch die Politik reichte hierfür nicht aus.

Im Herbst 1984 beauftragte daher formal die Konzertierte Aktion den Bundesminister für Arbeit und Sozialordnung mit der Entwicklung eines Gesamtkonzeptes zur Weiterentwicklung der Gesundheitsversorgung. Die sodann vom Bundesministerium entwickelten Reformgrundsätze fanden im Herbst 1985 die Zustimmung der Mitglieder des Gremiums und mündeten in das Gesundheits-Reformgesetz (GRG). Wie im Folgenden noch eingehender darzulegen sein wird, scheiterte jedoch dieses weitgehend im Konsens von Bundesregierung und Interessenverbänden entwickelte Gesetz recht schnell.

8.4. Resümee

Die Konzertierte Aktion war nie wirklich in der Lage, nachhaltigen Einfluss auf die Entwicklung des deutschen Gesundheitssystems auszuüben, da sie nicht über die notwendigen Voraussetzungen verfügte, um weit reichende, redistributive Entscheidungen im Konsens zu treffen und entsprechende Empfehlungen zu verabschieden. Stattdessen waren die Empfehlungen der Konzertierten Aktion relativ unverbindlich (vgl. Rosewitz/Webber 1990: 28). Versuche, die rechtliche Bindungswirkung der Empfehlungen zu erhöhen, scheiterten, wodurch das Steuerungspotential des Gremiums weiter sank und analog auch das politische Interesse an der Konzertierten Aktion abnahm (vgl. Döhler/Manow-Borgwardt 1992a: 585). Aus Sicht der politischen Akteure erscheint die Einrichtung der Konzertierten Aktion dennoch folgerichtig, da man immer darauf verweisen konnte, dass man versuchte, die vielfältigen Akteure im Gesundheitswesen an der Entwicklung von Reformen zu beteiligen. Man kann die Konzertierte Aktion auch als ein Beispiel dafür sehen, dass politische Akteure bei Verteilungskonflikten Verhandlungslösungen autoritativen Entscheidungen vorziehen (vgl. Czada 2003: 191).

War zunächst befürchtet worden, dass die Politik über die Konzertierte Aktion ihren steuernden Einfluss im Gesundheitssektor ausbauen würde, so wurde später die Befürchtung geäußert, dass die Verbände ihrerseits die Konzertierte Aktion instrumentalisieren würden, um den Handlungsspielraum der Politik einzuengen (vgl. Döhler/Manow 1995: 40). Keine der beiden Befürchtungen trat – aufgrund der relativen Einflusslosigkeit der Konzertierten Aktion – ein. Faktisch hatte die Konzertierte Aktion bereits gegen Mitte der 1980er Jahre keinen nennenswerten Einfluss auf die Gesundheitspolitik in Deutschland mehr. Die Abschaffung der Konzertierten Aktion 2004 war eine logische Folge ihrer Bedeutungslosigkeit.

Die Konzertierte Aktion war ein Versuch, angesichts eines steigenden Problemdrucks und einer (nicht zuletzt historisch bedingten) begrenzten Steuerungsfähigkeit des Staates durch die Einrichtung eines neuartigen Koordinationsinstruments Einfluss auf die Selbstverwaltung im Gesundheitswesen auszuüben und diese stärker auf politisch definierte Ziele zu verpflichten. Da das Ziel einer nachhaltigen Eindämmung der Kosten im Gesundheitswesen nicht gelang, muss man insgesamt von einem Scheitern der Konzertierten Aktion sprechen. „Als Instrument der Kostendämpfung weist die KAiG nur eine sehr geringe Steuerungswirksamkeit auf, und im Hinblick auf die Erfordernisse einer Strukturpolitik hat die KAiG weitgehend versagt: der gesundheitspolitische Handlungsbedarf hat nicht abgenommen." (Henke 1988: 130)

Die Konzertierte Aktion im Gesundheitswesen scheiterte hierbei insbesondere an den hohen Voraussetzungen, die auf der Ebene der Organisationsstrukturen für ein Gelingen korporatistischer Arrangements gegeben sein müssen. Hierbei spielte eine große Rolle, „[...] dass funktionsfähige korporatistische Arrangements hochgradig kontingent sind, also nur unter bestimmten, verhältnismäßig engen Voraussetzungen über längere Frist zustande kommen und sich deshalb auch als ‚Sozialtechnologie' politischer Problemlösung [...] nur sehr begrenzt einsetzbar erwiesen haben." (Lehmbruch 1988: 17) So existierten etwa auf Seiten der Ärzteschaft eine Reihe von Verbänden mit unterschiedlichen Interessen und unterschiedlichem Gewicht und auch auf Seiten der Krankenkassen bestanden historisch bedingt stark zersplitterte Strukturen der Interessenvertretung. Da diese Strukturen außerdem noch föderal gebrochen waren, ergaben sich zusätzliche Schwierigkeiten für konzertierte Entscheidungsfindungsprozesse auf Bundesebene.

Auf Seiten der Krankenkassen führte die Konzertierte Aktion allerdings zu einer stärkeren Zentralisierung der Strukturen (vgl. Döhler/Manow-Borgwardt 1992b: 71). Auch wenn unwahrscheinlich ist, dass die politischen Entscheidungsträger mit der Konzertierten Aktion das Ziel verfolgten, die Verbandsstrukturen im Gesundheitswesen zu zentralisieren, so muss man doch konstatieren, dass die Konzertierte Aktion den ohnehin vorhandenen Zentralisierungstrend (etwa auf Seiten der Krankenkassen oder auf Seiten der Interessenvertreter der Krankenhäuser) weiter verstärkte. Dennoch blieben die Möglichkeiten einer Umsetzung der Verhandlungsergebnisse gering.

Bleibt zu fragen, ob man bei der Konzertierten Aktion von einem Politikberatungsgremium sprechen kann. In erster Linie handelte es sich um ein Forum für die neokorporatistische Aushandlung von Gesundheitsreformkompromissen. Daher kann man bezüglich der Konzertierten Aktion kaum von einem politikberatenden Gremium sprechen. In erster Linie diente die Konzertierte Aktion als Instrument zur Artikulation von gesundheitspolitischen Interessen und Positionen. Somit ist der Beschreibung von Windhoff-Héritier zu folgen, die feststellt, dass „[...] die Konzertierte Aktion im Gesundheitswesen ein Instrument der neokorporatistischen Interessenkonzertierung auf der politischen Makroebene im Gesundheitssektor darstellt [...]" (Windhoff-Héritier 1989: 110).

Zwar legte die Konzertierte Aktion eine Reihe von Empfehlungen vor; diese waren jedoch in den ersten Jahren der Arbeit des Gremiums kaum durch wissenschaftliche Expertisen flankiert und richteten sich eher an die Selbstverwaltung und weniger an die Politik. Henke resümierte daher schon 1988: „Die KAiG wird im großen und ganzen als nützliche Einrichtung gesehen, die es allerdings nicht vermocht hat, innovative Entwicklungen einzuleiten, geschweige denn die unverändert anstehenden Probleme der Kostendämpfung und Strukturreform zu lösen." (Henke 1988: 128) Mit Wirkung zum 1. Januar 2004 wurde die Konzertierte Aktion im Gesundheitswesen im Zuge des Inkrafttretens des Gesundheits-Modernisierungsgesetzes offiziell abgeschafft.

9. Der Sachverständigenrat für die Konzertierte Aktion im Gesundheitswesen

Mit der Einrichtung des Sachverständigenrates für die Konzertierte Aktion im Gesundheitswesen (im Folgenden kurz: Sachverständigenrat Gesundheit) kam es am 19. Dezember 1985 zu einer Zäsur in der Geschichte der Konzertierten Aktion. Im Gegensatz zur Konzertierten Aktion sollte der Sachverständigenrat Gesundheit in den folgenden Jahren einen erheblichen Einfluss auf die bundesdeutsche Gesundheitspolitik ausüben. Aufgabe des Sachverständigenrates Gesundheit war es, basierend auf wissenschaftlichem Sachverstand die Debatten in der Konzertierten Aktion zu fundieren und damit eine Basis für (neue) Verhandlungslösungen zu schaffen (vgl. Lehmbruch 2000b: 106). Außerdem sollte der Sachverständigenrat den Debatten in der Konzertierten Aktion neue Impulse verleihen.

> „Gemäß Errichtungserlaß vom 12. Dezember 1985 hat der Rat – die Entwicklungen in der gesundheitlichen Versorgung und ihre medizinischen und wirtschaftlichen Auswirkungen zu analysieren, – positive und negative Entwicklungen aufzuzeigen, – unter Berücksichtigung der finanziellen Rahmenbedingungen und vorhandenen Wirtschaftlichkeitsreserven Prioritäten für den Abbau von Versorgungsdefiziten und

bestehenden Überversorgungen zu entwickeln, und damit der Konzertierten Aktion im Gesundheitswesen Vorschläge für medizinische und ökonomische Orientierungsdaten vorzulegen." (Henke 1988: 121)

Die Konzertierte Aktion hatte die Einrichtung eines Sachverständigenrates am 18. November 1985 selbst angeregt. Der Adressat seiner Berichte und Empfehlungen war damit in erster Linie die Konzertierte Aktion. Allerdings entwickelte sich durch die sinkende Bedeutung dieses Gremiums in den folgenden Jahren das Bundesarbeits- bzw. das Bundesgesundheitsministerium zum Hauptadressaten seiner Gutachten und Empfehlungen.

9.1. Einsetzung und Mitglieder

Die Mitglieder des Sachverständigenrates werden vom zuständigen Bundesminister ernannt. Die Ernennung erfolgt inzwischen auf vier Jahre, nachdem sie zunächst auf zwei Jahre begrenzt war (vgl. Cassel 2003a: 11). Seine Mitglieder wurden ursprünglich in Absprache mit den in der Konzertierten Aktion vertretenen Interessengruppen ernannt und bis heute unterbreiten die großen Interessengruppen im Gesundheitssektor Vorschläge bei Neubesetzungen.

„Die Auswahl der Mitglieder des Sachverständigenrates war das Ergebnis eines Gespräches mit den Krankenkassen, mit den Ärzten, usw. Das ist nicht einfach per ‚ordre de mufti' festgelegt worden. Sie mussten sich ja auch wechselseitig vertrauen, so dass man darauf zu achten hatte, dass ein solcher Sachverständigenrat nicht einseitig zusammengesetzt war. Dies gilt sowohl für die Herkunft wie für den Fachbereich der Sachverständigenratsmitglieder." (Interview Blüm)

Seit seiner Einsetzung Ende 1985 versteht sich der Sachverständigenrat als ein interdisziplinäres Beratungsgremium. Diese interdisziplinäre Zusammensetzung lässt sich anhand der aktuellen Besetzung des Rates mit Volkswirtschaftlern, Medizinern, Spezialisten für Pharmakologie, Medizinsoziologen, Gesundheitsökonomen und Sozialwissenschaftlern exemplifizieren. Entscheidungen über die Benennung von Mitgliedern des Sachverständigenrates spiegeln hierbei immer auch die gesundheitspolitische Schwerpunktsetzung des jeweiligen Ministers bzw. der jeweiligen Ministerin wider.

„Mit der Berufung von Frau Professor Kuhlmey kam zum ersten Mal jemand in den Sachverständigenrat, die sich mit Fragen der Pflege beschäftigte. Das war auch ein politisches Signal, da bis dahin das Arbeitsfeld des Sachverständigenrates zu eng gefasst war. [...] Mit Professor Rosenbrock habe ich einen Wissenschaftler berufen, der ein absoluter Spezialist im Bereich der Prävention ist. Dies war auch ein politisches

Zeichen. Ich wollte, dass sich das Blickfeld des Sachverständigenrates erweitert auf Themen, die bislang als nicht so wichtig angesehen wurden und nun auch eine Rolle spielen sollten." (Interview Fischer)

Diese politische Dimension der Benennung von Sachverständigen wird jedoch von Mitgliedern des Rates kritisch gesehen:

„Ich glaube, [...] Fehler werden von den Politikern gemacht, die für die personelle Zusammensetzung des Sachverständigenrates verantwortlich sind; derart dass sie nicht – wie es etwa bei Berufungen in Universitäten üblich ist – danach gehen, was für einen wissenschaftlichen Ruf, was für ein Ansehen als Wissenschaftler die jeweiligen Personen haben. Somit werden nicht unbedingt die Besten genommen, sondern man versucht, Wissenschaftler, die einen zur eigenen politischen Auffassung passenden ‚bias' haben, zu berufen. Das ist im Laufe der Jahre schlimmer geworden." (Interview Scriba)

Die professionellen Hintergründe der Mitglieder haben natürlich erhebliche Rückwirkungen auf die Arbeit des Gremiums, wobei der Sachverständigenrat in der Vergangenheit immer darauf bedacht war, eine von kurzfristigen parteipolitischen Strömungen unabhängige und wissenschaftlich fundierte Position einzunehmen. Der Vorsitzende des Gremiums vertritt das Gremium nach außen und wird durch die Mitglieder des Sachverständigenrats Gesundheit gewählt. Zur Unterstützung der Arbeit des Rates existiert beim zuständigen Bundesministerium eine Geschäftsstelle, in der (zumeist) vier wissenschaftliche Mitarbeiter die Mitglieder des Rates unterstützen. Weitere Unterstützungsleistungen erbringen häufig die jeweiligen universitären Einrichtungen, bei denen die Mitglieder im Regelfall tätig sind.

9.2. Gutachten des Sachverständigenrates 1987 – 2003

Aufgabe des Sachverständigenrates Gesundheit war und ist es, in einem von besonders vielen und einflussreichen Interessenverbänden geprägten Politikfeld möglichst unabhängig wissenschaftlich fundierte Beratungsleistungen zu erbringen. In den ersten Jahren legte der Sachverständigenrat hierzu jährlich zum 31. Januar ein Gutachten vor, welches dann die Grundlage der Sitzungen der Konzertierten Aktion im Frühjahr bildete.

Ihr erstes Gutachten (SVRKAiG 1987) übergaben die sieben Mitglieder des Sachverständigenrates am 10. Februar 1987 Bundesarbeitsminister Blüm. Die im Gutachten mit dem Titel „Medizinische und ökonomische Orientierung" enthaltenen Empfehlungen wurden von den Mitgliedern der Konzertierten Aktion im

Grundsatz begrüßt.³⁰ Das Mandat des Sachverständigenrates wurde daraufhin um zunächst zwei Jahre verlängert. Auch in der Wissenschaft wurde das erste Gutachten (trotz einiger Defizite) als Schritt hin zu einer „rationaleren Gesundheitspolitik" (Schmelzer 1987: 11) mehrheitlich begrüßt. Dieses Gutachten ist von besonderem Interesse, da die Wissenschaftler hierin bereits offen Kritik an der bisherigen, auf Kostendämpfung zielenden, Gesundheitsreformpolitik übten und unter anderem die Festlegung von Gesundheitszielen forderten. Außerdem wurde das „Denken in Versorgungsblöcken" (SVRKAiG 1987: 72), welches nicht zuletzt die Tätigkeit der Konzertierten Aktion bestimmte, als Faktor genannt, der übergreifende Reformen und die Entwicklung alternativer Versorgungsformen behindere (vgl. Schmelzer 1987: 8f).

Außerdem verwies der Sachverständigenrat in dem Gutachten auf sein beschränktes Mandat, welches ihm nur erlaubte, Lösungen auszuloten, die unter den gegebenen Rahmenbedingungen die Wirtschaftlichkeit des Systems verbessern könnten (vgl. SVRKAiG 1987: 145). Auch die Beschreibung der Aufgaben des Sachverständigenrates und einiger zentraler Fragestellungen wurde als zu unbestimmt kritisiert (vgl. SVRKAiG 1987: 19 und 27). Es ist schon überraschend, dass das der Konzertierten Aktion beigeordnete Expertengremium schon in seinem ersten Gutachten nicht nur eine umfassende Kritik an den bisherigen Reformstrategien übte, sondern außerdem die von der Konzertierten Aktion formulierte Aufgabenstellung kritisch beleuchtete. Dies spricht für das Selbstbewusstsein der im Sachverständigenrat Gesundheit tätigen Wissenschaftler.

In diesem ersten Gutachten merkte der Sachverständigenrat an, dass auch in den kommenden Jahren „[...] die Weiterentwicklung des Krankenversicherungssystems nur in kleinen Schritten vollzogen werden wird." (SVRKAiG 1987: 78) Interessanterweise betonte der Sachverständigenrat außerdem die große Bedeutung der Prävention, von Gesundheitszielen und von Qualitätsaspekten in der medizinischen Versorgung. Bis heute finden sich diese wichtigen Aspekte immer wieder in den Gutachten des Rates. Bei der Erstellung des Gutachtens waren die Mitglieder von drei Mitarbeitern der Geschäftsstelle des Sachverständigenrates unterstützt worden.

In seinem zweiten Gutachten, welches ebenfalls den Titel „Medizinische und ökonomische Orientierung" trug, setzte der Rat seine sektorspezifische Analyse des deutschen Gesundheitswesens fort. Hierbei wies der Rat erneut auf große Forschungsdefizite in vielen Versorgungsbereichen hin und forderte in diesem Zusammenhang eine verbesserte Gesundheitsberichterstattung und mehr Transparenz im Leistungsgeschehen. Nach Aussage des Sachverständigenrates sollte

---

³⁰ Aufgrund des Umfangs der Gutachten des Sachverständigenrates kann an dieser Stelle nicht im Detail auf alle Empfehlungen und Inhalte eingegangen werden. Stattdessen soll im folgenden anhand einzelner Empfehlungen dargelegt werden, welche Wirkungen die Gutachten entfalteten.

die umfassendere Gesundheitsberichterstattung „[...] eine weniger an Interessen und stärker funktional ausgerichtete Gesundheitspolitik [...]" (SVRKAiG 1988: 166) ermöglichen. Auch diskutierte das Gremium eine Reihe von alternativen Finanzierungsmöglichkeiten der GKV. Hierbei wurden unter anderem die Vor- und Nachteile von erhöhten Selbstbeteiligungen und einer erweiterten Versicherungspflicht dargestellt (vgl. SVRKAiG 1988: 172f). Des weiteren wurde der bestehende Krankenkassenwettbewerb massiv kritisiert und ein Ausgleich der Risikostrukturen gefordert (vgl. SVRKAiG 1988: 174).

Der Sachverständigenrat erarbeitete in den folgenden Jahren in seinen Gutachten unter anderem Prioritäten für die Verbesserung der Versorgungslage und Vorschläge für die Weiterentwicklung der gesundheitlichen Versorgung. Man könnte den Sachverständigenrat somit auch als ein Instrument zur „Verwissenschaftlichung" der neokorporatistischen Aushandlungen im Rahmen der Konzertierten Aktion beschreiben. Durch die wissenschaftliche Vorarbeit sollten insbesondere Differenzen über die Datengrundlage der Debatten externalisiert und durch den Verweis auf in Gutachten des Sachverständigenrates Gesundheit angeführte „Sachzwänge" die Erfolgsaussichten der Konzertierten Aktion erhöht werden.

Im Jahresgutachten 1989 wiederholte das Gremium seine Empfehlungen aus den vorangegangenen Gutachten (vgl. SVRKAiG 1989: 27ff) und bearbeitete noch einmal detailliert Fragen der Qualität der Gesundheitsversorgung. Des Weiteren wurde durch den Rat betont, dass trotz der Regelungen des GRG weiterhin ein erheblicher struktureller Reformbedarf im Gesundheitswesen bestand (vgl. SVRKAiG 1989: 6). Mit dem Inkrafttreten des GRG wurde zum ersten Mal auch der Krankenhausbereich, der in erster Linie im Kompetenzbereich der Länder lag und liegt, Gegenstand von Empfehlungen des Sachverständigenrates Gesundheit (vgl. Altenstetter 1997: 141). Hieraus ergab sich eine Erweiterung seines Einflussbereiches auf einen der wichtigsten und größten Ausgabenbereiche in der Gesundheitsversorgung. Des Weiteren wurde durch das GRG das Ziel der Beitragssatzstabilität als Grundsatz für die Empfehlungen der Konzertierten Aktion (mit entsprechenden Rückwirkungen auf die Arbeit des Sachverständigenrates Gesundheit) festgeschrieben (vgl. Urban 2001: 23).

1990 stellte der Sachverständigenrat Gesundheit (ebenso wie die bereits analysierte Enquete-Kommission) in seinem Gutachten fest, dass über das GRG hinaus weiter erheblicher Reformbedarf bestand. Diese Bewertung untermauerte der Sachverständigenrat mit einer Reihe von detaillierten Vorschlägen zur Organisationsreform der GKV (vgl. SVRKAiG 1990: 39ff und 156ff). Auch wiederholten die Mitglieder des Gremiums noch einmal ihre bereits im ersten Gutachten aufgestellte Forderung nach einer Verbesserung der Gesundheitsberichterstattung (vgl. SVRKAiG 1990: 41). Bei der Ausarbeitung des Gutachtens 1990 waren die Ratsmitglieder von nunmehr fünf Mitarbeitern der Geschäftsstelle unterstützt worden.

In seinem Jahresgutachten 1991 mit dem Titel „Das Gesundheitswesen im vereinigten Deutschland" untersuchte der Rat nicht nur die gesundheitspolitische Entwicklung in den alten Bundesländern und hierbei insbesondere die Folgen des GRG (vgl. SVRKAiG 1991: 42ff), sondern er analysierte vor dem Hintergrund der Deutschen Einheit auch die Versorgungsstrukturen in der ehemaligen DDR (vgl. SVRKAiG 1991: 102ff). Die Empfehlungen des Rates zielten hierbei insgesamt darauf ab, die beiden Gesundheitssysteme und damit auch die Versorgungslage in beiden Teilen Deutschlands möglichst schnell einander anzugleichen. Diese Angleichung sollte nach Auffassung des Rates durch eine weitgehende Übertragung der Strukturen des westdeutschen Systems auf die neuen Bundesländer erreicht werden. Diese grundsätzliche Erwägung wurde durch die Darstellung von Einzelaspekten untermauert. So wurden beispielsweise Einzelpraxen positiver bewertet als Ambulatorien und Polikliniken, da hier kein enges Arzt-Patienten-Verhältnis hergestellt werden könne (vgl. SVRKAiG 1991: 123).

Grundsätzlich trug die Politik dieser Empfehlung des Sachverständigenrates Rechnung. Allerdings konnte der Rat keinen nachhaltigen Einfluss auf die gesundheitspolitische Dimension der Deutschen Einheit nehmen, da sich zum Zeitpunkt der Befassung mit seinem Gutachten in der Konzertierten Aktion bereits eine Reihe von Rahmenbedingungen und Kontextfaktoren erheblich weiterentwickelt hatten. Anhand der Nutzung dieses Jahresgutachtens lässt sich ein weiterer Trend erkennen: so wurden die Grundlinien der Gutachten des Sachverständigenrates häufig von den Interessenvertretern begrüßt und unterstützt, sobald es jedoch um die Details der Umsetzung einzelner Empfehlungen ging, traten die unterschiedlichen Positionen der einzelnen Akteure (etwa in der Konzertierten Aktion) wieder stärker zutage (vgl. Oldiges 1991: 465). Bei der Befassung mit dem Gutachten 1991 wurde dies besonders deutlich.

Im Februar 1992 stellte das Gremium sein Jahresgutachten zum Thema „Ausbau in Deutschland und Aufbruch nach Europa" vor. Wie der Titel bereits verdeutlichte, befasste sich der Rat in diesem Gutachten insbesondere mit Fragen des europäischen Binnenmarktes und dessen Wechselbeziehungen mit dem deutschen Gesundheitswesen. Des Weiteren verwies der Sachverständigenrat noch einmal auf die in seinem Gutachten 1989 entwickelte Empfehlung für eine Reform der monistischen Krankenhausfinanzierung (vgl. SVRKAiG 1992: 85). Im Vorfeld des Jahresgutachtens hatte das Gremium ein Sondergutachten mit dem Titel „Stabilität ohne Stagnation?" vorgelegt, das aufgrund der zeitlichen Nähe zur rechtlich vorgeschriebenen Abgabe des Jahresgutachtens in dessen Anhang veröffentlicht wurde. Mit Erlass des Bundesministers für Gesundheit vom 12. November 1992 wurde dann der Auftrag des Sachverständigenrates abgeändert.

Nunmehr sollte der Sachverständigenrat auch Möglichkeiten für eine Fortentwicklung des bundesdeutschen Gesundheitswesens aufzeigen (vgl. Henke 1999: 202).

Am 14. Januar 1993 hatte Minister Seehofer dem Rat aufgetragen, eine weitere Stufe der Gesundheitsreform in Anschluss an die Verabschiedung des Gesundheits-Strukturgesetzes (GSG) inhaltlich vorzubereiten (vgl. Henke 1999: 202). Diese dritte Stufe der Gesundheitsreform sollte maßgeblich auf dem Sachstandsbericht des Rates zu „Gesundheitsversorgung und Krankenversicherung 2000. Eigenverantwortung, Subsidiarität und Solidarität bei sich ändernden Rahmenbedingungen" (SVRKAiG 1994) aufbauen. Da Minister Seehofer unter anderem die Frage prüfen ließ, welche Leistungen man notwendigerweise zum Leistungskatalog der GKV zählen müsse, erwarteten Beobachter durch den Bericht einen marktwirtschaftlichen Reformschub (vgl. Reiners 1993: 34). Mit dem Entwurf des 2. GKV-Neuordnungsgesetzes – auf das später noch einzugehen sein wird – kam es (durch die geplante Aufteilung des Leistungskatalogs der GKV) zu diesem erwarteten Reformschub, wobei es Seehofer jedoch nicht gelang, seine Pläne komplett umzusetzen.

Der Auftrag an den Sachverständigenrat sah ein zweistufiges Beratungsverfahren vor: im Dezember 1993 sollte ein Sachstandsbericht und im Dezember 1994 dann ein Endbericht mit Empfehlungen vorgelegt werden. Dieser Zeitplan ließ sich allerdings nicht einhalten. So stellte der Sachverständigenrat erst im Februar 1994 seinen Sachstandsbericht der Öffentlichkeit vor. Empfehlungen waren in diesem Gutachten noch nicht enthalten, da der Sachstandsbericht als Diskussionsgrundlage für eine breite Debatte über (Reform-) Perspektiven in der Gesundheitspolitik dienen sollte (vgl. Henke 1999: 203). Zum ersten Mal verzichtete der Rat auf die Darstellung der Themen und Fragestellungen nach Leistungssektoren. Stattdessen verfolgt das Gremium seither eine sektorübergreifende Vorgehensweise.

Unter anderem stellte der Sachverständigenrat vier alternative Modelle zur Neugestaltung bzw. Neubestimmung des Leistungskataloges der GKV vor. Zwei dieser Modelle wurden später auch als „Zwiebelmodell" und „Tortenmodell" bezeichnet. Des Weiteren diskutierte der Rat die diversen Definitionen des Begriffs „Gesundheit" und er wies auf die Probleme einer allein am Kriterium der Beitragssatzstabilität ansetzenden Gesundheitspolitik hin (vgl. SVRKAiG 1994: 25 und 30ff). Auch wurden einige Instrumente zur Förderung der Eigenverantwortung diskutiert und auf die grundlegende Notwendigkeit einer Weiterentwicklung des Gesundheitssystems hingewiesen. In dem Sachstandsbericht sollten noch keine Empfehlungen abgegeben werden. Vielmehr sollten konzeptionelle Grundlagen für die weitere Debatte aufgearbeitet und dargestellt werden.

Vier Mitarbeiter der Geschäftsstelle unterstützten die Mitglieder des Gremiums bei dieser Aufgabe. In Reaktion auf den Bericht fanden nicht nur im Rahmen einer eintägigen Sondersitzung der Konzertierten Aktion im April 1994, sondern auch im Rahmen der so genannten „Petersberger Gespräche" zwischen Bundesregierung und Verbandsvertretern sowie auf Kongressen, Anhörungen und ähnlichen Veranstaltungen vielfältige Diskussionen statt. Hieraus entwickelte sich eine umfassende Debatte aller an der Gesundheitspolitik beteiligten Interessengruppen und Akteure. Ohne die Fundierung dieser Diskussionen durch den Bericht des Rates wäre es kaum zu einem so regen Austausch von Argumenten und Positionen gekommen.

Das auf diesen Expertendiskussionen aufbauende Sondergutachten des Rates „Gesundheitsversorgung und Krankenversicherung 2000. Mehr Ergebnisorientierung, mehr Qualität und mehr Wirtschaftlichkeit" (SVRKAiG 1995), das am 6. Juli 1995 übergeben und von allen Beteiligten hoch gelobt wurde, nutzte Bundesminister Seehofer dann als direkte Vorbereitung der dritten Stufe der Gesundheitsreform (vgl. Felkner 1996: 260f). Unter anderem hatte der Sachverständigenrat in diesem Gutachten unter Punkt 4.5.2. „Stärkung der Eigenverantwortung durch Selbstbeteiligung" ausgeführt, dass ökonomische Anreize (Zuzahlungen, Zu- oder Abwahl von Leistungen, usw.) nicht nur legitime, sondern auch wirksame Mittel zur Steuerung im Gesundheitswesen sein können (vgl. SVRKAiG 1995: 146ff).

Auch wurde die Ausgliederung von durch die Versicherten beeinflussbaren und zuzuordnenden Gesundheitsrisiken angeregt und ein Ausbau des Kassenwettbewerbs gefordert (vgl. SVRKAiG 1995: 62 und 25f). Interessanterweise stellte der Rat außerdem mehrere Optionen für die zukünftige finanzielle Absicherung des Krankheitsrisikos dar. Unter anderem sprach sich das Gremium gegen eine Steuerfinanzierung aus und diskutierte einige Optionen zur Erweiterung der GKV-Beitragsbemessungsgrundlage (vgl. SVRKAiG 1995: 32f). Bereits am 20. Juli 1995 befasste sich die Konzertierte Aktion mit dem Gutachten, das insgesamt keine radikale Strukturreform, sondern erneut eher einen evolutorischen Reformansatz empfahl (vgl. Henke/Kücking-Kipshoven 1995: 294).

Am 23. Oktober 1995 beauftragte Bundesgesundheitsminister Seehofer den Sachverständigenrat mit der Abfassung eines weiteren Sondergutachtens, in welchem sich das Gremium insbesondere mit den Auswirkungen von Ausgaben- und Beitragssatzveränderungen auf Beschäftigung und Wirtschaftswachstum auseinandersetzen sollte (vgl. SVRKAiG 1996: 267). Wieder war ein zweistufiges Beratungsverfahren vorgesehen: Mitte 1996 sollte eine Bestandsaufnahme vorgelegt werden, welche dann im Frühjahr 1997 in ein Gutachten münden sollte. Bereits die Darstellungen im Sondergutachten 1996 veränderten die allgemeine Rezeption von Kostensteigerungen im Gesundheitswesen, da der Sachverständigenrat durch sein Gutachten eine wichtige Dimension der Ausgabenentwicklung beleuchtete: das Gesundheitswesen war nicht mehr nur ein Kostenfaktor, sondern gleichzeitig eine Wachstumsbranche. Der Sachverständigenrat selbst sprach diesbezüglich gar von einem Paradigmenwechsel in der deutschen Gesundheitspolitik (vgl. SVRKAiG 1996: 8). Angesichts der Ergebnisse dieses Gutachtens erschienen umfassende Kostensenkungsmaßnahmen nicht mehr per se sinnvoll, obgleich ein überdurchschnittlicher Anstieg der Beitragssätze (nicht zuletzt aufgrund der Bedeutung der Lohnnebenkosten) verhindert werden musste. Stattdessen galt es nunmehr, durch die verstärkte Zuführung privater Gelder diese Wachstumsbranche zu unterstützen (vgl. Gerlinger 2002b: 30).

Hieraus ergab sich für die Bundesregierung eine neue Möglichkeit, die Privatisierung gesundheitsbezogener Ausgaben unter ökonomischen Gesichtspunkten zu legitimieren. Außerdem verwies der Rat (wie bereits in den vorangegangenen Gutachten) auf Wirtschaftlichkeitsreserven im bestehenden System (vgl. SVRKAiG 1996: 179ff). Basierend auf den Ausführungen des Sondergutachtens 1996 erweiterte Bundesminister Seehofer am 17. März 1997 die im Oktober 1995 für den Sachverständigenrat formulierte Aufgabenstellung. Der Rat sollte nun außerdem analysieren, welche Möglichkeiten bestünden, eine Entlastung der Arbeitskosten zu verbinden mit einer möglichst umfassenden Ausnutzung der Chancen für Beschäftigung und Wachstum im Gesundheitssektor.

Entsprechend diesem erweiterten Auftrag stellte der Sachverständigenrat im Herbst 1997 ein zweites Sondergutachten zum Thema „Gesundheitswesen in Deutschland. Kostenfaktor und Zukunftsbranche" (SVRKAiG 1998) vor. Hierin analysierte der Sachverständigenrat unter anderem den Reformbedarf im Bereich der Finanzierung des Krankenversicherungsschutzes (vgl. SVRKAiG 1998: 521ff). Des Weiteren wies das Gremium darauf hin, dass die Patienten ein größeres Interesse an einer aktiven Beteiligung an der Ausgestaltung des Gesundheitssystems entwickelten (vgl. SVRKAiG 1998: 389). Somit rückte mit diesem Gutachten mehr als zuvor die Patientenorientierung der Gesundheitsversorgung in das Blickfeld des Rates. Interessanterweise kritisierte der Sachverständigenrat im Vorwort des Gutachtens, dass in Krisenzeiten ideologische und inhaltlich vereinfachte Positionen über die Medien in den Vordergrund treten würden. Dieser Tendenz sollte nach Meinung der Mitglieder eine wissenschaftliche Fundierung von Reformen und eine entsprechende wissenschaftliche Begleitung der Reformumsetzung entgegen gestellt werden (vgl. SVRKAiG 1998:14).

Auch die neue rot-grüne Bundesregierung nutzte den Sachverständigenrat zur Vorbereitung gesundheitspolitischer Reformmaßnahmen. Nach der Änderung der gesetzlichen Arbeitsgrundlage des Sachverständigenrates in §142 SGB V sollte der Rat ab 2001 alle zwei Jahre ein Gutachten erarbeiten, welches jeweils zum 15. April übergeben werden sollte. Das zuständige Bundesministerium für Gesundheit kann hierbei den Gegenstand des jeweiligen Gutachtens noch näher bestimmen. Generell wurde der Sachverständigenrat beauftragt, insbesondere Bereiche mit Über-, Unter- und Fehlversorgungen und entsprechende Wirtschaftlichkeitsreserven aufzuzeigen. Allein schon diese Aufgabenstellung konnte als ein politisches Signal gewertet werden. Alle Analysen sollten sich hierbei auf das Globalziel einer möglichst bedarfsgerechten Versorgung beziehen (vgl. Schwartz 2001: 127). Die anschließende Verwendung der Gutachten im zuständigen Bundesministerium beschreibt Fischer folgendermaßen:

> „Die Gutachten flossen nie unmittelbar in die Arbeit des Ministeriums ein. Hierfür sind die Gutachten auch nicht geeignet, da es wissenschaftliche Gutachten sind. Zum Teil bestand die Bedeutung allein schon in dem, was der Auftrag an den Sachverständigenrat war. Dies gilt etwa für das Gutachten zu Über-, Unter- und Fehlversorgung, das dann eine große Bedeutung gehabt hat [...]. Das Ergebnis war eine Folie, auf die man sich dann in der Politik durchaus beziehen kann. Mit dem Gutachten ist etwas, das häufig diskutiert wurde, nämlich dass die Ressourcen im Gesundheitswesen häufig nicht gut alloziiert sind, noch einmal dezidiert nachgewiesen worden." (Interview Fischer)

Ursprünglich hatte Bundesministerin Fischer im Mai 1999 den Sachverständigenrat mit der Abfassung eines Sondergutachtens beauftragt. Nach der Änderung der rechtlichen Arbeitsgrundlage stellte die Ministerin dem Rat frei, die bereits abgefassten Gutachtenteile in das Gutachten 2001 einzuarbeiten.

Um seine umfassende Aufgabenstellung erfolgreich bearbeiten zu können, befragte der Rat rund 300 Akteure im Gesundheitswesen (vgl. Schwartz 2001: 130f). Insgesamt handelte es sich bei dem die Ergebnisse dieser Befragungen analysierenden Gutachten des Sachverständigenrates 2000/2001 zu „Bedarfsgerechtigkeit und Wirtschaftlichkeit" um die bisher umfangreichste Erhebung zu Über,- Unter- und Fehlversorgung im deutschen Gesundheitswesen. Es erscheint daher nur logisch, dass die in den Gutachtenbänden vorgestellten Ergebnisse der Befragungen die folgenden Gesundheitsreformdebatten und auch die wissenschaftliche Befassung mit gesundheitspolitischen und -ökonomischen Themen nachhaltig prägten. Neben Versorgungsfragen sprach der Sachverständigenrat im Kapitel 3 des ersten Gutachtenbandes 2000/2001 auch die Frage der „Optimierung des Nutzerverhaltens durch Kompetenz und Partizipation" an (vgl. SVRKAiG 2002b: 279ff). Damit analysierte das Gremium zum ersten Mal die Rolle der Patienten (bzw. Bürger und Versicherten) in einem eigenen Gutachtenkapitel. Grundsätzlich wurde empfohlen, die Partizipationschancen dieser Gruppe zu verbessern und gegebenenfalls Möglichkeiten zur direkten Mitentscheidung zu entwickeln.

In dem ersten Kapitel des ersten Gutachtenbandes plädierte der Sachverständigenrat erneut für einen öffentlichen Diskurs über Gesundheitsziele und kritisierte die „seit 25 Jahren dominierende Kostendämpfungsdebatte" (vgl. SVRKAiG 2002b: 9). Insbesondere hinsichtlich der Forderung nach einer Entwicklung von Gesundheitszielen lässt sich eine Kontinuität in den Gutachten des Sachverständigenrates seit 1987 feststellen. Des Weiteren befasste sich das Gremium ausführlich mit Fragen der Prävention (vgl. SVRKAiG 2002b: 125ff). Der Sachverständigenrat beschrieb außerdem Datenlücken in diversen Versorgungsbereichen.

„Wenn ich über die heutigen Diskussionen nachdenke, die Effizienz und die Qualität in den Mittelpunkt zu stellen, dann war sicherlich das Gutachten 2001 zu Über-, Unter-, und Fehlversorgung richtungsweisend. Der Sachverständigenrat hat schon erspürt, wo die Probleme lagen und hat auch seine Funktion, nicht direkt die politik- und nicht direkt regierungsnah ein Gutachten abgeben zu müssen, immer auch genutzt, um auf Notwendigkeiten und Chancen von Entwicklungen hinzuweisen." (Interview Glaeske)

Weitere Themen der Gutachten waren Konzepte des Qualitätsmanagements sowie die Einführung von Fallpauschalen zur Krankenhausfinanzierung durch das GKV-Reformgesetz 2000 (vgl. SVRKAiG 2002c: 117ff und 395ff). Zum ersten Mal erstellte der Sachverständigenrat hierbei zu jedem Kapitel eine umfangreiche Literaturliste, was die wissenschaftliche Fundierung der Gutachteninhalte noch einmal formal verdeutlichte.

Im Februar 2003 übergab der Sachverständigenrat Gesundheit sein zweibändiges Gutachten zu „Finanzierung, Nutzerorientierung und Qualität" (SVRKAiG 2003). Auch in diesem Gutachten befasste sich der Rat – wie in § 142 Abs. 2 SGB V vorgeschrieben – mit der Über-, Unter- und Fehlversorgung in verschiedenen Versorgungsbereichen des Gesundheitssystems. Erneut hatte der Sachverständigenrat nicht nur die zur Verfügung stehenden Daten zur gesundheitlichen Versorgung in Deutschland ausgewertet, sondern auch eine Vielzahl von Gesprächen mit Experten geführt. Das Gutachten beschrieb eine Reihe von Reformansätzen, welche die rot-grüne Regierungskoalition später mit dem GKV-Modernisierungsgesetz (GMG) teilweise umsetzte. So empfahl der Sachverständigenrat unter anderem die Erhebung einer Praxisgebühr, die Ausgliederung von versicherungsfremden Leistungen, (mittelfristig) die Ausgliederung des Zahnersatzes aus dem Leistungskatalog der GKV sowie eine Begrenzung von Leistungen der GKV im Bereich der Fahrtkosten (vgl. SVRKAiG 2003: 161f).

Zur Verbesserung der Partizipation der Betroffenen empfahl der Rat die Einsetzung einer Patientenbeauftragten sowie die Etablierung eines Versichertenrates (SVRKAiG 2003: 216). Die zum Zeitpunkt der Gutachtenveröffentlichung existierenden Angebote zur Partizipation auf der Ebene der Systemgestaltung wie etwa das vom Bundesministerium für Gesundheit geförderte Projekt www.gesundheitsziele.de bezeichnete der Rat als relativ begrenzt (SVRKAiG 2003: 212). Der Sachverständigenrat diskutierte außerdem – ebenso wie die zeitgleich tagende Rürup-Kommission – eine Reihe von Optionen der Finanzierungsreform der GKV (SVRKAiG 2003: 154ff). Allerdings verzichtete der Rat darauf, grundlegende Strukturreformen zu empfehlen. Stattdessen sprach er sich für eine Reihe von Reformen innerhalb des bestehenden (Finanzierungs-) Systems aus. Hierzu gehörte eine Begrenzung des Leistungskataloges, eine moderate Ausweitung der Selbstbeteiligung, eine Änderung von Elementen der Beitragsgestaltung sowie eine Verlagerung von versicherungsfremden Leistungen auf andere Träger (vgl. SVRKAiG 2003: 166). Des Weiteren forderten die Ratsmitglieder eine „Revision der Politik der ‚Verschiebebahnhöfe'" (SVRKAiG 2003: 166).

Trotz der Abschaffung der Konzertierten Aktion im Gesundheitswesen (und damit des ursprünglichen Adressaten der Arbeit des Sachverständigenrates) Anfang 2004 blieb der Sachverständigenrat mit neuem Namen „Sachverständigenrat zur Begutachtung der Entwicklung im Gesundheitswesen" als Beratungsgremium des Bundesministeriums für Gesundheit und Soziale Sicherung erhalten.

9.3. Der Sachverständigenrat als politikberatendes Gremium

Der Sachverständigenrat war zunächst als ein Gremium konzipiert worden, das sich beratend an die Konzertierte Aktion und folglich eher indirekt an die politischen Akteure richtete. Die Mitglieder der Konzertierten Aktion sollten durch den Sachverständigenrat Gesundheit entlastet werden, da man dank der wissenschaftlichen Daten- und Faktensammlung in den jährlichen Berichten des Sachverständigenrates mit den anderen Interessenvertretern und Vertretern der Politik nun nicht mehr kontrovers über die Datengrundlage der Beratungen diskutieren musste. Zuvor diente der jeweilige Jahreswirtschaftsbericht der Bundesregierung als Datengrundlage, dessen Zahlenmaterial jedoch aufgrund der politischen Interessen der Bundesregierung nicht selten von den Mitgliedern der Konzertierten Aktion in Zweifel gezogen wurde. Der Sachverständigenrat wurde allerdings zu einer Zeit eingerichtet, als die schwindende Handlungsfähigkeit der Konzertierten Aktion bereits absehbar war. „Der Sachverständigenrat kam in der Schlussphase der Konzertierten Aktion. Insofern konnte er im Zusammenhang mit der Konzertierten Aktion nicht voll seine Funktion erfüllen. Das eine war (leider) sozusagen ein Auslaufmodell und das andere war gerade im Anfangsstadium." (Interview Blüm)

Manche Beobachter haben insbesondere den ersten Jahresgutachten des Sachverständigenrates abgesprochen, wissenschaftliche Erkenntnisse darzustellen, da weder Kausalbeziehungen aufgezeigt wurden, noch eine Theorie zur Weiterentwicklung des Systems vorgestellt wurde (vgl. Arnold 1987: 47). Spätestens seit der Anpassung der Aufgaben des Sachverständigenrates 1992 trifft diese Kritik jedoch nicht mehr zu. Die Gutachten des Sachverständigenrates stellen – nicht zuletzt aufgrund der umfassenden Datensammlungen, auf denen die Gutachten beruhen – eine wissenschaftlich fundierte Analyse der Situation und der Probleme des deutschen Gesundheitswesens sowie der Möglichkeiten einer Weiterentwicklung des Systems dar. Trotz der Qualität der Gutachten sind die Sachzwänge, die sich aus selbigen für die Politik ergeben, jedoch eher begrenzt.

Einer der zentralen Gründe hierfür ist – neben der Komplexität der Materie – in der weit verbreiteten öffentlichen Unkenntnis der Inhalte der Gutachten zu sehen, obgleich jene in der Fachöffentlichkeit breit rezipiert werden. Insofern kann man durchaus davon sprechen, dass der Sachverständigenrat Gesundheit über sein Beratungsmandat gegenüber der Konzertierten Aktion bzw. dem Bundesgesundheitsministerium immer auch eine begrenzte Beratung der Fachöffentlichkeit durchführt. Dies wird auch an der heutigen Form der Veröffentlichung der Gutachten deutlich. So werden die Gutachten nicht nur in Buchform und als Bundestags-Drucksache veröffentlicht, sondern auch in einer Kurzfassung allen Interessierten zur Verfügung gestellt.

Auch wenn an dieser Stelle auf eine ausführliche Darlegung der Umsetzung einzelner Empfehlungen des Sachverständigenrates aus Gründen des Umfangs dieser Studie verzichtet werden musste, so kann man dennoch festhalten, dass der Sachverständigenrat als politikberatendes Gremium in der gesundheitspolitischen Debatte seit vielen Jahren eine herausragende Rolle spielt. Der Wandel in der Aufgabenstellung des Rates – von einem vorbereitenden Gremium für die Konzertierte Aktion hin zu einem Beratungsgremium der Bundesregierung – zeigt außerdem, dass es durch eine flexible institutionelle Ausgestaltung der Arbeit des Sachverständigenrates gelang, seine Beratung an die sich wandelnden politisch-institutionellen Erfordernisse anzupassen. Man kann die sich aus der faktischen Bedeutungslosigkeit der Konzertierten Aktion ergebende Unabhängigkeit des Sachverständigenrates allerdings auch insofern negativ bewerten, als hierdurch die Anbindung des Beratungsgremiums an praktisch-politische Aushandlungs- und Abwägungsprozesse geschwächt wurde. Entsprechend folgert Blüm:

„Der Sachverständigenrat hat zu wenig Anbindung an unmittelbare Politikberatung. Er macht seine Beratung im stillen Kämmerlein und gibt seine Ergebnisse bekannt, was durchaus verdienstvoll ist, da man dazu Stellung nehmen muss, aber ich halte mehr von der institutionellen Verzahnung von theoretischem und erfahrungsgesättigtem praktischen Sachverstand." (Interview Blüm)

Die vergleichsweise lange Geschichte des Sachverständigenrates spricht dennoch dafür, dass viele der (gesundheits-) politischen Akteure den Beratungsleistungen des Rates eine große Wertschätzung entgegenbringen. Hierbei spielt selbstverständlich auch der institutionelle Lernprozess auf Seiten des Sachverständigenrates eine nicht zu vernachlässigende Rolle. Über die vielen Jahre seiner Tätigkeit konnte er seine internen Beratungsabläufe optimieren, sowie basierend auf dem *feedback* von Seiten der Interessengruppen und der politischen Akteure seine Beratungsfunktion effizienter gestalten.

„In den letzten zehn Jahren meiner Mitgliedschaft im Sachverständigenrat sind die Gutachten um Potenzen besser geworden. Die Gutachten waren früher Expertenmeinungen, die sich aus der Diskussion heraus verfestigt haben. In den letzten zwei Jahrgängen ist jene Aussage mit Literatur belegt, die auch zitiert wird. [...] Dieser Lernprozess hing und hängt natürlich auch davon ab, welche Personen im Sachverständigenrat als Mitglieder mitarbeiten." (Interview Scriba)

Der Sachverständigenrat stellt in seinen Gutachten zumeist die Vor- und Nachteile etwa eines bestimmten Regelungsansatzes einander gegenüber und entwickelt hierauf aufbauend seine Empfehlungen. Aufgrund der institutionellen Ausgestaltung des deutschen Gesundheitssystems richten sich diese Empfehlungen des Sachverständigenrates nicht nur an die Politik, sondern immer auch an die Selbstverwaltung. Dies erleichtert natürlich das Verschieben von Verantwortlichkeiten für die Umsetzung durch Verweise auf den Handlungsbedarf auf Seiten der jeweils anderen Akteure. Somit erschwert die vernetzte Struktur des Gesundheitssystems die Umsetzung von Empfehlungen des Sachverständigenrates. Dennoch wurden eine ganze Reihe seiner Empfehlungen mehr oder weniger zügig durch die Politik umgesetzt.

„Es gibt Bereiche, wo sehr viele der Empfehlungen des Sachverständigenrates umgesetzt wurden (z.B. selektive Verträge, Freigabe der Arzneimittelpreise, zumindest im OTC-Bereich, Mitbeteiligung von PatientInnen, Stärkung der Prävention), aber es gibt nach wie vor auch Bereiche, wo man sagen kann, dass schon lange Vorschläge des Sachverständigenrates auf dem Tisch liegen, die bisher aber noch nicht angefasst und umgesetzt wurden. Es gibt eben sehr unterschiedliche Entwicklungen, die auch von den beteiligten Interessenten abhängig sind und davon, inwieweit es zu einem bestimmten Zeitpunkt die Möglichkeit gibt, Dinge zu ändern." (Interview Glaeske)

Langfristig hat der Rat mehrfach die gesundheitspolitische Diskussion prägen können. Ein besonders gutes Beispiel hierfür ist die Debatte über Qualitätsaspekte in der Gesundheitsversorgung.

> „In der Arbeit des Sachverständigenrates ging es weniger um Finanzierungsmodelle als um Modelle einer qualitätsverbesserten Versorgungsebene und um die Strukturen, die solche Qualitätsoptimierungen ermöglichen. [...] Ich denke, eines der ganz wichtigen Gutachtenziele und Botschaften des Sachverständigenrates lautet: ‚Wir müssen die Strukturen verändern, um die Qualität zu verbessern.' Diesen Zusammenhang darzustellen ist einer der wesentlichen Verdienste des Sachverständigenrates [...]." (Interview Glaeske)

Andere Themen, die der Sachverständigenrat in der Vergangenheit wiederholt angesprochen hat, waren etwa eine verstärkte Patientenorientierung, die Herausarbeitung klarer Gesundheitsziele, vermehrte Bemühungen im Bereich der Prävention sowie ein Ausbau der Transparenz etwa über die Gesundheitsberichterstattung. Interessanterweise hat der Sachverständigenrat wiederholt auf Forschungsdefizite in diversen Sektoren der Gesundheitsversorgung hingewiesen. Somit trug er auch dazu bei, die wissenschaftliche Befassung mit Fragen der Gesundheitsversorgung zu befördern.

Über seine Gutachten prägte der Rat nicht nur die konkrete Ausgestaltung des Gesundheitssystems, sondern auch die weitere fachliche und wissenschaftliche Auseinandersetzung über Optionen für eine Reform der gesundheitlichen Versorgung nachhaltig. In wissenschaftlichen Abhandlungen ist diese Stellung des Sachverständigenrates Gesundheit inzwischen anerkannt. Man könnte sogar so weit gehen zu behaupten, dass der Sachverständigenrat mit seinen Gutachten geradezu eine Monopolstellung in der gesundheitspolitischen Beratung erlangt hat. Alle Akteure im Gesundheitswesen mussten und müssen sich durch die Thematisierungsfunktion der Gutachten mit strukturellen und langfristigen Entwicklungsperspektiven des Versorgungssystems auseinandersetzen. Kritisch anzumerken ist jedoch, dass die öffentliche Rezeption der Inhalte der Gutachten des Sachverständigenrates Gesundheit trotz der Veröffentlichung von Kurzfassungen der Gutachten noch stark zu wünschen übrig lässt.

> „Ich denke, dass man sicherlich auch noch einmal stärker den Austausch mit betroffenen Gruppen suchen müsste. Natürlich wäre es interessant, mit einer Reihe von Gruppierungen, die sich direkt oder indirekt von den Gutachten des Sachverständigenrates betroffen fühlen, intensiver zu diskutieren; dass man also eine Art von Rückkopplung einbaut und dass man zu einer Art von kontinuierlichem Austausch kommt. [...] Auch ein stärkerer internationaler Austausch wäre sicherlich sinnvoll. [...] Außerdem denke ich, dass man die ‚Vermarktung' der Gutachten des Sachverständigenrates verbessern könnte." (Interview Glaeske)

Die begrenzte öffentliche Resonanz auf Gutachten des Rates ist allerdings insofern bereits organisatorisch im Mandat des Rates angelegt, als jener die Konzertierte Aktion bzw. das Bundesministerium für Gesundheit aus einer wissenschaftlichen Expertenperspektive beraten soll. In der Vergangenheit haben die Gutachten dennoch mehrfach den Expertendiskurs und – sich hieraus entwickelnd – die gesamtgesellschaftliche Debatte über gesundheitspolitische Reformoptionen prägen können. Die Diskussion über „Über-, Unter- und Fehlversorgung" ist hier ein besonders prägnantes Beispiel. In öffentlichen Debatten über die Empfehlungen und Ergebnisse des Sachverständigenrates passiert es jedoch auch, dass bestimmte Positionen des Rates von Politik und Interessengruppen so stark „uminterpretiert" werden, dass dem Rat Stellungnahmen zugeschrieben werden, die er so niemals getätigt hat (für Beispiele siehe Schwartz 2003: 8f).

Auch muss man fragen, ob gesundheitspolitische Beratung ausschließlich auf einer reinen Expertenebene stattfinden sollte. Von Seiten des Sachverständigenratsmitglieds Scriba wird diesbezüglich kritisch eingewandt, dass man wissenschaftliche Expertenberatung auf der einen und politische Entscheidungs- und Umsetzungsprozesse mit entsprechender Bürgerbeteiligung auf der anderen Seite klar trennen sollte:

„Die Mitwirkung von Betroffenen (Aufklärung, Verständnis, usw.) muss im Handlungsbereich der Politik sichergestellt werden, denn da gehört das hin, aber natürlich nicht in die wissenschaftliche Beschreibung von Sachfällen. Das ist das kardinale Missverständnis. Wenn man einen Sachverständigenrat haben will, der einem vom Wissen her etwas erklärt, dann ist das ein Auftrag, der von Fachleuten erledigt werden soll und die muss man aussuchen. Denen muss man dann aber nicht erlauben, Politik zu machen. Da muss eine Grenze sein." (Interview Scriba)

Mit seinem letzten Satz verweist das Sachverständigenratsmitglied auf ein grundlegendes Problem des Beratungsgremiums. Da der Rat und seine Mitglieder in unmittelbarer Nähe zu gesundheitspolitischen Entscheidungsträgern agieren, besteht die Gefahr, dass die Grenzen zwischen wissenschaftlicher Beratung und politischer Einflussnahme verschwimmen. Aus diesem Grunde gab der ehemalige Vorsitzende des Sachverständigenrates, Professor Friedrich Wilhelm Schwartz, 2002 den Vorsitz des Rates ab. In einem Interview machte Schwartz deutlich, dass sich aus einer zu großen Politiknähe (persönliche) Interessenpolitik und Denkverbote entwickeln könnten, was sich negativ auf die Legitimation von Expertenberatung auswirke (vgl. Die Zeit 2002). An anderer Stelle verwies Schwartz auf die Problematik, dass man in einigen Fällen nicht mehr klar zwischen politischen Meinungen und wissenschaftlichen Stellungnahmen von Ratsmitgliedern unterscheiden könne (vgl. Schwartz 2003: 9).

Durch seine Gutachten hat der Sachverständigenrat gleichwohl nicht nur zu einer Verbesserung der Instrumente der Politikdurchsetzung beigetragen, sondern er hat regelmäßig auch dazu beigetragen, diese Instrumente selbst zu hinterfragen. Insofern kann man davon sprechen, dass er mit seinen Gutachten einen wichtigen Beitrag zur Fortentwicklung des Gesundheitswesens geleistet hat. Auch wenn Generalisierungen hinsichtlich des Einflusses des Sachverständigenrates aufgrund der Vielfalt und Vielzahl der Empfehlungen nur sehr schwer möglich sind, so kann man dennoch unter Bezugnahme auf die Hallsche Kategorisierung von Wandel als Folge sozialer Lernprozesse davon sprechen, dass es sich beim Sachverständigenrat um ein politikberatendes Gremium handelt, das in der Vergangenheit mehrfach zu politischem Wandel erster und zweiter Ordnung beitragen konnte.

In Teilbereichen war dieser Einfluss des Expertengremiums durchaus auch von langfristiger Bedeutung. Einen Wandel auf der Zielebene hat der Rat in seiner bisherigen Arbeit jedoch nicht erreichen können, was eng mit der dezisionistischen Grundausrichtung der Ausgestaltung des Sachverständigenrates zusammenhängt. So gehört es nicht zu den Aufgaben des Sachverständigenrates, grundlegende Fragen eines Systemwechsels in der Gesundheitsversorgung zu diskutieren. Eine solche Fragestellung würde enge Bezüge zu weltanschaulichen und wertbezogenen Positionen aufweisen und insofern über das Mandat des Rates als sachverständiges, wissenschaftliches Beratungsgremium hinausgehen. Zusammenfassend kann man festhalten, dass der Sachverständigenrat die gesundheitspolitischen Expertendebatten in Deutschland wiederholt nachhaltig prägen konnte. Heutzutage ist der Sachverständigenrat damit das einflussreichste, gesundheitspolitische Beratungsleistungen erbringende Gremium in Deutschland.

10. Die Enquete-Kommission „Strukturreform der gesetzlichen Krankenversicherung"

Spätestens seit Beginn der 1980er Jahren intensivierte sich in Deutschland die Debatte über Reformen des Gesundheitssystems mit dem Ziel der Begrenzung des Ausgabenanstiegs. Daher lässt sich in den 1980er Jahren ein verstärkter Trend hin zu Kostendämpfungsgesetzen ausmachen. Beispielhaft für diese „K-Gesetze" sei an dieser Stelle das 1981 verabschiedete Kostendämpfungs-Ergänzungsgesetz erwähnt, das unter anderem höhere Selbstbeteiligungen für Patienten und eine freiwillige Selbstbeschränkung von Kassenärzten und pharmazeutischer Industrie vorsah (vgl. Rosewitz/Webber 1990: 28).

Auch die Bundestagswahl 1983 war von der Veränderung der öffentlichen Diskussion über Fragen der Gesundheitspolitik geprägt. Waren in den Jahrzehnten zuvor regelmäßig neue sozialpolitische Initiativen im Wahlkampf angekündigt worden, so sprachen die Wahlprogramme von 1983 vermehrt von „Konsolidierung" oder „Bereinigung" im Sozialsektor (vgl. Hentschel 1983: 262).

Das Ziel der Beitragssatzstabilität wurde mehr und mehr zu einem zentralen Element in der gesundheitspolitischen Auseinandersetzung, was dazu führte, dass strukturelle Reformoptionen in den Hintergrund gedrängt wurden (vgl. Fischer 2003: 4). Auch wurden die Debatten über sozialpolitische Programme in den 1980er Jahre kontroverser und konfliktbehafteter (vgl. Wasem 1990: 308f). Hiervon blieb auch die gesundheitspolitische Beratungslandschaft nicht unbeeinflusst. So lässt sich feststellen, dass mit der sich intensivierenden Diskussion über Gesundheitsreformen ein Anstieg der Zahl der auf Gesundheitsfragen spezialisierten Beratungseinrichtungen einher ging (vgl. Wasem 1998: 185f).

Bereits kurz nach der Bundestagswahl 1983 begann die neue Regierung unter Bundeskanzler Helmut Kohl mit der Planung eines umfassenden Gesundheitsreformgesetzes. Da die Regierung Kohl aufgrund der Mehrheitsverhältnisse in Bundestag und Bundesrat ohne Beteiligung der SPD das Reformgesetz formulieren und beschließen konnte, erschien der SPD eine Enquete-Kommission als einziger Weg, die Beratungen über das Gesetz inhaltlich zu begleiten und eventuell sogar zu beeinflussen. Aus diesem Grunde forderte die SPD-Opposition im Bundestag die Einsetzung einer Enquete-Kommission zur „Strukturreform der gesetzlichen Krankenversicherung".

10.1. Enquete-Kommissionen im politischen System der Bundesrepublik Deutschland

Enquete-Kommissionen fallen ein Stück weit aus der Systematik dieser Studie heraus, da es sich hier um Politikberatungsgremien handelt, die durch das Parlament eingesetzt, mit Parlamentariern zumeist hälftig besetzt werden und dem Bundestag nach Abschluss der Beratungen (in der Regel gegen Ende der Legislaturperiode) einen Bericht übermitteln. Obwohl es sich damit nicht um eine Regierungs-Politikberatungskommission handelt, soll die Arbeit der Enquete-Kommission „Strukturreform der gesetzlichen Krankenversicherung" im Folgenden eingehender dargestellt werden. Dies hat insbesondere folgenden Grund: bei der Enquete-Kommission handelt es sich um eines der ältesten institutionalisierten Politikberatungsinstrumente, welches seit Mitte der 1960er Jahre immer wieder bei kontroversen und langfristigen politischen Fragestellungen durch den Bundestag genutzt worden ist. Außerdem lässt sich die Enquete-Kommission am ehesten mit der kanadischen *Royal Commission* vergleichen, die bei der Darstellung des kanadischen Fallbeispiels eine herausragende Rolle gespielt hat.

Bei Enquete-Kommissionen handelt es sich um Politikberatungsgremien des Bundestages. Sie wurden im Rahmen der „Kleinen Parlamentsreform" 1969/70 in die Geschäftsordnung des Deutschen Bundestages (GOBT) aufgenommen. In einer Enquete-Kommission bearbeiten Parlamentarier gemeinsam mit Sachverständigen „umfangreiche und bedeutsame Sachkomplexe" (§ 56 I 1 GOBT), bereiten jene in Form eines oder mehrerer Berichte auf und schaffen so eine Basis für zukünftige Entscheidungen des Bundestages. Im Gegensatz zu vielen anderen Beratungsgremien zeichnen sich Enquete-Kommissionen durch eine stark ausgeprägte Konsensorientierung aus (vgl. Altenhof 2002: 26). Außerdem lässt sich in den vergangenen Jahren ein Trend feststellen, wonach Enquete-Kommissionen vermehrt mit der Öffentlichkeit in Kontakt treten und so verstärkt über die eigentliche Parlamentsberatung hinaus auch Öffentlichkeitsberatung betreiben. Aufgrund der Vielschichtigkeit der Themen und der Vorgehensweise der verschiedenen Enquete-Kommissionen fällt es schwer, eine allgemeine Bewertung dieses Instruments durchzuführen. „Enquete-Kommissionen sind sozusagen multifunktional verwendbare und zu interpretierende, sich dynamisch entwickelnde gesellschaftspolitische Vermittlungsinstanzen, deren komplexe Mechanismen und Wirkungsweisen kaum monokausal zu bestimmen sind. Dieser chamäleonartige Charakter macht es denn auch so schwer, ein einheitliches Bild zu zeichnen [...]." (Hampel 1991: 133)

Im Hinblick auf die Rolle der Wissenschaftler in diesen Kommissionen hat Rosenbrock (aus eigener Erfahrung) festgestellt: „Daß in den Kommissionen letztendlich über Wissenschaft (und manchmal sogar über ‚Wahrheit') förmlich abgestimmt wird, führt Wissenschaftler und Politiker zur Teilnahme an inhaltlichen Kompromissen nach Proporz, zu ‚unheiligen Allianzen', taktischem Powerplay und allerlei inhaltlichen Tauschgeschäften." (Rosenbrock 1990: 29f)

Für die Einrichtung des Instruments der Enquete-Kommission war von besonderer Bedeutung, dass sich das Parlament eine eigene Beratungskapazität schaffen wollte, um so den großen Beratungsvorsprung der Exekutive zu verringern. Konsequenterweise wurde daher die Enquete-Kommission als Minderheitenrecht in der GOBT festgeschrieben. Im Gegensatz zur kanadischen *Royal Commission* sind Enquete-Kommissionen jedoch keine Forschungseinrichtungen (vgl. Altenhof 2002: 91). Die Aufgabenstellung für Enquete-Kommissionen beschränkt sich auf die Aufarbeitung des vorhandenen Wissens, wobei Lücken zunächst durch vorhandene wissenschaftliche Ressourcen (sachverständige Mitglieder, Wissenschaftlicher Dienst des Bundestages, usw.) geschlossen werden sollten. Erst wenn diese Ressourcen nicht mehr ausreichen, werden Gutachten vergeben. Im Vergleich zu *Royal Commissions* hat die Gutachtenvergabe somit eine nur geringe Bedeutung für die Arbeit von Enqueten. Auch öffentliche Stellungnahmen von Enquete-Kommissionen sind nur in äußerst begrenztem Rahmen vorgesehen: „Die Veröffentlichung einer ‚Stellungnahme' oder ähnlich bezeichneter Mitteilungen durch die Enquete-Kommission, die den Eindruck einer offiziellen Äußerung zu einem bestimmten Thema zum Ausdruck bringen will, geht über das im Rahmen der Selbstbefassung Zulässige hinaus." (Deutscher Bundestag 2005: 67)

Der Vorsitz der Enquete-Kommissionen wird nach den Mehrheitsverhältnissen im Bundestag besetzt. Die größte Fraktion im Bundestag erhält den Vorsitz der zuerst eingesetzten Enquete-Kommission. Alle weiteren werden dann entsprechend der Größe der Fraktionen besetzt. Enquete-Kommissionen sind nicht zuletzt aufgrund der starken organisatorischen Integration in die Verfahrensabläufe des Deutschen Bundestages und aufgrund der meist hälftigen Besetzung mit Parlamentariern nicht als Sachverständigengremien, sondern als politische Beratungsgremien zu charakterisieren (vgl. Altenhof 2002: 205f). Manchen von Ihnen, wie etwa der Enquete-Kommission „Überwindung der Folgen der SED-Diktatur im Prozeß der deutschen Einheit" ist es dennoch gelungen, über ihre politische Arbeit hinaus nicht nur in der Fachöffentlichkeit, sondern auch in der allgemeinen Öffentlichkeit zumindest zeitweise ein Interesse an ihrem Themenfeld und an ihrer Arbeit zu generieren.

Allerdings muss eine Bewertung des *policy outputs* von Enquete-Kommissionen tendenziell negativ ausfallen. Zwar haben die Kommissionen je nach zu bearbeitendem Themengebiet und Kontextfaktoren durchaus Einfluss auf die politische Befassung mit einzelnen Fragestellungen gehabt und die Mehrzahl der Kommissionsberichte wurde durchaus in der interessierten Öffentlichkeit und Wissenschaft rezipiert. Allerdings muss man in einer übergreifenden Bewertung des Einflusses von Enquete-Kommissionen der Analyse von Altenhof zustimmen, der feststellt: „Die Verwirklichung der von den Enquete-Kommissionen unterbreiteten Lösungsvorschläge ist eher selten. Hinterlassen manche Kommissionen in dieser Hinsicht gar keine Spuren, werden von den übrigen allenfalls zwei oder drei Anregungen aufgegriffen." (Altenhof 2002: 341)

10.2. Einsetzung der Enquete-Kommission

Obgleich es sich bei der Gesundheitspolitik um einen umfangreichen und bedeutsamen Sachkomplex handelt, beschloss der Bundestag nur einmal die Bearbeitung dieses Themengebiets im Rahmen einer Enquete-Kommission.[31] Hintergrund der Beantragung der Einsetzung dieser Enquete waren die Pläne der Bundesregierung von CDU/CSU und FDP für eine umfassende Strukturreform der GKV. Da die SPD und die Grünen aufgrund der Mehrheitsverhältnisse in Bundestag und Bundesrat das Regierungsvorhaben nicht einmal gemeinsam hätten beeinflussen können, entschied man sich, die Gesetzgebungsberatungen durch eine Enquete-Kommission zu begleiten. „Die oppositionelle SPD stritt die Notwendigkeit der Reform keineswegs ab. Eine Enquete-Kommission sollte dabei allerdings als wissenschaftliche Clearing-Stelle zur Erreichung eines breiten parlamentarischen Konsens dienen." (Rosenbrock 1990: 29)

Mit Bundestags-Drucksache 11/310 vom 20. Mai 1987 beantragte die SPD-Bundestagsfraktion die Einsetzung der Enquete-Kommission „Strukturreform der gesetzlichen Krankenversicherung". Zwei Monate zuvor hatte die Regierungskoalition eine Vereinbarung hinsichtlich der Abfassung des Gesundheits-Reformgesetzes (GRG) getroffen (vgl. Tesic 1990: 212). Am 4. Juni 1987 wurde der Einsetzungsantrag der Enquete im Bundestag angenommen. In ihm hieß es zur Aufgabenstellung der Kommission: Ihre Aufgabe sein es,

> „[...] die Strukturen unseres Krankenversicherungssystems zu analysieren und seine Schwächen und Mängel aufzuzeigen; [...] die Bedingungen zu definieren, die das Prinzip der Solidarität in einem leistungsfähigen Krankenversicherungssystem garantiert; [...] Vor- und Nachteile von Tarif- und Leistungsdifferenzierungen sowie Kostenbeteiligungen aufzuzeigen und unter den Erfordernissen einer sozialen Krankenversicherung zu bewerten." (Deutscher Bundestag 1990a: 23f)

Mit diesem umfassenden Mandat hätte die Enquete-Kommission einen grundlegenden Beitrag zur Debatte über eine strukturelle Reform des Gesundheitssystems leisten können. Die Bundesregierung stand jedoch der Arbeit der Enquete ablehnend gegenüber. Die Gründe für diese ablehnende Haltung glichen weitgehend den Argumenten, die im kanadischen Fall gegen die Einsetzung der Romanow-Kommission vorgebracht wurden. So äußerte etwa Horst Seehofer (CSU) in der Plenardebatte über den Einsetzungsantrag: „Ein solches Gremium brauchen wir zur Vorbereitung der Strukturreform nicht mehr. Wir haben in den letzten Jahren kaum einen anderen gesellschaftspolitischen Bereich so durchleuchtet wie das Gesundheitswesen." (Deutscher Bundestag 1987: 1042)

Die Enquete-Kommission wurde von der Mehrheit des Parlaments und von der Bundesregierung als Verzögerungs- und Störinstrument der Oppositionspar-

---

[31] Gremien, die sich mit spezifischen Detailfragen auseinandergesetzt haben, wie etwa die Enquete-Kommission „AIDS" und die Enquete-Kommissionen „Recht und Ethik der modernen Medizin" sowie „Ethik und Recht der modernen Medizin" sollen hierbei beiseite gelassen werden.

teien abgelehnt; ein Vorgang, der in der Geschichte des Instruments Enquete-Kommission in dieser Deutlichkeit einmalig war und ist. „Faktisch handelte es sich bei der Kommission zur gesetzlichen Krankenversicherung um die bisher einzige Enquete, die *expressis verbis* wider den Willen der Bundestagsmehrheit durchgesetzt wurde." (Altenhof 2002: 138, Hervorhebung im Original)

Bedenkt man, dass sich Enquete-Kommissionen normalerweise durch eine starke Konsensorientierung auszeichnen und im Regelfall versuchen, durch einen einvernehmlich verabschiedeten Bericht Einfluss auszuüben, müssen aufgrund der konfliktbeladenen Einsetzungsphase die Erfolgschancen der Kommission von Beginn an als eher gering eingeschätzt werden. Dabei waren die Kontextbedingungen für die Erarbeitung eines grundlegenden Gesundheitsreformprojektes durchaus günstig. Zwar hatte die CDU/CSU und FDP-Regierung bereits ein Konzept ausgearbeitet, aber nach nunmehr über zehn Jahren, in denen ein Kostendämpfungsgesetz auf das nächste folgte (vgl. Wasem 1990: 311), war der Wunsch nach grundlegenden Reformen bei vielen Beteiligten sowohl auf der politischen Ebene als auch bei den Akteuren im Gesundheitswesen mehr denn je vorhanden. Allerdings erwies sich die Enquete-Kommission aufgrund der starken parteipolitischen Prägung des Politikberatungsinstruments als ungeeignet für ein solches Unterfangen.

10.3. Mitglieder und Beratungsverlauf

Natürlich war die SPD fest entschlossen, den Vorsitz der von ihr initiierten Kommission zu erhalten, was ihr auch gelang. Während im Regelfall Vorsitzende von Enquete-Kommissionen versuchen, integrativ die Arbeit des Gremiums auf die Verabschiedung eines einvernehmlich beschlossenen Berichts hin zu lenken, verfolgte der Vorsitzende dieser Enquete-Kommission, Klaus Kirschner (SPD), eine klare parteipolitische Zielsetzung. Kirschner ging es darum, „[...] die Voraussetzung dafür zu schaffen, dass sich in den Empfehlungen der Kommission soviel wie möglich von den Grundvorstellungen der SPD in der Gesundheitspolitik wiederfindet [...]" (Kirschner zit. nach Altenhof 2002: 174). Diese Haltung trug natürlich dazu bei, dass die Regierungsparteien die Arbeit der Kommission als parteitaktisches Manöver abtaten und die Ergebnisse weitgehend ignorieren konnten. Die anderen parlamentarischen Mitglieder der Kommission waren wie Kirschner selbst zumeist Fachleute in gesundheitspolitischen Fragen. Hinsichtlich der Besetzung war somit grundsätzlich eine fachlich fundierte Arbeit der Kommission möglich.

Die Sachverständigen wurden – wie bei anderen Enquete-Kommission auch – in erster Linie nach fachlichen Kriterien ausgewählt, wobei natürlich die politische Affinität der Sachverständigen zu den sie benennenden Parteien eine nicht zu vernachlässigende Rolle spielte (vgl. Altenhof 2002: 186). Mit dem Mediziner Professor Fritz Beske vom Instituts für Gesundheits-System-Forschung Kiel, dem Juristen und Spezialisten für Krankenhausorganisation und Gesundheitsökonomie Professor Herbert Genzel, dem Spezialisten für Sozialrecht von der Universität Bayreuth, Professor Wolfgang Gitter und dem Experten für Gesundheitsökonomie, Professor Günter Neubauer (um nur einige Beispiele zu nennen) war die Enquete wissenschaftlich hochgradig besetzt.

Inhaltlich bestimmte das parallel begonnene Gesetzgebungsverfahren (zum GRG) die Vorgehensweise und die Arbeitsplanung der Enquete erheblich. Daher schlussfolgert Tesic, „[...] dass die Arbeit der Enquete-Kommission immer in einem Spannungsverhältnis zum GRG stand [...]" (Tesic 1990: 214). Mit der Vorstellung ihres Zwischenberichts (Bundestags-Drucksachennummer 11/3267) im Herbst 1988 versuchte die Enquete, diese Arbeiten am GRG im Parlament zu beeinflussen. Der Bericht wurde mit der Mehrheit aller Sachverständigen und der Mitglieder der Oppositionsparteien gegen die Abgeordneten der Regierungsfraktionen angenommen (vgl. Rosenbrock 1990: 29).

Durch die umfassenden parlamentarischen Beratungen zum GRG war es natürlich vielen parlamentarischen Mitgliedern der Enquete nur begrenzt möglich, sich auch in diesem Gremium umfassend in die Debatten einzubringen. Der Einfluss der Enquete auf die Ausgestaltung des GRG ist insgesamt – nicht zuletzt aufgrund der ablehnenden Haltung der Regierungsfraktionen hinsichtlich der Arbeit der Enquete – eher gering anzusetzen, obwohl sie durchaus nicht völlig ohne Einfluss war. Entsprechend folgert der damals für das Politikfeld Gesundheit zuständige Bundesarbeitsminister: „Die Enquete-Kommission hatte einen Einfluss auf das Gesundheits-Reformgesetz, aber sie war nicht sozusagen der Fuhrmann der Sache." (Interview Blüm)

Nach ungefähr der Hälfte der Legislaturperiode veränderten sich die Ziele von Opposition und Regierungsfraktionen in der Enquete. War das Gremium zunächst vor allem durch die SPD instrumentalisiert worden, um Einfluss auf die Ausgestaltung des GRG auszuüben, so sahen die Regierungsfraktionen nach Verabschiedung des GRG im Bundestag in der Enquete ein Instrument, um die positiven Resultate des Gesetzes und die gelungene Reformarbeit der Regierung im Rahmen der Enquete-Arbeit herauszustellen (vgl. Altenhof 2002: 289). Hierfür bedurfte es jedoch einer Verlängerung des Mandates der Enquete, die von den Regierungsfraktionen beantragt wurde. Der Antrag wurde im Bundestag mit den Stimmen der Regierungskoalition angenommen (vgl. Tesic 1990: 213). Noch ein zweiter Faktor war für diesen Meinungsumschwung von Bedeutung: „Die Koalition wollte nach der ersten Stufe des Gesundheitsreformgesetzes Vorschläge für eine zweite Stufe der Strukturreform erarbeiten lassen, woran die

Oppositionsfraktionen nach dem Scheitern ihres ursprünglichen Vorhabens zunächst keinerlei Interesse zeigten." (Altenhof 2002: 289)

Insgesamt fanden 91 Sitzungen und sieben Klausurtagungen von Plenum und Arbeitsgruppen der Enquete statt. Die durch das Plenum der Kommission eingesetzten Arbeitsgruppen trugen hierbei die inhaltliche Hauptlast der Arbeit. Sie formulierten Berichtsteile vor und stellten Beratungsvorlagen für das Plenum der Kommission zusammen. Im Rahmen der Sitzungen der Gesamtkommission fanden außerdem neun öffentliche Anhörungen statt (Deutscher Bundestag 1990a: 28ff). Des Weiteren wurden im Rahmen der Arbeit der Enquete neun wissenschaftliche Gutachten und fünf Kurzexpertisen verfasst. Die fünf Kurzexpertisen befassten sich hierbei alle mit der Frage „Auswirkungen einer Implementation verschiedener Formen der Wahlfreiheit zur Reform der Krankenkassenstrukturen des GKV-Systems" (vgl. Deutscher Bundestag 1990a: 36f).

10.4. Abschlussbericht der Kommission

In dem im Februar 1990 vorgestellten Abschlussbericht gelang es trotz des hohen Arbeitspensums nicht, zwischen Regierungs- und Oppositionslager einen Konsens hinsichtlich der Mehrzahl der Reformvorschläge zu erzielen. Der Abschlussbericht der Kommission zeichnete sich daher im Vergleich zu Berichten anderer Enquete-Kommissionen durch überdurchschnittlich viele Mehrheits- und Minderheitsvoten aus. Angesichts der äußerst kontroversen Einsetzungsphase war eine solche Aufspaltung der Voten jedoch zu erwarten. Dies erleichterte allerdings die parlamentarische Nicht-Befassung mit den Empfehlungen der Enquete. Hinzu kam, dass das GRG bereits verabschiedet worden war und die Enquete auf dieses Gesetz keinen großen Einfluss hatte ausüben können. Im Abschlussbericht befasste sich die Kommission daher unter anderem mit den Folgen des GRG und zeigte eine Reihe von Defiziten auf. Des Weiteren wurden Vorschläge für eine umfassendere Organisationsreform der GKV gemacht.

Einig waren sich die Vertreter der beiden politischen Lager insbesondere darin, dass den Versicherten mehr Möglichkeiten zur Verfügung stehen sollten, ihre Krankenkasse selbst auszuwählen. In diesem Punkt kann man davon sprechen, dass der Enquete-Bericht die Übereinkunft von CDU/CSU und SPD in den Verhandlungen über das spätere Gesundheits-Strukturgesetz (GSG) vorbereitete. Auf diese vorbereitende Wirkung verwies auch der Gesundheitsausschuss des Bundestages bei seinen Beratungen über den Entwurf des GSG. Im Bericht des Ausschusses für Gesundheit zum GSG-Entwurf hieß es wörtlich: „Insbesondere der Bericht der Enquete-Kommission ‚Strukturreform der gesetzlichen Krankenversicherung' gab wesentliche Anstöße für die Formulierung des vorliegenden

Gesetzentwurfs." (Deutscher Bundestag 1992: 3) Gleichwohl schätzten einige Mitglieder der Kommission den Einfluss der Enquete auf die Beratungen über das GSG als eher gering ein, so dass man trotz der zitierten Stellungnahme des Ausschusses für Gesundheit nur von einem begrenzten Einfluss der Enquete auf das GSG ausgehen kann. Die Position des Kommissionsvorsitzenden Kirschner ist diesbezüglich unklar, da er gegenüber Altenhof die unmittelbare Wirkung der Arbeit der Enquete auf das GSG eher gering einschätzte (vgl. Altenhof 2002: 311), an anderer Stelle jedoch davon sprach, dass die Kommission „[...] nicht unbedeutende Vorarbeiten für das 1992 fraktionsübergreifend beschlossene Gesundheitsstrukturgesetz (GSG) leistete." (Kirschner 1999)

Inhaltlich waren sich die Kommissionsmitglieder einig, dass es einer qualitativen Verbesserung der ärztlichen Aus-, Weiter- und Fortbildung bedurfte und die Gesundheitsberichterstattung in Deutschland ausgebaut werden sollte (vgl. Kirschner 1990a: 98f). Auch hinsichtlich der positiven Bewertung der Grundprinzipien des bundesdeutschen Gesundheitssystems bestand innerhalb der Kommission Einigkeit (vgl. Reiners 1990: 19). Sobald sich die Kommission jedoch detaillierteren Fragen wie etwa der Bewertung der Maßnahmen des GRG oder der Effektivität einzelner Steuerungsinstrumente in der gesundheitlichen Leistungserbringung zuwandte, wurden die Konflikte zwischen den Regierungsparteien und der Opposition offensichtlich. Angesichts dieser von Parteipolitik überlagerten Bearbeitung der Sachfragen fiel das Medienecho auf den Abschlussbericht tendenziell negativ aus und auch die Ärzteschaft kritisierte den Bericht der Kommission massiv (vgl. Reiners 1990: 16 und 30). Dass die Enquete-Kommission in der folgenden Legislaturperiode nicht wieder eingesetzt wurde, erscheint angesichts der von parteipolitischen Konflikten geprägten Einsetzungs- und Beratungsphase sowie ihres insgesamt begrenzten Einflusses verständlich.

10.5. Resümee

Die Arbeit der Enquete-Kommission verdeutlicht, dass eine von politischen Konfliktstrukturen überlagerte und teilweise mit aktiven Politikern besetzte Beratungskommission in einem Politikfeld, in dem die Parteien über ideologisch fundierte Positionen verfügen, in ihrer Fähigkeit, Politikwandel zu initiieren, stark begrenzt ist. Die Pfadabhängigkeit, die sich nicht nur in den etablierten Strukturen der Gesundheitsversorgung und in den Positionen der relevanten Vetospieler widerspiegelte, sondern auch die programmatische Basis der Parteien prägte, ließ sich mit einem stark durch Parteienkonkurrenz geprägtem Beratungsinstrument nicht auflösen.

Allerdings muss man auch festhalten, dass in der Konstatierung eines erheblichen Handlungsbedarfs im Bereich der Gliederungsstrukturen der GKV zwischen Regierungskoalition und Opposition Einigkeit bestand. Die Organisationsreform des Krankenkassenwesens bildete daher einen Schwerpunkt der Ausführungen im Abschlussbericht der Kommission (vgl. Kirschner 1990b und Herrmann 1990). Auch wenn über den wünschenswerten Reformpfad und die Reformziele unterschiedliche Ansichten bestanden (was sich in den unterschiedlichen Voten im Abschlussbericht der Enquete-Kommission widerspiegelte), so waren sich die beiden Volksparteien hinsichtlich der Notwendigkeit struktureller Reformen doch im Grundsatz einig.

Wie die Gesundheitsreformgesetze in der Folge der Arbeit der Enquete-Kommission deutlich machen, war es der Enquete dennoch nicht gelungen, strukturelle Reformen zu initiieren oder ein neues Paradigma (und damit politischen Wandel dritter Ordnung) in der Gesundheitspolitik zu etablieren. Vielmehr orientierten sich auch die folgenden Gesetze in erster Linie am Kostendämpfungsziel. Allerdings muss man trotz der eher kritischen Bewertung der Arbeit der Enquete-Kommission fragen, ob nicht die beteiligten Parlamentarier durch die Arbeit im Rahmen der Kommission ein Fachwissen sammelten, welches sie in den folgenden Jahren etwa anlässlich der Beratungen zum GSG nutzen konnten (vgl. Gerlinger 2002a: 129f).

Auch wenn es der Kommission nicht gelang, einen nachhaltigen Einfluss auf das GRG auszuüben, so basierten doch der „Kompromiss von Lahnstein" und das GSG teilweise auf den Vorarbeiten der Enquete. Aus diesem Grunde kann man durchaus davon sprechen, dass die Kommission mit ihren Ausführungen half, die Einigung über die Inhalte des GSG zumindest vorzubereiten.[32] Gleichwohl ist anzuzweifeln, dass die Enquete-Kommission ursächlich für die Entstehung des GSG verantwortlich war. Sie schuf vielmehr die Grundlage für die entsprechenden politischen Übereinkünfte. Ähnlich bewertet auch Rosenbrock den Einfluss der Enquete (vgl. Rosenbrock 1990: 33). Wissenschaftlich hatte die Enquete-Kommission in erster Linie den bestehenden Kenntnisstand insbesondere im Hinblick auf mögliche Optionen für eine Organisationsreform zusammengeführt und weniger mit eigenen Forschungen die wissenschaftliche Debatte bereichert. Insgesamt lässt sich die Enquete-Kommission als ein Modellfall für die Instrumentalisierung politikberatender Gremien aus politisch-taktischem Kalkül bezeichnen.

---

[32] Da einige Autoren das GSG als ein Reformgesetz kategorisieren, welches einen grundlegenden Wandel im bundesdeutschen Gesundheitssystem einleitete, wird im folgenden auf Entstehung und Inhalt des Gesetzes noch ausführlicher einzugehen sein.

11. Das Gesundheits-Reformgesetz

Grundsätzlich waren die Rahmenbedingungen für tief greifende Sozialreformen zu Beginn der 1980er Jahre in Deutschland äußerst günstig. Nachdem Helmut Kohl Bundeskanzler Helmut Schmidt durch ein konstruktives Misstrauensvotum am 1. Oktober 1982 abgelöst hatte und am 6. März 1983 Neuwahlen stattgefunden hatten, verfügte die konservativ-liberale Regierung über eine klare Mehrheit in Bundestag und Bundesrat.

Folgt man der These der „Reformblockade durch Bundesratsmehrheit", so erscheint das Potential für tief greifende Reformen zu Beginn der 1980er Jahre durch die Marginalisierung der Oppositionsparteien als sehr groß (vgl. Schmidt 1998a: 62 und Czada 2004: 135). Diese Rahmenbedingungen nutzte die Regierung Kohl unter anderem zu einer erheblichen Verminderung der Staatsquote insbesondere durch Kürzungen im Bereich der Renten- und Arbeitslosenversicherung. In der Gesundheitspolitik hingegen fehlte es der neuen Regierung an klaren programmatischen Festlegungen. Dennoch griff die Regierung Kohl – sieht man vom Sachverständigenrat Gesundheit ab – nicht auf politikberatende Gremien zurück, um dieses Defizit zu kompensieren.

11.1. Entstehung

Zu den ersten gesundheitspolitischen Maßnahmen der neuen Regierung gehörte die Einführung von erweiterten Selbstbeteiligungen für Patienten, was insbesondere die Effizienz des Versorgungssystems steigern sollte. In diese Kategorie lässt sich etwa das Haushaltsbegleitgesetz von 1983 mit seiner Erhöhung der Zuzahlungen für Medikamente und Kuren sowie einer Selbstbeteiligung für Krankenhausaufenthalte einordnen (vgl. Bandelow/Schubert 1998: 116). Außerdem versuchte die Bundesregierung, gemeinsam mit den Interessenverbänden das Ziel einer langfristigen Stabilisierung der Beitragssätze in der GKV zu realisieren. Dieser politikstrategische Ansatz wurde im Rahmen der Abfassung des Krankenhaus-Neuordnungsgesetzes vom 20. Dezember 1984 konsequent fortgesetzt (vgl. Bandelow/Schubert 1998: 116). Dieser Strategie folgte auch das erste große Reformgesetz der Regierung Kohl. Mit dem Gesundheits-Reformgesetz (GRG) sollte im Einvernehmen mit den Interessenverbänden eine umfassende Gesundheitsreform mit dem Ziel der Ausgabenstabilisierung entwickelt werden.

1983 stellte Bundessozialminister Norbert Blüm im Sozialbericht der Bundesregierung die Leitsätze der geplanten Reform vor (vgl. Jochem 2001: 201). Diese Leitsätze wurden nach einem Spitzengespräch zwischen Blüm und den Mitgliedern der Konzertierten Aktion im Gesundheitswesen in den folgenden

Sitzungen des Gremiums erweitert bzw. konkretisiert. 1985 legt Minister Blüm diese erweiterten Leitsätze dann als „Zehn Grundsätze" vor (abgedruckt in Bandelow 1998: 193f). Basierend hierauf begannen die Vorbereitungen für die Ausformulierung des GRG. Aufgrund von Widerständen insbesondere auf Seiten der FDP (da als Reformziel unter anderem ein erhöhter Wettbewerb zwischen den Leistungsanbietern angepeilt wurde) setzte Blüm eine Koalitionsarbeitsgruppe zur Vorbereitung des GRG ein (vgl. Jochem 2001: 201f). In den folgenden Beratungen wurden von dieser Gruppe viele der tief greifenden strukturellen Reformansätze aus dem Gesetzentwurf gestrichen.

Zu den allgemeinen Zielen des Gesetzes gehörte die Steigerung der Eigenverantwortung der Versicherten und der Wirtschaftlichkeit auf Seiten der Leistungserbringer (vgl. Jungbauer-Gans/Schneider 2000: 213). Entsprechend wurden durch das GRG die verbandliche Steuerung im Gesundheitswesen ausgebaut, die Kompetenzen der Krankenkassen erweitert sowie die Prävention zur Pflichtaufgabe der Krankenkassen gemacht. Auch wurde die Trennung von Ersatzkassen und den so genannten Reichsversicherungsordnungs-Kassen faktisch aufgehoben. Hieraus ergab sich eine weitere Homogenisierung der Krankenkassenstruktur (vgl. Alber 1992: 47 und Reiners 1990: 21). Außerdem wurden ein Bonussystem für Zahnersatz eingeführt, die Zuzahlungen für Krankenhausbehandlungen erhöht sowie Festbeträge für Arznei- und Hilfsmittel festgeschrieben, um Kosten zu senken. Durch Umschichtungen im Arzneimittelmarkt gelang es jedoch nicht, über diese Festbeträge die Kosten nachhaltig zu senken (vgl. Reiners 1993: 13f). Die unter dem Schlagwort der „Eigenverantwortung" erhöhten Zuzahlungsbelastungen für die Patienten führten dazu, dass das Gesetz in der Bevölkerung äußerst unpopulär war.

Wahltaktische Erwägungen führten dazu, dass das GRG erst nach der Bundestagswahl 1987 in das Gesetzgebungsverfahren eingebracht wurde (vgl. Webber 1989: 267). Insbesondere steigende Beitragssätze machten in dieser Zeit eine große Gesundheitsreform zwingend erforderlich. Der Sachverständigenrat Gesundheit konnte hierbei als einziges politikberatendes Gremium Einfluss auf den Reformprozess ausüben. In seinem Jahresgutachten übte der Sachverständigenrat unter anderem massive Kritik an den hohen Arzneimittelpreisen in Deutschland. Diese Expertise wiederum stärkte die Verhandlungsposition von Bundesminister Blüm gegenüber der Pharmaindustrie. Aufgrund von Einsprüchen der FDP fielen dennoch die Folgen des GRG für den Arzneimittelhandel eher gering aus. Auch eine grundlegende Krankenkassen-Strukturreform wurde Ende 1987 durch die Bundesregierung zunächst verschoben (vgl. Webber 1989: 283f und 293f).

11.2. Das Scheitern des Gesetzes

Letztendlich scheiterte das GRG an dem Versuch des damaligen Bundesministers für Arbeit und Soziales alle Interessengruppen in die Abfassung des Gesetzes mit einzubeziehen (vgl. Webber 1989). Aufgrund dieses klassisch-korporatistischen Ansatzes von Blüm fand nur ein Bruchteil der ursprünglich anvisierten Reformmaßnahmen letztendlich Eingang in das Gesetz. Dies lässt sich auch darauf zurückführen, dass die FDP in den Sitzungen der erwähnten Koalitionsarbeitsgruppe viele strukturelle Reformansätze blockierte. „Der Reformer Blüm sah sich also einer koalitionsinternen Front der Reformbremser gegenüber gestellt, während den oppositionellen Reformbefürwortern kein Einfluss gewährt wurde." (Jochem 1999: 19) Die bereits frühzeitig absehbaren inhaltlichen Differenzen zwischen den beiden Regierungsparteien machten eine tief greifende Strukturreform somit unmöglich. Da Fragen der Krankenhausfinanzierung und des Kassenwahlrechts ausgeklammert wurden, war der Reformspielraum von Beginn an äußerst eingeschränkt (vgl. Manow 1994: 37). So entwickelte sich das GRG zu einem weiteren Kostendämpfungsgesetz, das insbesondere durch Kostenverschiebungen zuungunsten der Patienten den Kostenanstieg dämpfen sollte.

Leitsatz des Gesetzes war – wie schon bei vorangegangenen Gesetzesvorhaben – der „Vorrang für die Selbstverwaltung". Das Ziel, keine Reform gegen die Ärzte zu konzipieren, lässt sich als Ergebnis eines Lernprozesses innerhalb der Ministerialverwaltung verstehen, da das Ministerium das Scheitern der Blankschen Reformen als warnendes Beispiel noch immer vor Augen hatte (vgl. Döhler/Manow-Borgwardt 1992b: 94). Der von Blüm gewählte Reformansatz ist somit nur vor dem Hintergrund der gescheiterten Reformversuche Blanks erklärbar. Gleichwohl stellte das GRG für die Regierung Kohl durchaus eine neue Qualität in der Gesundheitsreformpolitik dar, da die Regierung bisher eher kleinräumig, etwa über erweiterte Zuzahlungsregelungen, versucht hatte, den Kostendruck im Gesundheitswesen abzusenken (vgl. Jochem 1999: 10). Das GRG war im Gegensatz hierzu – ursprünglich – als ein umfassendes, strukturelles Reformwerk angelegt.

Man kann die Abfassung des GRG auch dahingehend interpretieren, dass die politischen Entscheidungsträger angesichts der Einflusslosigkeit der Konzertierten Aktion realisiert hatten, dass die neokorporatistische Aushandlung von Reformen ohne direkte Beteiligung der Politik gescheitert war (vgl. Webber 1989: 297). Für viele Autoren stellte das GRG daher auch den Endpunkt der im Verbändekonsens ausgehandelten Kostendämpfungspolitik dar (vgl. Kania/ Blanke 2000: 567). Man muss hinsichtlich des Scheiterns des GRG allerdings auch bedenken, dass sich die Umsetzung des Gesetzes durch die politischen

Entwicklungen im Vorfeld der Deutschen Einheit äußerst schwierig gestaltete und einzelne Regelungen aufgrund der grundlegenden Umwälzungen den neuen politischen Herausforderungen kaum mehr angemessen waren.

In den ersten Jahren der Regierungszeit von CDU/CSU und FDP hatte der wirtschaftliche Aufschwung den gesundheitspolitischen Handlungsdruck gemindert. Erst als gegen Ende der 1980er dieser Druck zunahm, wurde das GRG formuliert und beschlossen. Das mit hochtrabender Rhetorik begleitete Reformvorhaben ließ sich inhaltlich jedoch kaum als eine „Jahrhundertreform" bezeichnen. Dies wird insbesondere daran deutlich, dass das Gesetz sein wichtigstes Ziel, die Beitragssätze der GKV zu senken und dauerhaft zu stabilisieren (vgl. Deutscher Bundestag 1988: 6), nicht erreichte. Schon 1992 stiegen die Beitragssätze wieder über das Niveau von 1988 (vgl. Manow 1994: 37 und Reiners 1993: 17).

Trotz der neoliberalen Grundtendenz, die man nicht nur im politischen Diskurs in Großbritannien und in den USA zu Beginn der 1980er Jahre feststellen konnte, wurde von der Regierung aus CDU/CSU und FDP keine nachhaltige Umstrukturierung des Gesundheitssystems unter marktwirtschaftlichen Vorzeichen angestrebt. Man beschränkte sich vielmehr auf Versuche der Kostenbegrenzung etwa durch Ausgabendeckelung (vgl. Lehmbruch 2000b: 107). Diese Zurückhaltung in der Gesundheitspolitik stand eine Reihe von Kürzungs- und Sparmaßnahmen im Bereich der Arbeitslosen- und Sozialhilfe gegenüber (vgl. Schmidt 1992: 115). Dies erscheint hierbei besonders erstaunlich, da die Regierung Anfang der 1980er Jahre über Mehrheiten sowohl im Bundestag als auch im Bundesrat verfügte. Die begrenzten Aktivitäten in diesem Politikfeld dürften vor allem damit zusammenhängen, dass von Kürzungen und anderen Maßnahmen im Gesundheitswesen weite Teile der Bevölkerung betroffen gewesen wären und diese Maßnahmen entsprechend unpopulär waren.

12. Das deutsche Gesundheitssystem nach 1989

Die Deutsche Einheit stellte aus einer Reihe von Gründen in der Geschichte des deutschen Gesundheitssystems eine einmalige *critical juncture* dar. Alle politischen Institutionen und Ebenen waren von den Veränderungen im Rahmen der Wiedervereinigung betroffen und auch für die Gesundheitspolitik ergaben sich hieraus neue Problemen und Fragestellungen. Hinzu kam, dass sich in den 1980er Jahren die Unterschiede in den Beitragssätzen der gesetzlichen Krankenkassen stetig vergrößert hatten, so dass hier für die politischen Akteure ein wachsender Handlungsbedarf bestand. Auch steigende Arbeitslosenzahlen und die auf

den Einigungsboom folgende Rezession machten eine umfassende Gesundheitsreform erforderlich (vgl. Gerlinger 2002b: 11).
Die teilweise Finanzierung der Kosten der Deutschen Einheit über die sozialen Sicherungssysteme erhöhte den Reformdruck weiter. Manche Wissenschaftler sprechen davon, dass circa 40 Prozent der Bruttotransfers von West nach Ost aus Sozialversicherungsleistungen bestanden, die zum Großteil durch die Sozialversicherungsträger zu finanzieren waren und der Bund hiervon nur rund die Hälfte wieder ausglich (vgl. Bönker/Wollmann 2000: 516 und Jochem 1999: 7f). So haben die Kosten der Wiedervereinigung von BRD und DDR in erheblichem Maße zum Anstieg der Beitragssätze in den 1990er Jahren beigetragen (vgl. Drabinski/Beske 2003).

12.1. Die Wiedervereinigung und das deutsche Gesundheitswesen

Mit der beginnenden Wiedervereinigungsdebatte kam kurzzeitig in Teilen der SPD wieder die Idee einer Einheitsversicherung auf (vgl. Manow 1997: 119f). Auch das von der SPD entwickelte Strategiepapier „Erste Schritte zur Sozialunion" enthielt Vorschläge, die teilweise so weit reichend waren, dass sie in der „normalen" westdeutschen gesundheitspolitischen Debatte keine Chance auf Durchsetzung gehabt hätten. Einflussreiche Organisationen wie etwa die Kassenärztliche Bundesvereinigung sprachen sich jedoch für einen kompletten institutionellen Transfer des westdeutschen Gesundheitssystems und klar gegen Überlegungen in Richtung Einheitskasse aus (vgl. Wasem 1997: 166).

Die Befürworter einer strukturellen Reform des Gesundheitssystems waren schlecht organisiert und hatten das Problem, dass eine Übernahme von Elementen der Gesundheitsversorgung aus dem „gescheiterten DDR-System" kaum mehrheitsfähig war (vgl. Jochem 1999: 25). Damit waren der Option eines *policy*-Lernens aus den positiven Erfahrungen der DDR-Gesundheitsversorgung enge Grenzen gesetzt. Erst nach über zehn Jahren im Zuge der Debatte über das Gesundheits-Modernisierungsgesetz (GMG) wurde 2003/2004 über die Wieder-Einrichtung von Polikliniken als Modell für die Verzahnung stationärer und ambulanter Versorgung offen diskutiert. Natürlich waren zu diesem Zeitpunkt die noch 1989 bestehenden Strukturen in den neuen Bundesländern bereits zerschlagen und hätten für die Umsetzung eines Polikliniken-Konzepts wieder komplett neu aufgebaut werden müssen (vgl. Ärztezeitung 2003e).

Vor allem die Ärzteschaft wehrte sich in dieser Zeit gegen eine Debatte über alternative Versorgungsmodelle. So stellte Wasem 1990 fest: „Allerdings hat die Diskussion in den vergangenen Monaten deutlich gemacht, daß die Verbände der bundesdeutschen Ärzte und Zahnärzte ‚Experimente' mit alternativen Versorgungsstrukturen vehement ablehnen." (Wasem 1990: 328) Stattdessen wurde, wie es unter anderem auch der Sachverständigenrat Gesundheit empfohlen hatte (vgl. SVRKAiG 1991), das bundesdeutsche System weitgehend auf die neuen Bundesländer übertragen. Die Interessengruppen spielten für diese Entscheidung eine zentrale Rolle. Die Deutsche Einheit ist nach Lehmbruch ein Beispiel, „[...] wie die Koordinierungsmechanismen gesellschaftlicher Großorganisationen zur ‚sachlichen Unitarisierung' erheblich beitragen." (Lehmbruch 2003: 261) Somit kann man im Ablauf der Wiedervereinigung im Gesundheitssektor ein weiteres Indiz für die dominierende Rolle der Verbände in diesem Politikfeld sehen.

Mit den Umstellungen im Regierungsapparat im Zuge der Deutschen Einheit änderte sich auch organisatorisch die Zuständigkeit für das Gesundheitswesen. Vor 1991 war das Ministerium für Arbeit und Soziales für dieses Politikfeld zuständig. Ab 1991 wurde diese Kompetenz in einem eigenen Ministerium zusammengefasst. Hinzu kam, dass mit Horst Seehofer seit Mai 1992 (als Nachfolger von Gerda Hasselfeldt) ein Gesundheitsminister im Amt war, der bereit war, auf die oppositionelle SPD zuzugehen und in Verhandlungen über eine gemeinsame Reform einzutreten. Dies war insofern verständlich, als zu diesem Zeitpunkt die SPD über eine Mehrheit im Bundesrat verfügte und jede umfassende Reform des Gesundheitssystems folglich der Zustimmung der Sozialdemokraten bedurfte. Die SPD hatte am Rande der Sondersitzung der Konzertierten Aktion im Gesundheitswesen am 16. Juni 1992 bereits angekündigt, dass sie den Gesundheitsreformplänen der Regierung, welche bereits bekannt geworden waren, im Bundesrat nicht zustimmen wollte. Aus diesem Patt heraus entstand die Notwendigkeit einer ausgehandelten Reform.

12.2. Entstehung und Inhalt des Gesundheits-Strukturgesetzes

Schon kurz nach Verabschiedung des GRG war der Mehrheit der gesundheitspolitischen Akteure klar, dass es eines neuerlichen Reformgesetzes bedurfte, da durch das GRG notwendige strukturelle Reformen nicht durchgeführt worden waren. So forderte beispielsweise die AOK bereits zwei Jahre nach Verabschiedung des GRG eine neue Strukturreform (vgl. Pick 1991). Aufgrund der massiven Kostensteigerungen hatte nicht nur die Bundesregierung ein großes Interesse an einer großen Gesundheitsreform. Auch die Länder standen vor erheblichen Haushaltsproblemen, da inzwischen die (wirtschaftlichen und finanziellen) Probleme in der Folge der Deutschen Einheit deutlich zu Tage traten. Entsprechend waren die Bundesländer eher bereit, etwa auf Gestaltungsspielräume im Krankenhaussektor zu verzichten, um ihre Haushaltsprobleme in den Griff zu bekommen (vgl. Döhler 2002: 35). So ergab sich eine wohl einmalige Überschneidung der Interessen des CDU/CSU-FDP-regierten Bundes und der SPD-regierten Länder, was die Chancen für eine gemeinsame Reform maßgeblich steigerte (vgl. Altenstetter 1997: 141). Durch die Überschneidung der Interessen der beiden großen Volksparteien entstand ein *window of opportunity*, welches für eine grundlegende Reform des Gesundheitssystems genutzt werden konnte. Außerdem war es für die SPD nach vielen Jahren in der Opposition reizvoll, sich an einem wichtigen bundespolitischen Reformprojekt zu beteiligen.

Durch die Verlagerung des Ortes für die Verhandlungen zwischen Regierung und Opposition nach Lahnstein gelang Bundesgesundheitsminister Seehofer die Schaffung einer räumlichen Distanz zu den gesundheitspolitischen Interessengruppen, was die weitgehende Marginalisierung dieser ansonsten im Rahmen von Gesundheitsreformen so wichtigen Lobbygruppen erleichterte (vgl. Wasem 1997: 173). Kombiniert wurde dies mit einem weitgehenden Ausschluss der FDP (die ansonsten insbesondere die Interessen der Pharmaindustrie und der Ärzteschaft mit Nachdruck vertreten hatte) von den Verhandlungen, da einige der drängendsten Probleme des Gesundheitssystems wie etwa die erheblichen Unterschiede in den Beitragssätzen und Wettbewerbsverzerrungen zwischen Kassenarten mit der FDP kaum zu lösen waren (vgl. Manow 1994: 37).

Man muss in diesem Zusammenhang bedenken, dass das GRG unter anderem an der mangelnden Konsensfähigkeit zwischen den beiden Regierungsparteien gescheitert war. Angesichts des „Fehlschlages GRG" war es aus Sicht der CDU/CSU nur konsequent, nun mit der SPD anstatt mit dem Regierungspartner FDP ein umfassendes Reformgesetz zu erarbeiten. Auch andere Faktoren wie etwa das Ziel der Erfüllung der Maastricht-Kriterien trugen zur Bereitschaft auf Regierungsseite bei, gemeinsam mit der Opposition ein Gesundheitsreformgesetz zu entwickeln (vgl. Bandelow/Schubert 1998: 119).

Die Arbeiten der Enquete-Kommission „Strukturreform der gesetzlichen Krankenversicherung" hatten außerdem gezeigt, dass zumindest in einigen Teilaspekten eine „Große Reformkoalition" von Konservativen und Sozialdemokraten möglich war. Insofern bereitete die Arbeit der Enquete-Kommission die spätere Zusammenarbeit der beiden Volksparteien vor. Gleichwohl muss der inhaltliche Einfluss des Enquete-Berichts eher gering angesetzt werden, da sich inzwischen durch die Deutsche Einheit viele wichtige Rahmenfaktoren verändert hatten. Unter Federführung von Minister Seehofer für die Regierung und von Rudolf Dreßler für die SPD entstand so in der Zeit vom 1. bis 4. Oktober 1992 der „Kompromiss von Lahnstein". Grundlegende Ziele der Übereinkunft zwischen CDU/CSU und SPD waren zum einen erweiterte Wahlfreiheiten im Gesundheitswesen, die zu einer Verbesserung der Versorgung führen sollten. Zum anderen sollte ein verstärkter Ausbau von Wettbewerbselementen zu mehr Wirtschaftlichkeit und zu einer höheren Beitragsgerechtigkeit führen. Nach den erfolgreichen Verhandlungen und der Verabschiedung des GSG in Bundestag und Bundesrat trat das Gesetz zum 1. Januar 1993 in Kraft. Folgende Elemente des Kompromisses lassen sich als zentral herausstellen: die freie Wahl der Krankenkasse wurde ab 1997 ermöglicht, neue Kündigungsoptionen für Versicherte geschaffen und ein Risikostrukturausgleich zwischen den Krankenkassen eingeführt. Mit dem Risikostrukturausgleich sollte die solidarische Finanzierung des Gesundheitssystems angesichts eines ausgebauten Krankenkassenwettbewerbs erhalten bleiben. Dieser Wettbewerb führte in den folgenden Jahren unter anderem zu einer Steigerung des ohnehin seit Jahrzehnten nachweisbaren Trends zur Konzentration im Krankenkassenbereich. Gab es 1970 noch ungefähr 1815 Kassen, so waren es 1997 nur noch rund 498 Kassen (vgl. Kania/Blanke 2000: 582). Außerdem erreichte das Gesetz – nicht zuletzt durch den neuen Risikostrukturausgleich – eine Angleichung der Beitragssätze der verschiedenen Kassen. Hier erwies sich das Gesetz als durchaus erfolgreich.

12.3. Politikberatung und Gesundheits-Strukturgesetz

Der Einfluss politikberatender Gremien auf den GSG-Reformprozess ist kaum exakt zu quantifizieren. Zwar war im Rahmen der bereits analysierten Arbeit der Enquete-Kommission deutlich geworden, dass beide Volksparteien in der Bewertung des Reformbedarfs grundsätzlich übereinstimmten und außerdem hatte die Enquete die Ungleichbehandlung der Versichertenschaft als großes Problem klar herausgearbeitet. Gleichwohl war der Einfluss der Enquete auf das GSG insgesamt nur begrenzt. Größer war der Einfluss des Sachverständigenrates Gesundheit, der mehrfach eine Organisationsreform der GKV gefordert hatte (vgl. etwa SVRKAiG 1988). Der Sachverständigenrat hatte in seinen Gutachten die Verzerrungen im Krankenkassenwettbewerb analysiert und sich im Grundsatz für einen verstärkten Wettbewerb in Kombination mit einem Risikostrukturausgleich ausgesprochen. Des Weiteren hatte der Rat eine Reihe von Empfehlungen hinsichtlich einer Umstrukturierung des Krankenkassensektors vorgelegt. Diese Empfehlungen lagen auf dem Tisch und lassen sich insofern als verfügbare Bausteine für die Reform (-verhandlungen) beschreiben. Dennoch war das GSG kein unmittelbares Resultat eines Politikberatungsprozesses, wie es etwa bei der kanadischen Hall-Kommission und dem *Medicare Act* der Fall war.

Die Konzertierte Aktion spielte für die Verhandlungen im Vorfeld des GSG keine nennenswerte Rolle. Der fortschreitende Einflussverlust des Gremiums wurde unter anderem an Äußerungen von Bundesgesundheitsminister Seehofer deutlich, der öffentlich über die Erhaltungswürdigkeit der Konzertierten Aktion spekulierte (vgl. Döhler/Manow 1995: 41). Auch die Anhörungen von Sachverständigen im Rahmen des eigentlichen Gesetzgebungsprozesses im Bundestag hatten kaum nennenswerten Einfluss auf den Inhalt des Reformgesetzes (vgl. Reiners 1993: 27). Das GSG entstand somit vor dem Hintergrund und basierend auf Ergebnissen politikberatender Gremien (insbesondere des Sachverständigenrates); gleichwohl handelte es sich beim GSG aber nicht um das Resultat der Arbeit eines politikberatenden Gremiums.

12.4. Resümee

Insgesamt gesehen kann das GSG aufgrund der Vielzahl neuer Regelungen und nicht zuletzt aufgrund der Verstärkung des Krankenkassenwettbewerbs als eines der wichtigsten Reformgesetze in der gesundheitspolitischen Geschichte der Bundesrepublik gelten. Allerdings muss man festhalten, dass auch durch das GSG kaum tief greifende strukturelle Reformen eingeleitet wurden (vgl. Gerlinger 2002b: 9). In vielen Bereichen kam es zu Veränderungen auf der Instrumentenebene. Diese Veränderungen lassen sich jedoch insgesamt am besten als Anpassungsreformen charakterisieren. Hierbei gelang es nur kurzfristig, die Kostenentwicklung im Gesundheitswesen abzuschwächen. Schon 1995 hatte sich der Überschuss der Krankenkassen von 10,7 Mrd. DM aus dem Jahre 1993 in ein Defizit von 7,5 Mrd. DM verwandelt (vgl. Urban 2001: 25). In gewisser Weise kann man dennoch von einem grundlegenden Einfluss des Gesetzes sprechen: bei der Wahl der Steuerungsinstrumente für zukünftige Reformen stellte das GSG „entscheidende Weichenstellungen" (Gerlinger 2002b: 14). Das GSG führte in weit stärkerem Maße neue, marktförmige Steuerungselemente in das Gesundheitssystem ein, als dies bei früheren Reformgesetzen der Fall gewesen war. Nicht zuletzt angesichts dieser Tatsache sprechen einige Autoren davon, dass das GSG den Endpunkt der „traditionellen Kostendämpfungspolitik" darstellte, die seit Mitte der 1970er Jahre die Gesundheitspolitik dominierte (vgl. Gerlinger 2002b: 8).

Interessanterweise verzichtete das GSG im Vergleich zu früheren Kostendämpfungsgesetzen weitgehend auf unmittelbare Zusatzbelastungen für die Patienten und konzentrierte sich stattdessen auf die Schaffung eines verstärkten Krankenkassenwettbewerbs (vgl. Bönker/Wollmann 2000: 521). Die Leistungserbringer wurden hierbei stärker als bisher in die Kostensenkungspolitik einbezogen (vgl. Jungbauer-Gans/Schneider 2000: 213). Diese Ausrichtung des Reformgesetzes war nur möglich, da die FDP und die Interessengruppen von den Verhandlungen zwischen CDU/CSU und SPD weitgehend ausgeschlossen worden waren (vgl. Jochem 1999: 26). Neben den inhaltlichen Neuerungen in Folge des GSG ist daher in politisch-strategischer Hinsicht der Verhandlungsablauf interessant. Die politischen Akteure hatten sich im Bewusstsein der vielfältigen und organisationsstarken Interessen im Gesundheitswesen dazu entschlossen, den „normalen" Gesetzgebungsprozess insofern umzukehren, als die informellen Verhandlungen, in denen der Inhalt des noch auszuformulierenden Reformgesetzes festgelegt wurde, der eigentlichen Abfassung des Gesetzes voraus gingen. Im Regelfall finden solche Aushandlungen erst nach Vorstellung eines Gesetzentwurfes der Bundesregierung statt. Damit reagierten die politischen Akteure frühzeitig auf die erwarteten Widerstände und bewiesen so die vergleichsweise große Gestaltungsfreiheit der Politik, wenn sie bereit ist, ihre Handlungsmuster den konkreten Gegebenheiten anzupassen (vgl. Döhler/Manow 1995: 28). Die Durchsetzungsfähigkeit der Politik gegenüber den gesundheitspolitischen Interessenverbänden kann daher als ein besonders bemerkenswertes Ergebnis des GSG gelten.

Insgesamt gesehen ist bezüglich des aus dem „Lahnsteiner Kompromiss" hervorgegangenen GSG von einem historisch wohl einmaligen *window of opportunity* zu sprechen, welches dieses Vorhaben ermöglichte (vgl. Altenstetter 1997: 136). Im Anschluss an die Beratungen forderte die FDP von Kanzler Kohl die Zusage, dass sie in Zukunft bei allen Ressortverhandlungen ein Mitspracherecht haben würde, was weitere Versuche einer ausgehandelten Reform zwischen CDU/CSU und SPD in Analogie zum „Kompromiss von Lahnstein" unmöglich machte (vgl. Lehmbruch 2000b: 110).

Auch wenn einige Autoren das GSG als Beispiel dafür sehen, dass auch grundlegende Reformen im bundesdeutschen Gesundheitswesen möglich sind (vgl. Altenstetter 1997: 136), so kann man im GSG dennoch keinen Bruch mit der bisherigen Entwicklung des Gesundheitssystems erkennen. So blieb etwa die Beitragsfinanzierung bestehen und auch die Prinzipien der Leistungserbringung wurden nicht grundlegend verändert. Insofern kann man hinsichtlich des GSG nicht davon sprechen, dass es sich hierbei um die Einleitung eines paradigmatischen Wandels dritter Ordnung im Politikfeld Gesundheit und damit um eine „echte" institutionelle Reform handelte (vgl. auch Czada 2004: 142). In vielen Bereichen führte das GSG vielmehr zu Veränderungen auf der Instrumentenebene und damit zu Wandel zweiter Ordnung, wobei die Summe dieser Änderungen das GSG zu einem, wenn nicht dem, wichtigsten Gesundheitsreformgesetz seit Schaffung des deutschen Krankenversicherungssystems machte.

13. Die Reformdebatte nach dem Gesundheits-Strukturgesetz

Auch das GSG mit seinen neuen Instrumenten der Politikdurchsetzung konnte den Anstieg der Beitragssätze in der GKV nicht stoppen. Kurz nach Verabschiedung des GSG stiegen die Beitragssätze wieder und erreichten 1996 eine neue Rekordmarke von durchschnittlich 13,48 Prozent (vgl. Kania/Blanke 2000: 577). Das Problem der Krankenkassendefizite war mit dem GSG ebenfalls nicht langfristig gelöst worden. 1995 lag das Defizit der Kassen bereits wieder bei rund 5 Mrd. DM. Daher kann man festhalten, dass es mit dem GSG trotz des „historischen" Kompromisses zwischen den Volksparteien CDU/CSU und SPD nicht gelang, den Ausgabenanstieg im Gesundheitswesen nachhaltig zu bremsen. In den folgenden Jahren reagierte die Bundesregierung auf diese Entwicklung mit diversen steuernden Eingriffen in die Gesundheitsversorgung. Hierbei suchte die Regierung wieder verstärkt die Zusammenarbeit mit den Interessengruppen, während gleichzeitig der Versicherte ins Zentrum der politischen Steuerungsbemühungen rückte (vgl. Brandhorst 2003: 213). Versuche der SPD, ihr eigenes sozialpolitisches Profil zu stärken und die gleichzeitige Profilierung der FDP in ökonomischen wie auch in sozialpolitischen Fragen machten eine gemeinsame Aushandlung von neuen Gesundheitsreformschritten in dieser Zeit immer unwahrscheinlicher.

Ein Resultat dieser Entwicklungen war die höchst kontroverse Verabschiedung der dritten Stufe der Gesundheitsreform 1996/97 gegen die Stimmen der SPD (vgl. Bönker/Wollmann 2000: 522f). Im Kern umfasste die dritte Stufe folgende Gesetzgebungsvorhaben: das Krankenhaus-Stabilisierungsgesetz, das Wachstums- und Beschäftigungsförderungsgesetz, das Beitragsentlastungsgesetz sowie das 1. und 2. GKV-Neuordnungsgesetz. Nachdem Versuche, im Vermittlungsausschuss zu einer gemeinsamen Gesundheitsreform zu kommen, gescheitert waren, wurden wesentliche Teile der dritten Stufe der Gesundheitsreform so ausgestaltet, dass die SPD-Mehrheit im Bundesrat umgangen werden konnte (vgl. Bandelow/Schubert 1998: 122). So kam es in Folge des im April 1996 verkündeten Programms „Wachstum und Beschäftigung" zur Abfassung des Beitragsentlastungsgesetzes, das zum 1. Januar 1997 in Kraft trat und unter anderem gesetzlich eine Senkung der Krankenversicherungsbeiträge um 0,4 Prozentpunkte verordnete. Da die Kassen jedoch in Erwartung dieser Maßnahme ihre Beiträge vorab erhöht hatten, verpuffte der Effekt dieser verordneten Beitragssenkung (vgl. Kania/Blanke 2000: 577).

Das 2. GKV-Neuordnungsgesetz war eine Reaktion auf die steigenden Ausgaben im Gesundheitssektor. Ursprünglich hatte die Regierung Kohl geplant, durch das Gesetz den Leistungskatalog der GKV in drei Elemente aufzuteilen: zum einen sollte es weiterhin Standardleistungen geben, die wie bisher finanziert werden sollten. Neben diesen Leistungen sollten die so genannten Gestaltungsleistungen zwar weiter paritätisch finanziert werden, jedoch im Risikostrukturausgleich nicht berücksichtigt werden. Die dritte Klasse von Leistungen sollte nicht länger paritätisch finanziert werden und auch nicht im Risikostrukturausgleich Berücksichtigung finden (Satzungsleistungen). Eine solche Reform wäre aufgrund der Veränderungen auf der Instrumentenebene der Hallschen Kategorie Wandels Zweiter Ordnung zuzuordnen gewesen. Die Ausdifferenzierung des Leistungskatalogs scheiterte jedoch, so dass letztendlich nur eine „abgespeckte" Version des 2. GKV-Neuordnungsgesetzes verabschiedet wurde (vgl. Urban 2001: 26ff).

Das 2. GKV-Neuordnungsgesetz und die anderen Kostendämpfungsgesetze trugen in ihrer Summe durch ihren stark interventionistischen Charakter zu einer nachhaltigen Verschlechterung des Verhältnisses von Selbstverwaltung und Bundesregierung bei. Nicht zuletzt aufgrund der ebenfalls gesetzlich beschlossenen Erhöhungen der Eigenbeteiligungen für Patienten (etwa die Einführung eines Krankenhausnotopfers von 20 DM) und der allgemeinen Enttäuschung der Bevölkerung mit den Versuchen einer gesundheitspolitischen Reform in der zweiten Hälfte der 1990er Jahre (wobei diese Reformen nicht selten an einer „Blockademehrheit" der SPD im Bundesrat scheiterten) kam es im Jahr 1998 zum Machtwechsel. Natürlich waren eine Reihe von Faktoren für diesen Wahlausgang von Bedeutung. An dieser Stelle sei etwa auf das so genannte „Sparpaket" von 1996, welches eine Kürzung der Lohnfortzahlung und Lockerungen beim Kündigungsschutz enthielt, verwiesen (vgl. Schmidt 1998a: 80). Die Gesundheitspolitik und die mangelnde Popularität der Reformen der Bundesregierung in diesem Politikfeld trugen aber nicht unerheblich zur Wechselstimmung 1998 bei.

14. Eine neue Gesundheitspolitik unter der rot-grünen Regierungskoalition?

Mit dem Regierungswechsel 1998 war den Versuchen der Regierung Kohl, im Gesundheitswesen verstärkt Marktelemente zu etablieren und die Kosten für Gesundheitsleistungen zu privatisieren, ein Ende gesetzt worden. Die „Privatisierungsschritte", die in den letzten Jahren der konservativ-liberalen Regierungskoalition eingeleitet worden waren und zum Teil noch nicht einmal Wirkungen hatten entfalten können, wurden noch 1998 von der neu gewählten Bundesregierung von SPD und Bündnis90/Die Grünen in weiten Teilen rückgängig gemacht. Beispielsweise wurden mit dem „Gesetz zur Stärkung der Solidarität in der gesetzlichen Krankenversicherung" die Senkung von Zuzahlungen, die Wiederaufnahme von Behandlungen in den Leistungskatalog, die Abschaffung des Krankenhausnotopfers sowie die Einführung von Ausgabenbudgets für Ärzte und Krankenhäuser beschlossen (vgl. Jochem 2001: 212).

Allerdings darf man hieraus nicht schließen, dass es mit dem Regierungswechsel zu einem Bruch mit der bisherigen Gesundheitsreformpolitik kam. Vielmehr zeichnete sich die rot-grüne Gesundheitspolitik in vielen Bereichen durch Kontinuität aus. Grundlegende Reformziele und –prinzipien wie etwa die Stärkung der Patienten im System und der Ausbau der Eigenverantwortung waren und sind zwischen den beiden großen Volksparteien (mit unterschiedlicher Akzentsetzung) heute im Grundsatz unstrittig (vgl. Fischer 2003: 6). Auch setzte sich unter der Kanzlerschaft Gerhard Schröders der Trend zu einer immer detaillierteren Regulierung des Gesundheitssystems fort. Neu war hingegen die größere Bedeutung, die SPD und Bündnis90/Die Grünen der Verbesserung der Versorgungsqualität beimaßen. So „[...] sind bei der rot-grünen Gesundheitspolitik verstärkte Bemühungen zu beobachten, die Versorgungsqualität bzw. die gesetzliche Schaffung zielführender Handlungsanreize und Handlungskompetenzen zu verbessern." (Gerlinger 2002b: 20)

Mit Bundeskanzler Schröder kam es auch zu einer Veränderung des Regierungsstils. Während unter Kanzler Kohl Versuche der neokorporatistischen Aushandlung von Reformen (insbesondere im Rahmen des „Bündnis für Arbeit") weitgehend scheiterten, belebte Kanzler Schröder diese Institutionen neu. Hierbei personalisierte der Kanzler die „Konsensrunden" weit stärker als sein Vorgänger und verstand sich selbst in erster Linie als Moderator (vgl. Lehmbruch 2000b: 95ff). Auch die Hinzuziehung von externem Sachverstand in diversen Beratungsgremien wurde von Bundeskanzler Schröder offensiv propagiert (vgl. Hofmann 1998). Dieser neue Politikstil wurde unter anderem durch eine Äußerung von Schröder in seiner ersten Regierungserklärung am 10. November 1998 deutlich: „Wir stehen nicht für eine rechte oder linke Wirtschaftspolitik, sondern für eine moderne Politik der Sozialen Marktwirtschaft." (Bundesregierung 1998) Entsprechend schlussfolgert Sturm: „Die parteipolitische Neutralität der Dialogkultur macht die Überzeugung des Kanzleramtes deutlich, dass es in der Politik nicht um die Umsetzung von Programmen, sondern um das Finden von möglichst sachgerechten und deshalb parteipolitisch eigentlich nicht mehr bewertbaren Lösungen gehe." (Sturm 2003a: 145) Die Nutzung von Sachverstand im Rahmen von Expertenkommissionen entsprach diesem Stil politischer Gestaltungsarbeit.

Gleichzeitig versuchte die Regierung auf diesem Wege, in Zeiten verstärkter Entkorporatisierung Handlungsfähigkeit zurückzugewinnen (vgl. Lütz 2004: 32f). Dieses Ziel sollte erreicht werden über „[...] eine neue, ergebnisorientierte Dialogkultur zwischen Politik, Wissenschaft, Wirtschaft und kritischer Öffentlichkeit." (Steinmeier 2001: 265). Bundeskanzler Kohl hatte es noch vorgezogen,

Eine neue Gesundheitspolitik unter der rot-grünen Regierungskoalition? 243

zu einzelnen Beratern Kontakt aufzunehmen und sich insbesondere auf die Experten der Fraktion und auf Funktionäre gestützt (vgl. Bakvis 1997: 120). Hierdurch verloren offizielle parlamentarische und parteiinterne Institutionen an Bedeutung, was sich auch in der selteneren Nutzung institutionalisierter Politikberatungsgremien widerspiegelte. Gleichwohl lässt sich wissenschaftlich nicht nachweisen, dass es nach dem Regierungswechsel zu einer „Räteinflation" kam, wie einige Beobachter kritisierten. Vielmehr intensivierte sich nach 1998 die Medienberichterstattung über die diversen Beratungsgremien, so dass sich – sicherlich auch von „Konsenskanzler" Schröder gewollt – der Eindruck einer vermehrten Nutzung von Sachverstand und Expertenwissen im Rahmen von Beratungsgremien verfestigte (vgl. Siefken 2003).

Gesundheitspolitisch begann die rot-grüne Regierung mit der Einbringung des bereits erwähnten Vorschaltgesetzes („Gesetz zur Stärkung der Solidarität in der gesetzlichen Krankenversicherung"), welches eine Reihe der Maßnahmen der Regierung Kohl rückgängig machte. 1999 folgte dann das eigentliche Gesundheitsreformgesetz. Mit dem GKV-Gesundheitsreformgesetz 2000 und der geplanten Einführung von Globalbudgets trat die Regierung Schröder im Angesicht steigender Beiträge in der GKV so etwas wie eine „interventionistische Flucht nach vorn" (Lehmbruch 2000b: 108) an. Der Sachverständigenrat Gesundheit hatte hierbei auf die konkrete Ausgestaltung der Gesundheitsreform kaum Einfluss:

„Auf die Gesundheitsreform 2000 hatte der Sachverständigenrat eher weniger Einfluss, da dies ein Projekt war, welches die rot-grüne Koalition aus der Oppositionszeit mitgenommen hatte und es nun prinzipiell so umsetzen wollte. Der Sachverständigenrat arbeitet ja auch nicht so schnell. Es war auch nie seine Aufgabe, die aktuelle Politik quasi tagesaktuell zu begleiten, sondern der Sachverständigenrat hat vielmehr eine darüber hinausreichende Aufgabe." (Interview Fischer)

Die Rücknahme einer Reihe von Regelungen der Vorgängerregierung, welche insbesondere auf höhere Zuzahlungen für Patienten abzielten, führte jedoch zu einem weiteren Anstieg der Krankenversicherungsbeiträge. Daher erwiesen sich einige der nach dem Wahlsieg verabschiedeten Korrekturgesetze im Bereich der GKV (und auch in den anderen Sozialversicherungszweigen) nach kurzer Zeit als erneut korrekturbedürftig. Die Reaktionen auf die Vorstellung der so genannten „Gesundheitsreform 2000" (zu den Details des Reformgesetzes siehe Brandhorst 2003: 215f) waren angesichts des stark interventionistischen Charakters des Gesetzes (Globalbudget und „Monopolisierung der Krankenkassen") äußert negativ und die Folge waren eine Vielzahl von Protesten. Unter anderem wurde von 36 Organisationen aus verschiedenen Bereichen des Gesundheitswesens das „Bündnis Gesundheit 2000" gegründet, um gemeinsam gegen die Reformpläne der Regierung zu protestieren. Teilnehmer des Bündnisses waren unter anderem die Bundesärztekammer, der Marburger Bund, die Kassenärztliche Bundesvereinigung und der NAV-Virchow-Bund. Am 22. September 1999 protestierten nach einem Aufruf des Bündnisses rund 25.000 Personen in Berlin gegen das Reformgesetz.

Letztendlich scheiterten zwei zentrale Element der Reform, das Globalbudget und die monistische Krankenhausfinanzierung, an der Mehrheit der CDU/CSU im Bundesrat. Allerdings hatten eine Reihe von SPD-geführten Länderregierungen ebenfalls den letztgenannten Reformvorschlag kritisiert. Die Durchsetzung anderer Elemente der Reform wie etwa der Einstieg in die Einführung diagnosebezogener Fallpauschalen im Krankenhaussektor oder die Ausweitung des Risikostrukturausgleichs auf das gesamte Bundesgebiet gelang jedoch. Zu den erfolgreich umgesetzten Reformelementen gehörte auch die Einführung des „Ausschusses Krankenhaus" und des „Koordinierungsausschusses", welche gemeinsam mit dem Bundesausschuss Ärzte und Krankenkassen als verbandliche Steuerungsgremien erheblich umfangreichere Entscheidungskompetenzen erhielten (vgl. Gerlinger 2002b: 21f).

Auch durch die Nutzung neokorporatistischer Aushandlungsnetzwerke durch die seit dem 18. Januar 2001 im Amt befindliche Nachfolgerin von Ministerin Andrea Fischer gelang es nicht, eine grundlegende Reform des Gesundheitssystems voranzubringen. Zwar begann Bundesgesundheitsministerin Ulla Schmidt ihre Amtszeit mit einem „Runden Tisch" zur Vorbereitung der nächsten Gesundheitsreform. Dieser „Runde Tisch" dürfte jedoch in erster Linie den Zweck gehabt haben, das gestörte Verhältnis zwischen Bundesregierung und den Interessengruppen im Gesundheitswesen zu reparieren. Im Hinblick auf strukturelle Reformen im Gesundheitssektor erreichte er bestenfalls wenig. *Der Spiegel* resümierte diesbezüglich: „Nach knapp einjährigen Beratungen kamen die Beteiligten zu der gemeinsamen Erkenntnis, dass im Gesundheitswesen am besten alles beim Alten bleibt [...]." (Sauga 2002) Auch die im Rahmen des „Bündnisses für Arbeit" eingerichtete „Arbeitsgruppe Reform der gesetzlichen Krankenversicherung und der Pflegeversicherung" (vgl. Lehmbruch 2000b: 109) hatte keinen erkennbaren Einfluss auf die Ausarbeitung von Gesundheitsreformen unter Kanzler Schröder. Stattdessen wurde die nächste Gesundheitsreform auf die Zeit nach der Bundestagswahl 2002 verschoben.

Damit scheint die Entwicklung des Gesundheitssystems in den ersten Jahren der rot-grünen Regierung die Hypothese zu bestätigen, dass die Funktionslogiken des föderalistisch strukturierten und von Parteipolitik geprägten Staatswesens der Bundesrepublik hohe institutionelle Hürden für die Reform wohlfahrtsstaatlicher Programme bereit halten (vgl. Lehmbruch 2000b: 110). Nach dem Scheitern weiter Teile der Gesundheitsreform 2000 und angesichts des ungebremsten Anstiegs der Beitragssätze in der GKV bestand daher auch nach dem Wahlsieg von SPD und Bündnis90/Die Grünen am 22. September 2002 ein großer gesundheitspolitischer Handlungsbedarf.

15. Resümee: Gesundheitsreformen und Politikberatung in Deutschland

Die große institutionelle Stabilität des deutschen Gesundheitssystems kann angesichts der Vielzahl gescheiterter Versuche einer grundlegenden Reform der strukturellen Ausgestaltung des Systems etwa durch den Kontrollratsentwurf der Alliierten oder durch die Reformvorhaben von Minister Blank als gesichert gelten. Diese Stabilität wurde anlässlich der Wiedervereinigung und der Übertragung des dringend reformbedürftigen westdeutschen Gesundheitssystems auf die neuen Bundesländer noch einmal sehr deutlich.

Das deutsche Gesundheitssystem zeichnet sich hierbei im Vergleich zum kanadischen Modell durch einen stark neokorporatistisch geprägten *policy-making*-Ansatz aus (vgl. Scott 2001: 38). Viele der (potentiell) betroffenen Interessengruppen werden zumeist frühzeitig an der Formulierung von Reformentwürfen aktiv als Diskussionsteilnehmer beteiligt. Für die Arbeit gesundheitspolitischer Beratungsgremien spielen diese neokorporatistischen Akteure eine zentrale Rolle. Besonders hervorzuheben sind hierbei die Arbeitnehmerverbände, die Gewerkschaften, die Krankenversicherungs- und Ärzteverbände sowie die Interessenvertreter der Pharmabranche (vgl. Scharpf 1993: 39). In kaum einem anderen Politikfeld findet sich eine vergleichbare Verflechtung einer so großen Anzahl von Akteuren mit (mehr oder weniger stark ausgeprägten) Vetopositionen. Dass diese Interessenkonstellation strukturelle Reformvorhaben erheblich erschwert, erscheint logisch.

Die Konzertierte Aktion ist geradezu ein Paradebeispiel für das Interesse der politischen Akteure an einer frühzeitigen Beteiligung der Interessengruppen an Gesundheitsreformprojekten. Spätestens seit der Wiedervereinigung und den neuen Herausforderungen, die sich durch Globalisierungs- und Individualisierungstendenzen ergeben, fällt es jedoch den großen neokorporatistischen Akteuren in Deutschland immer schwerer, klare Verhandlungspositionen zu entwickeln und diese dann gegenüber der Regierung bzw. den anderen Akteuren mit der glaubhaften Versicherung, Zustimmung für einvernehmliche Lösungen innerhalb der eigenen Klientel generieren zu können, zu vertreten.

„Deutsche kollektive Akteure, einstmals berühmt für ihre ‚korporatistischen' Qualitäten, d.h. für ihre Fähigkeit, breite und einbindende repräsentative Monopole zu bilden und durch erzwungene innere Disziplin externen Einfluß auszuüben, sind gegenwärtig (gegen Ende der 1990er Jahre, d.A.) von Symptomen wachsender Desorganisation gekennzeichnet." (Offe 1998b: 372)

Die Rolle der Ärzteschaft bezüglich der mangelnden Reformfähigkeit des bundesdeutschen Gesundheitssystems sollte hierbei nicht überbewertet werden. So halten Rosewitz und Webber zwar fest, dass bis Mitte der 1970er Jahre die politischen Akteure den meisten Zielen der organisierten Ärzteschaft Rechnung trugen (vgl. Rosewitz/Webber 1990: 291). Mit dem Anstieg des (finanziellen) Problemdrucks ließ jedoch auch der Einfluss der Ärzteschaft nach, obgleich sie bis heute eine gut organisierte und mächtige Lobby darstellt, welche ebenso wie andere Akteure (Krankenkassen, Versicherungen, Krankenhäuser usw.) regelmäßig mit wissenschaftlich fundierten Expertisen versucht, politische Entscheidungsträger in ihrem Sinne zu beeinflussen.

Die wissenschaftliche Befassung mit gesundheitspolitischen und -ökonomischen Fragen steckte bis in die 1970er Jahre noch weitgehend in den Kinderschuhen. Hierauf hatte bereits die Sozialenquête-Kommission hingewiesen. Erst mit der wachsenden Bedeutung von Fragen der Kostendämpfung und in Reaktion auf die Professionalisierung der Interessenverbände ab den 1960er Jahren nutzten die politischen Akteure verstärkt wissenschaftliche Expertisen im Vorfeld und im Rahmen gesundheitspolitischer Reformmaßnahmen. Hier ergab sich insofern eine Wechselwirkung zwischen Wissenschaft und Politik, als gerade zu Zeiten der sozial-liberalen Koalition die Defizite in der Gesundheitsversorgung in einer Reihe von wissenschaftlichen Abhandlungen erörtert und klar benannt wurden. Die entsprechende Krisenrhetorik dürfte den Druck auf die Politik zur Entwicklung nachhaltiger Gesundheitsreformen (unter Zuhilfenahme fachkundiger Beratung) nicht unerheblich verstärkt haben (vgl. Döhler/Manow 1995: 48). Auch der Ausbau und die Professionalisierung der wissenschaftlichen Unterstützung der gesundheitspolitischen Interessenpolitik waren wichtige Faktoren, die auf Beratungsprozesse in diesem Politikfeld zurückwirkten (vgl. Brede 2006a). So entstanden nicht nur auf Seiten der Krankenkassen (das Wissenschaftliche Institut der AOK ist hier nur eines von vielen Beispielen), sondern auch auf Seiten der Leistungserbringer professionalisierte Expertenstäbe und -gremien. Wenn die Politik dieser Professionalisierung etwas entgegensetzen wollte, so mussten die politischen Akteure zwangsläufig vermehrt auf Politikberatungsinstrumente zurückgreifen.

Politikberatungsgremien haben dennoch bisher in der Gesundheitspolitik keine zentrale Rolle spielen können. Die dezisionistisch geprägte Sozialenquête-Kommission wurde zu einer Zeit eingesetzt, als der Problemdruck im Gesundheitssektor noch vergleichsweise gering war. Außerdem beschränkten die politischen Akteure das Mandat der Kommission weitgehend auf eine Darstellung des

Ist-Zustandes und durch einen Unglücksfall verlor die Kommission das in Fragen der Gesundheitspolitik kompetenteste Mitglied. Unglückliche Umstände, ein geringer Problemdruck und das beschränkende Mandat führten somit dazu, dass die Sozialenquête kaum Einfluss auf die weitere gesundheitspolitische Entwicklung nehmen konnte.

Die Enquete-Kommission „Strukturreform der gesetzlichen Krankenversicherung" war hingegen viel zu sehr in das parteipolitische Alltagsgeschäft eingebunden und konnte sich aus dieser tagespolitischen Dimension ihrer Beratungsarbeit nie lösen. Hinzu kam außerdem, dass das vorherrschende gesundheitspolitische Paradigma trotz einzelner Probleme noch recht stabil war und mit dem GRG die Regierung den Versuch unternommen hatte, die Defizite des bestehenden Systems zu lindern. Aufgrund dieser Fakten bestand kein *window of opportunity*, welches die Enquete-Kommission zum Transfer von innovativen und gleichzeitig verwendungstauglichen Reformvorschlägen in die gesundheitspolitische Debatte jedoch benötigt hätte. Die Folge war ein nur höchst begrenzter Einfluss. Allerdings bewies die Enquete, dass in einigen grundlegenden Fragen eine große Reformkoalition von CDU/CSU und SPD möglich war.

Die Konzertierte Aktion im Gesundheitswesen als neokorporatistisches Aushandlungsgremium hat ebenfalls nur höchst begrenzten Einfluss auf gesundheitspolitische Reformmaßnahmen nehmen können. Angesichts dieser Erfolglosigkeit war die Abschaffung des Gremiums durch Gesundheitsministerin Schmidt Anfang 2004 eine logische Konsequenz. Doch anhand der Tatsache, dass Schmidt den Sachverständigenrat Gesundheit nicht auflöste, wird bereits deutlich, dass die Bewertung der Arbeit dieses Gremiums auf Seiten der politischen Akteure weitaus positiver ausfällt.

Der Sachverständigenrat hat durch seine vielfältigen Gutachten seit vielen Jahren die wissenschaftliche Debatte über gesundheitspolitische Reformmaßnahmen in erheblicher Weise prägen können. Die Politik hat wiederholt auf die wissenschaftlich fundierten Empfehlungen des Rates zurückgegriffen, um eigene Reformvorstellungen zu entwickeln oder um die eigenen Pläne zu fundieren. Besonders prägnant ist hierbei die häufige Verwendung des Begriffs der „Über-, Unter- und Fehlversorgung", der in engem Zusammenhang mit der Arbeit des Sachverständigenrates steht und auf ein lebhaftes Echo auf Seiten der politischen Akteure und auch in der Wissenschaft stieß. Gleichwohl war der Sachverständigenrat bisher nicht in der Lage, einen grundlegenden Wandel in der Zielhierarchie im Gesundheitssektor anzuregen.

Hierbei muss jedoch bedacht werden, dass dies auch nicht der Aufgabenstellung des Sachverständigenrates entspräche und sich seine Mitglieder in den Gutachten regelmäßig für kleinräumige, aufeinander aufbauende Reformschritte ausgesprochen haben. Insofern vertritt der Sachverständigenrat ein auf längere

Zeitabschnitte bezogenes Reformkonzept der „kleinen Schritte". Die Aufteilung großer Reformvorhaben in mehrere kleine Reformschritte erscheint auch sinnvoll, da man so die gesellschaftliche und politische Verarbeitung der Veränderungen erleichtert und aus Erfahrungen im Zuge der Umsetzung einzelner Reformelemente lernen kann.

Somit existierte in der Geschichte des deutschen Gesundheitswesens (im Gegensatz zum kanadischen Fall) bisher kein Gremium, das in der Lage war, einen paradigmatischen Wandel im Sinne eines Wandels auf der Ebene von Zielen und Instrumenten der Politikdurchsetzung zu initiieren. Gleichwohl kann man nicht davon sprechen, dass in Deutschland ein Mangel an fundierten wissenschaftlichen Erkenntnissen zur Reform des Gesundheitssystems besteht. Der Sachverständigenrat Gesundheit hat vielfach und basierend auf wissenschaftlichen Erkenntnissen zu einer Verbesserung der Gesundheitsversorgung beigetragen. Dieser Einfluss beschränkte sich nicht auf einen einzelnen Bericht (bzw. Gutachten). Stattdessen könnte man den Einfluss des Sachverständigenrates in Abwandlung des Satzes von Pierson als „big, slow moving and almost invisible to the general public" umschreiben, da man die Rückkopplung seiner Politikberatungstätigkeiten an die Bevölkerung kritisieren muss.

Politikberatung in der deutschen Gesundheitspolitik ist geprägt durch die in Jahrzehnten eingeübten neokorporatistischen Aushandlungsmuster und findet weitgehend unter Ausschluss der Öffentlichkeit statt. Die Öffentlichkeit wird erst nach Abschluss der Beratungen mit den Empfehlungen konfrontiert. Eine Beteiligung von Bürgern an politikberatenden Prozessen hat zumindest im Rahmen von Beratungsgremien der Bundesregierung im Politikfeld Gesundheit bisher nicht stattgefunden. Auch die Rürup-Kommission, deren Arbeit im Folgenden darzustellen sein wird, litt unter diesem Defizit, welches sich häufig negativ auf die Umsetzungswahrscheinlichkeit von Reformempfehlungen politikberatender Gremien auswirkt.

Teil V:
Die Kommission Nachhaltigkeit in der Finanzierung der sozialen Sicherungssysteme

1. Hintergründe und Vorgeschichte der Einsetzung

Mit der Gesundheitsreform 2000 hatten SPD und Bündnis 90/Die Grünen bereits in der Legislaturperiode 1998-2002 ein umfassendes Gesetzeswerk zur Reform der GKV vorgelegt. Aufgrund des Verlustes der rot-grünen Mehrheit im Bundesrat durch den Wahlsieg der Union bei der hessischen Landtagswahl am 7. Februar 1999 war jedoch nur eine „abgespeckte" Fassung der Reform verabschiedet worden. Angesichts steigender Beitragssätze der gesetzlichen Krankenkassen war spätestens Ende 2001 offensichtlich, dass auch diese Reform das Ziel einer Konsolidierung der Finanzierung des Gesundheitssystems verfehlt hatte. Ende 2001 kündigte daher die Bundesregierung an, dass sie nach der Bundestagswahl 2002 eine grundlegende Gesundheitsreform auf den Weg bringen wolle (vgl. Seeleib-Kaiser 2003a: 20). Aufgrund dieser Ankündigung und angesichts des stetigen Anstiegs des Beitragssatzniveaus bestand für die Bundesregierung nach der Bundestagswahl ein unmittelbarer Handlungsbedarf. Die bereits absehbare Mehrbelastung für die Patienten in Folge einer umfassenden Gesundheitsreform ließ es hierbei sinnvoll erscheinen, die Reform möglichst früh in der neuen Legislaturperiode umzusetzen, da so die Belastungen (für die Patienten) bei der folgenden Bundestagswahl weniger stark im Bewusstsein präsent sein würden.

In den Wochen nach dem Sieg der Regierungskoalition von SPD und Bündnis90/Die Grünen bei der Bundestagswahl am 22. September 2002 wurde schnell deutlich, dass die Reform der sozialen Sicherungssysteme in der neuen Legislaturperiode von herausragender Bedeutung sein würde. Bereits im Rahmen der Koalitionsverhandlungen zwischen SPD und Bündnis90/Die Grünen wurden jedoch erhebliche Differenzen über die Ausgestaltung einer grundlegenden Rentenreform und konkret über anstehende Rentenbeitragserhöhungen deutlich. Um die programmatischen Differenzen zwischen den beiden Parteien in Fragen einer Reform der Sozialversicherungen nicht zu einem Stolperstein für die Verhandlungen werden zu lassen, entschied man sich, langfristig angelegte Reformmodelle durch ein Politikberatungsgremium ausarbeiten zu lassen und somit die Bearbeitung dieser Konfliktthemen zu externalisieren. So sollte eine gemeinsame programmatische Grundlage für die rot-grünen Sozialreformen (welche aus Sicht aller Beteiligten zwingend erforderlich waren) geschaffen werden (vgl. Hennecke 2004b: 6ff).

Die Entscheidung, die langfristige Reform der Sozialversicherungen durch eine Expertenkommission vorbereiten zu lassen, basierte nicht zuletzt auf den Erfahrungen der Bundesregierung mit der Kommission „Moderne Dienstleistungen am Arbeitsmarkt" (nach dem Vorsitzenden Dr. Peter Hartz auch kurz: Hartz-Kommission). Als Reaktion auf einen Vermittlungsskandal bei der Bundesanstalt für Arbeit hatte die Regierung am 22. Februar 2002 eine Expertenkommission eingesetzt, die Vorschläge zur Reform des Arbeitsmarktes und der Arbeitsvermittlung erarbeiten sollte (vgl. Hennecke 2004a, Messerschmidt 2004 und Fleckenstein 2004). Am 16. August 2002 und damit kurz vor der Bundestagswahl schloss die Hartz-Kommission ihre Arbeit ab (vgl. Kommission Moderne Dienstleistungen am Arbeitsmarkt 2002).

Die Empfehlungen der Hartz-Kommission erlaubten es den Regierungsparteien, die Kritik an der bisherigen Arbeitsmarktpolitik der Bundesregierung insofern abzuschwächen, als beide Parteien und hierbei insbesondere die SPD nunmehr unter Verweis auf den Hartz-Bericht eine langfristig angelegte „Reform-Blaupause" vorlegen konnten, welche die Hoffnung auf eine Verbesserung der Lage am Arbeitsmarkt weckte und nach Aussage des Bundeskanzlers 1:1 umgesetzt werden sollte. Insofern kann man davon sprechen, dass die Hartz-Kommission ein Mittel der *blame avoidance* für die Regierung war. Gleichzeitig deutet die Tatsache, dass Teile der Bevölkerung darauf vertrauten, dass die Empfehlungen der Hartz-Kommission zu einer nachhaltigen Verbesserung der Lage am Arbeitsmarkt führen würden, darauf hin, dass in Deutschland noch immer ein großes Vertrauen in von Wissenschaftlern und Experten erarbeitete Problemlösungen besteht. Die Empfehlungen der Kommission trugen dazu bei, dass die Regierungsparteien den (empfundenen) Kompetenzvorsprung von CDU/CSU in diesem Politikfeld verringern konnten, was zum knappen Wahlsieg von SPD und Bündnis90/Die Grünen beitrug (vgl. Schultze 2003: 78f). Kritiker sahen in der Hartz-Kommission daher auch „[...] ein Musterbeispiel für geschicktes Problemmanagement und ein Beispiel für den fast brutalen Missbrauch des Sachverstandes als Instrument parteipolitischer Strategie und Taktik im Wahlkampf." (Hartwich 2003: 159)

Nach dem Muster der Hartz-Kommission sollten nunmehr auch im Bereich der sozialen Sicherungssysteme Reformvorschläge erarbeitet werden. „Ähnlich wie wir beim Arbeitsmarkt mit der Hartz-Kommission Beachtliches auf den Weg bringen können, werden wir an die Themen Rente und Gesundheit in dieser Legislaturperiode herangehen." (Schröder zit. nach Der Tagesspiegel 2003b) Nicht nur die finanzielle Lage der GKV machte Reformen dringend notwendig; auch in der Renten- und Pflegeversicherung bestand politischer Handlungsbedarf. Aufgrund der – aus Sicht der Bundesregierung – positiven Erfahrungen mit der Hartz-Kommission und angesichts der Komplexität der Fragestellungen in

Hintergründe und Vorgeschichte der Einsetzung

Bezug auf die zukünftige Finanzierbarkeit der sozialen Sicherungssysteme erschien es konsequent, dass sich die Bundesregierung erneut für die Einsetzung einer politikberatenden Experten-Kommission entschied.

Allerdings muss in diesem Zusammenhang darauf hingewiesen werden, dass ein Skandal bei der Bundesanstalt für Arbeit der Hauptgrund für die Einsetzung der Hartz-Kommission gewesen war. Insofern war der zentrale Akteur in dem durch das Gremium zu bearbeitenden Politikfeld weitgehend gelähmt. Somit unterschied sich der Beratungskontext der Hartz-Kommission und der Kommission Nachhaltigkeit in der Finanzierung der Sozialen Sicherungssysteme (nach dem Vorsitzenden Professor Bert Rürup auch kurz: Rürup-Kommission) in erheblicher Art und Weise. Der Hartz-Kommission stand aus zwei Gründen (Diskreditierung und Handlungsunfähigkeit der Bundesanstalt für Arbeit und Notwendigkeit der Vorstellung neuer Reformansätze von Seiten der Regierungsparteien im Wahlkampf) ein *window of opportunity* offen, welches in dieser Form für die Arbeit der Rürup-Kommission nicht bestand.

2. Die Einsetzung der Kommission

Bundesministerin Ulla Schmidt kündigte am 12. November 2002 offiziell die Einsetzung einer Kommission Nachhaltigkeit in der Finanzierung der Sozialen Sicherungssysteme (kurz: KNFSS) an. Zuvor hatte Bundeskanzler Schröder in seiner Regierungserklärung vom 29. Oktober 2002 eine Reihe von Strukturreformen (unter anderem in der Gesundheitspolitik) angekündigt, die analog zur Tätigkeit der Hartz-Kommission entwickelt werden sollten.

„Sowohl die Gesundheits- als auch die Altersversorgung werden wir nach dem Muster reformieren, mit dem wir in der Hartz-Kommission Blockaden beseitigt und neue Wege eröffnet haben. Im Gesundheitswesen erwarten wir von allen Beteiligten die unbedingte Orientierung an den gemeinsamen Zielen: der Bereitstellung des medizinisch Notwendigen, dem effizienten Einsatz der Mittel und der Entlastung bei den Arbeitskosten." (Schröder zit. nach Bundesregierung 2002)

Vor dieser Ankündigung hatte Bundeskanzler Schröder bereits mit dem späteren Vorsitzenden Professor Bert Rürup über langfristige Reformen der sozialen Sicherungssysteme gesprochen:

„Der Einsetzung der Kommission vorausgegangen war ein Gespräch zwischen dem Kanzler und mir Anfang Oktober 2002 und im Rahmen dieses Gesprächs, in dem ich auf die Reformbedürftigkeit dieser Systeme hingewiesen habe, ist dann die Idee geboren worden, eine Kommission im Prinzip analog zur Hartz-Kommission einzurichten." (Interview Rürup)

Schon kurz nach dem Wahlsieg von SPD und Bündnis90/Die Grünen war allen Beteiligten klar, dass eine weitere Gesundheitsreform zügig erarbeitet und verabschiedet werden musste. In diese Richtung wiesen auch Äußerungen von Professor Karl Lauterbach, der (als Berater von Bundesministerin Schmidt) auf dem 10. Deutschen Fachärztetag Mitte November 2002 erläuterte, dass ein Gesundheitsreformgesetz noch vor Ostern 2003 in den Bundestag eingebracht werden sollte. Die Äußerungen von Lauterbach sind hierbei noch in einem anderen Zusammenhang interessant, da er im Rahmen seiner Ausführungen drei Reformmaßnahmen unterschied: 1.) ein Vorschaltgesetz, das die unmittelbaren Finanzierungsprobleme abmildern sollte (das spätere Beitragssatzstabilitätssicherungsgesetz), 2.) das Gesundheitsreformgesetz 2003, das mittelfristig die GKV reformieren sollte (das spätere GKV-Modernisierungsgesetz), und 3.) die langfristig angelegten Vorschläge der Rürup-Kommission zur Reform der Finanzierungsgrundlagen der GKV (vgl. Ärztezeitung 2003c).

Spätestens nach dieser Ankündigung war allen Beobachtern klar, dass Gesundheitsreformfragen in den folgenden Monaten im Zentrum der politischen Auseinandersetzungen und öffentlichen Diskussionen stehen würden. Hierdurch geriet natürlich auch die Arbeit der in diesem Themengebiet aktiven Experten-Kommission in den Fokus der Medienberichterstattung. Die sich nach der Bundestagswahl entwickelnde gesundheitspolitische Reformdynamik musste sich daher zwangsläufig auch auf die Arbeitsabläufe innerhalb der Kommission auswirken, obgleich zwei der wichtigsten Mitglieder dieses Gremiums – Rürup und Lauterbach – mehrfach betonten, dass man die kurzfristigen Reformmaßnahmen der Regierung getrennt von den langfristigen Finanzierungsreformfragen sehen müsse und die Kommission in erster Linie letztere behandeln sollte.

Die Kommission sollte sich laut Bundesministerium für Gesundheit und Soziale Sicherung (BMGS) vor dem Hintergrund „[...] einer Zeit raschen Wandels, sowohl in der Arbeitswelt (z.B. Strukturwandel und grundlegende Veränderungen der Erwerbsbiographien) als auch in der Gesellschaft insgesamt [...] Vorschläge für eine nachhaltige Finanzierung und Weiterentwicklung der Sozialversicherung [...] entwickeln" (BMGS 2002a). Die Konkretisierung des Begriffs Nachhaltigkeit erfolgte dann jedoch erst im Verlauf der Beratungen.

> „Aufgabe der Politik ist es, die finanzielle Nachhaltigkeit der Systeme zu erhöhen und ein soziales Sicherungssystem ist dann nachhaltig, wenn auf der Basis eines gegebenen Einnahmerechts oder Beitragsrechts die mit diesen Einnahmen erworbenen Ansprüche dauerhaft finanziert werden können. [...] So habe ich den Auftrag verstanden. Andere haben natürlich verstanden: Nachhaltigkeit hat im Wesentlichen ei-

ne gesellschaftliche Funktion und gesellschaftliche Nachhaltigkeit heißt, dass man alle Leute einbezieht. Das war in der Tat schon ein Dissens, aber ich glaube, es hat sich dann die finanzielle Nachhaltigkeit durchgesetzt." (Interview Rürup)

Interessanterweise wurden bei der Ankündigung der Einsetzung der Kommission bereits eine Reihe von Reformelementen erwähnt, die im folgenden Jahr mit dem Gesundheitsreformgesetz 2003 umgesetzt werden sollten.

„Bundesministerin Ulla Schmidt wird im Jahr 2003 weitere grundlegende Strukturverbesserungen im Gesundheitswesen durchführen, die vor allem auf Qualität und Wettbewerb, Effizienz und Transparenz der Leistungsseite setzen. Dazu gehören die Modernisierung der Versorgungsstrukturen sowie des Honorarsystems im vertragsärztlichen Bereich, die Liberalisierung des Arzneimittelmarktes, die Einführung einer Patientenquittung und der freiwilligen elektronischen Patientenkarte sowie neue Initiativen zur Sicherung der Qualität in der Medizin, zur Stärkung der Patientenrechte und des Patientenschutzes sowie der Prävention. Ziel ist auch hier, das Krankenversicherungssystem [...] für die Zukunft leistungsfähig und bezahlbar zu halten." (BMGS 2002a)

Sieht man diese Ankündigung in Zusammenhang mit der ebenfalls in der Pressemitteilung unter dem Punkt „Ausgangslage" erwähnten Reformmaßnahmen, die bereits im Bereich der Rentenversicherung getroffen worden waren, so wird noch einmal besonders deutlich, dass die Rürup-Kommission vor allem langfristig angelegte Reformvorschläge vorlegen sollte. Gleichzeitig wurden aber durch diese Ausführungen die kurz- und mittelfristigen Reformmaßnahmen mit der Arbeit der Kommission verknüpft, so dass man die Beratungstätigkeit geradezu zwangsläufig in enger Beziehung zu den gesundheitspolitischen Maßnahmen der Bundesregierung sehen musste. Die Richtung, in welche die Kommissionsvorschläge gehen sollten, war ebenfalls erkennbar: aus dem Einsetzungsbeschluss ging hervor, dass die Kommission Alternativen zu einer vor allem am Arbeits- bzw. Lohnverhältnis ansetzenden Finanzierung der sozialen Sicherungssysteme entwickeln sollte.

„Bevölkerungsalterung und grundlegende Veränderungen der Erwerbsbiographien sowie die Entwicklung der Einkommensverteilung konfrontieren Renten-, Kranken- und Pflegeversicherung mit tiefgreifenden Problemen. Durch die am Arbeitsverhältnis ansetzende lohnzentrierte Finanzierung drohen diese Entwicklungen langfristig zu einer wachsenden Belastung des Faktors Arbeit zu werden. Dies ist mit weitreichenden Konsequenzen für das gesamtwirtschaftliche Wachstum verbunden. [...] Um beschäftigungswirksame Impulse zu geben, sollen Wege dargestellt werden, wie die Lohnnebenkosten gesenkt werden können." (BMGS 2002a)

Bedenkt man, dass es sich bei diesen Finanzierungsmodi um seit Jahrzehnten etablierte Strukturelemente handelt, kann man durchaus davon sprechen, dass die Rürup-Kommission einen Paradigmenwandel in der Finanzierung der sozialen Sicherungssysteme vorbereiten sollte. Allgemein wurde die Kommission beauftragt, „[...] Vorschläge für eine nachhaltige Finanzierung und Weiterentwicklung der Sozialversicherung zu entwickeln." Für den Bereich der GKV lautete der Auftrag an das Gremium konkret:

> „In der Gesetzlichen Krankenversicherung geht es darum, im Hinblick auf die durch die Bevölkerungsentwicklung und den medizinisch-technischen Fortschritt bewirkte Ausgabendynamik die Finanzierung langfristig zu sichern. Darüber hinaus soll die Kommission Vorschläge entwickeln, wie zukünftig die immer stärker werdende Bedeutung der Prävention zur Vorbeugung gegen Krankheiten sowie auch zur finanziellen Stabilisierung des Systems genutzt werden kann." (BMGS 2002a)

Unmittelbare Strukturfragen (wie etwa die Verzahnung von ambulanter und stationärer Versorgung) waren nicht Bestandteil des Arbeitsauftrages der Kommission, da jene Fragen bereits im Rahmen der Gesundheitsreform 2003 durch die Bundesregierung bearbeitet werden sollten. Neben der unmittelbaren Aufgabenstellung, neue Finanzierungsoptionen für die sozialen Sicherungssysteme zu erkunden, sollte auch der Einfluss der europäischen Integration auf die Finanzierung der Sozialversicherungssysteme untersucht werden.

> „Viele Strukturen in der Sozialversicherung sind historisch gewachsen. Deshalb ist auch zu prüfen, ob bei der Organisation der Sozialversicherung mittel- und langfristig Reformbedarf besteht. Die Kommission soll Vorschläge unterbreiten, wie im europäischen Rahmen zur Gewährleistung von Mobilität und Freizügigkeit der Bürgerinnen und Bürger eine unbürokratische Leistungsgewährung sichergestellt werden kann." (BMGS 2002a)

Außerdem sollte sich das Gremium mit Fragen einer Organisationsreform der Sozialversicherungssysteme befassen, sowie bereits die Ergebnisse der Gesundheitsreform 2003 in ihrem Bericht berücksichtigen. Da die Reform jedoch erst nach Ende der Arbeit der Kommission zum 1. Januar 2004 in Kraft trat, konnte diese Aufgabe nicht erfüllt werden. Des Weiteren wurde das Gremium beauftragt, internationale Erfahrungen und Diskussionen mit in ihren Beratungsverlauf einzubeziehen. Insofern sollte im Rahmen der Beratungen der Rürup-Kommission ein (begrenzter) *policy*-Transfer stattfinden.

Mit dem Ziel der Senkung der Lohnnebenkosten stand die Rürup-Kommission auf der Ebene des Arbeitsauftrages in einer Traditionslinie mit der Hartz-Kommission. Mit ihr setzte die Bundesregierung „[...] in der Sozialpolitik ein drittes die Sozialpartner einbindendes Gremium ein, um Reformen vorzubereiten und ein koordiniertes Verhalten von Staat und Interessengruppen zur Senkung der Lohnnebenkosten herbeizuführen." (Trampusch 2003: 5) Als Vorsitzender der Kommission umschrieb Rürup dieses Ziel des Gremiums folgendermaßen: die Kommissionsarbeit ziele insbesondere darauf ab, „Beitragssatzpunkte einzusammeln" (Interview Nullmeier).

3. Die Besetzung der Kommission

Am 21. November 2002 wurde Professor Rürup offiziell zum Vorsitzenden der KNFSS ernannt.[33] Die Ernennung des Vorsitzenden wurde von einigen Mitgliedern kritisiert, da folglich nicht die Möglichkeit bestand, den Vorsitzenden durch eine Wahl in der Kommission zu bestimmen (was sich wiederum positiv auf die Legitimation des Vorsitzenden – insbesondere auch in seiner Funktion als Vertreter der Gesamtkommission in der Öffentlichkeit – ausgewirkt hätte). Interessanterweise betraute in diesem Fall die Bundesregierung keinen prominenten CDU-Politiker mit dem Vorsitz der Kommission, wie noch im Fall der Süßmuth-Kommission zur Zuwanderung oder der Weizsäcker-Kommission zur Reform der Bundeswehr, um die Überparteilichkeit der Arbeit des Gremiums zu unterstreichen (vgl. Kropp 2003: 340). Stattdessen folgte die Regierung mit der Bestellung eines „politik-externen" Sachverständigen zum Vorsitzenden dem Modell der Hartz-Kommission.

Rürup hatte zuvor unter anderem von 1974 bis 1975 als wissenschaftlicher Mitarbeiter in der Planungsabteilung des Bundeskanzleramtes gearbeitet, was verdeutlicht, dass Politikberatung bereits früh in seiner wissenschaftlichen Karriere ein Element seiner beruflichen Betätigung darstellte. Neben seinen Tätigkeiten in Deutschland war er auch international unter anderem als finanzpolitischer Berater der Regierung von Kasachstan und als Berater in Pensionsfragen für das österreichische Sozialministerium tätig. Somit verfügte Rürup auch über internationale Beratungserfahrungen. Trotz seiner Mitgliedschaft in der SPD beriet er bereits die Regierung Kohl in sozialpolitischen Fragen. So gilt Rürup etwa als „Erfinder" des so genannten „demographischen Faktors", der unter Bundesarbeitsminister Blüm in die Berechnungsformel der gesetzlichen Rentenversicherung aufgenommen wurde, um dem demographischen Wandel bei der Rentenberechnung Rechnung zu tragen.

---

[33] Nach einem Studium der wirtschaftlichen Staatswissenschaften in Hamburg und Köln war Rürup zunächst wissenschaftlicher Assistent an der Universität Köln und seit 1975 Professor für Volkswirtschaft zunächst an der Universität Essen und seit 1976 an der Technischen Universität Darmstadt.

Nach der Regierungsübernahme durch SPD und Bündnis90/Die Grünen war dieser Faktor 1998 wieder abgeschafft worden. Nach der Bundestagswahl 1998 war Rürup dann auch für die neue Bundesregierung tätig. So wurde er etwa im März 2000 Mitglied des Sachverständigenrates zur Begutachtung der gesamtwirtschaftlichen Entwicklung und im September 2000 übernahm er den Vorsitz des Sozialbeirates für die Rentenversicherung, dessen Mitglied er erst im März 2000 geworden war. Ab April 2002 wurde er außerdem Vorsitzender der „Sachverständigenkommission zur Neuordnung der steuerrechtlichen Behandlung von Altersvorsorgeaufwendungen und Altersbezügen". Aufgrund dieser diversen Beratungspositionen kann man Rürup auch schon vor der Übernahme des Vorsitzes der später nach ihm benannten Kommission als einen der aktivsten deutschen Politikberater (insbesondere in Renten- oder genereller: Sozialversicherungsfragen) bezeichnen. Im Gespräch mit dem Magazin *Stern* beschrieb Rürup am 3. April 2004 seine Arbeit in politikberatenden Gremien folgendermaßen:

> „Ich möchte lieber machbare Reformen in kleinen Schritten anstoßen als ein theoretisch brillantes Konzept für den Bücherschrank abliefern. [...] Sie können einem Politiker nur eine Reform verkaufen, wenn er innerhalb seiner Amtszeit noch erste Erfolge erreichen kann. Machterhalt und Machterlangung stehen in einer Demokratie vor der definitiven Problemlösung." (Rürup zit. nach Wolf-Doettinchem/Gerster 2003)

Während Rürup de facto durch Bundeskanzler Schröder zum Vorsitzenden der Kommission ernannt wurde, entschied das BMGS über die weitere Zusammensetzung der Kommission. Zunächst war die Einrichtung einer 15köpfigen Kommission geplant worden. Später wurde die Mitgliederzahl dann auf 26 erhöht. Hierfür war ausschlaggebend, dass die Bundesregierung durch die Besetzung der Kommission – ähnlich wie bei der Hartz-Kommission – gesellschaftliche Interessen frühzeitig in den Beratungsprozess einbinden wollte. So sollten bereits im Rahmen der Kommissionsarbeit Konsensbildungsprozesse zwischen den beteiligten Interessengruppen initiiert werden. Rürup äußerte diesbezüglich: „Heterogene Gruppen wie die Hartz- oder die Nachhaltigkeits-Kommission, wo neben Wissenschaftlern unterschiedlicher Provenienz auch Vertreter des politischen Lebens miteinander diskutieren, solche Kommissionen können die meisten der zu erwartenden Konflikte antizipieren und unter Umständen auf rationale Art klein arbeiten." (Rürup zit. nach Frankfurter Rundschau 2003) Dabei hatte der Kommissionsvorsitzende ursprünglich eine Besetzung der Kommission mit Wissenschaftlern bevorzugt.

> „Professor Rürup hatte daran gedacht, eine reine Wissenschaftlerkommission zu berufen. Da aber der Bundeskanzler gesagt hatte, er stelle sich so etwas ähnliches wie

bei Hartz vor, haben wir uns dann entschieden, Vertreter der Wissenschaft zu paaren mit Repräsentanten aus dem öffentlichen Leben, die auch gesellschaftlichen Interessen zuzuordnen sind." (Interview Tiemann)

Somit ergab sich aus der Entscheidung über die Besetzung der Kommission bereits ein Stück weit die Zielrichtung der Arbeit des Gremiums: es ging darum, die sehr weit auseinander liegenden Positionen der Interessenvertreter der wichtigsten gesellschaftlichen Gruppen (insbesondere der Arbeitgeber und Gewerkschaften) einander anzunähern und unter Beteiligung wissenschaftlicher Expertise eine gemeinsame Grundlinie für eine langfristige Finanzierungsreform der verschiedenen Sozialversicherungszweige zu erarbeiten.

Die Besetzung der Kommission kann als ein Musterbeispiel für die stark von neokorporatistischen Aushandlungsmustern geprägte deutsche Politikberatungstradition gewertet werden. Neben Wissenschaftlern wurden Vertreter der Krankenkassen, der Gewerkschaften, der Versicherungswirtschaft und anderer Interessengruppen als Mitglieder benannt.[34] Als Vertreterin der Interessen der Bundesländer wurde die damalige niedersächsische Sozialministerin Gitta Trauernicht berufen. Auffällig bei der Besetzung der Kommission ist neben der relativ geringen Zahl von Mitgliedern aus dem Bereich des Gesundheitswesens die vergleichsweise große Zahl von Wirtschaftsvertretern sowie von Repräsentanten von Versicherungsunternehmen. Angesichts dieser Einbeziehung von Interessengruppenvertretern, Wissenschaftlern und anderen Experten kann die Rürup-Kommission insgesamt auch als ein Beispiel für den „Funktionswandel vom hierarchischen zum moderierenden Staat" (Heinze 2003: 137) gelten.

Kritisch muss man diese Beteiligung von Interessengruppenvertretern im Rahmen von politikberatenden Gremien dann sehen, „[...] wenn die Artikulation dieser Interessen in die verfassungsmäßigen Verfahren hineinzuwirken und bestimmenden Einfluß auf die dem Parlament vorbehaltene Sachentscheidung zu gewinnen beginnt." (Papier 2003) Da die Rürup-Kommission grundlegende, vorbereitende Empfehlungen hinsichtlich einer Finanzierungsreform in den drei Sozialversicherungszweigen entwickeln sollte, ist diese Kritik an der Zusammensetzung im vorliegenden Fall nur schwer von der Hand zu weisen. Man mag darauf verweisen, dass auch im regulären Gesetzgebungsverfahren Interessengruppenvertreter Einfluss ausüben; allerdings ist allein schon aufgrund der Zahl der Kommissionsmitglieder aus dieser Gruppe (etwa im Vergleich zu der Gruppe der Wissenschaftler) von einem großen, wenn nicht sogar bestimmenden Einfluss auszugehen.

Eine grundlegende Veränderung im Vergleich zu früheren beratenden Gremien in der Gesundheitspolitik bestand insofern, als Vertreter der Leistungserb-

---

[34] Für eine Übersicht der Mitglieder der Kommission siehe Anhang.

ringer nicht in die Kommission berufen wurden, was von der Ärzteschaft im Vorfeld der konstituierenden Sitzung des Gremiums lautstark kritisiert wurde. So sprach etwa der Vorsitzende der Kassenärztlichen Bundesvereinigung, Dr. Manfred Richter-Reichhelm, davon, dass sich die Ärztefunktionäre „düpiert" fühlten (vgl. Ärztezeitung 2003a). Verstärkend wirkte hierbei ein längerer Streit zwischen Ärztefunktionären und Bundesministerin Schmidt. Die Ärzte hatten im November/Dezember 2002 „Dienst nach Vorschrift" angekündigt, um so gegen die von der Bundesregierung für 2004 verordnete Honorarnullrunde zu protestieren. Diese angespannte Atmosphäre zwischen Ärzteverbänden und Bundesregierung dürfte das BMGS in seiner Entscheidung, keine Vertreter der Ärzteschaft in die Rürup-Kommission zu berufen, bestärkt haben.

Aber auch Vertreter anderer Interessenverbände aus dem Gesundheitssektor kritisierten die Kommission. So sprach der Vorsitzende des Hartmannbundes bezogen auf die Kommission von „[...] keinerlei Legitimation und Kompetenz, Reformvorschläge für das Gesundheitswesen zu entwickeln [...]." (Thomas zit. nach Die Welt 2002) Der stellvertretende Vorsitzende des NAV-Virchow-Bundes sprach von einem „Club von Nichtkompetenten und Expertokraten" (Hübner zit. nach Die Welt 2002). Der Vorsitzende des Vorstandes des Verbandes der Angestellten-Krankenkassen äußerte sich folgendermaßen: „Man kann sich nur wundern, wie leichtfertig die Politik die Beantwortung so drängender Zukunftsfragen, wie etwa die zukünftige Finanzierung der sozialen Sicherung, willkürlich zusammengesetzten außerparlamentarischen Kommissionen oder Expertenkreisen überträgt und damit die Kompetenz der Problemlösung auf Externe verschiebt." (Rebscher 2003: 3)

In Reaktion auf eine Kleine Anfrage des CDU-Bundestagsabgeordneten Dr. Hans Georg Faust begründete Franz Thönnes in seiner Funktion als Parlamentarischer Staatssekretär bei der Bundesministerin für Gesundheit und Soziale Sicherung die Nichtberücksichtigung gesundheitspolitischer Interessengruppen bei der Besetzung der Kommission damit, dass die Verbandslandschaft in diesem Politikfeld zu vielfältig sei, um die Rürup-Kommission entsprechend repräsentativ zu besetzen:

„Die Vielfalt der Verbandslandschaft im Bereich der sozialen Sicherung, die sich für den Gesundheitsbereich bereits in den in der Frage erwähnten zahlreichen Verbänden zeigt, wäre neben Praktikern, Wissenschaftlern und anderen Persönlichkeiten des öffentlichen Lebens in der Kommission nicht repräsentativ abbildbar gewesen. Deshalb wurde hierauf bewusst verzichtet. Vielmehr wurden als Mitglieder der Kommission Einzelpersönlichkeiten aus allen Bereichen unseres Landes benannt, die auf Grund ihrer z. T. praktischen Erfahrung eine überzeugende Auftragserfüllung bei gleichzeitiger Berücksichtigung der Breite des gesellschaftlichen Meinungsbildes erwarten lassen." (Thönnes zit. nach Deutscher Bundestag 2002: 16)

Die Besetzung der Kommission

Die Nichtbeteiligung der – in der politikwissenschaftlichen Befassung mit gesundheitspolitischen Reformfragen zumeist als besonders einflussreich beschriebenen – Vertreter der Ärzteschaft kann als Bruch mit der bundesdeutschen gesundheitspolitischen Beratungstradition bezeichnet werden. Mit Dr. Helmut Platzer war allerdings ein Vertreter der Krankenkassenseite (mit Erfahrungen im Rentenversicherungsbereich) als Mitglied in die Kommission berufen worden.

Die Mehrzahl der Mitglieder der Rürup-Kommission konnte bereits Erfahrungen in anderen politikberatenden Gremien vorweisen. So war beispielsweise Eggert Voscherau bereits Mitglied der Hartz-Kommission, Jürgen Husmann war Mitglied des Sozialbeirates und Lauterbach gehörte unter anderem dem SVRKAiG an. In diesem Zusammenhang sei darauf hingewiesen, dass die Mitglieder nicht aufgrund ihrer Arbeit in Verbänden oder anderen Einrichtungen, sondern formal „ad personam" benannt wurden. Dies war bereits bei früheren Regierungskommissionen – wie etwa bei der Unabhängigen Kommission „Zuwanderung" – der Fall gewesen (vgl. Zinterer 2004: 263). Gleichwohl dürfte der professionelle Hintergrund der Mitglieder eine ausschlaggebende Rolle für ihre Benennung gespielt haben.

Aus der Tatsache, dass die Mehrzahl der Mitglieder berufliche Verpflichtungen gegenüber ihren jeweiligen Arbeitgebern hatten, ergab sich ein gewisses Zeitproblem. Die Komplexität der Fragestellungen und der knapp bemessene Zeithorizont hätten eigentlich eine Vollzeit-Beschäftigung mit der Kommissionsarbeit notwendig gemacht. Trotz dieser anderweitigen Verpflichtungen war die überwiegende Mehrzahl der Mitglieder bei allen Sitzungen anwesend. Laut Geschäftsordnung bestand keine Möglichkeit, sich bei einer der Kommissionssitzungen vertreten zu lassen. Bei den Sitzungen der Arbeitsgruppen gab es die Möglichkeit, einen Beobachter als „Vertreter" ohne entsprechende (Stimm-) Rechte zu entsenden.

Die überwiegende Zahl der Mitglieder der Kommission verfügte über ein breites Fachwissen bezüglich der zu behandelnden Themenfelder. Viele der Mitglieder entsprachen jedoch nicht dem Idealbild des „unabhängigen Wissenschaftlers", der möglichst wertneutral ideale Lösungen für die zu bearbeitenden Probleme entwickelt. Vielmehr waren die grundlegenden Konfliktlinien innerhalb der Kommission schon anhand der Besetzung klar zu erkennen, obwohl die Mitglieder formal als Individuen und nicht als Vertreter bestimmter Gruppen oder Interessen berufen worden waren. Mancher Beobachter sah hierin ein Beispiel von „schlechtem Politik-Management", wie es der Vorsitzende des Vorstandes der Techniker Krankenkasse ausdrückte:

> „(Die Rürup-Kommission, d.A.) [...] ist nicht gut konstruiert. Als Firmenchef würde ich nie auf die Idee kommen, bei der Lösung eines schwierigen Problems eine Ar-

beitsgruppe zu berufen, deren Mitglieder alle unterschiedliche Ansichten vertreten und profilierungssüchtig sind. Die Rürup-Kommission in dieser Form einzusetzen ist schlechtes Politik-Management." (Klusen zit. nach Der Tagesspiegel 2003a)

Zu dieser Kritik ist anzumerken, dass die Rürup-Kommission im Vorfeld konkreter gesetzgeberischer Tätigkeiten mögliche Konsensformeln für Finanzierungsreformen in den einzelnen Sozialversicherungszweigen ausloten sollte. Angesichts dieser Zielsetzung kann die Berufung von Personen mit äußerst unterschiedlichen Positionen durchaus produktiv sein, sofern es jenen im Rahmen der Kommissionsarbeit gelingt, gemeinsame und somit auch auf breiter gesamtgesellschaftlicher Ebene konsensfähige Lösungen für die Finanzierungsprobleme der sozialen Sicherungssysteme herauszuarbeiten.

Dass die personelle Zusammensetzung der Kommission zu Problemen führen könnte, war auch Bundesministerin Schmidt klar, als sie anlässlich der Vorstellung der Mitglieder der Kommission davon sprach, dass die Zusammensetzung nicht „explosiv", sondern viel eher „kreativ" sei. Manche Beobachter gingen davon aus, dass Bundesministerin Schmidt durch die Besetzung des Gremiums mit Personen, deren inhaltliche Grundvorstellungen und Ziele sehr weit auseinander lagen, die Arbeit der Kommission erschweren oder sogar unmöglich machen wollte, um den eigenen Handlungsspielraum nicht zu verlieren. So analysierte Mihn:

„Dass die SPD-Politikerin dennoch in den vergangenen Tagen wieder einmal ausgesprochen guter Laune schien, liegt an ihrem politischen Erfolg. Denn nichts anderes ist für sie der seit längerem absehbare Misserfolg der Rürup-Kommission. [...] So muss die Ministerin nicht befürchten, dass ihre Reformansätze durch ungebetenen Rat ergänzt werden." (Mihn 2003a)

Nicht nur zwischen den Arbeitgeber- und Gewerkschaftsvertretern bestanden fundamentale Unterschiede in der Bewertung notwendiger Reformmaßnahmen. Vor Einsetzung der Kommission war bereits bekannt, dass Rürup (als Vorsitzender der Kommission) und Lauterbach (als „Chefberater" von Bundesministerin Schmidt) in einer Reihe von Problemfeldern, die von der Kommission zu bearbeiten waren, vollkommen unterschiedliche Positionen vertraten. Dieser Konflikt zwischen zwei zentralen Akteuren in der Kommission führte zu einer starken Personalisierung der inhaltlichen Kontroversen in der Medienberichterstattung (siehe etwa Hoffmann 2003e).

In diesem Zusammenhang ist es interessant festzustellen, dass sowohl Rürup als auch Lauterbach einen in Deutschland eher unüblichen Politikberatungsansatz vertreten. Beide Wissenschaftler arbeiten häufig und sehr eng mit politischen Entscheidungsträgern zusammen und entsprechen somit nicht dem in

Deutschland weit verbreiteten Modell des „unpolitischen Wissenschaftlers". So beschrieb Lauterbach in einem Interview mit dem *Rheinischen Merkur* die seiner Ansicht nach bedeutsamsten Erfolgsbedingungen von Politikberatung folgendermaßen: „Gute Beratung kann nur funktionieren, wenn man bestimmte Grundwerte teilt und eine persönliche Vertrauensbasis aufgebaut hat. In Deutschland herrscht das unrealistische Ideal, als ob es eine Beratung unabhängig von den Überzeugungen und Werten der Menschen gäbe." (Lauterbach zit. nach Büsser 2003) Rürup äußerte sich ähnlich gegenüber der *Frankfurter Rundschau*: „Ein Berater muss sich mit den Zielen des Beratenen identifizieren und er muss den Erfolg des Beratenen wollen. [...] Ich glaube nicht, dass Politiker beratungsresistent sind." (Rürup zit. nach Frankfurter Rundschau 2003)

Diese Auffassung wurde auch vom Kommissionsmitglied Professor Gert G. Wagner geteilt, der feststellte: „[...] wenn ein Wissenschaftler unmittelbaren Einfluss haben will, dann muss es zwischen ihm und dem Ratsuchenden hohe Übereinstimmung in den Zielen und ein persönliches Vertrauen geben." (Wagner 2004: 27) Hierzu gehört auch, dass der Berater dem Beratenen Empfehlungen und Stellungnahmen vorlegt, welche „[...] der Politik die Erfolgsmöglichkeiten zur Mehrheitssicherung bzw. –erlangung nicht verschließen." (Rürup/Bizer 2002: 68).

Die Mitgliedschaft eines (beamteten) Staatssekretärs aus dem BMGS in der Kommission (Heinrich Tiemann) machte, neben der Ansiedlung der Geschäftsstelle der Kommission beim BMGS, noch einmal die enge Anbindung des Gremiums an das zuständige Ministerium deutlich. Tiemann beschrieb die Hintergründe seiner Mitgliedschaft in der Kommission folgendermaßen:

> „Erstens ging es darum, das Ministerium in angemessener Weise vertreten zu sehen - auch als ‚Link' in die Leitung des Ministeriums. Das haben wir für richtig gehalten, nachdem das BMA bei der Hartz-Kommission, die ich auf Seiten des Kanzleramtes in meiner damaligen Funktion als Abteilungsleiter im Bundeskanzleramt betreut habe, sozusagen ‚Gast-Status' hatte. Wir wollten auf keinen Fall diese Situation wiederholen. Daher wurde ich Mitglied der Kommission und hatte – wenn notwendig – in der Kommission auch als Vertreter des Bundesministeriums das Wort zu ergreifen." (Interview Tiemann)

Aufgrund der engen Anbindung könnte man die Rürup-Kommission auch als eine *Ministerial Task Force* beschreiben und entsprechend wäre das Gremium im Grundsatz dem dezisionistischen Politikberatungsmodell zuzuordnen. Neben dieser direkten Anbindung hatten selbstverständlich alle durch die Vorschläge der Kommission potentiell betroffenen Bundesministerien Beobachter in die Sitzungen der Kommission entsandt.

Insgesamt kann man festhalten, dass einige der profiliertesten Kenner des deutschen Sozialversicherungswesens in die Kommission berufen worden waren. Grundsätzlich bestanden damit berechtigte Hoffnungen auf eine erfolgreiche Arbeit der Kommission. Auch ein hohes Maß an öffentlichem Interesse bezüglich der Arbeit der Kommission war höchst wahrscheinlich. All diese Faktoren hätten eine positive Bewertung der Umsetzungschancen der Kommissionsarbeit durchaus begründen können (vgl. Renn 1999: 543). Gleichzeitig war jedoch schon zu Beginn der Kommissionsarbeit absehbar, dass die Besetzung des Gremiums zu erheblichen Problemen führen könnte. Diese Schwierigkeiten ergaben sich daraus, dass auf der einen Seite die politischen Akteure den Wunsch nach einvernehmlichen Empfehlungen artikulierten, auf der anderen Seite jedoch die Kommission so heterogen zusammengesetzt und so groß war, dass einvernehmliche Reformempfehlungen – auch angesichts der hochgradig kontroversen Fragenkomplexe – nicht zu erwarten waren (vgl. Wagner 2004: 28).

4. Organisation der Kommissionsarbeit

Die Organisation der Kommissionsarbeit erfolgte über die direkt im BMGS angesiedelte Geschäftsstelle. Diese übernahm sämtliche organisatorischen Aufgaben für das Gremium. Hierbei ist insbesondere die Abfassung des Abschlussberichts erwähnenswert. Grund für die enge Anbindung der Kommission an das Bundesministerium dürften in erster Linie praktische Erwägungen von Seiten der Leitungsebene des BMGS gewesen sein. Mit der Bürokratie des Ministeriums verfügte man über eine funktionsfähige und eingespielte Infrastruktur, so dass die Kommission direkt in die Arbeit einsteigen konnte und es nicht langwieriger Vorbereitungsmaßnahmen bedurfte (etwa eine Ausschreibung von Stellen für wissenschaftliche Mitarbeiter mit entsprechenden Auswahlverfahren). Da der Kommission für den Abschlussbericht eine Frist bis Herbst 2003 gesetzt worden war, stand dem Gremium ohnehin nur verhältnismäßig wenig Zeit zur Verfügung. Laut Einsetzungsauftrag sollte der Kommission für ihre Arbeit rund eine Million Euro zur Verfügung gestellt werden (vgl. BMGS 2002a).

Zeitweise arbeiteten bis zu 12 Mitarbeiterinnen und Mitarbeiter in der Geschäftsstelle der Kommission. Neben dem Leiter der Geschäftsstelle arbeiteten sechs (zeitweise sieben) Referenten aus dem höheren Dienst, zwei Sachbearbeiter, eine Bürokraft sowie eine Schreibkraft (ebenfalls zeitweise) in der Geschäftsstelle. Neben Mitarbeiterinnen und Mitarbeitern des BMGS arbeiteten auch zwei Referenten von der Bundesversicherungsanstalt für Angestellte sowie ein abgeordneter Referent der Deutschen Bundesbank in der Geschäftsstelle. Ein Mitarbeiter war extra für die Arbeit der Kommission eingestellt worden und ein

Mitarbeiter wurde aus dem Mitarbeiterstab des Sachverständigenrates zur Begutachtung der gesamtwirtschaftlichen Entwicklung zeitweise abgeordnet. Trotz der Ansiedlung der Geschäftsstelle beim BMGS ergab sich also hinsichtlich der Besetzung der Referentenposten in der Geschäftsstelle ein recht heterogenes Bild. Die ersten Mitarbeiter der Geschäftsstelle nahmen bereits Anfang Dezember ihre Arbeit auf, so dass aus Sicht der Geschäftsstellenleitung die Arbeitsfähigkeit zur konstituierenden Sitzung bereits gegeben war. Da jedoch einige der Referentenposten erst nach und nach besetzt wurden, ist nicht davon auszugehen, dass die Geschäftsstelle unmittelbar in der Lage war, die inhaltliche Arbeit der Kommission umfassend zu begleiten. Stattdessen bedurfte es trotz der zur Verfügung stehenden Infrastruktur des BMGS einer gewissen Einarbeitungszeit, bis die Geschäftsstelle – insbesondere auf inhaltlicher Ebene – voll arbeitsfähig war. In diesem Zusammenhang ist zu bedenken, dass das BMGS nach der Bundestagswahl 2002 aus dem Bundesministerium für Gesundheit und Teilen des ehemaligen Bundesministeriums für Arbeit und Sozialordnung neu gebildet worden war und sich somit auch die Organisation des neuen Ministeriums zu dieser Zeit noch in einem Umstrukturierungsprozess befand.

Im Gegensatz zur Romanow-Kommission waren die Bundesländer an der Arbeit nur mittelbar beteiligt, da mit Gitta Trauernicht eine Landesministerin Mitglied der Kommission war. Auf der Arbeitsebene gab es jedoch keine direkte Zusammenarbeit (etwa durch die Benennung von Verbindungspersonen zwischen den Bundesländern und der Geschäftsstelle der Kommission). Statt der Bundesländer spielten eher die Städte und Gemeinden im Beratungsverlauf eine Rolle, da sich immer dann, wenn man Veränderungen beim Leistungsumfang der Sozialversicherungen plante, die Frage stellte, ob jene Leistungen dann über die Sozialhilfe (und somit über die kommunale Ebene) zu finanzieren seien würden (Interview Nullmeier). Zu einer engeren organisatorischen Anbindung (etwa durch eine Verbindungsstelle zum Deutschen Städtetag) kam es jedoch auch hier nicht.

5. Der Beginn der Arbeit der Kommission

Die Reaktionen auf die Ankündigung der Einsetzung der Rürup-Kommission fielen mehrheitlich negativ aus. So sprachen sich etwa die Gewerkschaften gegen die Einsetzung der Kommission aus. Der Vorsitzende der Dienstleistungsgewerkschaft ver.di stellte fest: „Wir haben kein Defizit bei der Analyse, sondern bei der Umsetzung." (Bsirske zit. nach Deutsches Ärzteblatt Online 2002) Auch von gesundheitspolitischen Akteuren wurde die Kommission aus diesem Grunde abgelehnt. So schlussfolgerte etwa der damalige Vorsitzende des Verbandes der

Angestellten-Krankenkassen: „Im Übrigen haben wir seit Jahren kein Analyseproblem, sondern ein politisches Gestaltungs- und Entscheidungsproblem." (Rebscher 2003: 4) Ähnlich äußerte sich der Vorsitzende des Marburger Bundes: „Hier (bei der Zukunftsperspektive für das Gesundheitssystem, d.A.) herrscht übrigens kein Analysedefizit, was vielmehr fehlt sind tragfähige Gesamtkonzepte zur Umsetzung, die [...] plausibel erläutern, wie wir zukünftigen Generationen eine finanzierbare Gesundheitsversorgung erhalten." (Montgomery 2003) Interessanterweise nahmen damit die Gewerkschaften, einige Krankenkassen und die Ärzteschaft in Deutschland eine vergleichbare Position ein wie die (zumeist konservativen) Kritiker der Einsetzung der Romanow-Kommission in Kanada.

Auf Seiten des DGB bestand der Verdacht, dass die Kommission nur dazu dienen sollte, bereits geplante Maßnahmen der Regierung vor allem im Gesundheitssektor zu legitimieren. „Die Bundesregierung bzw. das Bundesministerium für Gesundheit und Soziale Sicherung wollte die Kommission nutzen, um eine Legitimation für angedachte und beabsichtigte politische Maßnahmen zu erhalten." (Interview Stapf-Finé) In diesem Zusammenhang ist von Bedeutung, dass kurz vor der Einsetzung der Kommission Rürup in einem Interview mit dem *Spiegel* (unter Bezugnahme auf die kommende Arbeit der Kommission) seine Reformideen zur nachhaltigen Finanzierung der sozialen Sicherungssysteme beschrieben hatte (vgl. Der Spiegel 2002). Von Seiten des BMGS wurde dieses „Vorpreschen" des Kommissionsvorsitzenden kritisiert:

> „Er hat dadurch, dass er vor Beginn der Beratungen seine Erwartungen an die Kommission öffentlich formuliert hat, manche Diskussionen belastet. Er hat [...] bevor die Kommission anfing [...] über alle Zielsetzungen geredet; da musste sich das eine oder andere Kommissionsmitglied herausgefordert fühlen, das ebenfalls in den Medien zu tun. Das hat das Ergebnis (der Kommissionsarbeit, d.A.) sicherlich ein Stück weit in der öffentlichen Wahrnehmung beeinträchtigt." (Interview Tiemann)

Während es bei der Hartz-Kommission dem Vorsitzenden durch sein Moderationsgeschick gelang, einen weitgehend konsensuell verabschiedeten Bericht vorzulegen (vgl. Fleckenstein 2004: 668f), engte Rürup durch das Interview mit dem *Spiegel* seine Moderationsspielräume noch vor Beginn der Kommissionsarbeit erheblich ein. Die hiermit einher gehende Schwächung seiner „Schiedsrichterfunktion" (Heinze 2004: 54) machte die ohnehin schwierige Konsensfindung im Gremium nahezu unmöglich. Nach Ende der Arbeit der Kommission räumte Rürup ein, dass dieses Interview ein Fehler war:

> „Ich glaube auch, dass ich unbeabsichtigt einen ‚Fehler' gemacht habe, den ich im Nachhinein nicht noch einmal machen würde. Ich bin ja auch Mitglied im Sachverständigenrat zur Begutachtung der gesamtwirtschaftlichen Entwicklung und da ha-

ben wir im Herbst 2002 ein Gutachten vorgestellt, in dem wir auch schon gesundheitspolitische Vorstellungen entwickelt haben. Anlässlich dieses Gutachtens hat dann der Spiegel ein großes Interview gemacht und hier habe ich meine sozialpolitischen Reformvorstellungen ausgebreitet. Da war die Kommission noch nicht institutionalisiert. Kurze Zeit später ist die Kommission ins Leben gerufen worden. Dann kam natürlich sofort der Angriff: ‚Was soll denn hier so eine Kommission, wenn der Vorsitzende alles schon gesagt hat?' Das war im Nachhinein nicht glücklich, aber man weiß nachher immer sehr viel mehr. [...] Wenn ich dieses Interview nicht gegeben hätte, wäre es einfacher gewesen, Mehrheiten zu organisieren, weil man dann nicht bereits Vorurteile und Widerstände hätte überwinden müssen." (Interview Rürup)

Das Interview wurde von Mitgliedern der Kommission dahingehend interpretiert, dass die Ergebnisse der Kommissionsarbeit bereits feststünden. Daher nahmen einige von ihnen dieses Interview zum Anlass, in den Medien ihre eigenen Vorstellungen für – aus ihrer Sicht – mögliche bzw. wünschenswerte Sozialreformen darzustellen. Diese öffentlichen Stellungnahmen durch Mitglieder der Kommission zu einzelnen Reformvorschlägen führten dazu, dass insbesondere durch Mitglieder des Bundestages die Kommission bzw. ihre Mitglieder scharf kritisiert wurden. Noch vor der ersten Sitzung der Kommission übte etwa der stellvertretende Fraktionsvorsitzende der SPD im Bundestag, Ludwig Stiegler, lautstark Kritik an der Kommission bzw. an deren Mitgliedern: „Ich habe die Schnauze voll davon, dass wir von unseren Mitgliedern und Wählern täglich den Kopf hinhalten müssen für Professorengeschwätz [...] Ich erwarte, dass die Professoren wie Herr Rürup uns nicht länger mit ihrer Ejaculatio praecox beglücken." (Stiegler zit. nach Feldenkirchen 2002)

Auf den Inhalt der vorgebrachten Reformvorschläge reagierten insbesondere Mitglieder der Regierungsfraktionen im Bundestag mit ablehnenden Stellungnahmen. Gleichzeitig betonten die (zumeist SPD-) Abgeordneten, dass sie selbstverständlich auch parallel zur Arbeit der Rürup-Kommission über Gesundheitsreformen im Bundestag beraten wollten. Die SPD-Bundestagsfraktion hatte offensichtlich aus den Erfahrungen mit der Hartz-Kommission gelernt und wollte sich nicht (erneut) von einem politikberatenden Gremium „umspielen" lassen (vgl. Blancke/Schmid 2003). Ebenfalls noch bevor die Rürup-Kommission mit ihrer Arbeit begonnen hatte, wurde im Dezember 2002 in den Medien über ein Papier aus dem Bundeskanzleramt mit dem Titel „Auf dem Weg zu mehr Wachstum, Beschäftigung und Gerechtigkeit" (vgl. Bundeskanzleramt 2002) berichtet. Ein Teil dieses umfassenden Strategiepapiers bezog sich auf die Reform der sozialen Sicherungssysteme. So hieß es etwa: „[...] vor dem Hintergrund des demographischen Wandels [...] ist eine der Kernstrategien der Bundesregierung die auf eine Absenkung der Lohnnebenkosten abzielende Modernisierung der sozialen Sicherungssysteme." (Bundeskanzleramt 2002: 15) Zur Reform des Gesundheitswesens hieß es:

> „Das Kernproblem des Gesundheitswesens liegt in falsch gesetzten Anreizstrukturen, die zu einer Verschwendung von gesellschaftlichen Ressourcen führen. Diese Anreizstrukturen müssen korrigiert werden, ohne die solidarische Versorgung aufzugeben. In Zukunft sollte das ‚Heilen' wirtschaftlich belohnt werden und nicht das Halten im System. Dazu sollten mehr Wettbewerbselemente und mehr Transparenz eingeführt werden [...]" (Bundeskanzleramt 2002: 17)

Mit dem Papier hatte die Bundesregierung bereits vor Beginn der Arbeit der Rürup-Kommission die Grundrichtung der kommenden Sozialreformen abgesteckt. Die Lancierung dieses Papiers im Vorfeld der Einsetzung der Rürup-Kommission nahmen Kritiker (an der Einsetzung der Kommission) zum Anlass, um das Gremium erneut als reines „Legitimationsinstrument" für offensichtlich bereits beschlossene Reformvorhaben zu diskreditieren.

Der Eindruck, die Kommission solle lediglich bereits beschlossene Maßnahmen der Bundesregierung wissenschaftlich fundieren bzw. legitimieren, schwächte in jedem Fall die Position des Gremiums. Es war – so die Auffassung der Kritiker – kaum davon auszugehen, dass die Kommission nachhaltigen Einfluss würde ausüben können, wenn die Regierung die Grundsätze ihrer Reformpolitik bereits festgeschrieben habe. In diese Richtung wurden auch Äußerungen von Bundesministerin Schmidt interpretiert, die anlässlich der Einsetzung der Kommission eine 1:1 Umsetzung der Empfehlungen der Kommission klar ablehnte (vgl. Doemens 2002). Damit setzte die Ministerin noch vor Beginn der Beratungen einen Kontrapunkt zur Arbeit der Hartz-Kommission. Angesichts solcher Ankündigungen muss jedoch kritisch eingewandt werden, dass eine 1:1 Umsetzung von Kommissionsempfehlungen in einem politischen System mit einer geradezu unüberschaubaren Vielfalt politischer Verflechtungen weder wünschenswert noch möglich ist. Die gesetzgeberische Umsetzung der Hartz-Empfehlungen beweist dies. Dennoch kann man festhalten, dass bereits vor der konstituierenden Sitzung der Kommission die Bedeutung des Gremiums erheblich relativiert worden war.

Die konstituierende Sitzung der Kommission am 13. Dezember 2002 wurde live im Fernsehen (auf dem Sender *Phoenix*) übertragen. Der Beschluss zur Live-Übertragung der konstituierenden Sitzung wurde durch die Bundesregierung getroffen (Interview Rürup). Bundesministerin Schmidt betonte in ihrer Ansprache an die Kommission noch einmal, dass es keine Denkverbote für das Gremium geben sollte. Nach diesem öffentlichen Teil der Kommissionssitzung fand ein nicht-öffentlicher Beratungsteil statt. Auf der ersten Sitzung wurde unter anderem die Geschäftsordnung der Kommission, die von der Geschäftsstelle

Der Beginn der Arbeit der Kommission 267

vorformuliert worden war, durch die Kommission (abgeändert) verabschiedet. Diese Geschäftsordnung orientierte sich an der Geschäftsordnung der Hartz-Kommission sowie an der Geschäftsordnung der von Rürup geleiteten „Sachverständigenkommission zur Neuordnung der steuerrechtlichen Behandlung von Altersvorsorgeaufwendungen und Altersbezügen"[35] (Interview Rürup). Außerdem wurde in der ersten Sitzung darüber diskutiert, ob es Kommissions-Vizepräsidenten geben sollte (Interview Nullmeier). Die Kommission sprach sich jedoch dafür aus, den Vorsitz ausschließlich bei Rürup zu belassen.

Um die diversen, äußerst vielschichtigen Themen effizienter bearbeiten zu können, wurden in der konstituierenden Sitzung zunächst vier Arbeitsgruppen (AGs) gebildet. Eine AG sollte sich mit der Rentenversicherung, eine mit der Krankenversicherung und eine dritte mit der Pflegeversicherung befassen. Diese Dreiteilung der Arbeitsschwerpunkte fand sich bereits im Einsetzungsauftrag der Kommission (vgl. Bundesministerium für Gesundheit und Soziale Sicherung 2002a). Des Weiteren wurde eine Querschnittsarbeitsgruppe eingesetzt, die sich mit übergreifenden Fragestellungen befassen sollte. Diese Gruppe wurde jedoch nach nur zwei Sitzungen wieder aufgelöst, da es nicht sinnvoll erschien, die auch für die anderen drei Arbeitsgruppen elementaren Querschnittsfragen noch einmal in einer gesonderten Arbeitsgruppe zu bearbeiten (Interview Nullmeier).[36] Auch unter dem Gesichtspunkt der Zeitplanung schien die Weiterführung der Arbeit der Querschnittsarbeitsgruppe wenig sinnvoll. Die Querschnittsfragen wurden stattdessen im Rahmen der Abfassung des Abschlussberichts eingehender be- und in den Berichtstext eingearbeitet.

Jede Arbeitsgruppe wurde von je zwei Moderatoren geleitet, welche die Arbeitsgruppensitzungen vorbereiteten und leiteten. Die Entscheidung, zwei Moderatoren pro Arbeitsgruppe einzusetzen, lag vor allem in der Überlegung begründet, auf diese Weise den unterschiedlichen Positionen innerhalb der Kommission bereits bei der Besetzung der Moderatorenposten Rechnung zu tragen.

„Meine Idee war: Man nehme Moderatoren, die jeweils in einem unterschiedlichen ideologischen oder paradigmatischen Lager zuhause sind. [...] Diese Antagonisten sollten dann einen Kompromiss entwickeln, der dann von der Gesamtheit getragen werden konnte. [...] Das hat hervorragend funktioniert in der Rentenversicherung. [...] In der Pflegeversicherung hat es zunächst geknirscht, war aber dann auch außerordentlich konstruktiv. [...] Nur in der Gesundheit hat das eigentlich nie richtig funktioniert." (Interview Rürup)

---

[35] Diese Kommission arbeitete von März 2002 bis März 2003.
[36] Die beiden Sitzungen fanden am 23 Januar und am 12. März 2003 statt (vgl. KNFSS 2003a: 26).

Das Ziel der Konsensbildung war somit auch bei der Ausgestaltung der Stellung der Moderatoren entscheidend. Die Moderatoren sollten integrierend auf die Arbeit der Arbeitsgruppen einwirken, um konsensfähige Lösungen für die Gesamtkommission zu entwickeln. Die Arbeitsgruppe Gesundheit wurde gemeinsam von den Mitgliedern Wagner und Lauterbach geleitet. Wagner befürwortete die Einführung einer Gesundheitsprämie, Lauterbach vertrat das Konzept der Bürgerversicherung. Die Leitung der Arbeitsgruppe Pflegeversicherung übernahmen die Mitglieder Trauernicht, die für eine Weiterentwicklung des bestehenden Pflegeversicherungssystems eintrat, sowie Barbara Stolterfoht, die für eine Abschaffung dieses Systems eintrat. Die Leitung der Rentenversicherungs-Arbeitsgruppe nahmen Professor Axel Börsch-Supan als Vertreter des Kapitaldeckungsverfahrens und Professor Franz Ruland als Befürworter des Umlageverfahrens wahr (Interview Rürup).

Die Kommissionsmitglieder konnten frei darüber entscheiden, in welchen Arbeitsgruppen sie mitarbeiten wollten. Entgegen der ursprünglichen Planung, die drei Arbeitsgruppen relativ gleichmäßig zu besetzen, ergab sich hierdurch eine zahlenmäßig recht ungleiche Verteilung. Während in der Arbeitsgruppe Krankenversicherung nahezu alle Mitglieder der Kommission vertreten waren und auch in der Arbeitsgruppe Rentenversicherung die Mehrzahl der Kommissionsmitglieder vertreten war, entschieden sich nur vergleichsweise wenige Mitglieder zur Mitarbeit in der Arbeitsgruppe Pflegeversicherung. Somit spiegelte sich die tagespolitische Themenkonjunktur auch im Interesse der Mitglieder der Kommission wider, in den jeweiligen Arbeitsgruppen mitzuarbeiten.

Der Arbeitsstil der drei Arbeitsgruppen unterschied sich nach Aussage von Mitgliedern der Kommission erheblich (Interview Nullmeier). So wurden die Debatten in der Arbeitsgruppe Krankenversicherung als eher konfrontativ umschrieben und viele der Diskussionsvorlagen, welche durch die Geschäftsstelle vorbereitet worden waren, hatten eine eher geringe Bedeutung für die Debatten. In der Arbeitsgruppe Rentenversicherung wurde hingegen eher integrativ gearbeitet und die Vorlagen der Geschäftsstelle haben diese Diskussionsatmosphäre unterstützt. Die Arbeit der Arbeitsgruppe Pflegeversicherung wurde nach Aussage von Nullmeier hingegen eher durch einen Prozess zwischen den Beteiligten (und basierend auf den von Ihnen eingebrachten Papieren) vorangetrieben.

„In der AG Pflege [...] ist es eher ein Prozess innerhalb der Arbeitsgruppe zwischen den Beteiligten gewesen, der die Arbeit vorangetrieben hat. D.h. die meisten Papiere sind hier aus der Kommission gekommen und nicht von der Geschäftsstelle, während das in den anderen Arbeitsgruppen anders war. [...] Da es eine relativ kleine Gruppe war, hat diese AG auch ein eigenständiges Modell, einen eigenen Konsens erarbeitet und sie hatte wirklich das Gefühl, sie sei eine arbeitende Arbeitsgruppe, was man von den anderen beiden nicht in dem Maße sagen kann." (Interview Nullmeier)

Der Vorsitzende wirkte im Rahmen der Kommissionsarbeit nicht nur moderierend, sondern er brachte sich auch in die inhaltliche Bearbeitung der Fragestellungen in den Arbeitsgruppen ein. Seine Rolle wurde daher von der Mehrzahl der befragten Mitglieder als zentral für die Kommissionsarbeit bewertet. Dies lag nicht zuletzt daran, dass Rürup an (nahezu) allen Arbeitsgruppensitzungen teilnahm und sich hier aktiv in die Diskussionen einbrachte. Da in den Arbeitsgruppen die Moderatoren die Sitzungen leiteten, konnte er als „einfaches" Mitglied der Kommission hier auch inhaltliche Vorschläge machen und mit den anderen Mitgliedern über diese Vorschläge debattieren, ohne moderierend tätig sein zu müssen. Auf der anderen Seite schränkte selbstverständlich das starke inhaltliche Engagement des Vorsitzenden seine Fähigkeit ein, integrierend auf die verschiedenen, in der Kommission vertretenen, Grundsatzpositionen einzuwirken: „Was von einigen Seiten bedauert wurde, war, dass er zu klar seine Position in den Vordergrund gestellt hat und sich nicht genügend bemüht hat, die verschiedenen Gruppierungen zusammenzuführen." (Interview Nullmeier)

Für die inhaltliche Arbeit stand der Kommission weniger als ein Jahr zur Verfügung. Es ist schwer vorstellbar, wie die Rürup-Kommission in der knappen Zeit, die ihr zur Bearbeitung der vielfältigen Themen zur Verfügung stand, eine umfassende (wissenschaftliche) Analyse der Themenfelder hätte erarbeiten können. Immerhin musste sich die Rürup-Kommission im Gegensatz zur Romanow-Kommission nicht nur mit einem, sondern mit drei Sozialversicherungszweigen auseinandersetzen.

Allein in der Gesundheitspolitik bestehen – selbst wenn man den Analyseumfang auf Finanzierungsfragen begrenzt – im Vergleich etwa zur Rentenversicherung völlig andersartige Akteursnetzwerke und eingefahrene Ver- und Aushandlungslogiken, so dass eine tief greifende und umfassende Untersuchung jedes einzelnen Sozialversicherungszweiges notwendig gewesen wäre. Auf der anderen Seite muss man natürlich darauf hinweisen, dass die Finanzierung der Krankenversicherung auch eng an die Ressourcen der Rentenversicherung (und der Bundesanstalt für Arbeit) gebunden ist (vgl. Trampusch 2003: 7f) und insofern die übergreifende Aufgabenstellung der Kommission verständlich wird. Man kann in der umfassenden Themenfestlegung durch das BMGS außerdem gewisse Parallelen zum neuen Aufgabenfeld des Ministeriums sehen. Insgesamt ergaben sich aus der Aufgabenstellung der Kommission allerdings zwei Probleme: zum einen war das Aufgabenfeld zu weit gefasst, um es in der dem Gremium zur Verfügung stehenden Zeit hinreichend wissenschaftlich zu bearbeiten und gleichzeitig Aushandlungsprozesse zu initiieren; zum anderen fehlte in der

Aufgabenstellung mit der Arbeitslosenversicherung die zentrale Sozialversicherungsart, die nachhaltigen Einfluss auf die Finanzierung der anderen Sozialversicherungen ausübt.

6. Beratungsverlauf und Medienberichterstattung bis April 2003

Die Kommission hatte bezüglich der öffentlichen Darstellung ihrer Arbeit in der am 13. Dezember 2002 verabschiedeten Geschäftsordnung festgelegt: §6 Abs.5 „Über die Beratungen und deren Ergebnis ist von allen Beteiligten Vertraulichkeit zu wahren [...]". Außerdem wurde festgelegt, dass die Protokolle vertraulich zu behandeln seien und in §10 wurde die Vertraulichkeit der Beratungen noch einmal betont: „Die Mitglieder der Kommission [...] sind gehalten, den Beratungsstand sowie die gutachterlichen Äußerungen für die Kommission vertraulich zu behandeln." Hinzu kam noch §11 der Geschäftsordnung: „Erklärungen für die Kommission werden vom Vorsitzenden abgegeben." Die Geschäftsordnungsvorschriften standen somit in fundamentalem Gegensatz zu den regelmäßigen Medienberichten über Pläne und Diskussionen innerhalb der Kommission und auch die Weitergabe von internen Beratungspapieren an die Medien widersprach eindeutig der Geschäftsordnung.

In den Interviews bestätigten Mitglieder der Kommission und Geschäftsstellenmitarbeiter, dass es etwa den Fall gab, dass die Geschäftsstelle ein Beschlusspapier für eine kommende Kommmissionssitzung per Fax verteilte und der Inhalt dieses Papiers nur zwei Stunden später über die Nachrichtenticker verbreitet wurde. In einem anderen Fall wurde ein Papier in einer Kommissionssitzung verteilt. Eine Stunde nach Ende der Sitzung fand sich auch dieses Papier wortwörtlich in den Tickermeldungen. Diese Weitergabe von internen Dokumenten, die nicht nur der Profilierung einzelner Mitglieder, sondern auch der Diskreditierung von nicht genehmen Reformvorschlägen diente (vgl. Doemens 2003b), wirkte sich äußerst negativ auf die allgemeine Beratungsatmosphäre aus: „Wenn man nicht in der Kommission Dinge diskutiert, sondern in der Öffentlichkeit bringt, dann braucht man sich nicht wundern, dass keine offene Diskussionsatmosphäre herrscht. Dies hat der Diskussionskultur in der Kommission ganz großen Schaden zugefügt." (Interview Stapf-Finé)

Diese Entwicklung erreichte am 2. Januar 2003 einen Höhepunkt, als Professor Bernd Raffelhüschen in der *Bildzeitung* eine Selbstbeteiligung für Patienten von 900 Euro pro Jahr für Arztbesuche und Medikamente sowie die Herausnahme von Zahnbehandlungen und Zahnersatz aus dem Leistungskatalog der GKV forderte. Sowohl von Mitgliedern der Kommission als auch von Mitgliedern des Bundestages (von Regierung und Opposition) wurden diese Vorschläge kritisiert. Arbeitgeber und FDP hingegen lobten den Vorschlag Raffelhüschens. Rürup beschrieb die Äußerungen Raffelhüschens als „misslich und unglücklich" (Rürup zit. nach Wolber 2003) und verwies darauf, dass in der Kommission Vertraulichkeit vereinbart worden sei. Angesichts dieser öffentlichen Auseinandersetzungen kritisierte auch die SPD-Bundestagsfraktion die Mitglieder der Kommission. So äußerte etwa in einer Pressemitteilung der AG Gesundheit und Soziale Sicherung der SPD-Bundestagsfraktion deren damalige Sprecherin, Helga Kühn-Mengel: „Es ist ärgerlich, dass die Mitglieder der Rürup-Kommission erneut parallel zur Kommissionsarbeit ihre Einzelmeinung öffentlich publik machen. Diese Arbeitsweise untergräbt das wichtige Ziel der Erarbeitung eines Konzeptes zur Sicherung der langfristigen Sozialsystemfinanzen." (SPD-Bundestagsfraktion 2003)

Trotz der zum Teil scharfen Kritik von Seiten der Politik an wiederholten öffentlichen Meinungsäußerungen einzelner Kommissionsmitglieder folgten weitere Berichte über (angebliche) Pläne der Rürup-Kommission. In der zweiten Januarwoche 2003 gab es etwa Berichte, wonach die Kommission die beitragsfreie Mitversicherung von Familienmitgliedern prüfen wolle. Diese Berichte wurden umgehend von Bundesministerin Schmidt dementiert (vgl. Ärztezeitung 2003b). Besonders interessant ist jedoch ein Dementi des BMGS vom 23. Januar 2003. Nachdem über Gerüchte berichtet wurde, die Bundesregierung hätte der Kommission „grünes Licht" für die Erarbeitung von Vorschlägen zur Abschaffung der paritätischen Finanzierung in der GKV gegeben, wurde dies umgehend dementiert.

In diesem Zusammenhang wurde durch die Bundesregierung noch einmal klar zum Ausdruck gebracht, dass die rot-grüne Koalition einer Umstellung der Finanzierung der Krankenversicherung auf Gesundheitsprämien ablehnend gegenüberstand. Entsprechend äußerte der stellvertretende Regierungssprecher Thomas Steg: „Ein solcher Vorschlag würde nicht weiter verfolgt werden. Der wäre sofort vom Tisch." (Steg zit. nach Doemens 2003a) Damit war der vor allem von Rürup ins Gespräch gebrachte Reformvorschlag (Umstellung der Finanzierung auf ein Gesundheitsprämienmodell) bereits durch die Regierung abgelehnt worden, bevor die Arbeitsgruppe Gesundheit der Rürup-Kommission zu ihrer ersten Sitzung zusammen gekommen war.

Die Mehrzahl der Medienberichte über angebliche Pläne der Rürup-Kommission wurde umgehend entweder vom BMGS, von der Bundesregierung oder durch die Kommission selbst dementiert. In der Öffentlichkeit setzte sich dennoch der Eindruck fest, dass die Kommission in allen Bereichen Kürzungs- und Einsparpotentiale aufzuzeigen plante. Auch eine Gesamtkonzeption war in den Thesen und Vorschlägen nicht zu erkennen, was natürlich daran lag, dass die

Kommission noch gar keine Zeit gehabt hatte, eine entsprechende Konzeption zu erarbeiten und einige Medienberichte schlicht falsch waren. Im weiteren Verlauf der Kommissionsarbeit konnte man dennoch in den Medien immer neue, angebliche Vorschläge aus den Reihen der Kommission nachlesen. Aber auch außerhalb der Rürup-Kommission wurden in den ersten Monaten des Jahres 2003 vielfältige Reformvorschläge geäußert. So schlug beispielsweise der SVRKAiG in seinem am 24. Februar 2003 vorgestellten Gutachten unter anderem die Einführung einer Praxisgebühr vor (vgl. SVRKAiG 2003: 164).

Anstatt ein umfassendes Reformkonzept erarbeiten zu können, wurden so die Kommissionsmitglieder durch Entwicklungen in der Gesundheitspolitik (Reformpläne der Bundesregierung, steigende Defizite und Beitragssätze in der GKV) und die diversen Medienberichte geradezu „getrieben". Da zeitgleich mit den Beratungen der Kommission die Arbeiten an einem neuen Gesundheitsreformgesetz voran gingen, stellte sich außerdem die Frage der Verzahnung von Gesetzgebungs- und Kommissionsarbeit. Zunächst hatte Bundesministerin Schmidt geplant, sich beim Reformgesetz eher auf kurz- bis mittelfristige Maßnahmen zu konzentrieren und dann in einem zweiten Schritt nach Abschluss der Beratungen der Rürup-Kommission eine langfristige Finanzierungsreform der GKV zu entwickeln.

Nach einer Klausurtagung von SPD und Bündnis90/Die Grünen in Wörlitz im Januar 2003 forderte Bundeskanzler Schröder, die kurz- und langfristige Reformpläne zu verknüpfen (vgl. Jaklin 2003). Entsprechend plädierte der Kanzler in öffentlichen Stellungnahmen für eine Beschleunigung der Arbeit der Rürup-Kommission, um ihre Empfehlungen bereits in das neue Gesundheitsreformgesetz einarbeiten zu können. Nachdem ursprünglich geplant worden war, dass die Kommission ihre Empfehlungen bis zum Herbst 2003 vorlegen sollte, wurde dieser Termin nun in den Sommer vorgezogen. Mitglieder der Kommission stellten in diesem Zusammenhang infrage, ob das Gremium in der kurzen Zeit überhaupt ein schlüssiges Reformmodell würde vorlegen können, da schon der zeitliche Arbeitshorizont bis Herbst 2003 mehrfach als zu kurz bezeichnet worden war (vgl. Jaklin 2003).

Im Januar 2003 wurde außerdem deutlich, dass es innerhalb der Kommission insbesondere bezogen auf die Frage einer langfristigen Reform der Krankenversicherung unterschiedliche Positionen hinsichtlich der Aufgabenstellung der Kommission gab. So antwortete Lauterbach am 12. Januar in der *Frankfurter Allgemeinen Sonntagszeitung* auf die Frage: „Wir fassen zusammen: Das Gesundheitssystem leidet unter steigenden Ausgaben und instabilen Einnahmen. Kann man das überhaupt voneinander trennen?" mit den Worten: „Die Rürup-Kommission arbeitet an der Einnahmeseite. Die Gesundheitsministerin ihrerseits reformiert die Ausgabenseite." (Lauterbach zit. nach Germis/Kloepfer 2003).

Der Vorsitzende der Kommission äußerte jedoch nur einen Tag später in der *Frankfurter Allgemeinen Zeitung* auf die Frage „Denkt die Kommission nur über die Einnahmeseite nach?" seine Auffassung: „Nein. Es geht nicht nur darum, die Einnahmeseite konjunkturunabhängiger zu machen [...]. Das heißt, dass wir uns natürlich auch mit den Ausgaben befassen [...]." (Rürup zit. nach Schwenn 2003) An diesen Zitaten lässt sich zumindest eine unterschiedliche Schwerpunktsetzung bei den beiden wichtigsten Mitgliedern der Kommission ablesen.

Dass sich die Rürup-Kommission auch partei- und wahltaktischen Erwägungen unterordnen musste, wurde spätestens Anfang Februar 2003 deutlich. Am 2. Februar hatte die SPD die Landtagswahlen in Hessen und Niedersachen unerwartet deutlich verloren. Als Reaktion auf diese Wahlniederlagen verschob die SPD die geplante Vorstellung der Eckpunkte für die Gesundheitsreform um zwei Monate und forderte die Rürup-Kommission auf, ihre Beratungen über eine Finanzierungsreform der Krankenversicherung entsprechend zu beschleunigen. Ein weiterer Grund für die Veränderung des Zeitplanes war die Ankündigung von CDU und CSU, nur über ein Gesamtkonzept für eine Gesundheitsreform (also eine Reform, die sowohl die Ausgaben- als auch die Einnahmeseite umfassen würde) mit der Bundesregierung verhandeln zu wollen. Die Rürup-Kommission sollte nun bis Anfang April ihre Empfehlungen zur Finanzierungsreform der Krankenversicherung vorlegen, damit das BMGS noch vor Ostern 2003 seinen Gesetzentwurf vorstellen könnte.

Diese (erneute) Änderung des Zeitplanes fand noch vor der ersten Sitzung der Arbeitsgruppe Krankenversicherung der Rürup-Kommission am 6. Februar 2003 statt. Von Seiten der Mitglieder wurde mehrfach betont, dass diese neuerliche Änderung des Zeitplanes eine intensive Bearbeitung aller Problemfelder nahezu unmöglich machte. Rürup äußerte, dass er aus der Presse von dem neuen Zeitplan für seine Kommission erfahren habe und Kommissionsmitglied Husmann vertrat die Auffassung, dass die Einhaltung des Zeitplanes nur möglich wäre, wenn die Mitglieder in ihren Berufen „eine Auszeit" nehmen würden (vgl. Jaklin 2003). Bei der ersten Sitzung der Arbeitsgruppe Krankenversicherung am 6. Februar stellte Bundesministerin Schmidt ihre Eckpunkte für ein Gesundheitsreformgesetz vor und einigte sich mit der Kommission dahin gehend, dass die Vorschläge des Gremiums zur Krankenversicherungsreform bis April 2003 fertig gestellt werden sollten.

Die Medienberichte über einzelne Kommissionsvorschläge gingen währenddessen weiter. So diskutierte die Rürup-Kommission laut einem Bericht der *Süddeutschen Zeitung* vom 17. Februar 2003 über die Abschaffung der privaten Krankenversicherungen (vgl. Brychey 2003). Auch dieser Reformvorschlag wurde umgehend vom BMGS abgelehnt. Nur wenige Tage zuvor (am 14. Februar) war berichtet worden, dass die Rürup-Kommission an einer Liste von Leistungen arbeiten würde, die in Zukunft nicht mehr von der GKV zu finanzieren seien (also auch an der Ausgabenseite arbeiten würde). Auch dieser Vorschlag (der zwangsläufig zu einer höheren Eigenbeteiligung der Patienten geführt hätte) stieß umgehend auf Kritik (vgl. Frankfurter Allgemeine Zeitung 2003e). Am 27. Februar 2003 und in den darauf folgenden Tagen wurde über ein Konzept von Kommissionsmitglied Stolterfoht berichtet, laut dem die Pflegeversicherung in ihrer bisherigen (beitragsfinanzierten) Form abgeschafft werden sollte. Auch hierüber wurde umgehend und ausführlich in den Medien berichtet, obwohl über das Papier eigentlich erst in der zweiten Sitzung der Arbeitsgruppe Pflegeversicherung am 20. März beraten werden sollte.

Trotz der – bereits zitierten – ablehnenden Haltung der Bundesregierung bezüglich Vorschlägen zur Einführung einer Gesundheitsprämie befasste sich die Kommission auch weiter mit dieser Reformoption. In den Sitzungen der Arbeitsgruppe Krankenversicherung am 13. und am 20. März 2003 warb Rürup noch einmal für das Modell. Insbesondere Lauterbach plädierte hingegen für die Umwandlung der GKV in eine Bürgerversicherung. Angesichts dieser unterschiedlichen Reformvorschläge entschied die Gesamtkommission, dass Rürup und Lauterbach versuchen sollten, ihre beiden Vorschläge zu einer gemeinsamen Empfehlung zusammenzuführen.

Nur einen Tag später (am 14. März 2003) stellte Bundeskanzler Gerhard Schröder im Rahmen einer Regierungserklärung im Bundestag die Agenda 2010 vor. Zuvor waren die Verhandlungen im Rahmen des „Bündnisses für Arbeit" endgültig gescheitert (vgl. Sebaldt 2004: 197). Neben einer Reihe von Reforminitiativen gehörten auch Festlegungen für eine Reform des Gesundheitswesens zur Agenda 2010. So forderte Bundeskanzler Schröder unter anderem höhere Selbstbeteiligungen und „differenzierte Praxisgebühren". Die Erhöhung der Selbstbeteiligungen solle „Versicherte zu kostenbewusstem Verhalten anhalten". Außerdem sprach Kanzler Schröder davon, dass die Gesundheitspolitik der „wichtigste, auch notwendigste Teil der innenpolitischen Erneuerung" sei (vgl. Deutscher Bundestag 2003b: 2491 und 2490). Mit der Betonung der positiven Effekte von Selbstbehalten leitete der Bundeskanzler nicht nur die Einigung mit der CDU und CSU über das Gesundheitsreformgesetz 2003 (das spätere GKV-Modernisierungsgesetz) ein, sondern er modifizierte gleichzeitig einige der gesundheitspolitischen Grundpositionen der SPD, da man noch im Bundestagswahlkampf 1998 höhere Belastungen für Patienten durch Entscheidungen der Regierung Kohl lautstark kritisiert hatte.

Inzwischen hatte die Rürup-Kommission auch begonnen, über die Reform der Renten- und Pflegeversicherung zu debattieren. So diskutierte etwa am 20. März die Arbeitsgruppe Pflegeversicherung zum ersten Mal über Vorschläge von Kommissionsmitgliedern zur Reform der Pflegeversicherung. Nullmeier schlug in seinem Entwurf unter anderem eine Anhebung der Beitragsbemessungsgrenze und eine Abschaffung der beitragsfreien Mitversicherung von Ehepartnern vor. Wagner hingegen wertete die Integration der Pflege- in die Krankenversicherung als sinnvollsten Reformansatz, da so Abgrenzungsprobleme und Kostenverschiebungen zwischen den beiden Sozialversicherungen vermieden werden könnten.

Ebenfalls am 20. März hatte Lauterbach in der Arbeitsgruppe Krankenversicherung seine Vorschläge für eine Umwandlung der GKV in eine Bürgerversicherung dargelegt. Obwohl Lauterbach seine Vorschläge nicht schriftlich verteilte und lediglich einige Folien präsentierte, erhielten einige Medien dennoch genug Informationen, um unter anderem über die Vorschläge zur Abschaffung der privaten Krankenversicherung als Vollversicherung und über eine Erhöhung der Tabaksteuer (zwecks Steuerfinanzierung einer Reihe versicherungsfremder Leistungen, die aus dem Leistungskatalog der GKV herausgenommen werden sollten) zu berichten (vgl. Ärztezeitung 2003c). Bundeskanzler Schröder sah daraufhin gezwungen, in Reaktion auf die Vorschläge Lauterbachs der privaten Krankenversicherung eine Bestandsgarantie zu geben.

Auf die Vielstimmigkeit aus den Reihen der Rürup-Kommission reagierte Kanzler Schröder nach Medienberichten außerdem in der Sitzung des SPD-Parteivorstandes am 24. März 2003 mit der Drohung, die Kommission notfalls aufzulösen. In den Interviews betonten jedoch sowohl der Vorsitzende der Kommission als auch Staatssekretär Tiemann, dass es niemals ernsthaft Überlegungen gegeben habe, die Kommission aufzulösen (Interview Rürup und Tiemann). Von Interessenverbänden wurde die Kritik des Bundeskanzlers an der Arbeit der Rürup-Kommission begrüßt. So äußerte etwa der Bundesvorsitzende des NAV-Virchow-Bundes:

„Es sei für die Bürger und für alle Beschäftigten im Gesundheitswesen unerträglich, wenn sie täglich mit undurchdachten Reformvorschlägen einzelner Kommissionsmitglieder konfrontiert würden, die weder abgestimmt noch sinnvoll seien. [...] Zur Zeit habe man den Eindruck, dass es manchen Kommissions-Mitgliedern weniger um die Sache, als um die Selbstdarstellung in den Medien gehe." (Zollner zit. nach NAV-Virchow-Bund 2003)

Am gleichen Tag stellte das Mitglied der Kommission, Professor Eckhard Nagel, seine (persönlichen) Vorschläge zu einer Reform der Finanzierung des Gesundheitssystems vor. Professor Nagel schlug beim Frühjahrsempfang der Techniker Krankenkasse in München vor, zwischen „medizinisch notwendigen", „gesellschaftlich bedeutsamen" und „medizinischen Dienstleistungen" zu differenzieren und diese unterschiedlich zu finanzieren. Damit wurden in der Öffentlichkeit drei Gesundheitsreformmodelle aus den Reihen der Rürup-Kommission diskutiert.

Die Vielzahl von Berichten über Reformvorschläge führte aus Sicht vieler Beobachter dazu, dass sich zu diesem Zeitpunkt die Rürup-Kommission weitgehend selbst blockierte und ins Abseits manövriert hatte. Die beiden folgenden Beispiele beschreiben treffend die generelle Bewertung der Arbeit der Rürup-Kommission im Frühjahr 2003 in Medien und Öffentlichkeit. So kommentierte am 27. März 2003 Kautz in der Ärztezeitung: „Durch das ungebremste Mitteilungsbedürfnis ihrer Mitglieder wird es zunehmend unmöglich, Kompromisse zu finden. Der Reformdiskurs scheint mehr der Eitelkeit der Diskutanten zu genügen als realisierbare Ziele zu finden." (Kautz 2003a)

Hammerstein und Neubacher schrieben am 31. März 2003 im *Spiegel*:

„Das Gremium – so scheint es – ist längst außer Kontrolle geraten. Angetreten, die Regierung beim Umbau der maroden Sozialsysteme zu beraten, sind die Kommissionsmitglieder zum Opfer geworden – des Intrigenspiels des Berliner Politikbetriebs und ihrer eigenen Geltungssucht. ‚Die haben alles falsch gemacht, was man nur falsch machen kann', sagt ein Vertrauter von Gesundheitsministerin Schmidt [...] Das ungeliebte Gremium palaverte sich systematisch ins politische Abseits. Dorthin also, wo es nach Meinung Ulla Schmidts auch hingehört." (Hammerstein/Neubacher 2003)

Die Vielstimmigkeit der öffentlichen Äußerungen der Kommissionsmitglieder war ein zentraler Grund für diese negativen Bewertungen. Da das Gremium nicht öffentlich tagte, konnte die Öffentlichkeit auch nicht kontrollieren, ob die Medienberichte über angebliche Reformvorschläge korrekt waren. Angesichts der offenen Kritik an der Arbeit der Kommission von Seiten der politischen Akteure sank die Wahrscheinlichkeit, dass die Ergebnisse der Kommission von den politischen Entscheidungsträgern akzeptiert oder sogar umgesetzt werden würden.

7. Zwischenbericht zur Reform der Finanzierung der gesetzlichen Krankenversicherung

Am 9. April 2003 stellte die Arbeitsgruppe Krankenversicherung ihren Beschluss zur Reform der Finanzierungsgrundlagen der GKV, den „Zwei-Stufen-Plan zur Förderung der Nachhaltigkeit in der gesetzlichen Krankenversicherung" vor (vgl. KNFSS 2003b). Die Bundesregierung hatte von der Kommission ein Votum zur Reform des Krankenversicherungsbereichs bis April 2003 eingefordert, um die Beratungsergebnisse gegebenenfalls in die laufende Gesetzgebungsarbeit einfließen zu lassen. Dem Gremium wurde damit zwar die Möglichkeit eröffnet, sich durch die Abfassung von kurzfristig angelegten Empfehlungen in das laufende Gesetzgebungsverfahren einzubringen. Gleichzeitig wurde die

Kommission so jedoch noch stärker in die parteipolitischen Auseinandersetzungen hineingezogen. Durch die frühzeitige Fertigstellung der Zwischenergebnisse zur Reform der GKV sollte außerdem eine Beruhigung der weiteren Arbeit der Kommission erreicht werden.

Im Vorfeld der Veröffentlichung des Zwischenberichts waren die Kommissionsmitglieder Rürup, Lauterbach und Wagner zusammengekommen, um (nachdem die Kommission ihnen einen entsprechenden Auftrag erteilt hatte) ihre unterschiedlichen Reformvorschläge zu einer einheitlichen Empfehlung zusammenzufassen. An dieser Konsensfindung war die Geschäftsstelle der Kommission weitgehend unbeteiligt. Das Kompromisspapier von Rürup, Lauterbach und Wagner wurde dann schriftlich vor der entscheidenden Sitzung an die anderen Mitglieder der Kommission als Tischvorlage mit dem Hinweis verteilt, dass diese gemeinsame, fünfseitige Empfehlung der Kommission auch dazu dienen sollte, all diejenigen zu widerlegen, die das Gremium bereits als gescheitert bezeichnet hatten.

Die äußerst kurzfristige Information der anderen Mitglieder über den Inhalt des Konsenspapiers und die Ablehnung einer Debatte bzw. einer Abänderung dieser Vorschläge in der Sitzung wurde von einigen Mitgliedern äußerst negativ bewertet. Man muss hierbei allerdings bedenken, dass das Kompromisspapier unter erheblichem Zeitdruck entstand, was eine umfassende Information und Debatte mit den anderen Mitgliedern nahezu unmöglich machte. Zum anderen war den Beteiligten angesichts früherer Erfahrungen klar, dass eine vorzeitige Verteilung des Papiers dazu geführt hätte, dass Mitglieder das Papier noch vor der Abstimmung in der Kommission an die Medien weitergegeben hätten.

7.1. Inhalt des Zwischenberichts

Die Vorschläge der Kommission unterteilten sich in kurzfristige Reformempfehlungen und zwei alternative, langfristig angelegte Reformmodelle. Entsprechend wurden die Empfehlungen auch als Y-Modell bezeichnet. Über die kurzfristigen Maßnahmen, zu denen unter anderem eine Steuerfinanzierung für bestimmte medizinische Eingriffe zählte, hatte die Arbeitsgruppe Einvernehmen erzielen können. Hinsichtlich der längerfristigen Reformvorschläge hingegen war dies nicht möglich gewesen. Daher schlug die Kommission alternativ eine Erwerbstätigenversicherung bzw. ein Gesundheitsprämienmodell vor.

Die kurzfristigen Maßnahmen sollten nach Auffassung der Arbeitsgruppe in das im Entwurfsstadium befindliche GKV-Modernisierungsgesetz integriert werden und umfassten nach Berechnungen der Kommission ein Einsparvolumen von rund 24 Mrd. Euro (vgl. KNFSS 2003b). Zu den kurzfristigen Maßnahmen gehörte unter anderem der Vorschlag zur Einführung einer Praxisgebühr von 15 Euro pro Arztbesuch (bei gleichzeitiger Einführung einer jährlichen Belastungsobergrenze, um soziale Härten zu verhindern) und die Herausnahme nichtverschreibungspflichtiger Medikamente aus der Erstattungspflicht der gesetzlichen Krankenkassen. Des Weiteren sollten nach Auffassung der Arbeitsgruppe versicherungsfremde Leistungen wie etwa künstliche Befruchtungen nicht mehr durch die Krankenkassen, sondern über Steuereinnahmen finanziert werden. Das Krankengeld sollten Bürger in Zukunft alleine finanzieren. In der Zusammenschau ähnelten damit die kurzfristigen Reformvorschläge stark der Grundlinie, die Bundeskanzler Schröder in seiner Rede zur Agenda 2010 am 14. März 2003 im Bundestag beschrieben hatte.

Hinsichtlich der langfristigen Reformmaßnahmen schlug die Arbeitsgruppe eine tief greifende Reform der Finanzierungsgrundlagen der GKV vor. Allerdings konnten sich die Mitglieder der Arbeitsgruppe nicht auf einen Vorschlag einigen, obgleich man sich in der Frage der grundsätzlichen Notwendigkeit einer Reform der Finanzierung einig war. Als alternative Lösungen wurden „[...] eine im Endzustand die Gesamtbevölkerung umfassende Erwerbstätigenversicherung oder ein System einkommensunabhängiger Gesundheitsprämien in Verbindung mit einem steuerfinanzierten sozialen Ausgleich" (KNFSS 2003b) vorgeschlagen. In der auf die Veröffentlichung der Empfehlungen folgenden Debatte wurden diese beiden Modelle zumeist mit den Begriffen „Bürgerversicherung" und „Gesundheitsprämie" (bzw. „Kopfpauschale")[37] umschrieben.

Bei der Bürgerversicherung sollten nicht nur alle Berufsgruppen, sondern auch alle Einkommensarten für die Berechnung der Beiträge zur Krankenversicherung herangezogen werden. Eine solche Versicherung sollte hierbei für alle Bürger verpflichtend sein. Im Gegensatz hierzu sah das Konzept der Gesundheitsprämie vor, dass jeder erwachsene Bürger eine monatliche Pauschale von circa 210 Euro für seine Krankenversicherung zu zahlen hätte (vgl. KNFSS 2003a: 171). Als zentraler Vorteil des zweiten Modells wurde herausgestellt, dass so die Finanzierung der Krankenversicherung vom Lohneinkommen abgekoppelt werden würde. Der bisher über das Gesundheitssystem durchgeführte, begrenzte Sozialausgleich (über die prozentuale Berechnung der Krankenversicherungsbeiträge nach dem Einkommen bis zur Beitragsbemessungsgrenze) sollte nach Ansicht der Befürworter des Gesundheitsprämien-Modells stattdessen über das Steuersystem organisiert werden.

Die unterschiedlichen Positionen von Rürup und Lauterbach bezüglich einer nachhaltigen GKV-Finanzierungsreform waren damit anlässlich der Vorstellung des Beschlusses der Arbeitsgruppe einmal deutlich geworden. Die Arbeitsgruppe

---

[37] Da wie soeben zitiert die Rürup-Kommission offiziell den Begriff der Gesundheitsprämie verwendete, wird im folgenden dieser Begriff Anwendung finden.

stellte zwei Reformoptionen vor, die weitgehend den Positionen von Rürup (Gesundheitsprämie) und Lauterbach (Bürgerversicherung) entsprachen. Damit waren die Kommissionsmitglieder mit dem Versuch, einen gemeinsamen Vorschlag für eine grundlegende Reform der Finanzierungsstruktur des deutschen Gesundheitssystems vorzulegen, gescheitert. Interessanterweise waren es hier zwei Wissenschaftler, die sich nicht auf eine Kompromisslinie einigen konnten und nicht etwa Vertreter von Arbeitgebern und Gewerkschaften (obwohl diese Gruppen dann selbstverständlich das ihren politischen Positionen näher stehende Reformmodell unterstützten).

Für die Ausarbeitung der Reformoptionen im Bereich der Krankenkassenfinanzierung standen der Kommission rund fünf Monate zur Verfügung. Eine umfassende wissenschaftliche (und entsprechend zeitaufwendige) Analyse war somit kaum möglich. Dennoch trug die Kommission mit der klaren Abgrenzung der beiden Reformoptionen nachhaltig zur Strukturierung der folgenden politischen Diskussionen bei, wie noch darzustellen sein wird. Statt neue wissenschaftliche Erkenntnisse vorzulegen, entsprachen die Empfehlungen der Kommission den in einschlägigen Veröffentlichungen bereits seit längerem diskutierten Vorschlägen zur Umgestaltung der Finanzierungsgrundlagen der GKV. So hatte beispielsweise bereits die Enquete-Kommission „Strukturreform der gesetzlichen Krankenversicherung" Überlegungen zur Einbeziehung von Besserverdienenden und Beamten in die solidarische Finanzierung des Gesundheitssystems angestellt, obgleich sich diese Überlegungen natürlich von den Plänen für eine Bürgerversicherung im Detail unterschieden (vgl. Deutscher Bundestag 1990a: 324ff).

7.2. Reaktionen

Während der Kommissionsvorsitzende anlässlich der Vorstellung des Zwischenergebnisses die Empfehlungen als „fulminant" bezeichnete, wurden sie in den Medien und in der Öffentlichkeit eher kritisch aufgenommen. So kommentierte beispielsweise Hoffmann in der *Süddeutschen Zeitung*:

„Gescheitert. Deutlicher kann man das Ergebnis der Rürup-Kommission nicht nennen. [...] Letztendlich verweigerten sie ihren Arbeitsauftrag. Die Politiker sollen entscheiden [...] die Experten bieten nur Modelle an. Ein Armutszeugnis. [...] Der Ansatz, über außerparlamentarische Runden gesellschaftliche Legitimation für Reformen zu schaffen, hat sich überholt." (Hoffmann 2003e)

An den von der Arbeitsgruppe vorgeschlagenen, kurzfristigen Maßnahmen wurde insbesondere kritisiert, dass sie eine Mischung aus bereits bekannt gewordenen Plänen von Bundesministerin Schmidt und einer schlichten Erhöhung des Zuzahlungsniveaus darstellten. Entsprechend kommentierte die gesundheitspolitische Sprecherin der Unionsfraktion im Bundestag, Annette Widmann-Mauz, dass die Empfehlungen das „komplette Scheitern der Kommission" (Widmann-Mauz zit. nach Frankfurter Allgemeine Zeitung 2003d) beweisen würden. Die SPD lehnte – ebenso wie die CDU/CSU – den Vorschlag einer allgemeinen Praxisgebühr (in Höhe von 15 Euro) ab, obwohl – wie bereits erwähnt – auch der SVRKAiG für eine Praxisgebühr plädiert hatte. Mitglieder von Bündnis 90/Die Grünen sprachen sich dagegen aus, die Erstattungsfähigkeit nichtverschreibungspflichtiger Medikamente durch die gesetzlichen Krankenkassen abzuschaffen.

In einem Interview mit der *Berliner Morgenpost* stellte der ehemalige Gesundheitsminister Seehofer unter Bezugnahme auf die Empfehlungen der Kommission noch einmal klar, dass diese Vorschläge keine Grundlage für Verhandlungen zwischen Regierung und Opposition über eine große Gesundheitsreform sein könnten.

„Auf Grundlage der Rürup-Vorschläge wird es keine gemeinsame Diskussion geben. Unsere Gesprächsbereitschaft wird dann gleich null sein. Das weiß auch Bundesgesundheitsministerin Ulla Schmidt. Die Union will das Gebäude der gesetzlichen Krankenversicherung nicht abbrechen, sondern behutsam umbauen und fortentwickeln. Dies darf nicht mit einem Radikalliberalismus à la Rürup geschehen." (Seehofer zit. nach Zsolnay 2003)[38]

Auch SPD-Gesundheitspolitiker wie etwa der Vorsitzende des Ausschusses für Gesundheit und Soziale Sicherung (und ehemalige Vorsitzende der Enquete-Kommission „Strukturreform der gesetzlichen Krankenversicherung") Kirschner kritisierten die Vorschläge der Rürup-Kommission: „Das sind primitive Vorschläge, die kein Problem lösen." (Kirschner zit. nach Rühmkorf 2003: A1032) Viele Beobachter sahen die Kommissionsvorschläge in einer Traditionslinie mit früheren Kostendämpfungsgesetzen, die ebenfalls in erster Linie auf einer Mischung aus „Ausgliederung von Leistungen" und „Erhöhung von Zuzahlungen" aufbauten. Entsprechend fiel auch die Bewertung der Reformvorschläge auf Seiten der Interessengruppen im Gesundheitswesen aus. So zog etwa der Vorsitzende des Marburger Bundes das Fazit: „Die Kommission hat ein schlappes Ergebnis präsentiert." (Montgomery zit. nach Ärztezeitung 2003d)

---

[38] Hierbei bediente sich Seehofer interessanterweise nahezu der gleichen Formulierung wie Romanow in seinem Abschlussbericht: „Canadians want their health care system renovated; they do not want it demolished." (CFHCC 2002a: xx)

Auch wenn es der Kommission nicht gelungen war, konsensuell ein Modell für die Reform der Finanzierungsgrundlagen der GKV vorzulegen, so prägte sie mit ihren beiden Modellen doch die weitere gesundheitspolitische Debatte über längerfristige Reformoptionen für das deutsche Gesundheitswesen. Dies ist insofern überraschend, als keiner der beiden Reformvorschläge wirklich neu war, denn in der Fachliteratur wurden beide Optionen bereits seit längerem diskutiert (vgl. etwa Schmähl 1998: 716). Dennoch hatte die Kommission den politisch Verantwortlichen und der breiten Öffentlichkeit klar vor Augen geführt, dass es einer strukturellen Reform der Finanzierung der GKV bedurfte. Die Vorstellung von zwei Reformoptionen kann man zwar als Vermeidungstaktik (hinsichtlich einer klaren Reformempfehlung) kritisieren. Auf der anderen Seite machte die gleichgewichtete Darstellung zweier Reformalternativen jedoch deutlich, dass die Auswahl des zu verfolgenden Reformweges letztendlich eine wertgebundene, politische Entscheidung darstellt, die man nicht an ein Expertengremium delegieren kann. Einen *best one way* sahen die Berater offensichtlich nicht. Außerdem hätte eine klare Entscheidung für eines der beiden Reformmodelle die Regierung und insbesondere das Parlament in eine „Ratifikationslage" (Papier 2003) gebracht, was auch aus demokratietheoretischen Überlegungen kaum wünschenswert gewesen wäre.

In der Beauftragung der Kommission mit der Ausarbeitung kurzfristiger Reformvorschläge, die als Stamm des Y-Modells vorgestellt wurden, sahen einige Kommissionsmitglieder eine „Instrumentalisierung" der Kommission, da das BMGS ein Interesse daran hatte, das in Arbeit befindliche Reformgesetz um eine Finanzierungskomponente zu ergänzen. Staatssekretär Tiemann wies bezüglich dieses Instrumentalisierungsvorwurfs jedoch darauf hin, dass das BMGS der Kommission so die Möglichkeit gab, sich direkt und unmittelbar in die Beratungen über das GMG einzubringen: „Auftragsarbeit war das Y-Modell nicht. [...] Wir, die Ministeriumsspitze, haben gesagt: wenn ihr als Kommission Einfluss nehmen wollt, dann müsst ihr euch dazu verhalten, was wir als Ministerium in Bezug auf die Leistungsseite der Gesundheitssysteme planen." (Interview Tiemann)

Dank der Empfehlungen der Kommission war es dem BMGS nun möglich, das eher auf die Leistungsseite ausgerichtete GMG um Elemente einer Finanzierungsreform zu ergänzen. Das Vorhandensein einer Reformkomponente für die Finanzierungsseite der GKV war – wie zuvor erwähnt – von der CDU/CSU als Grundlage für die Verhandlungen über das Reformgesetz gefordert worden. Hierbei ist kritisch zu fragen, ob das Ministerium nicht auch eigenständig in der Lage gewesen wäre, kurzfristig Finanzierungsreformvorschläge zu entwickeln. Insbesondere der Sachverständigenrat Gesundheit hatte viele der Vorschläge bereits früher formuliert, so dass die Optionen auch ohne die Arbeit der Rürup-Kommission „auf dem Tisch" gelegen hätten.

Auch das legitimatorische Potential der Vorschläge der Rürup-Kommission muss angesichts der negativen Berichterstattung über das Gremium eher gering angesetzt werden. Aus diesem Grunde lässt sich der diesbezügliche Instrumentalisierungsvorwurf nur sehr begrenzt aufrechterhalten. In diesem Zusammenhang ist dem Präsidenten des Bundesverfassungsgerichts zuzustimmen, der Ende Januar 2003 feststellte:

> „[...] daß ein Großteil der Reformvorschläge, die von den verschiedenen Kommissionen und nicht selten vorab von einzelnen selbstdarstellungsverliebten Mitgliedern der teils begeisterten, teils irritierten Öffentlichkeit präsentiert werden, längst in der einen oder anderen Form in den Schreibtischen der Ministerien detailliert ausgearbeitet lagern [...]." (Papier 2003)

8. Der weitere Beratungsverlauf

Am 24. April 2003 stellte die Arbeitsgruppe Rentenversicherung der Öffentlichkeit ihre Reformempfehlungen vor. Im Gegensatz zur Abstimmung über die Empfehlungen zur Reform der GKV war die Arbeitsgruppe hinsichtlich der Vorschläge zur Rentenreform zu einem einstimmigen Votum gelangt. Zu den wichtigsten Vorschlägen gehörte die schrittweise Anhebung des Renteneintrittsalters ab 2010 von 65 auf 67 Jahre sowie die Einführung eines Nachhaltigkeitsfaktors in die Rentenformel (zur Unterscheidung von „demographischem Faktor" und Nachhaltigkeitsfaktor vgl. Kramer 2004: 406). Dieser sollte den Rentenanstieg dämpfen und an die demographische Entwicklung anpassen. Als maximalen Beitragssatz für die Rentenversicherung schlug die Kommission bis 2030 22 Prozent vor. Bereits in seiner Regierungserklärung zur Agenda 2010 vom 14. März 2003 hatte Bundeskanzler Schröder die Notwendigkeit einer Anpassung der Rentenformel angesprochen, ohne allerdings explizit von der Einführung eines Nachhaltigkeitsfaktors zu sprechen: „[...] dass wir noch in diesem Jahr von Herrn Rürup ergänzende Vorschläge erwarten, wie die Rentenformel angesichts dieser Veränderungen neu zu fassen und entsprechend anzupassen ist." (Schröder zit. nach Deutscher Bundestag 2003b: 2489).

Die Kommissionsvorschläge wurden umgehend und massiv – insbesondere von Gewerkschaftsseite – kritisiert. Auch Mitglieder von CDU und SPD kritisierten die Vorschläge. Gleichwohl kündigte Bundesgesundheitsministerin Schmidt an, auch den besonders umstrittenen Vorschlag einer Erhöhung des Renteneintrittsalters umsetzen zu wollen.

„Die allmähliche Verlängerung der Lebensarbeitszeit – unter Berücksichtigung der Arbeitsmarktlage, – ergänzt um gut durchdachte und wirksame Härtefallregelungen, ist ein gangbarer Weg, um Herausforderungen der demografischen Entwicklung wirksam zu begegnen. Ich werde dafür Sorge tragen, dass bei einer Verwirklichung dieses Weges die soziale Balance gewahrt bleibt." (BMGS 2003c)

Offiziell kündigte das BMGS am 2. Juni 2003 unter Bezugnahme auf die Empfehlungen der Rürup-Kommission die Einführung des Nachhaltigkeitsfaktors an. In der entsprechenden Presseerklärung hieß es: „Er (der Nachhaltigkeitsfaktor, d.A.) geht auf einen Expertenvorschlag der Rürup-Kommission zurück, die von der Bundesregierung beauftragt worden war, Maßnahmen für die langfristige Finanzierung der Sozialsysteme zu prüfen und vorzuschlagen." (Bundesregierung 2003) Anlässlich der Aussprache über den Etat des Bundeskanzleramtes am 10. September 2003 stellte Bundeskanzler Schröder bezüglich der Abschaffung des „demographischen Faktors" fest: „Ich will auch zugeben, dass die Frage, ob es richtig war, den **demographischen Faktor** [...] aufzuheben, durchaus berechtigt gestellt werden kann. Ich sage Ihnen: Das war ein Fehler." (Schröder zit. nach Deutscher Bundestag 2003c: 4995, Hervorhebung im Original)

Aber nur zwei Tage nach Vorstellung der Empfehlungen zur Rentenversicherungsreform war es zu neuerlichen Konflikten innerhalb der Kommission gekommen. Einige Mitglieder kritisierten in den Medien die Arbeitsweise der Kommission als „vordemokratisch" (Kommissionsmitglied Professor Edda Müller). Stolterfoht nannte die Kommission einen „Flop" und „[...] ein Lehrstück, wie man es nicht machen darf [...]. Inzwischen ist es fast ehrenrührig, der Kommission anzugehören." Müller resümierte bezüglich der bisherigen Arbeit der Kommission: „Das Geld hat die Bundesregierung zum Fenster rausgeschmissen." (Stolterfoht und Müller zit. nach Hoffmann 2003d) Nach Medienberichten dachten einige der enttäuschten Kommissionsmitglieder über einen „kollektiven öffentlichen Austritt aus der Kommission" (Hoffmann 2003a) für den 7. Mai 2003 nach. Hintergrund dieser Überlegungen waren die – aus Sicht der Kritiker – mangelhaften Möglichkeiten, eigene Konzepte und Ideen in die Kommissionsarbeit einzubringen. Als Reaktion auf diese Kritik (die Kommissionsmitglieder hatten in diesem Zusammenhang auch die Vorschläge zur Gesundheitsreform und deren Entstehung kritisiert) konnten am 14. Mai die Mitglieder Müller, Stolterfoht, Trauernicht und Wiesehügel ihr Alternativkonzept zur langfristigen Reform der Finanzierung der GKV vorstellen (vgl. Müller/Stolterfoht/Trauernicht/ Wiesehügel 2003).

Die Debatten über einen Austritt aus bzw. eine Selbstauflösung der Kommission müssen vor dem Hintergrund betrachtet werden, dass der Kommission zwar zunächst völlige „Gedankenfreiheit" zugesichert worden war, jedoch viele der Vorschläge der Kommission, sobald in den Medien über sie berichtet wurde (beispielsweise sei hier auf die Gesundheitsprämie verwiesen), umgehend von der Bundesregierung und/oder von den Regierungsfraktionen abgelehnt wurden. Entsprechend fragten sich einige Mitglieder, ob eine Selbstauflösung bzw. ein Austritt aus der Kommission nicht eine logische Reaktion auf diese negative Resonanz wäre. Zu Austritten kam es dann jedoch nicht.

Während die Kommission in den folgenden Monaten insbesondere über die Reform der Pflegeversicherung debattierte, begann das parlamentarische Entscheidungsverfahren zum GMG. Da nunmehr die Gesundheitsreform konkret Gestalt annahm, sank das öffentliche Interesse an der Rürup-Kommission. Stattdessen wurde in den Medien vermehrt über Elemente des GMG berichtet. Dennoch bezogen in den folgenden Monaten in den Medien immer wieder auch Mitglieder der Kommission Stellung zu einzelnen Sachfragen. Im *Tagesspiegel* wurde etwa am 11. Juni 2003 ein Interview mit Raffelhüschen veröffentlicht, in welchem er der Bundesregierung die Schuld für die steigenden Beiträge zur Rentenversicherung gab und die Abschaffung des demographischen Faktors 1998 durch die rot-grüne Regierungskoalition kritisierte (vgl. Woratschka 2003).

Am 27. Juni 2003 legte die Kommission ihre Empfehlungen zur nachhaltigen Finanzierung der Pflegeversicherung vor. Nach Auffassung der Kommission sollten unter anderem Rentner höhere Beiträge zahlen, die ambulante Pflege sollte aufgewertet werden und es wurden Verbesserungen bei der Versorgung Demenzkranker angemahnt. Außerdem wurde in den Vorschlägen ein dauerhaftes Beitragssatzniveau von 1,7 Prozent angepeilt. Im Vorfeld der Vorstellung dieses Zwischenergebnisses stieg das öffentliche Interesse an der Arbeit der Kommission natürlich wieder an, obgleich die Berichterstattung bei weitem nicht das Ausmaß wie zu Beginn des Jahres 2003 erreichte.

9. Vorstellung des Abschlussberichts, Inhalt und Reaktionen

Bereits im Vorfeld der Veröffentlichung des Abschlussberichts der Rürup-Kommission wurde über einzelne Details des Textes berichtet. So meldete etwa die *Frankfurter Allgemeine Zeitung* am 29. Juli 2003, dass nach Beispielrechnungen der Kommission die Einführung der Bürgerversicherung Haushalte bis zu einem Jahreseinkommen von 50.000 Euro entlasten würde. Bei der Gesundheitsprämie würden hingegen in erster Linie Haushalte mit Einkommen von 60.000 bis 80.000 Euro entlastet (vgl. Frankfurter Allgemeine Zeitung 2003b). Am 18. August 2003 wurde über weitere Elemente des Abschlussberichts der Kommission berichtet. Die Erhöhung des Renteneintrittsalters auf 67 Jahre wurde hierbei als einer der zentralen Vorschläge hervorgehoben (wobei dieser bereits im Zwischenbericht zur Rentenversicherung dargestellt worden war). Da

Mitglieder der Kommission Teile des Berichtsentwurfes vorzeitig an die Medien weitergegeben hatten, war die Mehrzahl der Empfehlungen schon vor der offiziellen Vorstellung weitgehend bekannt.

Am 25. August 2003 fand die letzte Sitzung der Rürup-Kommission in Berlin statt, auf der über den Abschlussbericht abgestimmt wurde. Die Geschäftsstelle hatte den Bericht der Kommission anhand der Diskussionen, Papiere und Entscheidungen der Kommission weitgehend vorformuliert. Insbesondere die Moderatoren der Arbeitsgruppen hatten hierbei gemeinsam mit der Geschäftsstelle den Bericht bzw. die jeweiligen Berichtsabschnitte erstellt. Der Bericht wurde bei einer Enthaltung (Kommissionsmitglied Stolterfoht) einstimmig angenommen. Noch am gleichen Tag und damit drei Tage vor Vorstellung des Berichts äußerten bereits Politiker der SPD Kritik an einzelnen Vorschlägen der Kommission. Vertreter der CDU sprachen sich insbesondere gegen die Erhöhung des Renteneintrittsalters aus und die Vorsitzende von Bündnis 90/Die Grünen, Angelika Beer, betonte noch einmal, dass der Bericht nicht 1:1 umgesetzt werden würde (vgl. Frankfurter Allgemeine Zeitung 2003c).

Die offizielle Übergabe des Abschlussberichts der Rürup-Kommission an Bundesministerin Schmidt erfolgte am 28. August 2003 in Berlin. Tags zuvor hatte Bundeskanzler Schröder die Bedeutung der Kommissionsempfehlungen bereits relativiert, als er feststellte, dass der Bericht „keine Bibel" sei (Schröder zit. nach Frankfurter Allgemeine Zeitung 2003a). Auch Ministerin Schmidt stellte bei der Übergabe noch einmal klar, dass der Inhalt des Berichts nicht zwangsläufig durch die Bundesregierung umgesetzt werden würde.

> „Sie werden mich gleich fragen: Wird die Bundesregierung die Vorschläge der Kommission 1:1 umsetzen? Nun, dazu kann ich Ihnen eine eindeutige Antwort geben: Wir werden nach eingehender Prüfung und Beratung in den Koalitionsfraktionen das umsetzen, was für Deutschland und unsere soziale Sicherung notwendig und vernünftig ist. [...] Wir werden das Konzept sehr sorgfältig prüfen. Ich bin mir schon heute sicher, dass die Vorschläge für die anstehenden Reformen wertvolle Anregungen sind." (BMGS 2003a: 2 und 4)

Des weiteren lobte Bundesministerin Schmidt die Kommission dafür, nicht nur einen Vorschlag für die nachhaltige Reform der GKV vorgelegt, sondern stattdessen zwei Alternativvorschläge entwickelt zu haben.

> „Die Kommission hat sich nicht für eines der Modelle, Bürgerversicherung oder Prämienmodell, ausgesprochen. Dies spricht für ihren Weitblick. Notwendig ist ein ausführlicher Diskussionsprozess über die wirtschaftspolitischen, die finanzpolitischen, die sozial- und gesundheitspolitischen Konsequenzen. Wir stehen erst am Anfang einer wichtigen Diskussion." (BMGS 2003a: 2)

Dass keiner der Vorschläge der Kommission zum Umbau der Finanzierungsgrundlagen der GKV in naher Zukunft umgesetzt werden sollte, machte Schmidt ebenfalls deutlich.

„Keines dieser Modelle entbindet uns von der Notwendigkeit, zuerst mehr Wettbewerb und Qualität im Gesundheitssystem zu verwirklichen. Wir brauchen die Strukturreform jetzt, damit wir uns die Versorgung von allen, unabhängig von Alter oder Einkommen, weiterhin leisten können. Dazu haben wir einen breiten Konsens erzielt. Wir machen das Gesundheitswesen für die Herausforderungen der Zukunft fit. Dies müssen wir als ersten und wichtigsten Schritt tun. Erst wenn das auch in die Wirklichkeit umgesetzt ist, können wir in einem weiteren Schritt die nachhaltige Finanzierung regeln." (BMGS 2003a: 3)

Rürup stellte im Rahmen seines Statements zur Übergabe des Berichts fest, dass die Kommission mit der Darlegung der alternativen Reformoptionen eine notwendige Diskussion in Gang gesetzt habe. Hierbei verwies Rürup darauf, dass aufgrund der Mehrheiten innerhalb der Kommission keine konsensuelle Lösung zu erreichen war.

„Im Gesundheitsbereich hat sich die Kommission – allerdings mit einem nachdrücklichen Hinweis zur Notwendigkeit wettbewerbsverbessernder Strukturreformen auf der Ausgabenseite – auf die Finanzierungsalternativen konzentriert, nämlich Bürgerversicherung versus pauschale Gesundheitsprämien. Eine Empfehlung zugunsten einer dieser beiden Alternativen konnte die Kommission nicht aussprechen, da weder für die eine, noch für die andere eine hinreichende Mehrheit bestand. Dennoch glauben wir, mit der vorgelegten analytischen Durchdringung dieser beiden Alternativen Neuland betreten und eine überfällige Diskussion vorangetrieben zu haben." (KNFSS 2003i: 3)

Nach Oberender kann man argumentieren, dass es auch nicht die Aufgabe einer politikberatenden Kommission sein kann, einen solchen Konsens herbeizuführen: „Sinn und Zweck einer wissenschaftlichen Beratung kann es [...] nicht sein, Harmonie herzustellen, wo keine Harmonie möglich ist. [...] Denn es kann nicht Zweck einer Politikberatung sein, konsensfähige Lösungen zu liefern. Dies ist Aufgabe des Politikers." (Oberender 1989: 87f) Die Kommission hatte vielmehr die bestehenden Konflikte aufgedeckt und mit einer klaren Gegenüberstellung der beiden Reformalternativen einen Beitrag zur Aufklärung der Öffentlichkeit (und der Politik) über die Notwendigkeit einer strukturellen Finanzierungsreform geleistet.

In ihrem Abschlussbericht wiederholte die Kommission zur Frage einer Reform der Finanzierungsstrukturen im Gesundheitssystem weitestgehend noch einmal ihre Vorschläge vom 9. April 2003. Auf 42 Seiten (von 237 Seiten plus

Anhang) stellte die Kommission ihre Vorschläge noch einmal ausführlich dar. Interessanterweise wurden die kurzfristigen Maßnahmen (der Stamm des Y-Modells) im Abschlussbericht nur kurz erwähnt (vgl. KNFSS 2003a: 145). Dies lag insbesondere daran, dass mit dem GMG viele der Vorschläge bereits Eingang in die Gesetzgebungsarbeit gefunden hatten. Außerdem bestand der eigentliche Auftrag der Kommission darin, strukturelle und langfristige Reformoptionen zur nachhaltigen finanziellen Stabilisierung bzw. Sicherung der sozialen Sicherungssysteme vorzulegen.

Entsprechend folgerichtig war es, die kurzfristigen Vorschläge nicht – da sie kein elementarer Bestandteil der Kommissionsarbeit waren – im Bericht ausführlich zu erwähnen. Auf der anderen Seite kann man jedoch auch argumentieren (diese Auffassung wurde von Mitgliedern der Kommission in den Interviews mehrfach geäußert), dass die kurzfristig angelegten Reformvorschläge eine „Auftragsarbeit" für das BMGS gewesen seien. Folglich kann man das Fehlen der Vorschläge im Abschlussbericht auch dahingehend interpretieren, dass die Kommission diese „Auftragsarbeit" als erledigt ansah und keine Notwendigkeit zur erneuten Darstellung dieser Empfehlungen sah.

Die beiden langfristigen Reformoptionen Bürgerversicherung und Gesundheitsprämie wurden im Bericht ohne weiterführende Bewertung als gleichrangige Alternativen gegenübergestellt. In einem Minderheitenvotum schlug das Kommissionsmitglied Nagel als Alternative zu Bürgerversicherung und Gesundheitsprämie vor, den Leistungskatalog der GKV in drei Teile auszudifferenzieren: 1.) medizinisch notwendige Leistungen – finanziert durch die GKV, 2.) medizinische Dienstleistungen – privat abzusichern und 3.) familien- und sozialpolitische Leistungen – über Steuereinnahmen finanziert (vgl. KNFSS 2003a: 180f). Diese Vorschläge hatte Nagel bereits im März 2003 in die Diskussion eingebracht.

Insgesamt gab es eine Reihe von Minderheitenvoten. Die vielfältigen Voten im Abschlussbericht verdeutlichten noch einmal, dass insbesondere die Vertreter der Gewerkschaften große Teile des Berichts und hierbei insbesondere die Vorschläge zur Rentenreform ablehnten. Von den insgesamt 17 Minderheitenvoten unterstützten die Mitglieder Engelen-Kefer, Schley, Schoch und Wiesehügel allein zehn.[39] Die meisten Minderheitenvoten wurden zum Kapitel 4.3 („Zu den konzeptionellen Alternativen zur lohnzentrierten Finanzierung der gesetzlichen Krankenversicherung") abgegeben. Insgesamt sechs Voten wurden zu diesem Abschnitt verfasst, was noch einmal die erheblichen Konflikte innerhalb der Kommission über diesen Fragenkomplex verdeutlichte. Hier mag sich auch der Zeitdruck, unter dem die Kommission stand, insofern negativ ausgewirkt haben,

---

[39] Für eine Übersicht der Minderheitenvoten siehe Anhang.

als dem Gremium für die Bearbeitung der anderen Themenfelder (und zur Konsenssuche) mehr Zeit zur Verfügung stand.

Die Positionen der gewerkschaftlichen Mitglieder wurden nicht nur im Minderheitenvotum im Abschlussbericht dokumentiert, sondern eigens in Buchform nahezu zeitgleich mit der Verabschiedung des Berichts herausgegeben. Als Hauptgrund für dieses Vorgehen wurde angeführt, dass die Minderheitenvoten nicht in voller Länge im Abschlussbericht veröffentlicht worden waren.

„Der Kommissionsvorsitzende hatte sich vorbehalten, das Minderheitenvotum nicht in seiner vollen Länge, sondern nur bestimmte Passagen im Abschlussbericht abzudrucken. Daraufhin haben wir uns entschlossen, dass, wenn eine solche Form der Kontrolle angewendet werden soll, wir der interessierten Öffentlichkeit und interessierten Wissenschaftlern die Gelegenheit bieten wollen, auch den kompletten Text mit Begründungszusammenhang noch einmal nachzulesen." (Interview Stapf-Finé)

Der DGB hatte eigens eine Arbeitsgruppe einberufen, welche die gewerkschaftlichen Mitglieder der Kommission in ihrer Arbeit unterstützen sollte.

„Um die Arbeit der Gewerkschafter in der Rürup-Kommission zu unterstützen und zu begleiten haben wir einen kleinen Arbeitskreis des DGB und der Gewerkschaften gegründet. Sie konnten sich ja aufgrund ihres Eingebundenseins in berufliche und verbandliche Verpflichtungen nicht die gesamte Literatur über den Sozialstaat selbst anlesen, sondern brauchten da entsprechende Unterstützung." (Interview Stapf-Finé)

Diese Arbeitsgruppe war auch für die Abfassung der Voten und die Erstellung des Buches verantwortlich. Neben den Minderheitenvoten wurden in diesem Buch in einem zweiten Teil zusätzliche Diskussionsbeiträge und ergänzende Ausführungen abgedruckt (vgl. Engelen-Kefer/Wiesehügel 2003). Somit dokumentierte das Buch noch einmal ausführlich die unterschiedlichen Bewertungen der Reformalternativen innerhalb der Kommission.

Von Seiten der Interessengruppen fiel die Bewertung der Vorschläge der Rürup-Kommission äußerst unterschiedlich aus. Während etwa der Präsident der Arbeitgeberverbände, Dieter Hundt, die Vorschläge der Kommission als eine „hervorragende Basis für weitere Reformschritte" beschrieb, äußerte sich die Hauptgeschäftsführerin des Verbandes Forschender Arzneimittelhersteller (VFA) eher kritisch: „Wir sind von einer grundlegenden Gesundheitsreform noch meilenweit entfernt [...]." (Hundt und Yzer zit. nach Ärztezeitung 2003f). Auch die Gewerkschaften kritisierten das Kommissionsergebnis. So fasste etwa Heinz Stapf-Finé (DGB) zusammen: „Die Kommission hat eine große Verunsicherung in der öffentlichen Debatte über die Zukunft der sozialen Sicherungssysteme erreicht." (Interview Stapf-Finé) Die Parteien sprachen sich je nach politischer Ausrichtung für eines der beiden vorgeschlagenen Krankenversicherungs-Reformmodelle aus. Während die Grünen und die SPD die Bürgerversicherung als Reformmodell übernahmen, optierte die CDU/CSU für das Gesundheitsprämienmodell, nachdem sich die Herzog-Kommission (auf die noch einzugehen sein wird) klar für dieses Modell ausgesprochen hatte. Allerdings gab es in beiden Volksparteien auch Mitglieder, die sich gegen eine Übernahme dieser Modelle aussprachen.

In den Medien wurde die Rürup-Kommission weitgehend als gescheitert bewertet. In der Berichterstattung wurde insbesondere die Tatsache, dass die Kommission zwei alternative Vorschläge für die Reform der Finanzierungsgrundlagen der GKV entwickelt hatte, kritisiert (vgl. etwa Ärztezeitung 2003f). Dieses Meinungsbild spiegelte sich auch in der öffentlichen Bewertung der Empfehlungen wider. Laut einer Umfrage des Fernsehsenders N24 sprachen sich von 1004 Befragten 65 Prozent gegen eine Umsetzung der Empfehlungen aus.[40] Nur 25 Prozent waren für eine Umsetzung (vgl. Spiegel Online 2003).

Während somit der Romanow-Bericht auf breite öffentliche Unterstützung traf, wurde der Rürup-Bericht von einer Mehrheit der Bevölkerung abgelehnt. Im Gegensatz zu dieser öffentlichen Kritik bewerteten viele der befragten Kommissionsmitglieder den Bericht insgesamt positiv. So äußerte etwa der Vorsitzende der Kommission: „Wenn ich die Wissenschaftler-Brille aufsetze, bin ich mit dem Abschlussbericht außerordentlich zufrieden. [...] Das ist ein wissenschaftlich hoch stehender und auch didaktisch außerordentlich gelungener Bericht, der auch sehr gut zu lesen ist." (Interview Rürup)

Andere Mitglieder der Kommission bewerteten den Abschlussbericht ähnlich. So resümierte etwa Schmid: „Wir haben bestimmte Themen gesetzt. Wir haben bestimmte Problematisierungen verdeutlicht. Wir haben auch einen sehr guten analytischen Teil dem Bericht vorangestellt. Ich denke, hinter den kann man nicht mehr so schnell zurück in der politischen Debatte." (Interview Schmid) Auch weitere Mitglieder der Kommission äußerten sich in den Interviews insgesamt positiv über den Bericht der Kommission – bei Kritik an einzelnen Elementen bzw. an der Form der Entstehung des Berichts. Interessanterweise wurden die Vorschläge der Kommission für die Bereiche Renten- und Pflegeversicherung insbesondere in der Fachöffentlichkeit weitaus differenzierter und positiver aufgenommen (vgl. Buhl/Rabe 2003 und Moldenhauer 2003) als die Vorschläge zur Reform der Krankenversicherung.

Allerdings war die öffentliche Kritik am Y-Modell der Kommission, die sich in der negativen Berichterstattung über den Abschlussbericht widerspiegelte, ein Stück weit fehlgeleitet. Zwar hatten die politischen Akteure den Eindruck

---

[40] Leider fehlten hier jedoch Zahlen, wie viel Prozent der Befragten die Details der Empfehlungen überhaupt bekannt waren.

erweckt, dass die Kommission eine Art „Patentlösung" für die Finanzierungsprobleme in den sozialen Sicherungssystemen erarbeiten würde. Solch eine Lösung war jedoch aus zwei Gründen niemals zu erwarten gewesen: zum ersten lassen sich Verteilungskonflikte nur politisch lösen, denn hierfür fehlt der Wissenschaft (und auch den Interessenvertretern, da sie immer nur einen Teil der Bevölkerung repräsentieren) die Legitimation; zum zweiten war die Zusammensetzung der Kommission von Beginn an nicht darauf ausgelegt, einvernehmliche Lösungen zu entwickeln. Diese Tatsache wurde von einem der beiden Moderatoren der Arbeitsgruppe Krankenversicherung mehrfach auch nach Ende der Kommissionsarbeit betont (vgl. Wagner 2003a: 5 und Wagner 2004: 22).

10. Medienberichterstattung und Öffentlichkeitsbezug

In Vergleich zu früheren Beratungsgremien der Bundesregierung war das Medieninteresse an der Arbeit der KNFSS außergewöhnlich hoch. Noch bevor die Rürup-Kommission zu ihrer konstituierenden Sitzung zusammengekommen war, wurde bereits intensiv über die Kommission und ihre Mitglieder berichtet.

„Ich habe noch nie eine Kommission gesehen, die unter einem solchen journalistischen Investigationsdruck stand. Es gab keine Sitzung, wo nicht Fernsehteams da waren und in den Raum rein wollten [...] das war schon lästig. Das hat natürlich dazu geführt, dass es faktisch keine vertraulichen Gespräche in der Kommission gegeben hat." (Interview Rürup)

Setzt man die Berichterstattung in Beziehung zum Arbeitsablauf der Kommission, so wird deutlich, dass einzelne Medien regelmäßig über Ergebnisse oder Pläne der Kommission berichteten, ohne dass sich das Gremium mit dem entsprechenden Problemfeld bereits hatte befassen können. Dennoch belasteten diese Berichte die Arbeitsatmosphäre in der Kommission ganz erheblich. Außerdem war das Gremium schon vor der konstituierenden Sitzung öffentlich von vielen Seiten kritisiert worden, was die negative Berichterstattung weiter beförderte. Hinzu kam, dass einzelne Mitglieder versuchten, Vorschläge anderer Mitglieder zu diskreditieren, indem interne Diskussionspapiere und ähnliche Materialien an die Medien weitergegeben wurden. Da einige Mitglieder im Verlauf der Kommissionsarbeit außerdem versuchten, sich durch Interviews und öffentliche Stellungnahmen zu profilieren, wurde die negative öffentliche Resonanz auf die Beratungsarbeit weiter verstärkt.

Vergleicht man die Einsetzungsbeschlüsse von Romanow- und Rürup-Kommission, so wird schnell deutlich, dass die Öffentlichkeit für den Beratungsverlauf letztgenannter Kommission eine eher untergeordnete Rolle spielen sollte. Als *Ministerial Task Force* war die Beteiligung der Öffentlichkeit am Beratungsverlauf kein Element des Kommissionsauftrages. Laut Geschäftsordnung der Rürup-Kommission oblag die Öffentlichkeitsarbeit ausschließlich dem Vorsitzenden. Daher ist es auch erklärlich, dass in der konstituierenden Sitzung zwar über die Vertretung des Gremiums nach außen diskutiert wurde, jedoch weiterführende öffentlichkeitsbezogene Maßnahmen (etwa ein umfassenderer Internetauftritt oder öffentliche Veranstaltungen) nach übereinstimmender Aussage von Mitgliedern der Kommission nie ausführlicher thematisiert wurden.

Hiermit widersprach die Ausgestaltung der Rürup-Kommission der Idealvorstellung, die der Chef des Bundeskanzleramtes Frank Walter Steinmeier 2001 hinsichtlich der Ausgestaltung politikberatender Gremien unter der rot-grünen Regierungskoalition entwickelt hatte:

„Die Einbeziehung möglichst vieler Akteure und die Beteiligung der Öffentlichkeit schaffen ein hohes Maß an Transparenz und Bürgernähe. [...] Aufgabe der Politik ist es [...], den gesellschaftlichen Dialog zu organisieren, für Transparenz zu sorgen, schwächeren Partnern und Minderheiten das notwendige Gehör zu verschaffen und die Ergebnisse schließlich gesetzgeberisch umzusetzen." (Steinmeier 2001: 269).

Bei der Rürup-Kommission fehlte es aber sowohl an Transparenz als auch an Bürgernähe. Im Ergebnis trugen diese Defizite nachhaltig zur Delegitimierung des Beratungsverlaufs und der -ergebnisse bei. Da die Regierung die Kommission in erster Linie als Informations- und Beratungsquelle nutzen wollte (und eventuell auch als Mittel, um den Problem- und Reformdruck im Bereich der Sozialversicherungssysteme abzumildern), wäre eine transparente und öffentlichkeitsbezogene Arbeit der Kommission auch nicht unbedingt im Interesse der Bundesregierung gewesen. Dies wurde nicht zuletzt angesichts der negativen Reaktionen auf die Veröffentlichung von Reformvorschlägen aus den Reihen der Kommission deutlich. Insgesamt blieb die Rürup-Kommission somit in der dezisionistischen Tradition deutscher Politikberatung verhaftet, nach der die Öffentlichkeit nur zur Einsetzung bzw. zur Vorstellung der Ergebnisse angesprochen wird.

Entsprechend beschränkte sich die Öffentlichkeitsarbeit der Kommission in erster Linie auf Pressekonferenzen, welche die Kommission zur Vorstellung ihrer Zwischenergebnisse durchführte. Diese Pressekonferenzen wurden grundsätzlich vom Vorsitzenden geleitet. Teilweise nahmen auch die Moderatoren der jeweiligen Arbeitsgruppen hieran teil. Selbstverständlich fand auch anlässlich der Vorstellung des Abschlussberichts der Kommission eine Pressekonferenz statt. Die Position eines Pressesprechers existierte bei der Geschäftsstelle nicht, da die gesamte Öffentlichkeitsarbeit dem Vorsitzenden oblag. Rürup gelang es jedoch nicht, gegenüber den Medien und der Öffentlichkeit ein in sich geschlossenes Bild der Kommissionsarbeit zu präsentieren. Stattdessen trugen insbesondere die eigenmächtigen Stellungnahmen einzelner Kommissionsmitglieder in den Medien dazu bei, in der Öffentlichkeit das Bild einer „heillos zerstrittenen Kommission" zu verfestigen. Entsprechend äußerte das Kommissionsmitglied Müller:

„Es ist weder gelungen, eine abgestimmte oder auch kanalisierte Form der Äußerungen der verschiedenen Kommissionsmitglieder inklusive des Vorsitzenden gegenüber der Öffentlichkeit zu erreichen, noch ist es zu einer stärkeren, die Gesamtkommission heranziehende Diskussion gekommen, wie der Kommissionsvorsitzende die Kommissionsarbeit in der Öffentlichkeit vor- und darstellen sollte." (Interview Müller)

Rürup selbst hatte in einem Aufsatz zur Arbeit des Sachverständigenrates zur Begutachtung der gesamtwirtschaftlichen Entwicklung darauf hingewiesen, dass die Arbeitsergebnisse von politikberatenden Gremien in einer „medial organisierten Wissens- und Informationsgesellschaft" (Rürup/Bizer 2002: 67) entsprechend aufbereitet werden müssen, gegebenenfalls auch einzelne Arbeitsergebnisse vorab der Öffentlichkeit zur Diskussion gestellt werden sollten und eine kontinuierliche Pressearbeit stattfinden muss (vgl. Rürup/Bizer 2002: 67).

Die Vorstellung der Zwischenberichte der Rürup-Kommission kann allerdings kaum als kontinuierliche Pressearbeit gelten. Wäre die Kommission diesen Empfehlungen gefolgt und hätte eine strukturierte Presse- und Öffentlichkeitsarbeit – etwa über einen eigenständigen, bei der Geschäftsstelle der Kommission tätigen Pressesprecher – stattgefunden, wäre sicherlich die öffentliche Rezeption der Arbeit der Kommission und ihrer Ergebnisse weitaus positiver ausgefallen.

Anhand der Darstellung der Arbeit der Kommission im Internet lässt sich der unterschiedliche Öffentlichkeitsbezug von Romanow- und Rürup-Kommission verdeutlichen. Während – wie bereits dargestellt – die Romanow-Kommission das Internet intensiv als Instrument nutzte, um mit der kanadischen Öffentlichkeit in einen Ideen- und Informationsaustausch einzutreten, gab es bis zur Veröffentlichung des Abschlussberichts der Rürup-Kommission keinen eigenständigen Internet-Auftritt des Gremiums. Vielmehr wurde auf den Internetseiten des BMGS eine neue Rubrik eingerichtet, unter der man einige Basisinformationen zur Arbeit der Rürup-Kommission abrufen konnte.

Medienberichterstattung und Öffentlichkeitsbezug

Abbildung 5: Internetauftritt der KNFSS

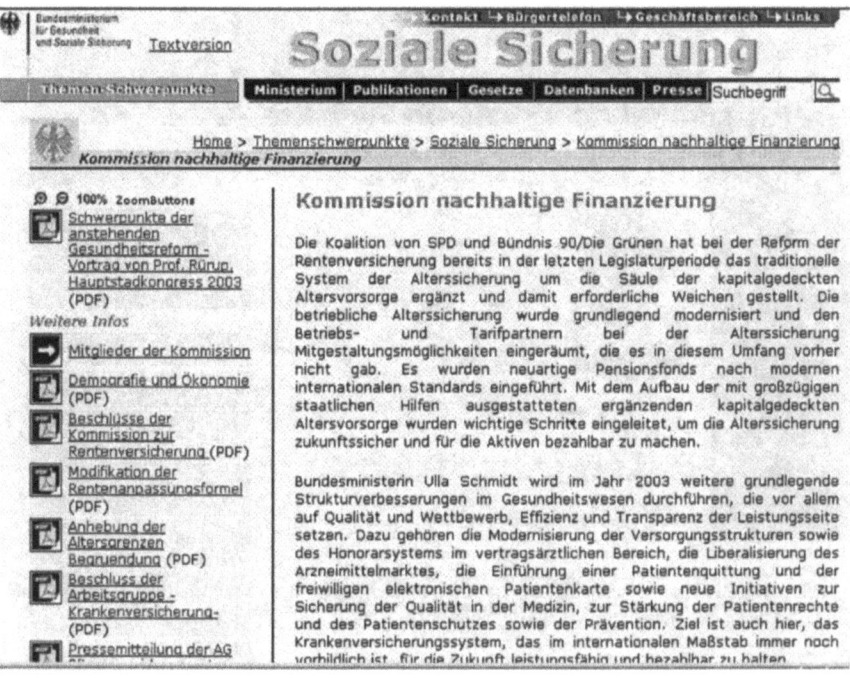

Quelle: Bundesministerium für Gesundheit und Soziale Sicherung, http://www.bmgs.bund.de/deu/gra/themen/sicherheit/kommission/index.cfm - Zugriff: 17. August 2003

Auf diesen Seiten erhielt man in erster Linie allgemeine Informationen über die Kommission (z.B. Mitglieder und Einsetzungsbeschluss). Im weiteren Beratungsverlauf konnte man hier außerdem einige Teilergebnisse und Stellungnahmen nachlesen. Insgesamt handelte es sich jedoch lediglich um eine Art „Nachschlage-Seite", auf der diejenigen Dokumente veröffentlicht wurden, die durch die Kommission bereits verabschiedet und über die in den Medien bereits ausführlich berichtet worden war. Interaktivität und somit die Möglichkeit einer aktiven Beteiligung der Öffentlichkeit war nicht gegeben und (entsprechend dem Einsetzungsbeschluss) auch nicht vorgesehen.

Abbildung 6: Internetauftritt der KNFSS zur Vorstellung des Abschlussberichts

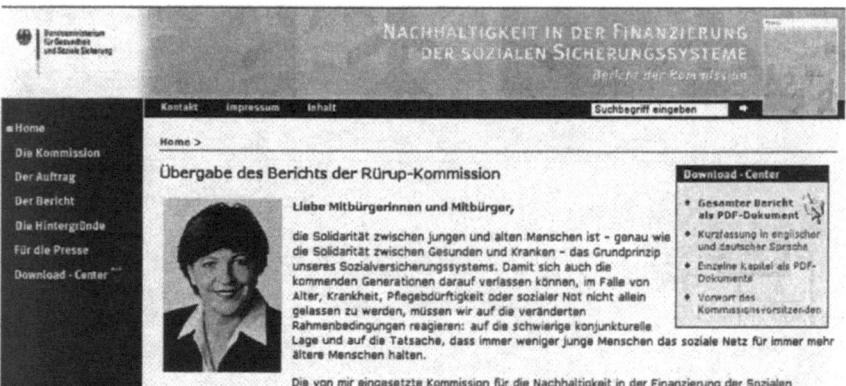

Quelle: Kommission Nachhaltigkeit in der Finanzierung der Sozialen Sicherungssysteme, http://www.soziale-sicherungssysteme.de/index.html - Zugriff: 28. August 2003

Erst mit der Veröffentlichung des Abschlussberichts wurde eine eigenständige Internetseite für die Kommission unter der Adresse http://www.soziale-sicherungssysteme.de eingerichtet. Diese Seite diente in erster Linie der möglichst weiten Verbreitung des Abschlussberichts der Kommission. Interessanterweise fand man auf der ersten Seite dieses Internet-Angebots einen Einleitungstext der Bundesministerin für Gesundheit und Soziale Sicherung und nicht etwa einen Text der Kommission oder des Kommissionsvorsitzenden. Dies verdeutlichte noch einmal den *Ministerial Task Force*-Charakter der Kommission.

Im Rahmen der Kommissionsarbeit erhielt die Geschäftsstelle mehrere hundert Eingaben und Briefe von Bürgerinnen und Bürgern. Dies beweist, dass viele Bürger ein großes Interesse daran hatten, sich in die Arbeit der Kommission einzubringen. Hierauf wies auch der Vorsitzende anlässlich der Vorstellung des Abschlussberichts hin (vgl. KNFSS 2003i: 2). Daher ist davon auszugehen, dass öffentlichkeitsbezogene Beratungsformen im Rahmen der Kommissionsarbeit auf breite Resonanz in der interessierten Öffentlichkeit gestoßen wären.

Angesichts des großen öffentlichen Interesses und der mangelhaften Strukturierung der öffentlichen Darstellung des Gremiums und seiner Arbeit bleibt festzuhalten, dass sich eine professionelle Organisation der Pressearbeit der Kommission in jedem Fall positiv auf ihre Außendarstellung und damit auch auf die Rezeption ihrer Empfehlungen ausgewirkt hätte.

11. Die wissenschaftliche Arbeit der Kommission

Vergleicht man die wissenschaftliche Arbeit der Rürup-Kommission mit derjenigen der Romanow-Kommission, so fällt auf, dass erstere nur in begrenztem Umfang wissenschaftlich tätig war. So führte etwa die Kommission im Verlauf ihrer Arbeit nur zwei Expertenanhörungen durch. Die erste Anhörung fand am 20. Februar 2003 im Rahmen der zweiten Sitzung des Plenums statt. Es handelte sich hierbei um ein „Hearing zur demografischen und ökonomischen Entwicklung". Im Rahmen dieser Anhörung konnten sich die geladenen Sachverständigen recht schnell auf ein einheitliches Rechenmodell als Basis für die Arbeit der Kommission verständigen (etwa hinsichtlich der erwarteten Bevölkerungsentwicklung, Zuwanderungsrate, usw.). Auf dieser Basis wurden dann die Vorschläge für eine Finanzierungsreform der einzelnen Sozialversicherungszweige durchgerechnet. Man könnte daher auch sagen, dass das Ergebnis dieser Anhörung die rechnerische Grundlage für die Empfehlungen der Kommission darstellte (Interview Nullmeier). Die zweite Anhörung anlässlich der dritten Sitzung der Arbeitsgruppe Krankenversicherung fand am 12. März 2003 statt. Thema war hier: „Gesetzliche Krankenversicherung – Finanzierung über pauschale Gesundheitsprämien".[41] Insbesondere das schweizerische Fallbeispiel einer Gesundheitsprämie stand im Zentrum dieser Anhörung. Jedoch kamen die geladenen Experten nicht zu einer einheitlichen Bewertung des pauschalen Prämienmodells.

Außerdem gab die Kommission drei Gutachten in Auftrag. Die Vorschläge für die von der Geschäftsstelle aus dem Etat der Kommission zu finanzierenden

---

[41] Folgende Sachverständige wurden zu den Anhörungen eingeladen:
Demografischer Wandel: Professor Dr. Herwig Birg (Universität Bielefeld), Dr. Jutta Gampe und Dr. Michaela Kreyenfeld (Max-Planck-Institut für demografische Forschung, Rostock), Direktorin und Professor Dr. Charlotte Höhn (Bundesinstitut für Bevölkerungsforschung beim Statistischen Bundesamt), Professor Dr. Rainer Münz (Humboldt-Universität zu Berlin), Professor Dr. Josef Schmid (Universität Bamberg), Dr. Michael Schlesinger (Prognos AG, Basel), Dr. Erika Schulz (DIW Berlin), Dr. Ulrich Walwei (Institut für Arbeitsmarkt- und Berufsforschung, Nürnberg) und Dr. Martin Werding (Ifo Institut, München).
Gesundheitsprämie: Professor Dr. Eckhard Knappe (Universität Trier), Professor Dr. Robert E. Leu (Universität Bern), Dr. Willy Oggier (selbstständiger Gesundheitsökonom), Dr. Hans Jürgen Ahrens (Vorstand des AOK-Bundesverbandes) und Herbert Rebscher (Vorstand des VdAK). (vgl. KNFSS 2003a: 26)

Gutachten kamen insbesondere vom Vorsitzenden der Kommission und wurden vom Plenum genehmigt. Das Gremium vergab ein Gutachten zum internationalen Vergleich von Zuzahlungen und ein Gutachten zum Sachstand bei der betrieblichen Altersvorsorge. Ein drittes Gutachten sollte die (finanziellen) Auswirkungen von Gesundheitsprämie und Bürgerversicherung vergleichen. Dieses Gutachten wurde komplett im Abschlussbericht abgedruckt (vgl. KNFSS 2003a: 239ff). Ursprünglich war angedacht worden, das Gutachten nur zur Gesundheitsprämie abfassen zu lassen; die Befürworter der Bürgerversicherung forderten jedoch, dass auch ihr Reformvorschlag im Rahmen des Gutachtens durchgerechnet würde.

Des Weiteren stand es jedem Mitglied frei, sich mit eigenen Beiträgen (etwa mit Diskussionspapieren) in die Arbeit einzubringen. Diese Möglichkeit wurde von den Mitgliedern insgesamt sehr unterschiedlich intensiv genutzt. Hierbei ließ sich keine Dominanz der wissenschaftlich vorgebildeten Mitglieder erkennen. Im Vergleich zur Arbeit der Romanow-Kommission fiel somit die wissenschaftliche Arbeit der Rürup-Kommission eher begrenzt aus. Allerdings war die Arbeit der Rürup-Kommission auch erheblich kostengünstiger als die der Romanow-Kommission. Nach Aussage der Bundesregierung vom Februar 2004 hatte die Arbeit der Rürup-Kommission Kosten in Höhe von 943.188,73 EURO verursacht (vgl. Deutscher Bundestag 2004: 30). Im direkten Vergleich mit der Romanow-Kommission (mit ihrem Budget von umgerechnet rund 9,5 Mio. Euro) verfügte die Rürup-Kommission also nur über ein Zehntel der finanziellen Ressourcen der kanadischen Kommission.

Im Gegensatz zur Arbeit der Romanow-Kommission bestanden auf Seiten der Rürup-Kommission keine engen Verbindungen mit zeitgleich arbeitenden Beratungsgremien wie etwa dem Sachverständigenrat Gesundheit. Auch mit dem „konkurrierenden" Beratungsgremium – der Herzog-Kommission – gab es keinen inhaltlichen Austausch, da es sich hierbei um eine „parteiinterne Beratungskommission" handelte. Allerdings gab es insofern eine Verbindung zwischen den beiden Kommissionen, als einige Mitglieder der Rürup-Kommission im Abschlussbericht der Herzog-Kommission viele Parallelen zu den Ergebnissen der Rürup-Kommission erkannten. In Interviews mit Kommissionsmitgliedern wurde sogar davon gesprochen, dass manche Teile geradezu „herauskopiert" worden seien (etwa – unter anderer Bezeichnung – die Renten-Nachhaltigkeitsformel).

Durch das äußerst weit gefasste Mandat musste sich die Rürup-Kommission mit vielfältigen Themen befassen, die auch in anderen Politikberatungsgremien zeitgleich problematisiert und diskutiert wurden. So veröffentlichte etwa zu einer Zeit, in der die Rürup-Kommission die Medienberichterstattung dominierte, der Sachverständigenrat Gesundheit sein zweibändiges Gutachten mit dem Titel

„Finanzierung, Nutzerorientierung und Qualität" (SVRKAiG 2003). Seine Empfehlungen vom 24. Februar 2003 ergänzten und erweiterten die ohnehin schon vielfältige gesundheitspolitische Debatte. So schlug der Sachverständigenrat unter anderem eine Erhöhung der Eigenbeteiligungen von Patienten und die Steuerfinanzierung einer Reihe von versicherungsfremden Leistungen vor (vgl. SVRKAiG 2003: 161f).

Während die Vorschläge der Rürup-Kommission, die bereits in die Öffentlichkeit gelangt waren, vom BMGS, von den Parteien sowie von Interessenverbänden meist umgehend und vehement abgelehnt worden waren, sprach Bundesministerin Schmidt anlässlich der Übergabe des Gutachtens des Sachverständigenrates davon, dass die Empfehlungen einen sehr starken Einfluss auf die Reformbemühungen der Bundesregierung haben und auch in die Arbeit der Rürup-Kommission einfließen würden (vgl. Handelsblatt 2003). Nach Aussage von Mitgliedern der Kommission flossen die Gutachten des Sachverständigenrates dann auch als Teil der allgemeinen Datenlage in die Arbeit des Gremiums ein (Interview Platzer). Dadurch, dass Lauterbach Mitglied in beiden politikberatenden Gremien war, bestand außerdem eine personelle Verbindung. In diesem Zusammenhang sei noch einmal darauf hingewiesen, dass zum Zeitpunkt der Abgabe des Gutachtens des Sachverständigenrates die Rürup-Kommission erst einmal im Plenum und einmal in den Arbeitsgruppen getagt hatte.

An dieser Stelle muss auch auf die Sachverständigenkommission zur Neuordnung der Altersbesteuerung verwiesen werden. Dieses Gremium war von Bundesfinanzminister Hans Eichel eingerichtet worden, nachdem das Bundesverfassungsgericht im März 2002 die ungleiche Besteuerung von Renten und Beamtenpensionen als verfassungswidrig bezeichnet hatte. Vorsitzender dieser Kommission war ebenfalls Rürup, der sich damit (ebenso wie Lauterbach) in einem weiteren politikberatenden Gremium mit Fragen, die auch die Aufgabenstellung der Rürup-Kommission betrafen, befasste. Da sich diese Kommission jedoch mit eher kurzfristigen Reformen der Altersbesteuerung zu befassen hatte und weniger mit der langfristigen Finanzierbarkeit der Rentenversicherung, waren die Überschneidungen zwischen diesen beiden Gremien eher kleinräumig. Interessanterweise arbeitete die Sachverständigenkommission weitgehend „unter Ausschluss" der Öffentlichkeit und ohne ein starkes Medieninteresse an ihrer Arbeit zu generieren. Dies mag zum einen an dem begrenzten Mandat und der komplexen Thematik gelegen haben. Sicherlich spielte hierfür jedoch auch eine Rolle, dass die Politik (konkret: der Bundesfinanzminister) die Kommission bei weitem nicht so stark legitimatorisch und symbolisch nutzte, wie dies bei der Rürup-Kommission durch die Bundesregierung und das BMGS der Fall war.

12. Einfluss der Kommissionsergebnisse

12.1. Das GMG und die Reform der Finanzierung der Krankenversicherung

Die Debatte über das GMG (vgl. Deutscher Bundestag 2003a) wurde durch die Arbeiten der Rürup-Kommission nur sehr begrenzt beeinflusst. Zwar hatte die Bundesregierung eine Reihe der kurzfristig angelegten Vorschläge der Rürup-Kommission in das Reformgesetz integriert. Beispielsweise sei hier auf die Herausnahme nicht-verschreibungspflichtiger Arzneimittel aus der Erstattungspflicht der gesetzlichen Krankenkassen oder auf die Einführung einer Praxisgebühr verwiesen. Diese Empfehlungen waren jedoch bereits seit mehreren Jahren in der Diskussion und es ist fraglich, ob sie nicht auch ohne die Rürup-Kommission Eingang in das Reformgesetz gefunden hätten. So hatte etwa der Sachverständigenrat Gesundheit viele dieser Maßnahmen bereits in früheren Gutachten empfohlen. Bemerkenswert ist, dass die Regierung die Reformempfehlungen der Rürup-Kommission nicht unmittelbar nutzte, um die geplante Erhöhung der Eigenbeteiligungen der Patienten zu legitimieren.

Nach der Einbringung des GMG in die parlamentarische Beratung am 18. Juni 2003 kam es Ende Juni zu Sondierungsgesprächen zwischen Regierung und Opposition, da letztere weite Teile des Reformgesetzes über den Bundesrat blockieren konnte. Am 30. Juni wurde angekündigt, dass die Regierung das laufende Gesetzgebungsverfahren stoppen wolle, um in Verhandlungen mit der Opposition einzutreten. Angesichts der neuen Rekordhöhe der Beitragssätze der GKV von rund 14,3 Prozent (vgl. Fischer 2003: 16) und der Dominanz der Union im Bundesrat kamen Regierung und Opposition zu Verhandlungen zusammen, aus denen ein gemeinsamer Reformentwurf hervorging (vgl. Rabbata 2003). Dieses geänderte GMG trat zum 1. Januar 2004 in Kraft.

Man kann die Entstehungsgeschichte des GMG auch als Beispiel für die Verkomplizierung des politischen Prozesses durch unterschiedliche Mehrheitsverhältnisse in den beiden Kammern des Parlaments anführen. Durch die Androhung einer Blockade musste die Regierung die Opposition frühzeitig in die Ausgestaltung des Reformgesetzes einbeziehen und auch die Arbeit der Rürup-Kommission blieb von diesen politischen Entwicklungen nicht unbeeinflusst. Insbesondere die kurzfristig angelegten Empfehlungen im Y-Modell sahen einzelne Mitglieder der Rürup-Kommission als eine Reaktion auf die konkreten Anforderungen des politischen Tagesgeschäftes. Mehr noch als die Arbeit der Rürup-Kommission hatten aber die Gutachten des Sachverständigenrates Gesundheit die Struktur des GMG geprägt.

„Wenn sie das Gesundheits-Modernisierungsgesetz genau analysieren und alle Gutachten des Sachverständigenrates kennen, so kann der Sachverständigenrat äußerst zufrieden sein, da eine ganze Reihe von Vorschlägen, die er irgendwann einmal gemacht hat, zum Teil auch recht zufrieden stellend im Gesetz umgesetzt wurden." (Interview Scriba)

Beispielsweise hatte der Sachverständigenrat eine Erhöhung der Selbstbeteiligungen (mit Härtefallklauseln), eine Verlagerung krankenversicherungsfremder Leistungen auf andere Ausgabenträger, eine Einengung des Leistungskataloges und die Einsetzung eines Patientenbeauftragten empfohlen (vgl. SVRKAiG 2003: 216). Die Empfehlungen des Sachverständigenrates waren diesbezüglich um einiges umfangreicher (und wissenschaftlich fundierter) als die Empfehlungen der Rürup-Kommission. Zum einen stand dem Sachverständigenrat jedoch auch erheblich mehr Zeit zur Verfügung, um seine Gutachten auszuarbeiten und zum anderen befasste sich die Rürup-Kommission in erster Linie mit den langfristigen strukturellen Optionen einer Finanzierungsreform (nicht nur in der Kranken-, sondern auch in der Renten- und Pflegeversicherung). Insofern war die Ausgangslage für den Sachverständigenrat erheblich günstiger als für die Rürup-Kommission (und der Druck der Medienberichterstattung erschwerte die Arbeit der letztgenannten Kommission noch weiter). Entsprechend beeinflusste der Sachverständigenrat Gesundheit die Ausgestaltung des GMG weitaus stärker als die Rürup-Kommission, deren Einfluss hier eher gering anzusetzen ist.

„Ich glaube, dass insbesondere beim Gesundheits-Modernisierungsgesetz eine Reihe von Maßnahmen eine Rolle gespielt haben, die der Sachverständigenrat vorher diskutiert und angeregt hatte. Angefangen von selektiven Vertragsoptionen bis hin zur Frage der Einführung neuer Honorierungs- oder Entgeltsysteme und zur Neuorganisation des Arzneimittelmarktes. [...] Also es gibt eine ganze Reihe von inhaltlichen Aspekten, die die Politik aus den Gutachten übernommen hat. [...] Wir sind nicht optimistisch genug, um zu behaupten, dass die Hälfte aller Vorschläge umgesetzt worden wären, aber wir glauben schon, dass einige wichtige Aspekte die politische Debatte und insbesondere auch das GMG beeinflusst haben." (Interview Glaeske)

Interessanterweise waren sich Ministerin Schmidt und Seehofer als Verhandlungsführer der Union einig, dass das GMG nur ein kurzfristiges Reformgesetz darstelle und man eine grundlegende Strukturreform der GKV in den kommenden zwei bis drei Jahren benötige (vgl. Fischer 2003: 17). Es bleibt abzuwarten, ob für diese Strukturreform auf die Empfehlungen der Rürup-Kommission zurückgegriffen wird, oder ob hierfür möglicherweise erneut ein politikberatendes Gremium eingesetzt werden wird. Im Rahmen einer Kleinen Anfrage beantwortete die Bundesregierung am 4. Februar 2004 die Frage nach der Umsetzung der Ergebnisse der Rürup-Kommission für den Gesundheitsbereich folgendermaßen:

„Die Vorschläge der Rürup-Kommission zur Reform des Gesundheitswesens und der Pflegeversicherung werden geprüft und weiter diskutiert." (Deutscher Bundestag 2004: 31)

Auch wenn der Einfluss der Rürup-Kommission auf das GMG eher gering anzusetzen ist, so muss doch anerkannt werden, dass die Kommission mit den beiden Konzepten Bürgerversicherung und Gesundheitsprämie die weitere gesundheitspolitische Debatte in Deutschland nachhaltig beeinflusste und insofern diskursprägend war. So entwickelte etwa die SPD im Rahmen einer parteiinternen, beratenden Kommission unter Vorsitz von Andrea Nahles und unter Beteiligung von Wissenschaftlern das Konzept der Bürgerversicherung weiter (vgl. SPD 2004). Im Gegensatz hierzu sprach sich der Sachverständigenrat zur Begutachtung der gesamtwirtschaftlichen Entwicklung (zu deren Mitgliedern auch Rürup gehört) im Dezember 2003 für das Gesundheitsprämienmodell aus.

„Im Gesundheitswesen stellt das GKV-Modernisierungsgesetz zwar einen ersten Schritt hin zu einer umfassenderen Gesundheitsreform dar. Eine richtungsweisende Neuorientierung der Finanzierung der Gesetzlichen Krankenversicherung wurde jedoch noch nicht in Angriff genommen. Der Sachverständigenrat erneuert deshalb sein Plädoyer für eine Finanzierung der Gesetzlichen Krankenversicherung über ein Gesundheitsprämienmodell." (SVRBgE 2003: VI)

Mit der Gegenüberstellung der beiden Grundkonzepte hat die Kommission verdeutlicht, dass das bestehende Finanzierungsmodell der GKV dringend reformbedürftig ist. Diese Einsicht hat sich dank der Kommission bzw. dank der auf ihre Arbeit folgenden Debatten insbesondere auf Seiten der politischen Akteure heute weitgehend durchgesetzt.

12.2. Einfluss in den Bereichen Renten- und Pflegeversicherung

Nach Aussage der Bundesregierung und auch nach Auffassung der Mehrheit der befragten Mitglieder der Kommission hat die Regierung die Reformvorschläge des Gremiums zur Rentenversicherung mit dem Rentenversicherungs-Nachhaltigkeitsgesetz weitgehend umgesetzt. Dieses Gesetz ergänzte insofern die Versuche der Bundesregierung, mit dem 2. und 3. SGB VI-Änderungsgesetz vom 27. Dezember 2003 einen Beitragsanstieg in der Rentenversicherung zumindest kurzfristig abzuwenden, als nunmehr versucht wurde, langfristig eine Stabilisierung der Beitragssätze zu erreichen. Durch das am 11. März 2004 vom Bundestag verabschiedete Gesetz, wurde unter anderem die Rentenanpassungsformel durch die Einführung des Nachhaltigkeitsfaktors modifiziert (vgl. Kramer

2004: 405). Mit der Einführung dieses Nachhaltigkeitsfaktors übernahm der Gesetzgeber eine zentrale Empfehlung der Rürup-Kommission. Auch wenn eine weitere wichtige Empfehlung der Kommission – die Erhöhung des Renteneintrittsalters – mit dem Gesetz nicht umgesetzt wurde, so wurde zumindest ab 2008 eine Berichtspflicht über die Rahmenbedingungen für eine Anhebung der Regelaltersgrenze festgelegt. Des Weiteren erhöhte das Gesetz die Schwankungsreserve (nach Umbenennung in Nachhaltigkeitsrücklage) in der Rentenversicherung auf 1,5 Monatsausgaben. Auch dies war von der Rürup-Kommission empfohlen worden (vgl. KNFSS 2003a: 126ff). Die Geschwindigkeit, mit der die Bundesregierung die Vorschläge der Kommission für die Reform der Finanzierung der Rentenversicherung umsetzte, ist somit im Vergleich zu den Arbeiten vorangegangener Beratungsgremien überdurchschnittlich.

Im Bereich der Pflegeversicherung ist im Gegensatz hierzu derzeit nicht absehbar, ob die Empfehlungen der Rürup-Kommission Einfluss auf eine zukünftige Reform dieses Sozialversicherungszweiges haben werden. Nachdem Bundeskanzler Schröder Anfang 2004 ankündigte, vorerst keine umfassende Reform der Pflegeversicherung in Angriff nehmen zu wollen, ist eine abschließende Bewertung zu diesem Zeitpunkt noch nicht möglich. Auch wenn die kurzfristigen Maßnahmen der Bundesregierung zur Stabilisierung der Beitragssätze der Pflegeversicherung eine Umsetzung der Vorschläge der Rürup-Kommission zunächst als unwahrscheinlich erscheinen lassen, so bleibt abzuwarten, ob nicht möglicherweise doch noch im Rahmen einer großen Reform der Pflegeversicherung auf die Vorarbeiten der Kommission zurückgegriffen wird. In der öffentlichen Debatte über ein solches Vorhaben wurde auch knapp zwei Jahre nach Vorstellung des Abschlussberichts noch immer auf die Vorschläge der Kommission verwiesen (vgl. etwa Fröhlingsdorf/Jung/Ludwig/Neumann/Schmidt 2005).

Dies ist insofern nicht überraschend, als Mitglieder der Kommission in den Interviews wiederholt darauf hinwiesen, dass gerade die Empfehlungen zur nachhaltigen Finanzierung der Pflegeversicherung von einer klaren Mehrheit der Mitglieder getragen wurden und außerdem die Qualität und das innovative Potential der Vorschläge herausgestellt wurde. So wurde in der Fachöffentlichkeit etwa der Vorschlag zur Einführung eines intergenerativen Lastenausgleichs als besonders kreativ und wegweisend bezeichnet (vgl. Moldenhauer 2003). Entsprechend äußerte das Kommissionsmitglied Platzer: „In dem Kommissionsergebnis der Rürup-Kommission (zur Reform der Finanzierung der Pflegeversicherung, d.A.) steht ein sehr gut durchdachter, wirklich sehr fundierter und auch ordnungspolitisch innovativer Reformgedanke drin, den man bedauerlicherweise jetzt bei der aktuellen tagespolitischen Diskussion nicht entscheidend berücksichtigt." (Interview Platzer)

Nullmeier wies hinsichtlich der Vorschläge zur Reform der Pflegeversicherung darauf hin, dass – interessanterweise – trotz potentieller Übertragbarkeit die Reformansätze für die Krankenversicherung nicht auf den Bereich Pflegeversicherung übertragen wurden, obwohl man auch für Pflegebeiträge eine Gesundheits- bzw. Pflegeprämie oder eine Bürgerversicherung hätte fordern können (Interview Nullmeier). Diese Tatsache lässt sich dahingehend deuten, dass entweder der aktuellen Finanzierung der Pflegeversicherung ein höheres „Nachhaltigkeitspotential" zugeordnet wurde oder dass der Problemdruck im Gesundheitssektor als so hoch angesehen wurde, dass in diesem Sozialversicherungszweig nur eine tief greifende Strukturreform der Finanzierungsseite zu einer nachhaltigen Stabilisierung des bestehenden Systems führen könnte. Erst im März 2005 wurde darüber berichtet, dass die SPD auch für die Pflegeversicherung eine Reform nach dem Muster der Bürgerversicherung prüfe (vgl. Siems 2005).

Von Seiten des BMGS wurde die Bedeutung und der Einfluss der Rürup-Kommission nicht nur im Bereich der Krankenversicherung, sondern auch hinsichtlich der Reform der Renten- und Pflegeversicherung als hoch eingeschätzt. So resümierte Staatssekretär Tiemann:

> „Ich würde den Einfluss der Rürup-Kommission außerordentlich hoch einschätzen. [...] Bei der Rente ist es eindeutig. Da wurde das vorgedacht, was letztlich dann später mehr oder weniger zunächst in den Entwürfen und später in den Gesetzen stand. Bei der Gesundheit würde ich sagen, dass die Kommission mit dem Y-Modell erst einmal die Debatte kontrolliert hat. Der große Erfolg der Rürup-Kommission ist, dass man anfing, sich aus dem Dunstkreis herauszubewegen und über die empirischen Grundlagen von Bürgerversicherung und Kopfpauschale zu verständigen. [...] Da ist das Fundament gelegt worden. Die Debatte, die wir jetzt im Sommer 2004 erleben, wäre nicht möglich gewesen ohne die Grundlagenarbeit der Rürup-Kommission. Insofern hat sie sehr große Verdienste. Bei der Pflege hat sie den Blick für die langfristige Lösung zugespitzt. Zusammenfassend würde ich sagen, sie war eine sehr erfolgreiche Kommission." (Interview Tiemann)

13. Konkurrierende Politikberatungsgremien: Rürup versus Herzog?

Ähnlich wie im Fall der Romanow-Kommission bearbeitete auch in Deutschland zeitgleich ein weiteres politikberatendes Gremium die Themenfelder der Rürup-Kommission. Am 4. Februar 2003 setzte der CDU-Bundesvorstand eine Beratungskommission ein, die parallel zur Arbeit der Rürup-Kommission Empfehlungen für eine langfristige Reform der Renten-, Kranken- und Pflegeversicherung für die CDU erarbeiten sollte. Die Kommission „Soziale Sicherheit" wurde durch den ehemaligen Bundespräsidenten, Professor Roman Herzog geleitet (daher im Folgenden: Herzog-Kommission). Im Gegensatz zur Rürup-Kommission wurden in die Herzog-Kommission in erster Linie Politiker von CDU und CSU berufen (beispielsweise die Bundestagsabgeordneten Horst Seehofer, Friedrich Merz, Annette Widmann-Mauz und Andreas Storm). Für die Bundesländer wurden die Ministerpräsidenten des Saarlandes und Sachsens (Peter Müller und Georg Milbradt) berufen. Zu den Sachverständigen gehörten unter anderem der ehemalige Verfassungsrichter Professor Paul Kirchhof und der Präsident der Bundesversicherungsanstalt für Angestellte, Herbert Rische. Als Zeithorizont für die Kommissionsempfehlungen wurde die Zeit bis 2020 anvisiert. Ziel der Empfehlungen sollte die Absenkung der Lohnnebenkosten auf 40 Prozent oder weniger sein. Auch der Herzog-Kommission ging es also in erster Linie darum, „Beitragssatzpunkte einzusammeln".

Die Union verzichtete auf die Benennung von Gewerkschafts- und Arbeitgebervertretern. Auch Interessenvertreter aus dem Gesundheitssektor wurden nicht benannt. Stattdessen lässt sich ein Übergewicht von CDU-Berufspolitikern ausmachen, was zum Charakter der Kommission als parteiinternem Beratungsgremium passte. Herzog selbst sah in seiner Kommission keine Konkurrenz zur Rürup-Kommission, sondern eher eine Ergänzung. Hier lassen sich gewisse Parallelen zur Arbeit der Zuwanderungskommission der Bundesregierung erkennen, da auch in diesem Fall die Union mit der Einsetzung eines (Partei-) Politikberatungsgremiums unter Vorsitz von Ministerpräsident Müller auf die Einsetzung der Regierungskommission reagiert hatte (vgl. Sebaldt 2004: 192). Die Einsetzung der Herzog-Kommission war dennoch insofern überraschend, als die Unionsparteien zunächst die Einsetzung der Rürup-Kommission massiv kritisiert hatten. So hatte etwa der Geschäftsführer der CSU-Landesgruppe im Bundestag, Peter Ramsauer, noch im November 2002 festgestellt: „Wir brauchen keine neuen Kommissionen, die Vorschläge liegen auf dem Tisch." (Ramsauer zit. nach NDR Info 2002)

13.1. Beratungsverlauf

Mit der Einsetzung der Herzog-Kommission wollte die Union vor allem ihr Profil in der Debatte über die Zukunft der Sozialversicherungssysteme stärken. In dieser Debatte hatten nach der Bundestagswahl 2002 insbesondere die Bundesregierung und die (Mitglieder der) Rürup-Kommission eine dominierende Rolle gespielt. Die CDU-Vorsitzende Angela Merkel gab der Kommission Zeit bis zum Herbst 2003, um ihre Empfehlungen zu formulieren. Interessanterweise äußerten die beiden Mitglieder Widmann-Mauz und Storm anlässlich der Einsetzung der Kommission Kritik an den Vorschlägen von Rürup zur Einführung einer Gesundheitsprämie (vgl. Kautz 2003b). Dies ist insofern überraschend, als ein abgewandeltes Modell der Gesundheitsprämie später als zentraler Vorschlag zur Finanzierungsreform der GKV Eingang in den Abschlussbericht der Herzog-Kommission fand.

Herzog versuchte als Vorsitzender, mit Nachdruck darauf hinzuwirken, dass seine Kommission (im Gegensatz zur Rürup-Kommission) ihre inhaltliche Debatte nicht über die Medien führte. Dennoch kam es während der Arbeit der Herzog-Kommission wie auch bei der Rürup-Kommission zu zum Teil erheblichen Kontroversen, über die in den Medien ungehend berichtet wurde. So kritisierte etwa der Bundesvorsitzende der Christlich-Demokratischen Arbeiterschaft, Hermann-Josef Arentz, ein Thesenpapier der Bundestagsabgeordneten Widmann-Mauz und Storm, die insbesondere höhere Selbstbeteiligungen für Patienten und feste Arbeitgeberbeiträge zur Krankenkasse forderten (vgl. Storm/Widmann-Mauz 2003). Mitte April 2003 regte die CDU-Vorsitzende Merkel bezüglich der langfristigen Reform der Rentenversicherung an, Eltern in der Rentenversicherung zu bevorzugen und Kinderlosen die Rente zu kürzen. Angesichts dieser sich intensivierenden öffentlichen Debatten über die Zukunft der sozialen Sicherungssysteme entschied man, erste Empfehlungen der Herzog-Kommission bereits im Mai zu veröffentlichen und nicht bis zum Herbst 2003 zu warten.

Am 9. Mai 2003 stellte daher die Herzog-Kommission einen ersten Zwischenbericht in Berlin vor. Das Papier mit dem Titel „5 ‚Stellschrauben' zur Reform der sozialen Sicherungssysteme" umfasste drei Seiten mit insgesamt fünf Eckpunkten (vgl. CDU 2003a). Die Kommission empfahl unter anderem, in der Pflegeversicherung von der Beitragsfinanzierung zu einem Kapitaldeckungsverfahren zu wechseln. Außerdem wurde die Abschaffung von Arbeitsbeschaffungsmaßnahmen und der Wegfall bzw. die Umfinanzierung von versicherungsfremden Leistungen in der Arbeitslosenversicherung angeregt. Die Vorschläge zur Reform der Krankenversicherung wurden im Zwischenbericht noch nicht dezidiert vorgestellt.

Nach Vorstellung des Zwischenberichts kam es auch im Rahmen der Arbeit der Herzog-Kommission wiederholt dazu, dass interne Diskussionspapiere öffentlich bekannt wurden. So berichtete etwa die *Süddeutsche Zeitung* am 16. August 2003 von einem internen Eckpunktepapier, nach dem die Kommission unter anderem über strukturelle Reformen im Gesundheitswesen diskutierte, welche die Union in den Verhandlungen mit den Regierungsparteien über das GMG noch abgelehnt hatte. Hierzu gehörte unter anderem die Zulassung von Einzelverträgen zwischen Krankenkassen und niedergelassenen Fachärzten, die

Verringerung des Einflusses der Kassenärztlichen Vereinigungen sowie eine weitere Deregulierung des Arzneimittelmarktes (vgl. Hoffmann 2003b). Insgesamt gesehen war jedoch das öffentlichen (Medien-) Interesse an der Arbeit der Herzog-Kommission im Vergleich zur Rürup-Kommission weitaus geringer, was in erster Linie daran lag, dass die Umsetzungswahrscheinlichkeit der Empfehlungen der Rürup-Kommission höher angesetzt wurde als bei denen der Herzog-Kommission. Außerdem handelte es sich bei der Herzog-Kommission „nur" um eine parteiinterne Beratungskommission.

13.2. Abschluss der Kommissionsarbeit und Einfluss

Die letzte Sitzung der Herzog-Kommission fand am 29. September 2003 statt. Am darauf folgenden Tag stellte die Kommission ihren Abschlussbericht der Öffentlichkeit vor. Das Gremium sprach sich hierin unter anderem für einen Übergang zu einem Gesundheitsprämiensystem zur nachhaltigen Finanzierung der GKV aus. Für die Umgestaltung des Systems wurde eine zehnjährige Übergangszeit angepeilt. Die kostenlose Mitversicherung von Familienmitgliedern sollte nicht abgeschafft und der Arbeitgeberanteil am Beitrag zur GKV auf 6,5 Prozent festgeschrieben werden. Eine Umsetzung der Vorschläge hätte damit zu einer Abschaffung der paritätischen Finanzierung des Gesundheitswesens geführt. Des Weiteren sollte die GKV (mit dem Gesundheitsprämienmodell) in ein kapitalgedecktes System umgewandelt werden. Gleichzeitig sollten soziale Härten durch einen finanziellen Ausgleich über das Steuersystem verhindert werden. Nach Berechnungen der Kommission müssten hierfür im Steuersystem jährlich 27,3 Mrd. Euro aufgewendet werden (vgl. CDU 2003b: 23). Die Höhe der Gesundheitsprämie wurde auf 264 Euro festgelegt. Entgegen ersten Überlegungen sprach sich die Kommission aber gegen eine Ausgliederung von privaten Unfällen aus dem Leistungskatalog der GKV aus. Insgesamt schlug das Gremium damit einen paradigmatischen Wandel im Krankenversicherungssystem vor.

Bezüglich der Rentenversicherung sprach sich auch die Herzog-Kommission für die Einfügung eines demographischen Faktors in die Rentenformel aus. Die Pflegeversicherung sollte nach Auffassung der Kommission bis 2030 auf eine neue, private Finanzierungsgrundlage gestellt werden. Insgesamt sahen die Konzepte der Herzog-Kommission vor, dass ein finanzielles Transfervolumen in Höhe von rund 50 Mrd. Euro aus dem Sozialsystem in das Steuersystem übertragen werden sollte. Daher sah die Kommission zur Umsetzung ihrer Empfehlungen eine flankierende Steuerreform als zwingend erforderlich an (vgl. CDU 2003b: 5f und 40).

Innerhalb der Kommission und in der Union waren Teile dieser tief greifenden Reformempfehlungen umstritten. So sprach der Vorsitzende der Christlich-Demokratischen Arbeiterschaft von einer „Privatisierungsorgie", während der Bundesvorsitzende der Mittelstands- und Wirtschaftsvereinigung von CDU und CSU die Vorschläge für nicht hinreichend hielt, um die Lohnnebenkosten wirksam auf unter 40 Prozent zu senken (vgl. Tevine 2003). Dennoch übernahm die Union auf Initiative der Parteivorsitzenden Merkel weitgehend die Vorschläge der Herzog-Kommission in ihr Programm. Vorausgegangen waren erhebliche Diskussionen und Differenzen innerhalb der CDU, da insbesondere der Arbeitnehmerflügel der CDU und Teile der CSU einige Vorschläge der Kommission abgelehnt hatten. Beispielsweise wurde der Vorschlag einer alleinigen Finanzierung des Krankengeldes durch den Arbeitnehmer, das Streichen der Zahnbehandlung als Kassenleistung und vor allem die Überführung der Finanzierung des Gesundheitssystems auf eine einkommensunabhängige Prämie bzw. Pauschale abgelehnt. So kritisierten etwa der frühere Bundesarbeitsminister Blüm und der ehemalige Bundesgesundheitsminister Seehofer die Pläne der Herzog-Kommission zur Einführung einer Gesundheitsprämie. In einem Artikel für die *Süddeutsche Zeitung* schrieb Blüm: „Die Kopfprämie schert alle über einen Kamm. Sie ist rücksichtslos gegenüber unterschiedlichen Leistungsfähigkeiten. Gerechtigkeit ist ein Prinzip der Differenzierung. Die Kopfprämie ist ein Nivellierungsinstrument. Sie ist weder gerecht noch solidarisch." (Blüm 2003)

Auch wurde das der Arbeit der Herzog-Kommission zugrunde liegende Zahlenmaterial (bereitgestellt durch die Beraterfirma McKinsey) und die (aus Sicht der Kritiker) entsprechend mangelhafte finanzielle Fundierung der Empfehlungen kritisiert (zur Kritik am Zahlenmaterial der Herzog-Kommission vgl. Blüm 2004 und Bittner/Niejahr 2004). Man könnte daher auch sagen, dass die Herzog-Kommission ein hervorragendes Gegenbeispiel für die Behauptung ist, dass politikberatende Gremien in erster Linie dazu dienen, den Handlungsdruck auf die politischen Akteure abzumildern und Kontroversen zu überdecken. Im Gegenteil kann man anhand der Herzog-Kommission nachweisen, dass politikberatende Gremien durchaus auch den gegenteiligen Effekt haben und sogar neue Kontroversen und Diskussionen auslösen können. Basierend auf den Empfehlungen der Kommission begann eine mehrmonatige programmatische und zeitweise äußerst kontrovers geführte Debatte innerhalb der Union über die langfristigen (gesundheitspolitischen) Reformpläne der Partei. Mit ihren Empfehlungen initiierte die Kommission diese Debatte, welche in dieser Form ohne ihre Beratungstätigkeit wohl kaum stattgefunden hätte.

Bezogen auf die Arbeit der Rürup-Kommission kann man festhalten, dass die Empfehlungen der Herzog-Kommission (und hier in erster Linie der Zwischenbericht) von den Mitgliedern der Rürup-Kommission zwar rezipiert wurden (wie auch andere Diskussionsbeiträge wie etwa das Gutachten des Sachverständigenrates Gesundheit). Insgesamt kann man jedoch resümieren, dass die Herzog-Kommission als „Partei-Kommission" trotz der inhaltlich ähnlichen Aufgabenstellung keinen Einfluss auf die Arbeit der Rürup-Kommission hatte.

14. Resümee: Die Rürup-Kommission – eine Fortsetzung der deutschen Politikberatungstradition?

Trotz ihres Vorbildcharakters war die Rürup-Kommission sicherlich keine „Hartz-Kommission für die sozialen Sicherungssysteme". Hierzu unterschieden sich die Kontexte der Einsetzung, der Arbeitsauftrag und auch die Arbeitsstrukturen zu sehr. Die Hartz-Kommission wurde nach einem Skandal, der den bedeutendsten Akteur (die damalige Bundesanstalt für Arbeit) im zu bearbeitenden Politikfeld weitgehend lähmte, eingesetzt. Sie wurde zu einer Zeit eingesetzt, als sich die öffentliche Aufmerksamkeit bereits auf den kommenden Wahlkampf und dessen Vorbereitung konzentrierte, ihr Auftrag war begrenzter (in erster Linie: Reform der Bundesanstalt für Arbeit und ihrer Vermittlungsstrukturen) und ihr stand der begrenzteren Fragestellung entsprechend (und angesichts des nahen Wahltermins) nur gut ein Drittel der Beratungszeit der Rürup-Kommission zur Verfügung.[42] Des Weiteren war die Hartz-Kommission erheblich kleiner (15 statt 26 Mitglieder).

Auch in der Arbeitsweise der beiden Kommissionen sind diverse Unterschiede nachweisbar. So differierte etwa die Nutzung von nationalen wie internationalen Erfahrungen in beiden Kommissionen stark. Während man anhand von Empfehlungen der Hartz-Kommission einen *policy*-Lernprozess im Kontext nationaler und internationaler Erfahrungen nachweisen kann (vgl. Fleckenstein 2004), spielten in der Rürup-Kommission internationale Erfahrungen nur eine begrenzte Rolle. So flossen zwar die schweizerischen Erfahrungen mit dem Gesundheitsprämienmodell in die Beratungen ein. Im Zuge der diesbezüglichen Expertenanhörung ergab sich jedoch keine eindeutige Bewertung des Schweizer Modells. Für einen nur begrenzten internationalen *policy*-Lernprozess spricht auch, dass die Rürup-Kommission (im Gegensatz zur Romanow-Kommission) keine Auslandsreisen durchführte.

Das Interesse der Politik an der Arbeit der Hartz- und der Rürup-Kommission unterschied sich ebenfalls grundlegend.

---

[42] Die Änderung der Zeitplanung der Rürup-Kommission führte allerdings dazu, dass auch dieser Kommission weniger Zeit zur Verfügung stand als ursprünglich geplant.

„Die Rürup-Kommission hatte von vornherein ein Handicap, das größer war als das von Hartz. Bei Hartz wollte die Politik wirklich etwas; sie war begierig auf Vorschläge, wie man das bereits erkannte Problem bearbeiten konnte. Bei Rürup war die Politik nicht wirklich begierig. Sie wollte eher ein Problem auf die lange Bank schieben und dann ist es natürlich schwierig zu arbeiten; dies ist von einer solchen Kommission auch nur sehr begrenzt beeinflussbar." (Interview Fischer)

In zweierlei Hinsicht bestehen jedoch interessante Parallelen: sowohl der Hartz- als auch der Rürup-Kommission gingen kurzfristige Reformmaßnahmen voraus, die durch die Arbeit der Kommissionen um eine langfristige Reformkomponente ergänzt werden sollten. Die Bundesregierung hatte auf den Skandal bei der Bundesanstalt für Arbeit mit kurzfristigen Eingriffen in die Arbeitsvermittlung und die Organisation der Bundesanstalt reagiert, um die besonders drängenden Probleme zumindest teilweise zu beheben (vgl. Hartwich 2003: 163). In der Gesundheitspolitik hatte die Bundesregierung mit dem Beitragssatzsicherungsgesetz versucht, kurzfristig die Beitragssätze in der GKV zu stabilisieren. Außerdem verdeutlichen die Arbeitsabläufe der beiden Kommissionen, dass der Person des Vorsitzenden in einem politikberatenden Gremium eine herausragende Bedeutung zukommt.

Für eine fundierte Bewertung der inhaltlichen Arbeit der Rürup-Kommission ist eine nach Sozialversicherungszweigen getrennte Analyse der Beratungen und Ergebnisse erforderlich. Im Bereich der Krankenversicherung – der für diese Arbeit von zentralem Interesse ist – war die Kommission nicht in der Lage, eine einheitliche und klare Empfehlung für die politischen Entscheidungsträger zu formulieren. Stattdessen wurden mit dem Y-Modell zwei alternative Problemlösungswege aufgezeigt, die beide einen grundlegenden Pfadwandel in der Finanzierung von Gesundheitsleistungen in Deutschland bedeutet hätten.

Eine Zusammenführung dieser beiden Modelle innerhalb der Kommission war gescheitert, was in erster Linie daran lag, dass beiden Modellen unterschiedliche ökonomische und politische Prämissen zugrunde liegen. In der anschließenden politischen Debatte wirkten die beiden Modelle allerdings diskursprägend. SPD, CDU/CSU und Bündnis 90/Die Grünen diskutierten in den folgenden Monaten intensiv über die Vor- und Nachteile der beiden Reformoptionen. Lediglich die FDP entwickelte ein völlig andersartiges Reformmodell, welches im Grunde eine Privatisierung der GKV vorsah (vgl. FDP 2004). Somit gelang es der Kommission, durch die klare Gegenüberstellung der beiden Modelle, die nachfolgende Debatte über eine grundlegende Finanzierungsreform der Krankenversicherung in Deutschland zu prägen, obgleich derzeit nicht absehbar ist, ob und wann eines der Modelle auch umgesetzt werden wird.

"Die Rürup-Kommission hat dazu geführt, dass man über die Finanzierungsfragen sehr viel pointierter diskutiert, als dies früher der Fall gewesen ist. Sie können dies alles in den Finanzierungskapiteln der Gutachten des Sachverständigenrates schon seit Jahren nachlesen, aber politisch wirksam in dem Sinne, dass sich etwas bewegt, sind diese Überlegungen erst im Anschluss an die Arbeit der Rürup-Kommission geworden." (Interview Scriba)

Ähnlich fällt die Bewertung durch das Sachverständigenratsmitglied Glaeske aus:

"Ich denke, dass die Rürup-Kommission eine sehr verdienstvolle Kommission war, um ganz bestimmte Problemfelder ins öffentliche Bewusstsein zu bringen; von der Pflegeversicherung bis hin zur Finanzierung des Gesundheitssystems. [...] Die Rürup-Kommission hat einen wichtigen Einfluss dahingehend gehabt, als sie kommunizierbar gemacht hat, dass unser bisheriges Finanzierungssystem der Sozialversicherungen nicht nachhaltig organisiert ist, dass dies also ein System ist, das für die Zukunft keine Stabilität in der Finanzierung verspricht." (Interview Glaeske)

Die kurzfristigen Empfehlungen des Gremiums flossen in die Ausgestaltung des GMG ein. Eine Bewertung, ob es sich bei diesen Vorschlägen um eine „Auftragsarbeit" für das zuständige Bundesministerium oder aber um eine eigenständige, gesetzgebungsbegleitende Beratungstätigkeit der Kommission handelte, fällt jedoch schwer. Beide Positionen wurden im Rahmen der durchgeführten Interviews vertreten. Es ist allerdings – nicht zuletzt aufgrund der Gutachten des Sachverständigenrates Gesundheit – davon auszugehen, dass viele der kurzfristigen Maßnahmen, welche die Rürup-Kommission vorschlug, auch ohne die Formulierung entsprechender Empfehlungen durch das Gremium Eingang in das GMG gefunden hätten.

Da man nicht davon ausgehen kann, dass eine politikberatende Expertenkommission völlig neue Reformvorschläge unterbreitet, sondern immer auch auf bereits in Veröffentlichungen publizierte Erkenntnisse zurückgreifen kann und muss, erscheint eine fundierte Bewertung des Einflusses der Rürup-Kommission auf einzelne Elemente des GMG kaum möglich. Aus legitimatorischer Sicht nutzten die politischen Entscheidungsträger das Y-Modell in jedem Fall kaum, was insbesondere auf die negative Bewertung der Beratungsarbeit in der Öffentlichkeit zurückzuführen sein dürfte. Daher muss man die Beteiligung der Rürup-Kommission an der Ausgestaltung des GMG in erster Linie vor dem Hintergrund sehen, dass die Regierung ein umfassendes Gesundheitsreformgesetz nicht ohne Beteiligung derjenigen Kommission formulieren konnte oder wollte, die sich mit nachhaltigen Finanzierungsreformen in diesem Sozialversicherungszweig befasste. Durch den Druck der öffentlichen Meinung war die klare Trennung von kurz-

bis mittelfristiger Reformgesetzgebung und langfristig angelegter Konzeptionierung einer nachhaltigen Finanzierungsreform offensichtlich nicht aufrechtzuerhalten.

In den beiden anderen Sozialversicherungszweigen fällt eine Bewertung des Einflusses der Rürup-Kommission vergleichsweise leichter. In den Interviews machten viele der Befragten deutlich, dass sie den Einfluss der Rürup-Kommission auf das Rentenversicherungs-Nachhaltigkeitsgesetz als sehr hoch einschätzen. Auch wenn die Forderung nach einer Erhöhung des Renteneintrittsalters nicht direkt Eingang in das Gesetz fand, so wurde doch der von der Kommission entwickelte Nachhaltigkeitsfaktor und die Umgestaltung der Schwankungsreserve in eine Nachhaltigkeitsrücklage unter eindeutigem Bezug auf die Vorarbeiten der Rürup-Kommission gesetzlich verankert. Auch wurde im Gesetz die Überprüfung des Renteneintrittsalters ab 2008 festgeschrieben. Somit fand auch die Empfehlung einer Erhöhung des Renteneintrittsalters auf indirektem Wege Eingang in das Reformgesetz, da aus Sicht der Politik die direkte Umsetzung der Empfehlung angesichts des öffentlichen Stimmungsbildes nicht möglich war.

Die Vorschläge zur Reform der Pflegeversicherung scheinen (nach aktuellem Stand) den geringsten Einfluss auf die gesetzgeberische Arbeit von Bundestag und Bundesregierung ausgeübt zu haben. Zwar wurden die Vorschläge der Kommission im Grundsatz von vielen Seiten begrüßt. Da Bundeskanzler Schröder jedoch Anfang 2004 die Pläne für eine langfristige Finanzierungsreform im Pflegesektor vorerst stoppte und sich die Bundesregierung stattdessen zu kurzfristig angelegten Maßnahmen zur Sicherung der Finanzierung der Pflegeversicherung entschloss, erscheint eine Umsetzung der Kommissionsempfehlungen derzeit unwahrscheinlich. Hier wurde also aus politischen Opportunitätserwägungen der kurzfristigen Beitragssicherung eine höhere Priorität eingeräumt als der Umsetzung einer langfristigen Reform basierend auf den Vorschlägen der Rürup-Kommission. Gleichwohl bilden die Vorschläge der Kommission bis heute einen wichtigen Fixpunkt in der Debatte über eine nachhaltige Finanzierungsreform der Pflegeversicherung.

Das Urteil hinsichtlich des Einflusses der Empfehlungen der Rürup-Kommission erscheint somit gespalten. Mit ihrer Gegenüberstellung von zwei Reformoptionen wirkte die Kommission in der Gesundheitspolitik in erster Linie diskursbildend. Im Rentenversicherungssektor wurden die Vorschläge der Kommission weitgehend umgesetzt. Im Pflegebereich war der Einfluss der Kommission am geringsten. Eine Umsetzung in diesem Sektor ist derzeit nicht zu beobachten und aufgrund der kurzfristigen Maßnahmen der Regierung auch nicht zu erwarten.

Geht man nun der Frage nach, warum der Einfluss der Kommission in den drei Sozialversicherungszweigen so unterschiedlich war, so fällt der Blick auf die unterschiedliche Innovationstiefe der Kommissionsempfehlungen. Diesbezüglich bietet wiederum die Kategorisierung politischer Wandlungsprozesse von Hall interessante Anknüpfungspunkte. Für die Krankenversicherungsreform schlug die Kommission zwei Modelle vor, die beide eine Abkehr von dem bestehenden Entwicklungspfad bedeutet hätten. Folglich fallen diese Vorschläge in die Kategorie des Wandels dritter Ordnung. Im Gegensatz hierzu stand der „Stamm" des Y-Modells klar in einer Traditionslinie mit früheren Kostendämpfungsgesetzen. Hier war entsprechend eher ein Wandel erster Ordnung gegeben. In der Rentenpolitik kann man ebenfalls von Wandel erster Ordnung sprechen, da hier die traditionelle Rentenversicherungspolitik konsequent fortgesetzt wurde. Neue Instrumente wurden durch die Vorschläge der Kommission nicht entwickelt. Dies war jedoch im Bereich der Pflegeversicherung der Fall. Hier wurde zwar keine strukturelle Neuausrichtung des Systems empfohlen; dennoch wären durch die Umsetzung der Empfehlungen auf der Instrumentenebene innovative Neuerungen eingeführt worden.

Setzt man nun diese Kategorisierung in Beziehung zum Stand der Umsetzung bis Mitte 2005, so fällt auf, dass insbesondere die Vorschläge der Kommission, deren Innovationstiefe gering war, eine Umsetzung erfahren haben. Bezüglich vieler dieser Vorschläge bestand ohnehin im zuständigen Ministerium die Erkenntnis, dass solche oder ähnliche politische Maßnahmen ergriffen werden müssten. Entsprechend leicht fiel den politischen Entscheidungsträgern die Umsetzung. Die Frage, ob der Inhalt der Empfehlungen auch ohne die Arbeit der Kommission Eingang in den politischen Entscheidungsprozess gefunden hätte, ist allerdings kaum fundiert zu beantworten.

Einer Umsetzung der (Pflegeversicherungs-) Vorschläge, die zu Wandel zweiter Ordnung geführt hätten, standen bereits kurzfristige politische Erwägungen der Entscheidungsträger entgegen. In der Frage einer nachhaltigen Finanzierungsreform der Krankenversicherung bleibt abzuwarten, ob es zu einer Umsetzung kommen wird. Zwar prägte die Dichotomie von Bürgerversicherung und Gesundheitsprämie die gesundheitspolitische Auseinandersetzung in den Monaten nach Ende der Arbeit der Rürup-Kommission. Gleichzeitig darf man jedoch nicht vergessen, dass beiden Reformoptionen starke Beharrungskräfte auf Seiten der Interessengruppen und der Sozialversicherungsbürokratie entgegenstehen. Auch verfassungs- und steuerrechtliche Fragen hinsichtlich einer Umsetzung der beiden Modelle lassen derzeit die Hürden für eine Umsetzung als sehr hoch erscheinen. Dennoch haben sich beide Volksparteien im Grundsatz für die Umsetzung jeweils eines der beiden Modelle ausgesprochen. Daher ist zu erwarten, dass zumindest eine „abgespeckte" Fassung eines der beiden Modelle eine Umsetzung erfahren könnte.

14.1. Rürup-Kommission und Öffentlichkeit

Der Einfluss der Rürup-Kommission war insgesamt größer, als man dies nach der öffentlichen Wahrnehmung der Kommissionsarbeit hätte erwarten können. Woran lag es also, dass die Rürup-Kommission in der Öffentlichkeit als komplett gescheitert bewertet wurde? Zunächst muss diesbezüglich auf ein Spannungsverhältnis von politischer Zielsetzung und konkreter Ausgestaltung der Kommissionsarbeit hingewiesen werden. Das politische Ziel der Einsetzung der Kommission war nicht nur die Delegierung der komplexen Fragen hinsichtlich einer langfristigen Finanzierungsreform der sozialen Sicherungssysteme in ein politikberatendes Gremium. Durch die öffentliche Darstellung des Kommissionsauftrages und durch den deutlichen Bezug auf die Arbeit der Hartz-Kommission (unter anderem in bereits zitiertem Interview von Bundeskanzler Schröder im *Tagesspiegel*) wurde bereits vor Einsetzung des Gremiums eine große öffentliche Erwartungshaltung generiert. Da bei der Hartz-Kommission eine 1:1-Umsetzung angekündigt worden war, wurde von Seiten der Öffentlichkeit ein erheblicher Einfluss der Rürup-Kommission erwartet, auch wenn die zuständige Bundesministerin einer umfassenden Umsetzung ihrer Empfehlungen bereits frühzeitig eine Absage erteilte. Die Regierung überfrachtete gleichwohl die Kommission mit Erwartungen, während die Interessenverbände – nicht nur, aber insbesondere im Gesundheitssektor – schon im Vorfeld massive Kritik an dem Beratungsgremium artikulierten.

Außerdem wurde die Kommission organisatorisch auf die zentrale Rolle, die sie in der öffentlichen Auseinandersetzung über die Notwendigkeit tief greifender Sozialreformen spielen würde, nicht hinreichend vorbereitet. So war etwa die ausschließliche öffentliche Darstellung der Kommissionsarbeit durch den Vorsitzenden insofern unglücklich, als jener sich bereits frühzeitig auch inhaltlich zu den Zielen der Kommissionsarbeit geäußert hatte. Hier wäre eine neutralere öffentliche Darstellung etwa über einen bei der Geschäftsstelle angesiedelten Pressesprecher zielführender gewesen. Mitglieder der Kommission wären sicherlich eher bereit gewesen, bei Interviewanfragen auf einen neutralen Sprecher zu verweisen, als durch einen Verweis auf den Vorsitzenden der Kommission die Gefahr einzugehen, dass jener bei entsprechenden Interviews seine eigenen Meinungen vertreten würde. So hätten einige der vielfältigen öffentlichen Stellungnahmen von Mitgliedern der Kommission eventuell vermieden werden können.

Selbstverständlich hätten trotzdem einzelne an öffentlicher Profilierung interessierte Mitglieder Interviews gegeben. Kommissionsmitglied Wagner wies in einem Beitrag darauf hin, dass sich insbesondere diejenigen Mitglieder, die ahnten, dass ihre Vorschläge nicht aufgegriffen werden würden, an die Öffentlichkeit wandten (vgl. Wagner 2004: 5). Durch den Verweis auf die Position des Pressesprechers wäre Kritik an solchen Profilierungsversuchen erheblich leichter gefallen. Die öffentlichen Einlassungen von Mitgliedern beförderten zwar die breite gesellschaftliche Debatte über die Themen der Kommission; sie schadeten allerdings gleichzeitig massiv der Arbeitsatmosphäre und dem Bild der Kommission in der Öffentlichkeit. Mitglieder der Kommission stellten diesbezüglich jedoch fest, dass die Arbeitsatmosphäre nie so schlecht war, wie dies häufig in den Medien dargestellt wurde (vgl. Schmid 2004: 12).

In diesem Zusammenhang muss kritisiert werden, dass auf der einen Seite die politischen Entscheidungsträger regelmäßig auf die Arbeit der Rürup-Kommission verwiesen, gleichzeitig jedoch die Arbeit der Kommission für die Bürger vollkommen intransparent war. Auch unter diesem Gesichtspunkt hätte eine aktivere Öffentlichkeitsarbeit der Kommission manche Ängste in der Bevölkerung und Gerüchte in den Medien entkräften können. Zwar kann man in diesem Zusammenhang darauf verweisen, dass die Rürup-Kommission als *Ministerial Task Force* über kein Mandat für eine aktive Öffentlichkeitsarbeit verfügte und entsprechende Vorgehensweisen auch im Gegensatz zur Arbeit des Vorbildes (der Hartz-Kommission) gestanden hätten. Grundlegende Einwände gegen einen stärkeren Öffentlichkeitsbezug des Beratungsgremiums sind jedoch kaum stichhaltig.

Dass in Deutschland eine stärkere Einbeziehung der interessierten Öffentlichkeit in den Prozess der Politikentwicklung möglich ist, beweist die Entwicklung des Fortschrittsberichtes 2004 der Bundesregierung zur nachhaltigen Entwicklung. Über Dialogforen, Konferenzen und andere öffentliche Veranstaltung wurde hier versucht, in Diskussionen mit der interessierten Öffentlichkeit Perspektiven für die Fortschreibung der Nachhaltigkeitsstrategie vom April 2002 zu entwickeln (vgl. Bundesregierung 2004: 16ff). Es ist nicht schlüssig, dass partizipative Konzepte, die im Bereich der Nachhaltigkeit erfolgreich angewandt wurden, nicht auch im Politikfeld Gesundheit funktionieren sollten. Insbesondere im direkten Vergleich mit der kanadischen Romanow-Kommission wird deutlich, welch große Rolle politikberatende Gremien spielen können, wenn sie durch eine aktive Beteiligung der Öffentlichkeit und eine geschickte Nutzung des öffentlichen Interesses an ihrer Arbeit den Bekanntheitsgrad ihrer Empfehlungen und die Legitimation für selbige erhöhen. Auch beweist die Rürup-Kommission, dass eine nicht-öffentliche Beratungssituation nicht vor den (vermeintlichen) negativen Folgen einer größeren Transparenz schützen kann. So führt etwa Brohm diesbezüglich aus: „Erfahrungsgemäß fördert eine nichtöffentliche Sitzung eine größere Sachlichkeit in der Auseinandersetzung unter den Experten. Der Profilierungssucht einzelner fehlt der Resonanzboden. Korrekturen der eigenen Meinung und Kompromisse bei gegensätzlichen Interessen fallen unter Ausschluss der Öffentlichkeit leichter." (Brohm 1987: 244) Bei der Rürup-Kommission trafen diese „Erfahrungen" offensichtlich nicht zu.

Der mangelnde Öffentlichkeitsbezug der Kommission macht deutlich, dass die positiven Effekte einer öffentlichkeitsbezogenen und stärker partizipationsorientierten Politikberatung von den politischen Akteuren in Deutschland offensichtlich bisher noch nicht erkannt worden sind. Dies hängt damit zusammen, dass – wie aus der Darstellung der Entwicklung des deutschen Gesundheitssystems klar hervorgeht – gesundheitspolitische Beratungsgremien in Deutschland bisher noch nie einen (nennenswerten) Öffentlichkeitsbezug aufwiesen. Setzt man die Arbeit der Rürup-Kommission in Beziehung zur dargestellten Tätigkeit früherer Politikberatungsgremien im Politikfeld Gesundheit, so fällt auf, dass keines der Beratungsgremien über eine hinreichende Öffentlichkeitsarbeit verfügte. Außerdem lässt sich in der deutschen gesundheitspolitischen Beratung eine klare Dominanz expertenzentrierter Formen von Politikberatung ausmachen, die durch die Integration gesellschaftlicher Interessengruppen in neokorporatistischen Aushandlungsnetzwerken ergänzt werden. In diese Traditionslinie fügte sich die Rürup-Kommission nahtlos ein. Dass die rot-grüne Bundesregierung nach der Bundestagswahl 2002 hier kein Neuland betrat, ist insofern politisch konsequent, als die Beteiligung der Öffentlichkeit von niemandem explizit gefordert wurde und bei einer solchen institutionellen Neuerung immer auch die Gefahr von unerwünschten Nebeneffekten bestanden hätte. Mit einer offensiveren Öffentlichkeitsarbeit hätten die Entscheidungsträger gleichwohl der negativen öffentlichen Rezeption der Arbeit der Kommission entgegen wirken und so die Einflusschancen des Gremiums erheblich erhöhen können.

Teil VI:
Fazit

In Kanada und in Deutschland wurde in der Vergangenheit wiederholt auf Beratungsgremien zurückgegriffen, um gesundheitspolitische Reformen vorzubereiten und zu begleiten. Der historische Vergleich der Rolle beratender Gremien im Politikfeld Gesundheit macht hierbei deutlich, dass in Kanada und in Deutschland spezifische Politikberatungstraditionen bestehen, die sich unmittelbar auf den Einfluss dieser Beratungsgremien auswirken. Anhand des diachronen und synchronen Vergleichs der Arbeit politikberatender Gremien in beiden Ländern konnte nachgewiesen werden, dass politische Beratung nur dann mit Aussicht auf Einfluss durchgeführt werden kann, wenn ein Beratungsinstrument genutzt wird, das mit einem klaren Mandat und der Aufgabenstellung angemessenen Ressourcen ausgestattet wird. Des Weiteren muss insbesondere bei Beratungen, die auf einen grundlegenden Wandel im zu bearbeitenden Politikfeld abzielen, ein signifikanter Bezug zur Öffentlichkeit hergestellt werden.

Durch eine partizipative Ausrichtung von Beratungsgremien wird nicht nur die Qualität (im Sinne von Problemangemessenheit) der Beratungsleistungen stark verbessert, sondern auch die Legitimität der Beratungsleistungen ganz erheblich gesteigert. Für das Politikfeld Gesundheit gilt, dass insbesondere in Fällen, in denen im Rahmen politikberatender Gremien Fragen der grundlegenden Ausgestaltung der Gesundheitsversorgung, der Prinzipien des Systems, den diesen zugrunde liegenden Wertorientierungen sowie von Gesundheitszielen bearbeitet werden sollen, eine hohe Transparenz des Diskussionsprozesses sowie eine möglichst umfassende Beteiligung der Öffentlichkeit an den Beratungen gewährleistet werden muss. Der Sachverständigenrat Gesundheit hat in seinem Gutachten 2003 festgehalten:

> „Partizipation von Bürgern, Versicherten und Patienten stellt auf allen Ebenen des Gesundheitswesens einen wesentlichen Bestandteil der Weiterentwicklung des Versorgungssystems dar. Sowohl aus der möglichen Betroffenheit großer Bevölkerungsteile als auch aus der Tatsache, dass das Gesundheitswesen im Wesentlichen von Bürgern und Versicherten finanziert wird, lässt sich eine Partizipation auch auf der Ebene der Systemgestaltung ableiten." (SVRKAiG 2003: 199)

Während im kanadischen Fallbeispiel diese Beteiligung der Bevölkerung auf der Systemebene bereits zweimal erfolgreich praktiziert wurde, war und ist die deutsche Politikberatung in der Gesundheitspolitik noch immer stark dezisionistisch geprägt und hat bisher die Chancen einer aktiven Beteiligung der Bevölkerung hinsichtlich der Debatte über die zukünftige Ausgestaltung der Gesundheitsversorgung noch nicht genutzt.

1. Politikberatung und Gesundheitsreformen in Kanada und Deutschland

Die dominierende Rolle des Instruments der *Royal Commission* in politischen Beratungsprozessen in Kanada wurde durch diese Fallstudie eindeutig bestätigt. So hat die *Royal Commission on Health Services* maßgeblich zur Einführung des bis heute bestehenden *Medicare*-Systems beigetragen. In einer Zeit, in der sich zwei gesundheitspolitische Paradigmen in einer Wettbewerbssituation befanden (*contestation*), prägte die Kommission mit ihrer eindeutigen Empfehlung für ein steuerfinanziertes, staatliches Modell die weitere Entwicklung des Politikfeldes nachhaltig. In dieser Zeit bestand angesichts des programmatischen Vakuums auf Seiten der politischen Parteien und der Bundesregierung ein *window of opportunity*, welches die Kommission nutzte, um pfadentscheidenden Einfluss auf die weitere gesundheitspolitische Entwicklung Kanadas auszuüben und ein neues Paradigma in diesem Politikfeld zu institutionalisieren.

Hierzu nutzte die Kommission analog zur Vorgehensweise früherer *Royal Commissions* Anhörungen und andere öffentliche Veranstaltungen, um für die abschließenden Empfehlungen des Gremiums eine breitere Legitimationsbasis herzustellen. Langfristig beeinflussten die Empfehlungen der Kommission auch die *core beliefs* der politischen Akteure und der kanadischen Öffentlichkeit hinsichtlich der Ausgestaltung des nationalen Gesundheitssystems nachhaltig. Dies wird insbesondere daran deutlich, dass vor der Arbeit der Kommission die kanadische Öffentlichkeit mehrheitlich ein rein staatlich organisiertes Krankenversicherungssystem ablehnte; nach der Umsetzung der Kommissionsempfehlungen ein solches System nun jedoch mehrheitlich unterstützte. Damit widerlegt dieses Fallbeispiel den *advocacy coalitions*-Ansatz von Sabatier, da dieser davon ausgeht, dass im Rahmen von Lernprozessen die *core beliefs* unverändert bleiben (vgl. Sabatier 1988).

Auch der mit einem begrenzteren Mandat ausgestatteten zweiten Hall-Kommission gelang es, in einer Zeit, in der das *Medicare*-System angesichts erheblicher Defizite unter starken Veränderungsdruck geriet (*accumulation of anomalies*) und das vorherrschende Paradigma stärker als zuvor in Frage gestellt wurde, erneut, die weitere Entwicklung des Systems nachhaltig zu beeinflussen. Die mit einem klaren (begrenzten) Mandat ausgestattete zweite Hall-Kommission schuf die legitimatorische Grundlage für die Einbringung und Verabschiedung des CHA durch die Bundesregierung. Bis heute prägt dieses Gesetz die Gesundheitsversorgung im kanadischen Bundesstaat. Auch in dieser Phase bestanden auf Seiten der Bundesregierung programmatische Defizite im Bereich der Gesundheitspolitik. Zwar wollten sowohl die Liberalen, als auch die Konservativen das *Medicare*-System erneuern, allerdings bestand eine große Unsicherheit, in welche Richtung diese Veränderung gehen sollte.

Mit ihrem Bericht zeigte die zweite Hall-Kommission einen Weg auf, der zwar nicht zu einem fundamentalen Wandel führte, der es aber ermöglichte, *Medicare* system- und prinzipienkonform weiterzuentwickeln. Zwar waren bereits erste Defizite des *Medicare*-Systems offensichtlich geworden, jedoch war die Autorität des dominierenden gesundheitspolitischen Paradigmas noch weitgehend intakt. Die auf den Empfehlungen des Gremiums aufbauenden politischen Entscheidungen trugen in den folgenden Jahren dazu bei, das bestehende System zu stabilisieren. So leistete das Gremium einen wichtigen Beitrag dazu, das Gesundheitssystem durch politischen Wandel zweiter Ordnung an veränderte gesellschaftliche und politische Kontextbedingungen anzupassen.

Aber nicht nur unmittelbar mit gesundheitspolitischen Themen befasste *Commissions of Inquiry* übten Einfluss auf das untersuchte Politikfeld aus. So haben etwa die Rowell-Sirois- und die Macdonald-Kommission über ihren Einfluss auf die gesamtgesellschaftliche Entwicklung des kanadischen Bundesstaates sowie auf die diesen Entwicklungen zugrunde liegenden Paradigmen auch die Gesundheitspolitik in Kanada beeinflusst. Die herausragende Rolle von *Royal Commissions* in politischen Reformprozessen in Kanada wird somit durch diese Fallstudie bestätigt.

Im Gegensatz hierzu macht das Fallbeispiel des NFH deutlich, dass in einer Phase, in der kein *window of opportunity* besteht, auch wissenschaftlich hochwertige Beratung kaum Aussicht hat, nachhaltigen Einfluss auszuüben. Die Bundesregierung, die das Gremium eingesetzt hatte, kürzte in der Zeit der Arbeit des NFH massiv die Finanztransfers an die Provinzen, was die Legitimation von Einflussnahmen der Bundesregierung in der Gesundheitspolitik erheblich schwächte. Angesichts dieser Kontextbedingungen mussten Beobachter in dem NFH ein Instrument der *blame avoidance* sehen. Hinzu kam, dass mit der Besetzung des Vorsitzes und des stellvertretenden Vorsitzes durch zwei Regierungsmitglieder der Eindruck, dass es sich beim NFH um ein politisch-taktisches Instrument und weniger um ein Beratungsgremium handelte, verstärkt wurde. Die kritische Haltung der Provinzen gegenüber der Arbeit des Gremiums war die logische Folge und entsprechend gelang es den Beratern nicht, Einfluss auf die Gesundheitspolitik in Kanada auszuüben. Hinzu kam, dass es dem NFH nicht gelang, in der breiten Öffentlichkeit eine hinreichende Resonanz für seine Arbeit herzustellen.

Negativ wirkte sich außerdem aus, dass, während *Royal Commissions* von den Erfahrungen vorangegangener Kommissionsberatungen profitieren und sich hier institutionelle Lernprozesse ergeben, das NFH quasi „bei null anfangen" musste. Auch dies trug zum Scheitern der Beratungsarbeit bei. Die Bundesregierung nutzte das NFH in erster Linie, um den unmittelbaren Handlungsdruck in der Gesundheitspolitik abzumildern. Dass die Regierung über die Einsetzung des NFH eine gesundheitspolitische Reform initiieren wollte, ist nicht erkennbar. Vielmehr diente das NFH der Regierung Chrétien als politisch-taktisches Mittel und der geringe Einfluss des Gremiums war eine unmittelbare Folge dieser Instrumentalisierung. Ohne eine umfassende Einbeziehung der Öffentlichkeit und angesichts der engen Anbindung des Gremiums an die Bundesregierung war das NFH somit geradezu zum Scheitern verurteilt.

Im Gegensatz zum kanadischen hat im bundesdeutschen Fall nur ein Beratungsgremium nachhaltigen Einfluss auf die Entwicklung der Gesundheitspolitik ausüben können. Der Sachverständigenrat Gesundheit als wissenschaftliches Expertengremium erbringt seit vielen Jahren über seine fachlich fundierten und ausgewogenen Gutachten einflussreiche politische Beratungsleistungen. Der Sachverständigenrat als ständiges Beratungsgremium hat wiederholt die Debatten über gesundheitspolitische Reformmaßnahmen angeregt, die für diese Diskussionen notwendigen wissenschaftlichen Grundlagen aufgearbeitet und in eine für die Politik und die Selbstverwaltung nutzbare Form gebracht. Heute kann man davon sprechen, dass der Sachverständigenrat das bedeutendste und renommierteste, gesundheitspolitische Beratungsleistungen erbringende Gremium in Deutschland ist.

Positiv für den Sachverständigenrat wirkt sich zum einen aus, dass das Gremium durch seine langjährige Tätigkeit Erfahrungen sammeln konnte, was sich insbesondere in seinem eingespielten Beratungsablauf und der Qualität seiner Gutachten widerspiegelt. Hinzu kommt, dass die Mitglieder des Rates als ausgewiesene Experten gelten und somit nicht nur im Rahmen der Sachverständigenrats-Tätigkeit, sondern auch – etwa im Rahmen von öffentlichen Diskussionsveranstaltungen – in Fachdiskussionen präsent sind. Dies wirkt sich selbstverständlich positiv auf die Rezeption der Gutachten aus, wobei man feststellen muss, dass der Rat nur eine begrenzte Fachöffentlichkeit anspricht. In jener verfügt er jedoch über ein großes Renommée, was sich positiv auf den Einfluss seiner Empfehlungen auswirkt. Außerdem stehen dem Rat sowohl finanziell als auch zeitlich die notwendigen Ressourcen zur Verfügung, um seinen Beratungsauftrag erfolgreich zu erfüllen.

Hinzu kommt ein klares Mandat, welches um spezifische Fragestellungen ergänzt werden kann. Damit ist der Sachverständigenrat ein flexibles Beratungsinstrument, das auch über die Abschaffung des eigentlichen Adressaten der Beratung (der Konzertierten Aktion im Gesundheitswesen) hinaus erfolgreich genutzt wurde und weiterhin wird. Allerdings ist der Sachverständigenrat in seiner Grundstruktur stark dezisionistisch ausgerichtet. Er bietet der Politik verwendungstaugliche Empfehlungen an, die zur Lösung klar umgrenzter Problemkomplexe dienen. Durch seinen begrenzten Bekanntheitsgrad in der allgemeinen Öffentlichkeit dient er hierbei kaum zur Legitimation politischer Reformentscheidungen. Vielmehr erarbeitet er wissenschaftlich fundierte Problemlösungen zur (zumeist) inkrementellen Reform der deutschen Gesundheitspolitik. Damit trägt der Sachverständigenrat in erster Linie zu Wandel erster Ordnung bei, da er meist Empfehlungen für die Modifizierung von Instrumenten der Politikdurchsetzung im Hinblick auf bisherige Erfahrungen und Projektionen bezüglich der weiteren Entwicklung der Gesundheitspolitik abgibt. Teilweise hinterfragt der Rat hierbei auch die Instrumente der Politikdurchsetzung, so dass er in Einzelbereichen mit seinen Empfehlungen auch auf Wandel zweiter Ordnung abzielt.

Zusammenfassend kann man festhalten, dass der Sachverständigenrat seit vielen Jahren äußerst erfolgreich wissenschaftliche, gesundheitspolitische Beratung betreibt, wobei er im Grundsatz einen inkrementellen Reformansatz verfolgt. Vom Sachverständigenrat Gesundheit wird erwartet, dass er wissenschaftliche Erkenntnisse aufbereitet und über seine Gutachten in für die politischen Akteure verwendungstaugliche Empfehlungen „übersetzt". Die Beratung ist somit instrumentell und dient in erster Linie der kleinräumigen Verbesserung des bestehenden Systems. Man könnte angesichts dieser Funktion des Rates auch von einem *guide to decision*-Beratungsgremium sprechen. Für seine Reformempfehlungen, die bestenfalls zu Wandel zweiter Ordnung führen, ist hierbei ein geringeres Legitimationsniveau erforderlich als für umfassenden Wandel dritter Ordnung.

Andere Beratungsgremien haben im Gegensatz zum Sachverständigenrat in Deutschland kaum Einfluss auf die Entwicklungen in der Gesundheitspolitik ausüben können. Die Sozialenquête-Kommission zeichnete sich durch einen nur begrenzten gesundheitswissenschaftlichen Sachverstand aus und ihr Arbeitsauftrag beschränkte sich auf eine gutachterliche Bestandsaufnahme der sozialen Sicherung in Deutschland. Innovative Reformempfehlungen für das Gesundheitswesen waren hier kaum zu erwarten. Auch fehlte in der Zeit der Arbeit der Sozialenquête-Kommission jegliches *window of opportunity*, durch welches man innovative Reformoptionen mit Aussicht auf Erfolg in den politischen Prozess hätte einspeisen können, da es noch nicht zu einer *accumulation of anomalies* gekommen war.

Die Bundesregierung erwartete von dem Gremium in erster Linie eine Bestätigung ihrer Politik und der noch vergleichsweise geringe Reformdruck im Politikfeld Gesundheit wirkte in die gleiche Richtung. Nach Hall könnte man hier auch von einer Phase der *paradigm stability* sprechen. Eine Beteiligung der Öffentlichkeit fand im Beratungsverlauf nicht statt, so dass man hinsichtlich der Funktion der Beratung davon ausgehen kann, dass das Gremium in erster Linie dezisionistisch wissenschaftliche Erkenntnisse für die politischen Akteure aufarbeiten sollte. Von einer Entlastungsfunktion der politischen Beratung kann man in diesem Fall somit nicht sprechen.

Die Enquete-Kommission „Strukturreform der gesetzlichen Krankenversicherung" entwickelte im Gegensatz zur Sozialenquête-Kommission durchaus interessante Reformoptionen für die Gesundheitsversorgung. Allerdings wurde die Beratungstätigkeit der Kommission durch die politische Instrumentalisierung der Kommission im Vorfeld wie im Nachgang der Entwicklung und Verabschiedung des GRG überschattet. Programmatische Defizite auf Seiten der Bundesregierung bestanden in dieser Phase insofern nicht, als die Entwicklung des GRG bereits in vollem Gange und somit bereits ein Reformpfad, der dem vorherrschenden gesundheitspolitischen Paradigma treu blieb, definiert worden war. Als Enquete-Kommission konnte das Gremium auch nur höchst begrenzt die Öffentlichkeit an ihren Beratungen beteiligen, so dass hier nicht die Option bestand, eventuell über eine Mobilisierung von Teilen der Bevölkerung auf die Ausgestaltung des GRG und die Gesundheitspolitik allgemein einzuwirken. In diesem Beratungsbeispiel dominierten somit taktisch-instrumentelle Erwägungen den politischen Beratungsprozess, was maßgeblich dazu führte, dass die Empfehlungen des Gremiums nur begrenzten Einfluss auf die weiteren Debatten hatten. Interessanterweise scheiterten damit sowohl in Kanada als auch in Deutschland gemischt-besetzte Beratungsgremien, da beide (NFH und Enquete-Kommission) für die Erreichung kurzfristiger politischer Ziele instrumentalisiert wurden. Diese beiden Beispiele sprechen damit klar gegen eine Beteiligung von aktiven Politikern im Rahmen von Beratungsprozessen.

Insgesamt zeigt sich anhand dieser Fallbeispiele, dass institutionelle Innovationen im Bereich der gesundheitspolitischen Beratung in der Vergangenheit in Deutschland kaum stattgefunden haben. Vielmehr setzte die Bundesregierung zumeist auf eine Mischung aus wissenschaftlicher und neokorporatistisch geprägter Beratung ohne Öffentlichkeitsbezug, welche in erster Linie dezisionistisch zur Vorbereitung oder Flankierung politischer Entscheidungen diente. Interessanterweise nutzte die Politik hierbei weder den Sachverständigenrat noch die Sozialenquête oder die Enquete-Kommission zur Entlastung im Angesicht von öffentlich artikuliertem Handlungsdruck. Dieses Ergebnis widerspricht somit der häufig im Hinblick auf politische Beratung artikulierten Kritik, sie diene nur der Absenkung von unmittelbarem politischem Handlungsdruck. Die Öffentlichkeit ist im Rahmen deutscher Politikberatungsprozesse in erster Linie auf die

Rolle des passiven Publikums reduziert, das offiziell meist nur von der Einsetzung eines Gremiums und der Übergabe des Abschlussberichts erfährt. Hinsichtlich der eingangs dargestellten Funktionen politischer Beratung ergibt sich aus den kanadischen Fallbeispielen, dass die Gremien nur selten dazu dienten, Handlungsdruck abzumildern. Am ehesten trifft dies für das NFH zu. Die beiden Hall-Kommissionen haben im Gegensatz hierzu tendenziell den Druck auf die politischen Akteure über ihre Empfehlungen sogar erhöht. Hierbei dienten die erste und die zweite Hall-Kommission auch der Interessenartikulation und –aggregation. Gleiches gilt für die Romanow-Kommission, wohingegen in Deutschland gesundheitspolitische Beratung bisher in keinem nennenswerten Umfang diese Funktion erfüllte. Der Sachverständigenrat Gesundheit übt in erster Linie eine klassische Unterstützungsfunktion für die politischen Akteure aus. Dem entsprechen der Besetzungsmodus (reines Wissenschaftlergremium) und auch seine tendenziell auf inkrementelle Reformen innerhalb des bestehenden Systems abzielenden Empfehlungen.

Die Analyse der Enquete-Kommission und der zeitgleich mit der Romanow- und Rürup-Kommission tätigen Beratungsgremien deutet außerdem auf eine weitere Funktion politischer Beratung hin: auf eine Konkurrenzfunktion. Diese Gremien dienten dazu, über Politikberatungsinstrumente eine Art Gegenpol (im ersten Fall zur Gesetzgebungsarbeit der Bundesregierung, in den anderen Fällen zur Arbeit eines anderen Beratungsgremiums) zu schaffen, welcher inhaltlich die Ergebnisse der Gesetzgebungsarbeit bzw. der anderen Beratungsgremien relativieren sollte.

2. Romanow- und Rürup-Kommission im Vergleich

Trotz der verschiedenartigen Ausgestaltung und trotz erheblicher Differenzen in den politischen und sozialen Kontextfaktoren lässt sich feststellen, dass sowohl die Romanow- als auch die Rürup-Kommission die gesundheitspolitischen Debatten in Kanada bzw. Deutschland in erheblicher Weise prägen konnten. Allerdings muss man hierbei differenzieren zwischen der Innovationsfunktion im Sinne der Entwicklung neuer Problemlösungsansätze und deren Transfer in das politische System sowie des materiellen Einflusses der Beratungsgremien im Sinne der konkreten Umsetzung von Empfehlungen der beiden Gremien auf der anderen Seite.

Im kanadischen Fall wurde nach Abschluss der Arbeit der Romanow-Kommission eine Reihe von Empfehlungen des Gremiums unmittelbar umgesetzt. Besonders hervorzuheben ist etwa die Schaffung des HCC, sowie die Erhöhung der Finanztransfers für Gesundheitsleistungen im Rahmen des *Medicare-*

Programms. Hier leistete die Romanow-Kommission wichtige Vorarbeiten und prägte die auf ihre Beratungsarbeit folgenden politischen Entscheidungsprozesse in erheblicher Weise. Die Romanow-Kommission hatte verwendungstaugliche Empfehlungen für die politischen Akteure formuliert, die dann von den Entscheidungsträgern aufgegriffen und teilweise umgesetzt wurden.

Angesichts dieser vergleichsweise zügig umgesetzten Empfehlungen muss es zunächst überraschen, dass die Rürup-Kommission im direkten Vergleich nicht als gescheitert bewertet wird. Wie bereits ausgeführt wurde, kann man nicht davon sprechen, dass die Rürup-Kommission einen unmittelbaren oder nachhaltigen Einfluss auf die Ausgestaltung des GMG ausgeübt hat, da insbesondere der Sachverständigenrat Gesundheit viele der Reformelemente des GMG bereits vor Jahren und wissenschaftlich weitaus fundierter dargestellt und empfohlen hatte. Allerdings war der Auftrag der Rürup-Kommission auch niemals, Reformen der Leistungserbringung im Gesundheitswesen zu entwickeln. Aufgabe der Kommission war viel eher, Optionen für eine nachhaltige Finanzierung der sozialen Sicherungssysteme herauszuarbeiten. Die kurzfristigen Empfehlungen der Kommission entstanden in erster Linie in Reaktion auf die tagespolitischen Debatten und auf die gesetzgeberische Arbeit der Bundesregierung. Dass sie kein elementarer Bestandteil der Kommissionsarbeit waren, wurde anhand der nur kurzen Erwähnung der Empfehlungen im Abschlussbericht noch einmal deutlich.

Langfristig wirkten aber sowohl die Romanow- als auch die Rürup-Kommission in der Gesundheitsreformdebatte diskursbildend und strukturierten die folgenden Debatten über gesundheitspolitische Reformen in Kanada bzw. Deutschland nachhaltig. Im kanadischen Fall wurde mit der *Romanow Gap* die Frage einer hinreichenden Beteiligung des Bundes an der Finanzierung von Gesundheitsleistungen auf Provinzebene noch einmal besonders akzentuiert. Gleichzeitig wies Romanow mit dem HCC, dem *Health Covenant* und weiteren Empfehlungen einen Weg zur Erneuerung des Verhältnisses von Bund und Provinzen in gesundheitspolitischen Fragen. Insofern trug Romanow maßgeblich dazu bei, das gestörte Verhältnis zwischen den beiden politischen Entscheidungsebenen zu reparieren. Auch wenn einige Empfehlungen Romanows nicht oder nur abgewandelt umgesetzt wurden, so gelang es ihm dennoch, das gesundheitspolitische Verhältnis von Bund und Provinzen auf eine neue Grundlage zu stellen. Die im Rahmen des *Health Accord 2003* vereinbarten Reformschritte wären ohne die Vorarbeiten der Romanow-Kommission nicht möglich gewesen.

Zum großen Einfluss der Romanow-Kommission trug maßgeblich bei, dass es zu einer *accumulation of anomalies* in der kanadischen Gesundheitspolitik gekommen war. An dieser Stelle sei lediglich noch einmal auf die wiederholte Kürzung der finanziellen Ausstattung des Systems, die sich verschlechternde

Versorgungslage und auf die *federal-provincial warfare* in Fragen der Gesundheitspolitik verwiesen. Hierdurch hatte das Paradigma einer rein staatlich organisierten Krankenversicherung an Zustimmung eingebüßt und es gewannen diejenigen, die für private Formen der Leistungserbringung eintraten, an Zustimmung. In dieser sich entwickelnden Wettbewerbssituation zweier Paradigmen (*contestation*), trug die Romanow-Kommission zur Stabilisierung des dominierenden gesundheitspolitischen Paradigmas bei. Gleichzeitig bot die Kommission den politischen Akteuren Reformempfehlungen an, die durch die Beteiligung der Bevölkerung an ihrer Entwicklung auf einer breiten Legitimation beruhten und zur Verbesserung der Funktionsfähigkeit des Systems beitragen sollten.

Im deutschen Fall strukturierte die Rürup-Kommission die gesundheitspolitische Debatte auf eine ähnliche Art und Weise. Mit der Gegenüberstellung von Gesundheitsprämie und Bürgerversicherung gelang es dem Gremium, allen Akteuren und auch der Bevölkerung deutlich zu machen, dass die aktuelle Finanzierung des bundesdeutschen Gesundheitssystems nicht nachhaltig organisiert ist. Die Rürup-Kommission steigerte das Problembewusstsein und bot gleichzeitig zwei Alternativen zur Lösung dieses grundlegenden Problems an. In den folgenden Monaten diskutierten Parteien und Öffentlichkeit intensiv über diese beiden Reformoptionen und letztendlich fanden die beiden von der Kommission entwickelten Alternativen (abgewandelt) Eingang in die Programmatik der beiden Volksparteien SPD und CDU.

Dies legt den Schluss nahe, dass die Rürup-Kommission die weitere gesundheitspolitische Debatte in Deutschland nachhaltig prägte, auch wenn eine Umsetzung dieser strukturellen Reformvorschläge derzeit nicht absehbar ist. Die Übernahme der beiden Reformalternativen der Rürup-Kommission durch die beiden Volksparteien ist ein Beispiel für *social learning* angesichts einer politischen Wettbewerbssituation (vgl. Hall: 1993: 289). Ob es aber letztendlich zu einem grundlegenden Paradigmenwandel in der Finanzierung der Gesundheitsversorgung kommen wird, hängt eng mit der Frage zusammen, ob eine der beiden Parteien eine hinreichende Unterstützung in der Wählerschaft für ihren jeweiligen Reformvorschlag generieren kann.

Der Einfluss der Rürup- und Romanow-Kommission ähnelt sich somit stärker, als man dies zunächst erwarten konnte. Beide Kommissionen entwarfen neue Regelungsvorschläge und eröffneten neue (politische) Handlungsspielräume, was sich längerfristig auf das zu bearbeitende Politikfeld bzw. auf die zu bearbeitenden Politikfelder auswirkte und auch zukünftig noch auswirken wird. Beide Gremien wirkten außerdem diskursbildend und präsentierten mit ihren Abschlussberichten wissenschaftlich fundierte Analysen ihres jeweiligen Themengebietes, wobei der Umfang und die wissenschaftliche Qualität des Romanow-Berichts angesichts der größeren (finanziellen und zeitlichen) Ressourcen des Gremiums weit höher anzusetzen sind.

Warum wurde nun die Rürup-Kommission häufig als weitgehend gescheitert bewertet, während die Ergebnisse der Romanow-Kommission in der kanadischen Öffentlichkeit eine so hohe Wertschätzung genossen und bis heute genießen? Hier wirkte sich der auf breite Bürgerbeteiligung angelegte, pragmatistische Beratungsansatz der Romanow-Kommission positiv aus. Während die Rürup-Kommission als ein reines Expertengremium galt, welches bürgerfern über die Zukunft der sozialen Sicherungssysteme debattierte, sprach Romanow wiederholt explizit die Öffentlichkeit an und beteiligte sie auf vielfältige Art und Weise an seiner Arbeit. Somit diente die Kommission auch der Interessenartikulation und -aggregation. Romanow nutzte das öffentliche Interesse an der Arbeit seiner Kommission außerdem geschickt, um für die Umsetzung seiner Empfehlungen zu werben, indem er seine Untersuchung zu einem „nationalen Projekt" stilisierte.

Im Gegensatz hierzu wurde anhand der Arbeit der Rürup-Kommission noch einmal deutlich, dass in Deutschland die Chancen einer aktiven Beteiligung der Öffentlichkeit an politischen Beratungsprozessen nicht nur nicht genutzt werden, sondern dass die positiven Effekte hinsichtlich der Legitimation und der Umsetzungswahrscheinlichkeit von Kommissionsempfehlungen bei den verantwortlichen Akteuren bisher offensichtlich nicht bekannt sind. Dieser Trend wird dadurch verstärkt, dass bisher mit pragmatistisch angelegten Beratungsinstrumenten in Deutschland nur wenige Erfahrungen bestehen, so dass das Potential für institutionelle Lernprozesse äußerst begrenzt ist.

Auf der einen Seite bestand ein großes öffentliches Interesse an der Arbeit der beiden Gremien, auf der anderen Seite lässt sich hier jedoch auch ein zentraler Unterschied in der Struktur der jeweiligen Politikberatungsansätze ausmachen. Während die Romanow-Kommission – mehr als jede andere *Royal Commission* zuvor – aktiv und auf verschiedensten Wegen versuchte, die interessierte Öffentlichkeit an ihrer Entscheidungsfindung zu beteiligen, lässt sich die Arbeitsweise der Rürup-Kommission eher in eine Traditionslinie mit früheren deutschen *Ministerial Task Forces* einordnen. Eine Legitimationsbeschaffung für konkrete Reformen gelang der Kommission aufgrund ihrer dezisionistischen Grundausrichtung nicht. Die Romanow-Kommission erfüllte im Gegensatz hierzu für die kanadische Politik gleich mehrere Funktionen: sie entwickelte umsetzbare Reformansätze, sie legitimierte diese Vorschläge durch diverse Formen der Bürgerbeteiligung und sie bot so eine neue Grundlage für die Kooperation von Bund und Provinzen in diesem Politikfeld an. Die Rürup-Kommission sollte hingegen durch ihre Zusammensetzung im Rahmen der Beratungsarbeit die Positionen der Interessengruppen einander annähern und hierauf aufbauend Reformempfehlungen vorlegen.

Zieht man die Romanow-Kommission als Vergleichsbeispiel heran, so wird deutlich, dass ein stärkerer Öffentlichkeitsbezug der Rürup-Kommission äußerst positive Wirkungen hätte entfalten können. Wenn der Beratungsprozess transparent gestaltet wird und Interessengruppen ebenso wie „einfache" Bürger die Chance haben, sich mit Eingaben an die Kommission zu wenden, so entfällt zumindest ein Stück weit die an der Rürup-Kommission geäußerte Kritik. Setzt man den geringeren Öffentlichkeitsbezug der Rürup-Kommission in Bezug zur insgesamt negativen Bewertung der Kommissionsarbeit in der Öffentlichkeit, so wird deutlich, welch wichtige Rolle ein strukturierter Öffentlichkeitsbezug für die Arbeit politikberatender Gremien spielen kann. Der kanadische Fall beweist, dass öffentlicher Druck (als Resultat transparenter Beratungsabläufe) ein sehr starker Faktor sein kann, um zumindest die politische Befassung mit den Inhalten der Kommissionsempfehlungen anzustoßen. Außerdem werden so die Inhalte der Abschlussberichte der Gremien breiter rezipiert.

Vergleicht man die Internetarbeit der beiden Gremien nach Coenen entlang des Kontinuums Information, Kommunikation, Deliberation und Partizipation (vgl. Coenen 2004: 18), so werden die fundamentalen Unterschiede im Öffentlichkeitsbezug der beiden Beratungsgremien offenbar. Das Internetangebot der Rürup-Kommission bot nur begrenzte Informationen, de facto keine Kommunikation, Deliberation oder gar Partizipation. Im Gegensatz hierzu bot das Angebot der Romanow-Kommission umfassende Informationen, diverse Optionen der Kommunikation sowie der Deliberation und wiederholt auch Möglichkeiten der Partizipation (Umfragen, Essay-Wettbewerb). Romanow nutzte somit das Internet umfassend, wohingegen sich die Rürup-Kommission in diesem Bereich auf das absolute Mindestmaß beschränkte. Insgesamt gestaltete die Rürup-Kommission nicht die öffentliche Debatte über ihre Themengebiete; vielmehr wurde sie getrieben durch (korrekte wie unrichtige) Medienberichte über Einzelvorschläge, Äußerungen einzelner Mitglieder und durch die Aktivitäten der Bundesregierung sowie der Regierungsparteien. Hätte die Möglichkeit bestanden, im Rahmen von Veranstaltungen der Kommission öffentlich Stellung zu den Themen der Kommission zu beziehen, wäre eventuell auch der Profilierungsdrang einzelner Mitglieder in für das Gremium konstruktive Bahnen gelenkt worden.

Die öffentliche Rezeption von Beratungsvorgängen und Beratungsergebnissen stellt – dies beweisen die unterschiedlichen Fallbeispiele – ein zentrales Element erfolgreicher Beratung dar. Diesem Faktum müssen politische Beratungsgremien hinreichend Rechnung tragen, wenn sie Empfehlungen vorlegen wollen, die in der breiten Öffentlichkeit nicht nur rezipiert werden, sondern auch als legitim angesehen werden. Insofern bestätigt diese Studie die Ausführungen von Hennen, Petermann und Scherz (vgl. Hennen/Petermann/Scherz 2004) für den Bereich der Technikfolgen-Abschätzung auch für das Politikfeld Gesundheit. Nutzt man die Unterscheidung Politikberatung-Politikerberatung nach Cassel (vgl. Cassel 2001 und 2003b), so kann man feststellen, dass die Rürup-Kommission in erster Linie Politikerberatung betrieb. Im Gegensatz hierzu sprach die Romanow-Kommission nicht nur die politischen Akteure an, sondern sie initiierte außerdem einen öffentlichen Diskussionsprozess und versuchte über diverse Instrumente, möglichst vielen Bevölkerungsgruppen eine Beteiligung an diesem Prozess zu ermöglichen. Gleichzeitig entwickelte die Kommission konkrete Empfehlungen für die politischen Entscheidungsträger, die sowohl für die Provinzregierungen als auch für die Bundesregierung für ihre jeweilige Zielerreichung nützlich waren. Somit fand im Rahmen der letztgenannten Kommission nicht nur Politiker- sondern auch Politikberatung statt. Damit beweist die Romanow-Kommission, dass man politische Beratung nicht nur dann erfolgreich durchführen kann, wenn man sich nur auf einen Adressatenkreis (politische Akteure oder Öffentlichkeit) konzentriert. Gerade in der Verknüpfung von Politiker- und Politikberatung liegt ein großes Potential für die Erarbeitung von umfassenden, strukturellen Reformvorschlägen im Rahmen politischer Beratungsgremien im Sinne des pragmatistischen Beratungsmodells. Es reicht nicht aus, nur die Öffentlichkeit oder die Politik im Rahmen von Beratungsprozessen anzusprechen. Vielmehr muss das jeweilige Gremium zum einen verwendungstaugliche Empfehlungen für die Politik entwickeln und gleichzeitig durch Instrumente zur Beteiligung der Öffentlichkeit die Legitimation für diese Reformansätze steigern, sofern das Ziel der Beratung ein umfassender Wandel dritter Ordnung ist.

Bezieht man dieses Ergebnis nun auf die historische Entwicklung gesundheitspolitischer Beratung in beiden Ländern, so werden Traditionslinien in der politischen Beratung offensichtlich. Sowohl die Rürup- als auch die Romanow-Kommission stehen in einer institutionellen Entwicklungslinie mit früheren politikberatenden Gremien in Deutschland und Kanada. Während die Romanow-Kommission auf den Erfahrungen früherer *Royal Commissions* aufbaute und deren Erfahrungen für die Strukturierung der eigenen Arbeitsabläufe nutzte, entwickelte sich die Arbeit der Rürup-Kommission ähnlich wie bei früheren, ebenfalls dezisionistisch geprägten Beratungskommissionen auf Bundesebene in Deutschland. Diesbezüglich sei etwa auf die unmittelbare Beteiligung von Interessengruppenvertretern in der Kommissionsarbeit oder auf die intransparenten Beratungsabläufe sowie auf die faktisch nicht existente Öffentlichkeitsarbeit verwiesen.

Des Weiteren wurde im Rahmen dieser Studie deutlich, dass man der Breite der jeweiligen Aufgabenstellung bei der Ausgestaltung des politischen Beratungsinstruments Rechnung tragen muss. Aus den Erfahrungen mit der Rürup-Kommission zeigt sich, dass ein politikberatendes Gremium mit hinreichenden (zeitlichen wie finanziellen) Ressourcen ausgestattet sein muss, um den gestellten Auftrag zu erfüllen. Ein hoher Zeitdruck führt im Regelfall dazu, dass die Qualität der Beratungsleistungen sinkt, was sich wiederum negativ auf den Einflusschancen der Politikberatung auswirkt. Des Weiteren ist eine enge Verbindung von politischer Beratung und Tagespolitik zu vermeiden. Der Sachverständigenrat arbeitet ohne direkte Verbindung zu tagespolitischen Entwicklungen und verfügt somit über eine Unabhängigkeit, die sich positiv auf die Qualität der Beratungsleistungen auswirkt.

Die Rürup-Kommission hingegen konnte sich nie von der tagespolitischen Diskussion über gesundheitspolitische Fragen abkoppeln. Hierzu trug bei, dass die politischen Akteure wiederholt auf die Arbeit des Gremiums verwiesen. Gleichzeitig hatte die Politik die Kommission aber institutionell nur unzureichend auf die Rolle vorbereitet, die sie in der öffentlichen Debatte spielen sollte. Daher standen der Kommission auch keine Instrumente zur Verfügung, um das öffentliche Interesse zu kanalisieren. Das Ergebnis war ein hoher journalistischer Investigationsdruck, Einzelaussagen von Mitgliedern in den Medien, Indiskretionen und im Ergebnis eine negative Berichterstattung über die Kommission.

Somit resultierte das weit verbreitete negative Urteil über die Arbeit der Kommission aus den Spannungen zwischen Mandat und institutioneller Ausgestaltung und hierbei insbesondere aus dem unzureichenden Öffentlichkeitsbezug. Die Rürup-Kommission sollte im Gegensatz zum Sachverständigenrat umfassende und langfristig wirksame, grundsätzliche Reformempfehlungen entwickeln. Hierzu bedarf es jedoch einer größeren Legitimation, die sich nur durch einen Beratungsprozess herstellen lässt, der an die gesamtgesellschaftlichen Debatten rückgekoppelt wird.

Roy Romanow hat mit seiner auch im internationalen Vergleich wohl einmaligen Beteiligung der Öffentlichkeit an der Arbeit eines politikberatenden Gremiums bewiesen, dass die Öffentlichkeit der stärkste Alliierte sein kann, wenn es darum geht, die Legitimation von politischer Beratung zu steigern und die Politik zur Befassung mit Empfehlungen beratender Gremien zu drängen. Für eine solche Öffnung des Beratungsprozesses wäre in Deutschland jedoch eine Abkehr von den eingefahrenen Politikberatungspfaden erforderlich, welche nur die politisch Handelnden (also die direkten Nachfrager von Beratungsleistungen) initiieren können. Wenn man davon ausgeht, dass die Inhalte von politischer Beratung nicht unmittelbar handlungsanleitend und legitim, sondern immer auch „begründungs- und erklärungsbedürftig" (Schmitt-Beck 2002: 111) sind, so bedarf es konsequenterweise einer Öffnung politischer Beratung hin zu einer stärkeren Beteiligung der Öffentlichkeit.

Die Fallbeispiele haben verdeutlicht, dass grundlegender politischer Wandel, wenn er im Rahmen der Arbeit politikberatender Gremien entweder vorbereitet oder sogar initiiert werden soll, nur dann mit Aussicht auf Erfolg entwickelt werden kann, wenn die Bürger bereits in der Konzeptionsphase aktiv an der Formulierung der Reformoptionen beteiligt werden. Eine intransparente Beratung durch Experten ist dann hinreichend, wenn nur inkrementeller Wandel und Adaptionen im bestehenden Systemkontext entwickelt werden sollen. Die Beispiele aus Kanada und Deutschland haben gezeigt, dass in der interessierten Öffentlichkeit durchaus ein großes Interesse an einer aktiven Teilnahme an politischen Beratungsprozessen besteht. Letztendlich liegt es aber an den politischen Akteuren, Beratungsinstrumente zu entwickeln, um dieses Potential für die Entwicklung struktureller Reformen im Rahmen politikberatender Gremien nutzbar zu machen. In der gesundheitspolitischen Reformdebatte in Deutschland wird seit Jahren darauf hingewiesen, dass hinsichtlich der Bürgerbeteiligung bei der Entscheidungsfindung auf Systemebene noch große Defizite bestehen. Die Beispiele aus Kanada zeigen, dass politikberatende Gremien als Instrumente zum Abbau dieses Defizits dienen können.

Aus den Ausführungen im Rahmen dieser Studie ergibt sich zusammenfassend, dass politische Beratung unabhängig vom jeweiligen Systemkontext immer über einen Öffentlichkeitsbezug verfügen muss, der in Relation zum Ausmaß der geplanten Reformvorhaben steht. Hierzu muss zunächst die Frage beantwortet werden, ob das Ziel der Beratung kleinräumige Anpassungsreformen und damit Wandel erster und/oder zweiter Ordnung ist, oder ob strukturelle Reformvorhaben und damit ein Wandel dritter Ordnung das Ziel der Beratung ist.

Wenn strukturelle Reformen durch politische Beratungsprozesse initiiert oder begleitet werden sollen, so muss die Beratung eine möglichst breite Öffentlichkeit ansprechen, da nur so erfolgreich umfassende, tief greifende Reformen im jeweiligen Politikfeld initiiert werden können, wie das Beispiel der Romanow-Kommission verdeutlicht. Bei Anpassungsreformen ist im Gegensatz hierzu das Ansprechen einer Fach- oder Teilöffentlichkeit ausreichend, wie anhand des Sachverständigenrates Gesundheit nachgewiesen werden konnte. Wenn jedoch eine grundlegende Reform durch ein politisches Beratungsgremium vorbereitet werden soll und gleichzeitig die Beratung hinter verschlossenen Türen stattfindet, so sinken die Erfolgsaussichten für die Beratung, selbst wenn qualitativ hochwertige Beratungsleistungen erbracht werden. Die Rürup-Kommission ist ein gutes Beispiel für eine solche Konstellation.

Erfolgreiche politische Beratung kombiniert mit zielorientierter wissenschaftlicher Förderung und einer Aktivierung der öffentlichen Diskussionen;

dieses Modell der *Royal Commission* hat nun schon in zwei Fällen in Kanada die gesundheitspolitische Entwicklung nachhaltig beeinflusst. Wenn zukünftig politische Beratung zielgerichteter als bisher eingesetzt und genutzt werden soll, so bietet dieses Modell insbesondere in seiner von Romanow entwickelten, besonders stark auf Bürgerbeteiligungsverfahren setzenden Form attraktive Anknüpfungspunkte für eine Debatte über die Zukunft der politischen Beratung in Deutschland.

3. Ausblick

Durch Veränderungen der politischen Mehrheitsverhältnisse in Kanada und Deutschland haben sich – nach Abschluss dieser Studie im Sommer 2005 – neue Kontextbedingungen für den weiteren Einfluss der Berichte der Romanow- und Rürup-Kommission ergeben. Gleichzeitig machen die jüngsten Entwicklungen aber auch deutlich, welche langfristigen Wirkungen die beiden beratenden Gremien ausgeübt haben. Aus diesem Grunde ist an dieser Stelle kurz auf diese Entwicklungen einzugehen.

Während die Wahlkämpfe 2000 und 2004 in Kanada geprägt waren von den Auseinandersetzungen zwischen Bundes- und Provinzregierungen über eine Reform der Finanzierung der Gesundheitsversorgung spielte die Gesundheitspolitik im Wahlkampf 2005/2006 keine bedeutende Rolle. Die liberale Bundesregierung hatte mit einer Reihe von Maßnahmen auf den Bericht von Romanow reagiert. Diese Reformen, die von Premierminister Paul Martin als „fix for a generation" umschrieben wurden, senkten den Problemdruck in der kanadischen Gesundheitspolitik nachhaltig ab. Die von großer öffentlicher Resonanz begleitete Arbeit der Romanow-Kommission hat somit erheblich zur Erneuerung der Kooperation von Bund und Provinzen und zur Lösung der Probleme im Gesundheitswesen beigetragen.

Durch den Wahlsieg der Konservativen Partei im Januar 2006 scheint es nun jedoch wenig wahrscheinlich, dass die Empfehlungen der Romanow-Kommission, die bisher noch nicht in die politische Arbeit eingeflossen sind, umgesetzt werden. In diesem Zusammenhang muss man allerdings auch darauf hinweisen, dass sich durch eine Entscheidung des *Supreme Court of Canada* vom Juni 2005 („*Chaoulli Case*") die Rahmenbedingungen der Gesundheitsversorgung in Kanada verändert haben. Der *Supreme Court* hatte entschieden, dass das Verbot privater Gesundheitsvorsorge für Leistungen, die im Rahmen des *Medicare*-Systems erbracht werden, gegen die Québecer Grundrechtecharta und somit faktisch auch gegen die in der kanadischen Verfassung verankerten Grundrechte verstößt (vgl. Maioni/Manfredi 2005).

Damit haben sich die strukturellen Grundlagen (die strikte Trennung von privater und öffentlicher Gesundheitsversorgung und das Verbot einer parallelen privaten „Säule"), auf denen der Bericht Romanows basierte, erheblich verändert. Zum aktuellen Zeitpunkt lassen sich aber noch keine Aussagen darüber treffen, wie sich die Struktur des Gesundheitssystems durch diese Gerichtsentscheidung langfristig verändern wird.

Im bundesdeutschen Wahlkampf 2005 haben die Reformvorschläge von CDU/CSU und SPD für die langfristige Sicherung der Finanzierung der Gesundheitsversorgung hingegen eine große Rolle gespielt. Aufgrund der Mehrheitsverhältnisse nach der Wahl war die Umsetzung eines der beiden Modelle jedoch unmöglich. Das zum Zeitpunkt der Abfassung dieses Textes vom Bundeskabinett beschlossene Modell eines Gesundheitsfonds stellt daher einen Kompromiss zwischen den beiden von der Rürup-Kommission herausgearbeiteten und von der Herzog-Kommission sowie der Projektgruppe Bürgerversicherung des SPD-Parteivorstandes weiter entwickelten Modellen Gesundheitsprämie und Bürgerversicherung dar. Die Dichotomie der beiden Reformansätze, welche bereits in den Beratungen der Rürup-Kommission nicht aufgelöst werden konnte, prägt somit bis heute die gesundheitspolitische Reformdebatte in Deutschland.

Die Reformen der Großen Koalition im Bereich der Rentenversicherung weisen ebenfalls eine unübersehbare Verbindung zu den Empfehlungen der Rürup-Kommission auf. Der Plan der Großen Koalition, die Regelaltersgrenze in der Rentenversicherung auf 67 Jahre zu erhöhen (vgl. CDU/CSU/SPD 2005: 97), entspricht den Ergebnissen der Rürup-Kommission. Somit scheint in diesem Politikfeld eine der zentralen Empfehlungen des Gremiums – zweieinhalb Jahre nach Abschluss der Kommissionsberatungen – eine Umsetzung zu erfahren. Auch wenn der direkte Einfluss der Rürup-Kommission nicht exakt zu quantifizieren ist, so ist es doch wahrscheinlich, dass die Kommissionsberatungen und -ergebnisse die Entscheidung der Großen Koalition zumindest beeinflusst haben.

Angesichts dieser jüngsten Ereignisse wird deutlich, dass auch nach den Veränderungen der politischen Mehrheitsverhältnisse die Beratungsergebnisse von Romanow- und Rürup-Kommission – mit unterschiedlicher Intensität – weiterhin Wirkungen entfalten. Diese Entwicklungen bestätigen somit die Ergebnisse der vorliegenden Studie.

Im Hinblick auf die weitere Debatte über politische Beratungsprozesse bleibt zu hoffen, dass nach der Kritik an „Kommissionitits" und „Räterepublik" die Diskussion über für alle Seiten Gewinn bringende Formen politischer Beratung auf einer sachlichen Ebene fortgeführt werden wird. In dieser Abhandlung konnte gezeigt werden, dass sich wissenschaftliche Fachberatung und partizipationsorientierte Beratungsformen nicht gegenseitig ausschließen müssen. Auch wenn eine einfache Übertragung der kanadischen Modelle auf den deutschen Fall aufgrund der unterschiedlichen gesellschaftlichen, sozialen und politischen Kontextbedingungen nicht unmittelbar möglich ist, so können die analysierten Fallbeispiele doch einen Weg zu neuen, innovativen Formen politischer Beratungsarbeit weisen.

Nun hängt es von den Nachfragern politischer Beratung ab, ob auch in Deutschland auf Bundesebene neue und stärker bürgerorientierte Beratungsformen erprobt werden. Die Erfahrungen aus Kanada zeigen, welches Potential die Politik durch solche Innovationen erschließen kann.

Primärquellen und Dokumente

Kanada

Canadian Home Care Association 2002: Romanow Recommendations - A Foundation for Strengthening Home Care, Pressemitteilung, 28. November 2002, http://www.cdnhomecare.ca/chca_admin/documents/nov_28_02_e_romanow_media_release.pdf - Zugriff 16. Juli 2006.

Canadian Institute for Health Information (CIHI) 2004: National Health Expenditure Trends 1975-2004, Ottawa.

Canadian Institute for Health Information (CIHI) 2002: Preliminary Provincial and Territorial Government Health Expenditure Estimates 1974/1975 to 2002/2003, Ottawa.

Canadian Intergovernmental Conference Secretariat (CICS) 1997: Provincial/Territorial Ministers Release Vision Document, Pressemitteilung vom 29. Januar 1997 http://www.scics.gc.ca/cinfo/8305754_e.html - Zugriff 16. Juli 2006.

Canadian Labour Congress 2002: CLC Analysis of the Standing Senate Committee on Social Affairs, Science and Technology Report. The Health of Canadians – The Federal Role. Volume Six, http://action.web.ca/home/clcpolcy/attach/CLC%20An alysis%20of%20the%20Standing%20Senate%20Committee-Final%20Report2.pdf - Zugriff 16. Juli 2006.

Canadian Medical Association 2002: News Conference Transcript, 29. November 2002 http://www.cma.ca/staticContent/HTML/N0/l2/advocacy/news/2002/Transcript11-29.pdf - Zugriff 16. Juli 2006.

Commission on the Future of Health Care in Canada (CFHCC) 2002a: Building on Values. The Future of Health Care in Canada, Saskatoon.

Commission on the Future of Health Care in Canada (CFHCC) 2002b: Citizens' Dialogue on the Future of Health Care in Canada. Workbook, Saskatoon.

Commission on the Future of Health Care in Canada (CFHCC) 2002c: Public Input on the Future of Health Care. Results from the Consultation Workbook, Saskatoon.

Commission on the Future of Health Care in Canada (CFHCC) 2002d: Public Input on the Future of Health Care. Results from the Issue/Survey Papers, Saskatoon.

Commission on the Future of Health Care in Canada (CFHCC) 2002e: Report on Citizens' Dialogue on the Future of Health Care in Canada, Saskatoon.

Commission on the Future of Health Care in Canada (CFHCC) 2002f: Shape the Future of Health Care. Interim Report, Saskatoon.

Department of Finance 2003: Budget 2003. Building the Canada We Want. Investing in Canada's Health Care System, http://www.fin.gc.ca/budget03/pdf/bkheae.pdf - Zugriff 16. Juli 2006.

Department of Finance 2004a: Canada Health Transfer, http://www.fin.gc.ca/fedprov/chte.html - Zugriff 16. Juli 2006.

Department of Finance 2004b: Canada Social Transfer, http://www.fin.gc.ca/fedprov/cste.html - Zugriff 16. Juli 2006.

Department of Finance 2004c: Federal Investments in Support of the 2003 Accord on Health Care Renewal, http://www.fin.gc.ca/fedprov/2003ae.html - Zugriff 16. Juli 2006.

EKOS Research Associates Inc. 2002a: Canadians to their Governments: Get on with Romanow! 25. November 2003 http://www.ekos.com/admin/articles/Romanow pressrelease24Nov2003.pdf - Zugriff 16. Juli 2006.

EKOS Research Associates Inc. 2003: Romanow Tracking Poll. Romanow Report in One-Year Rear View Mirror: Continued Support, Diminished Anxiety but Scepticism with Government's Response, 24. November 2003 http://www.ekos.com/admin/articles/Romanow24Nov2003.pdf - Zugriff 16. Juli 2006.

EKOS Research Associates Inc. 2002b: The Romanow Report. EKOS/CBC/Toronto Star/La Presse Poll, 6. Dezember 2002 http://www.ekos.com/admin/articles/6dec2002Romanow.pdf - Zugriff 16. Juli 2006.

Government of Canada 1999: A Framework to Improve the Social Union for Canadians. An Agreement between the Government of Canada and the Governments of the Provinces and Territories (Social Union Framework Agreement – SUFA) http://socialunion.gc.ca/news/020499_e.html - Zugriff 16. Juli 2006.

Government of Canada 1980: Canada's National-Provincial Health Program for the 1980s. A Commitment for Renewal, Ottawa.

Government of Canada 2003: First Ministers' Agree on 2003 First Ministers' Accord on Health Care Renewal, Pressemitteilung vom 5. Februar 2003 http://www.pco-bcp.gc.ca/default.asp?Language=E&Page=pmarchive&Sub=NewsReleases&Doc=first.ministers.20030205_e.htm - Zugriff 16. Juli 2006.

Government of Canada 2001: Prime Minister Announces Commission on the Future of Health Care in Canada, Pressemitteilung vom 4. April 2001.

Government of Canada 2002a: Speech From the Throne, 2nd Session 37th Parliament, September 2002 http://www.pco-bcp.gc.ca/default.asp?Language=E&Page=InformationResources&sub=sftddt&doc=sftddt2002_e.htm - Zugriff 16. Juli 2006.

Government of Canada 2002b: Statement by the Prime Minister. Final Report of the Commission on the Future of Health Care in Canada, vom 28. November 2002 http://www.pco-bcp.gc.ca/default.asp?Language=E&Page=pmarchive&Sub=NewsReleases&Doc=romanow20021128_e.htm – Zugriff 16. Juli 2006.

Health Canada 2003a: 2003 First Ministers' Accord on Health Care Renewal http://www.hc-sc.gc.ca/hcs-sss/delivery-prestation/fptcollab/2003accord/index_e.html - Zugriff 16. Juli 2006.

Health Canada 2003b: Health Infostructure in Canada, http://www.hc-sc.gc.ca/ohih-bsi/chics/hist_e.html - Zugriff 16. Juli 2006.

Health Canada 1997: Health Minister Dingwall Welcomes National Forum on Health Report, Commends Members, Pressemitteilung vom 4. Februar 1997.

Health Canada 1999: Towards a Healthy Future. Second Report on the Health of Canadians, Charlottetown.

Health Canada 2000: Canada's Health Care System, Rede von Bundesgesundheitsminister Allan Rock an der University of Calgary am 10. März 2000 http://www.hc-sc.gc.ca/ahc-asc/minist/health-sante/speeches-discours/2000_03_10_e.html - Zugriff 16. Juli 2006.

National Council of Welfare 1994: A Blueprint for Social Security Reform, Ottawa.
National Council of Welfare 1997: Another Look at Welfare Reform, Ottawa.
National Forum on Health (NFH) 1997a: Canada Health Action: Building on the Legacy. Volume I: The Final Report, Ottawa.
National Forum on Health (NFH) 1997b: Canada Health Action: Building on the Legacy. Volume II: Synthesis Reports and Issues Papers, Ottawa.
Premier's Advisory Council on Health for Alberta 2001: A Framework for Reform. Report of the Premier's Advisory Council on Health, Edmonton http://www.health. gov.ab.ca/resources/publications/PACH_report_final.pdf - Zugriff 16. Juli 2006.
Provincial and Territorial Ministers of Health 2000: Understanding Canada's Health Care Costs. Final Report, Ottawa http://www.scics.gc.ca/pdf/850080012e.pdf - Zugriff 16. Juli 2006.
Romanow, Roy 2002: Rede an der Queen's University, Kingston, Ontario am 3. Dezember 2002, http://www.healthcoalition.ca/romanow-responds.pdf - Zugriff 16. Juli 2006.
Royal Commission on Health Services (RCHS) 1964a: Report of the Royal Commission on Health Services. Volume I, Ottawa.
Royal Commission on Health Services (RCHS) 1964b: Report of the Royal Commission on Health Services. Volume II, Ottawa.
Prince, Tim 2002: Canadian Health Care Royal Commissions Commissions of Inquiry and Task Forces, 1878-2002. A Selected Bibliography, http://www.legassembly.sk.ca/LegLibrary/library/CanadianHealthRoyalCommissi ons.pdf - Zugriff 16. Juli 2006.
Senate of Canada 1999: Debates of the Senate, 2nd Session 36th Parliament, Vol.1 38, Issue 23, 16. Dezember 1999 http://www.parl.gc.ca/36/2/parlbus/chambus/senate/ jour-e/23jr_1999-12-16-E.htm?Language=E&Parl=36&Ses=2 - Zugriff 16. Juli 2006.
Standing Senate Committee on Social Affairs, Science and Technology (SSCSAST) 2004: Mental Health, Mental Illness and Addiction, Ottawa.
Standing Senate Committee on Social Affairs, Science and Technology (SSCSAST) 2003: Reforming Health Protection and Promotion in Canada: Time to Act, Ottawa.
Standing Senate Committee on Social Affairs, Science and Technology (SSCSAST) 2002a: The Health of Canadians – The Federal Role. Volume Five – Principles and Recommendations for Reform, Ottawa.
Standing Senate Committee on Social Affairs, Science and Technology (SSCSAST) 2001a: The Health of Canadians – The Federal Role. Volume Four – Issues and Options, Ottawa.
Standing Senate Committee on Social Affairs, Science and Technology (SSCSAST) 2001b: The Health of Canadians – The Federal Role. Volume One – The Story so far, Ottawa.
Standing Senate Committee on Social Affairs, Science and Technology (SSCSAST) 2002b: The Health of Canadians – The Federal Role. Volume Six – Recommendations for Reform, Ottawa.

Standing Senate Committee on Social Affairs, Science and Technology (SSCSAST) 2002c: The Health of Canadians – The Federal Role. Volume Three – Health Care Systems in Other Countries, Ottawa.

Standing Senate Committee on Social Affairs, Science and Technology (SSCSAST) 2002d: The Health of Canadians – The Federal Role. Volume Two – Current Trends and Future Challenges, Ottawa.

Deutschland

Bork, Christhart 2003: Gutachten zur Quantifizierung der Aufkommens- und Verteilungswirkungen ausgewählter Reformansätze im Gesundheitswesen, 13. Juni 2003, http://www.arbeitnehmerkammer.de/sozialpolitik/doku/02_politik/ruerupherzog/ 2003_06_13_bork.pdf - Zugriff 16. Juli 2006.

Bundeskanzleramt 2002: Auf dem Weg zu mehr Wachstum, Beschäftigung und Gerechtigkeit, Thesenpapier für die Planungsklausur am 5. Dezember 2002 http://www.arbeitnehmerkammer.de/sozialpolitik/doku/02_politik/agenda2010/2002 _12_20_kanzleramtspapier.pdf - Zugriff 16. Juli 2006.

Bundesministerium für Gesundheit und Soziale Sicherung (BMGS) 2002a: Kommission für die Nachhaltigkeit in der Finanzierung der Sozialen Sicherungssysteme, Pressemitteilung vom 12. November 2002, http://www.bmg.bund.de/nn_600228/ DE/Presse/Pressemitteilungen/Archiv/Presse-BMG-2002/PM-12-11-2002-8933, param=.html - Zugriff 16. Juli 2006.

Bundesministerium für Gesundheit und Soziale Sicherung (BMGS) 2003a: Statement von Ulla Schmidt, Bundesministerin für Gesundheit und Soziale Sicherung, anlässlich der Übergabe des Berichts der Kommission für die Nachhaltigkeit in der Finanzierung der Sozialen Sicherungssystem, 28. August 2003, http://www.sozialesicherungssysteme.de/presse/PDFs/Statement_BM_Schmidt_280803.pdf- Zugriff 7. Juni 2005.

Bundesministerium für Gesundheit und Soziale Sicherung (BMGS) 2003b: Ulla Schmidt nimmt Abschluss-Bericht der Rürup-Kommission entgegen, Presseerklärung vom 28. August 2003, http://www.soziale-sicherungssysteme.de/presse/PDFs/PMNr157_ RuerupAbschlussbericht. pdf - Zugriff 7. Juni 2005.

Bundesministerium für Gesundheit und Soziale Sicherung (BMGS) 2002b: Ulla Schmidt setzt Kommission zur nachhaltigen Finanzierung der Sozialversicherungssysteme ein, Presseerklärung vom 21. November 2002, http://www.sozialesicherungssysteme.de/presse/PDFs/PM-21-11-2002.pdf - Zugriff 7. Juni 2005.

Bundesministerium für Gesundheit und Soziale Sicherung (BMGS) 2003c: Zu den heutigen Vorschlägen der Arbeitsgruppe Rentenversicherung der Rürup-Kommission erklärt Bundessozialministerin Ulla Schmidt: „Längere Lebensarbeitszeit: Ein gangbarer Weg bei entsprechender Arbeitsmarktlage", Presseerklärung vom 24. April 2003, http://www.soziale-sicherungssysteme.de/presse/PDFs/PM-24-04-2003.pdf - Zugriff 7. Juni 2005.

Bundesministerium für Gesundheit und Soziale Sicherung (BMGS) 2003d: Zur gegenwärtigen Reformdiskussion im Bereich der Sozialen Sicherung erklärt Bundesgesundheitsministerin Ulla Schmidt, Presseerklärung vom 28. März 2003, http://www.soziale-sicherungssysteme.de/presse/PDFs/PM-28-03-2003.pdf - Zugriff 7. Juni 2005.

Bundesregierung 2004: Fortschrittsbericht 2004. Perspektiven für Deutschland. Unsere Strategie für eine nachhaltige Entwicklung, Berlin.

Bundesregierung 2002: Gerechtigkeit im Zeitalter der Globalisierung schaffen – für eine Partnerschaft in Verantwortung, Regierungserklärung von Bundeskanzler Gerhard Schröder vom 29. Oktober 2002 vor dem Deutschen Bundestag, http://www.bundesregierung.de/index-,413.446416/Regierungserklaerung-von-Bunde.htm - Zugriff 7. Juni 2005.

Bundesregierung 1998: Regierungserklärung von Bundeskanzler Gerhard Schröder vom 10. November 1998 vor dem Deutschen Bundestag, http://www.bundesregierung.de/Reden-Interviews/Regierungserklaerungen-,11638.69116/regierungserklaerung/Regierungserklaerung-von-Bunde.htm - Zugriff 7. Juni 2005.

Bundesregierung 2003: Nachhaltigkeitsfaktor soll der demographischen Entwicklung Rechnung tragen, Pressemitteilung vom 2. Juni 2003, http://www.bundesregierung.de/Politikthemen/Rente/Nachrichten-,825.490564/artikel/Nachhaltigkeitsfaktor-soll-der.htm - Zugriff 7. Juni 2005.

CDU 2003a: 5 „Stellschrauben" zur Reform der sozialen Sicherungssysteme, 9. Mai 2003, http://www.cdu.de/tagesthema/herzog15.pdf - Zugriff 16. Juli 2006.

CDU 2003b: Bericht der Kommission „Soziale Sicherheit" zur Reform der sozialen Sicherungssysteme, Berlin, http://www.cdu.de/tagesthema/30_09_03_soziale_sicherheit.pdf - Zugriff 16. Juli 2006.

CDU/CSU/SPD 2005: Koalitionsvertrag „Gemeinsam für Deutschland – mit Mut und Menschlichkeit", Berlin.

Deutscher Bundestag 2005: Auslegungsentscheidungen des Ausschusses für Wahlprüfung, Immunität und Geschäftsordnung des Deutschen Bundestages (Stand: November 2005) http://www.bundestag.de/ausschuesse/a01/berichte/auslegungsentscheidungen.pdf - Zugriff 16. Juli 2006.

Deutscher Bundestag 1987: Plenarprotokoll, 11. Wahlperiode, 16.Sitzung vom 4. Juni 1987, Bonn.

Deutscher Bundestag 1992: Bericht des Ausschusses für Gesundheit zum Entwurf eines Gesetzes zur Sicherung und Strukturverbesserung der gesetzlichen Krankenversicherung (Gesundheits-Strukturgesetz), Drucksache 12/3937 vom 8. Dezember 1992.

Deutscher Bundestag 1988: Bericht des Ausschusses für Gesundheit zum Entwurf eines Gesetzes zur Strukturreform im Gesundheitswesen (Gesundheits-Reformgesetz), Drucksache 11/3480 vom 24. November 1988.

Deutscher Bundestag 2004: Antwort der Bundesregierung auf die Kleine Anfrage der Abgeordneten Dagmar Wöhrl, Karl-Josef Laumann, Hartmut Schauerte, weiterer Abgeordneter und der Fraktion der CDU/CSU, Drucksache 15/2365, Vergabepraxis und Kosten externer Beratung der Bundesregierung, Drucksache Nr. 15/2458 vom 4. Februar 2004.

Deutscher Bundestag 2003a: Gesetzentwurf der Fraktionen SPD und Bündnis 90/Die Grünen, Entwurf eines Gesetzes zur Modernisierung des Gesundheitssystems (Gesundheitssystemmodernisierungsgesetz – GMG), Drucksache Nr. 15/1170 vom 16. Juni 2003.

Deutscher Bundestag 1990a: Strukturreform der gesetzlichen Krankenversicherung. Endbericht der Enquete-Kommission des 11. Deutschen Bundestages „Strukturreform der gesetzlichen Krankenversicherung" Band 1, Bonn.

Deutscher Bundestag 1990b: Strukturreform der gesetzlichen Krankenversicherung. Endbericht der Enquete-Kommission des 11. Deutschen Bundestages „Strukturreform der gesetzlichen Krankenversicherung" Band 2, Bonn.

Deutscher Bundestag 2003b: Plenarprotokoll, 15. Wahlperiode, 32.Sitzung vom 14. März 2003, Berlin.

Deutscher Bundestag 2003c: Plenarprotokoll 15. Wahlperiode, 59.Sitzung vom 10. September 2003, Berlin.

Deutscher Bundestag 2002: Schriftliche Fragen mit den in der Woche vom 2. Dezember 2002 eingegangenen Antworten der Bundesregierung, Drucksache 15/172 vom 6. Dezember 2002.

FDP 2004: Privater Krankenversicherungsschutz mit sozialer Absicherung für alle – die auf Wettbewerb begründete liberale Alternative, Beschluss des 55. Ordentlicher Bundesparteitages der FDP, Dresden, 5. – 6. Juni 2004, http://admin.55.parteitag.fdp.de/uploads/424/BPT-Private_Krankenversicherung.pdf - Zugriff 7. Juni 2005.

Kommission Moderne Dienstleistungen am Arbeitsmarkt 2002: Moderne Dienstleistungen am Arbeitsmarkt: Bericht der Kommission, Berlin.

Kommission Nachhaltigkeit in der Finanzierung der Sozialen Sicherungssysteme (KNFSS) 2003a: Bericht der Kommission, http://www.sozialesicherungssysteme.de/download/PDFs/Bericht.pdf - Zugriff 7. Juni 2005.

Kommission Nachhaltigkeit in der Finanzierung der Sozialen Sicherungssysteme (KNFSS) 2003b: Beschluss der Arbeitsgruppe „Krankenversicherung" der Kommission für die Nachhaltigkeit in der Finanzierung der Sozialen Sicherungssysteme vom 9. April 2003. Zwei-Stufen-Plan zur Förderung der Nachhaltigkeit in der gesetzlichen Krankenversicherung, http://www.arbeitnehmerkammer.de/sozialpolitik/doku/02_politik/ruerupherzog/2003_04_09_gkv.pdf - Zugriff 16. Juli 2006.

Kommission Nachhaltigkeit in der Finanzierung der Sozialen Sicherungssysteme (KNFSS) 2003c: Das Mehrheitsvotum der Kommission zur Anhebung der Altersgrenzen und Rentenniveausenkung, 23. April 2003, http://www.arbeitnehmerkammer.de/sozialpolitik/doku/02_politik/ruerupherzog/2003_04_23_rente.pdf - Zugriff 16. Juli 2006.

Kommission Nachhaltigkeit in der Finanzierung der Sozialen Sicherungssysteme (KNFSS) 2003d: Die reformierte Pflegeversicherung: dynamisierte Leistungen generationengerecht finanziert, Pressemitteilung der Arbeitsgruppe Pflegeversicherung der Rürup-Kommission vom 20. Juni 2003, http://www.sozialesicherungssysteme.de/presse/PDFs/PM-20-06-2003.pdf - Zugriff 7. Juni 2005.

Kommission Nachhaltigkeit in der Finanzierung der Sozialen Sicherungssysteme (KNFSS) 2003e: Gesamtkonzept zur Reform der sozialen Pflegeversicherung, 27.

Deutschland 339

Juni 2003, http://www.arbeitnehmerkammer.de/sozialpolitik/doku/02_politik/ruerup herzog/2003_06_27_pv.pdf - Zugriff 16. Juli 2006.

Kommission Nachhaltigkeit in der Finanzierung der Sozialen Sicherungssysteme (KNFSS) 2003f: Gesamtkonzept zur Reform der staatlichen Alterssicherung Beschluss der Kommission, Beschluss der Kommission vom 27. Juni 2003, http://www.arbeitnehmerkammer.de/sozialpolitik/doku/02_politik/ruerupherzog/200 3_06_27_rente.pdf - Zugriff 16. Juli 2006.

Kommission Nachhaltigkeit in der Finanzierung der Sozialen Sicherungssysteme (KNFSS) 2003g: Intergenerativer Lastenausgleich in der Pflegeversicherung, 27. Juni 2003, http://www.arbeitnehmerkammer.de/sozialpolitik/doku/02_politik/ruerup herzog/2003_06_27_pv_erlaeuterungen.pdf - Zugriff 16. Juli 2006.

Kommission Nachhaltigkeit in der Finanzierung der Sozialen Sicherungssysteme (KNFSS) 2003h: Reform der Pflegeversicherung. Kontinuität und Innovation - Generationengerechtigkeit und Nachhaltigkeit - erläuternde Folien der Kommission, 27. Juni 2003, http://www.arbeitnehmerkammer.de/sozialpolitik/doku/02_politik/ ruerupherzog/2003_06_27_pv_folien.pdf - Zugriff 16. Juli 2006.

Kommission Nachhaltigkeit in der Finanzierung der Sozialen Sicherungssysteme (KNFSS) 2003i: Statement von Professor Bert Rürup zur Übergabe des Kommissionsberichtes am 28. August 2003 in Berlin, 28. August 2003, http://www.sozialesicherungssysteme.de/presse/PDFs/Statement_Ruerup.pdf- Zugriff 7. Juni 2005.

Müller, Edda 2003: Gemeinsam handeln – Verantwortung teilen. Verbrauchersouveränität und Patientenbeteiligung im deutschen Gesundheitswesen, http://www.sozialesicherungssysteme.de/download/PDFs/gemeinsam_handeln_verantwortung_teilen. pdf - Zugriff 7. Juni 2005.

Müller, Edda / Stolterfoht, Barbara / Trauernicht, Gitta / Wiesehügel, Klaus 2003: Solidarisch, leistungsfähig und gerecht - Wege zur Förderung von Solidarität und Nachhaltigkeit in der Finanzierung der sozialen Krankenversicherung - Diskussionspapier für die Kommission, http://www.soziale-sicherungssysteme.de/download/PDFs/ solidarisch_leistungsfaehig_und_gerecht.pdf - Zugriff 7. Juni 2005.

NAV-Virchow-Bund 2003: Machtwort des Kanzlers war längst überfällig, Pressemitteilung vom 27. März 2003.

Sachverständigenrat für die Konzertierte Aktion im Gesundheitswesen (SVRKAiG) 2002a: Addendum zum Gutachten 2000/2001. Bedarfsgerechtigkeit und Wirtschaftlichkeit. Band 1 bis 3. Zur Steigerung von Effizienz und Effektivität der Arzneimittelversorgung in der gesetzlichen Krankenversicherung (GKV), Baden-Baden.

Sachverständigenrat für die Konzertierte Aktion im Gesundheitswesen (SVRKAiG) 2002b: Gutachten 2000/2001. Bedarfgerechtigkeit und Wirtschaftlichkeit. Band 1: Zielbildung, Prävention, Nutzerorientierung und Partizipation, Baden-Baden.

Sachverständigenrat für die Konzertierte Aktion im Gesundheitswesen (SVRKAiG) 2002c: Gutachten 2000/2001. Bedarfgerechtigkeit und Wirtschaftlichkeit. Band 2: Qualitätsentwicklung in Medizin und Pflege, Baden-Baden.

Sachverständigenrat für die Konzertierte Aktion im Gesundheitswesen (SVRKAiG) 2002d: Gutachten 2000/2001. Bedarfgerechtigkeit und Wirtschaftlichkeit. Band 3.1: Grundlagen, Übersichten, Versorgung chronisch Kranker, Baden-Baden.

Sachverständigenrat für die Konzertierte Aktion im Gesundheitswesen (SVRKAiG) 2002e: Gutachten 2000/2001. Bedarfgerechtigkeit und Wirtschaftlichkeit. Band 3.2: Ausgewählte Erkrankungen: ischämische Herzkrankheiten, Schlaganfall und chronische, obstruktive Lungenkrankheiten, Baden-Baden.

Sachverständigenrat für die Konzertierte Aktion im Gesundheitswesen (SVRKAiG) 2002f: Gutachten 2000/2001. Bedarfgerechtigkeit und Wirtschaftlichkeit. Band 3.3: Ausgewählte Erkrankungen: Rückenleiden, Krebserkrankungen und depressive Störungen, Baden-Baden.

Sachverständigenrat für die Konzertierte Aktion im Gesundheitswesen (SVRKAiG) 2002g: Gutachten 2000/2001. Bedarfgerechtigkeit und Wirtschaftlichkeit. Band 3.4: Ausgewählte Erkrankungen: Zahn-, Mund- und Kieferkrankheiten, Baden-Baden.

Sachverständigenrat für die Konzertierte Aktion im Gesundheitswesen (SVRKAiG) 2003: Gutachten 2003. Finanzierung, Nutzerorientierung und Qualität. Band 1: Finanzierung und Nutzerorientierung und Band 2: Qualität und Versorgungsstrukturen, Baden-Baden.

Sachverständigenrat für die Konzertierte Aktion im Gesundheitswesen (SVRKAiG) 1992: Jahresgutachten 1992. Ausbau in Deutschland und Aufbruch nach Europa. Mit Sondergutachten 1991, Baden-Baden.

Sachverständigenrat für die Konzertierte Aktion im Gesundheitswesen (SVRKAiG) 1991: Jahresgutachten 1991. Das Gesundheitswesen im vereinigten Deutschland, Baden-Baden.

Sachverständigenrat für die Konzertierte Aktion im Gesundheitswesen (SVRKAiG) 1990: Jahresgutachten 1990. Herausforderungen und Perspektiven der Gesundheitsversorgung, Baden-Baden.

Sachverständigenrat für die Konzertierte Aktion im Gesundheitswesen (SVRKAiG) 1987: Jahresgutachten 1987. Medizinische und ökonomische Orientierung, Baden-Baden.

Sachverständigenrat für die Konzertierte Aktion im Gesundheitswesen (SVRKAiG) 1988: Jahresgutachten 1988. Medizinische und ökonomische Orientierung, Baden-Baden.

Sachverständigenrat für die Konzertierte Aktion im Gesundheitswesen (SVRKAiG) 1989: Jahresgutachten 1989. Qualität, Wirtschaftlichkeit und Perspektiven der Gesundheitsversorgung, Baden-Baden.

Sachverständigenrat für die Konzertierte Aktion im Gesundheitswesen (SVRKAiG) 1994: Sachstandsbericht 1994. Gesundheitsversorgung und Krankenversicherung 2000. Eigenverantwortung, Subsidiarität und Solidarität bei sich ändernden Rahmenbedingungen, Baden-Baden.

Sachverständigenrat für die Konzertierte Aktion im Gesundheitswesen (SVRKAiG) 1995: Sondergutachten 1995. Gesundheitsversorgung und Krankenversicherung 2000. Mehr Ergebnisorientierung, mehr Qualität und mehr Wirtschaftlichkeit, Baden-Baden.

Sachverständigenrat für die Konzertierte Aktion im Gesundheitswesen (SVRKAiG) 1996: Sondergutachten 1996. Gesundheitswesen in Deutschland. Kostenfaktor und Zukunftsbranche. Band 1: Demographie, Morbidität, Wirtschaftlichkeitsreserven und Beschäftigung, Baden-Baden.

Sachverständigenrat für die Konzertierte Aktion im Gesundheitswesen (SVRKAiG) 1998: Sondergutachten 1997. Gesundheitswesen in Deutschland. Kostenfaktor und Zukunftsbranche. Band 2: Fortschritt, Wachstumsmärkte, Finanzierung und Vergütung, Baden-Baden.

Sachverständigenrat zur Begutachtung der gesamtwirtschaftlichen Entwicklung (SVRBgE) 1985: Jahresgutachten 1985/1986. Auf dem Weg zu mehr Beschäftigung, Wiesbaden.

Sachverständigenrat zur Begutachtung der gesamtwirtschaftlichen Entwicklung (SVRBgE) 2003: Jahresgutachten 2003/2004. Staatsfinanzen konsolidieren – Steuersystem reformieren, Wiesbaden.

Sozialenquête-Kommission 1966: Soziale Sicherung in der Bundesrepublik Deutschland. Bericht der Sozialenquête-Kommission, Stuttgart u.a.

SPD 2004: Bericht der Projektgruppe Bürgerversicherung des SPD-Parteivorstandes, 26. August 2004, Berlin http://www.buergerversicherung.spd.de/servlet/PB/show/ 1038852/buergerversicherungsmodell.pdf - Zugriff 16. Juli 2006.

SPD-Bundestagsfraktion 2003: Rürup-Kommission soll in Zukunft bitte leise denken, Pressemitteilung vom 3. Januar 2003, Berlin.

Storm, Andreas / Widmann-Mauz, Annette 2003: Für eine grundlegende Neuordnung der Finanzierungsstruktur der gesetzlichen Krankenversicherung, 3. Februar 2003, http://www.arbeitnehmerkammer.de/sozialpolitik/doku/02_politik/ruerupherzog/200 3_02_03_widmann_mauz_storm.pdf - Zugriff 16. Juli 2006.

Widmann-Mauz, Annette 2002: Rot-Grün darf Gesundheitsreform nicht auf die lange Bank schieben, Pressemitteilung vom 28. Oktober 2002 http://www.widmann-mauz.de/index_widmannmauz.aspx?template=1&templateid=1&detailid=4878& owner=243&navid=530 - Zugriff 16. Juli 2006.

Bibliographie

Abelshauser, Werner 1996: Erhard oder Bismarck? Die Richtungsentscheidung der deutschen Sozialpolitik am Beispiel der Reform der Sozialversicherung in den fünfziger Jahren, in: Geschichte und Gesellschaft. Zeitschrift für Historische Sozialwissenschaft, Jg. 22, Heft 3, S. 376-392.

Abelson, Donald E. / Carberry, Christine M. 1998: Following Suit or Falling Behind? A Comparative Analysis of Think Tanks in Canada and the United States, in: Canadian Journal of Political Science, Vol. 31, Nr. 3, S. 525-556.

Abelson, Donald E. 1999: Public Visibility and Policy Relevance. Assessing the Impact and Influence of Canadian Policy Institutes, in: Canadian Public Administration, Jg. 42, Heft 2, S. 240-270.

Achinger, Hans / Höffner, Joseph / Muthesius, Hans / Neundörfer, Ludwig 1955: Neuordnung der sozialen Leistungen. Denkschrift auf Anregung des Bundeskanzlers, Köln.

Adams, Duane 2001a: Canadian Federalism and the Development of National Health Goals and Objectives, in: Adams, Duane (Hrsg.), Federalism, Democracy and Health Policy in Canada, Kingston, S. 61-106.

Adams, Duane 2001b: Conclusions. Proposals for Advancing Federalism, Democracy and Governance of the Canadian Health System, in: Adams, Duane (Hrsg.), Federalism, Democracy and Health Policy in Canada, Kingston, S. 271-306.

Adams, Duane 2001c: Social Union Study of the Canadian Health System. Introduction and Overview, in: Adams, Duane (Hrsg.), Federalism, Democracy and Health Policy in Canada, Kingston, S. 1-16.

Ärztezeitung 2003a: Ärzteschaft fühlt sich von Ulla Schmidt düpiert, in: Ärztezeitung vom 22. November 2003.

Ärztezeitung 2003b: Bundeskanzler hält an Strategiepapier fest, in: Ärztezeitung vom 15. Januar 2003.

Ärztezeitung 2002: Gesundheitsreform soll noch vor Ostern in den Bundestag, in: Ärztezeitung vom 19. November 2002.

Ärztezeitung 2003c: Lauterbach legt sich mit PKV an, in: Ärztezeitung vom 25. März 2003.

Ärztezeitung 2003d: Rürup erntet verwirrendes Echo auf seine „fulminanten Vorschläge", in: Ärztezeitung vom 11. April 2003.

Ärztezeitung 2003e: Vom Abstellgleis auf die Überholspur: Ex-Polikliniken erleben Renaissance, in: Ärztezeitung vom 13. November 2003.

Ärztezeitung 2003f: Zur Zukunft der GKV fällt Rürups Truppe nur ein „Y" ein, in: Ärztezeitung vom 29. August 2003.

Alber, Jens 1992: Das Gesundheitswesen der Bundesrepublik Deutschland. Entwicklung, Struktur und Funktionsweise, Frankfurt/Main u.a.

Alber, Jens 1998: Der deutsche Sozialstaat im Licht international vergleichender Daten, in: Leviathan, Jg. 26, Heft 2, S. 199-227.

Alber, Jens 1988: Die Gesundheitssysteme der OECD-Länder im Vergleich, in: Schmidt, Manfred G. (Hrsg.), Staatstätigkeit. PVS-Sonderheft 19/1988, Opladen, S. 116-150.

Alber, Jens 2002: Die Modernisierung des Wohlfahrtsstaats: Eine Neumischung moderner und traditionaler Elemente?, in: Glatzer, Wolfgang / Habich, Roland / Mayer, Karl Ulrich (Hrsg.), Sozialer Wandel und gesellschaftliche Dauerbeobachtung, Opladen, S. 15-30.

Alber, Jens 2001: Recent Developments of the German Welfare State: Basic Continuity or a Paradigm Shift, ZeS-Arbeitspapier 6/2001, Universität Bremen.

Alber, Jens 1982: Vom Armenhaus zum Wohlfahrtsstaat. Analysen zur Entwicklung der Sozialversicherung in Europa, Frankfurt/Main u.a.

Alemann, Ulrich von 1989: Organisierte Interessen. Von der „Herrschaft der Verbände" zum „Neokorporatismus"?, in: Bandemer, Stephan von / Wewer, Göttrik (Hrsg.), Regierungssystem und Regierungslehre. Fragestellungen – Analysekonzepte – Forschungsstand, Opladen, S. 219-234.

Ales, Edoardo 2000: Die geistigen Grundlagen der Sozialgesetzgebung des Kanzlers Otto von Bismarck und das Entstehen des Sozialstaats in Italien, in: Eichenhofer, Eberhard (Hrsg.), Bismarck, die Sozialversicherung und deren Zukunft, Berlin, S. 55-74.

Alexander, Gerard 2001: Institutions, Path Dependence and Democratic Consolidation, in: Journal of Theoretical Politics, Vol. 13, Nr. 3, S. 249-270.

Almond, Gabriel / Powell, Bingham (Hrsg.) [8]2003: Comparative Politics Today. A World View, New York.

Altenhof, Ralf 2002: Die Enquete-Kommissionen des Deutschen Bundestages, Wiesbaden.

Altenstetter, Christa 1987: An End to a Consensus on Health Care in the Federal Republic of Germany?, in: Journal of Health Politics, Policy and Law, Jg. 12, Nr. 3, S. 505-536.

Altenstetter Christa 1997: Health Policy-Making in Germany: Stability and Dynamics, in: Altenstetter, Christa / Björkman, James Warner (Hrsg.), Health Policy Reform, National Variations and Globalization, New York u.a., S. 136-160.

Angus, Douglas E. 1992: A Great Canadian Prescription. Take Two Commissioned Studies and Call Me in the Morning, in: Deber, Raisa B. / Thompson, Gail G. (Hrsg.), Restructuring Canada's Health Services System. How Do We Get There From Here? Toronto u.a., S. 49-62.

Angus, Douglas E. [3]1998: Health Care Costs. Canada in Perspective, in: Coburn, David / D'Arcy, Carl / Torrance, George (Hrsg.), Health and Canadian Socitey. Sociological Perspectives, Toronto S. 23-42.

Armstrong, Pat / Armstrong, Hugh 1999: Decentralized Health Care in Canada, in: British Medical Journal, Vol. 318, Nr. 7192, S. 1201-1205.

Armstrong, Hugh / Armstrong, Pat / Fegan, Claudia 1998: Universal Health Care. What the United States Can Learn from the Canadian Experience, New York.

Arnold, Michael 1987: Wissenschaftliche Beratung der Politik. Am Beispiel der Medizin, in: Arnold, Michael / Gäfgen, Gérard (Hrsg.), Wissenschaftliche Beratung der Politik. Probleme und Erfahrungen, Mainz, S. 35-50.

Arrow, Kenneth 1985: Economic History: A Necessary Though Not Sufficient Condition for an Economist, in: The American Economic Review, Vol. 75, Nr. 2, S. 320-323.

Arthur, W. Brian 1989: Competing Technologies, Increasing Returns and Lock-in by Historical Events, in: Economic Journal, Vol. 99, Heft 394, S. 116-131.

Arthur, W. Brian 1994: Increasing Returns and Path Dependence in the Economy, Michigan.
Arthur, W. Brian 1996: Increasing Returns and the New World of Business, in: Harvard Business Review, Juli/August, S. 100-109.
Arthur, W. Brian / Durlauf, Steven N. / Lane, David A. 1997: Introduction, in: Arthur, W. Brian / Durlauf, Steven N. / Lane, David A. (Hrsg.), The Economy as an Evolving Complex System II, Reading, S. 1-13.
Atkinson Letter 2003: The Romanow Report: One Year Later, November 2003 http://www.atkinsonfoundation.ca/publications/11239_IPS_Atkinson_NL.pdf - Zugriff 16. Juli 2006.
Aucoin, Peter 1990: Contributions of Commissions of Inquiry to Policy Analysis: An Evaluation, in: Pross, A. Paul / Christie, Innis / Yogis, John A. (Hrsg.), Commissions of Inquiry. Dalhousie Law Journal, Vol. 12, Nr. 3, S. 197-208.
Aucoin, Peter 1980: Federal Health Care Policy, in: Meilicke, Carl A. / Storch, Janet L. (Hrsg.), Perspectives on Canadian Health and Social Services Policy. History and Emerging Trends, Ann Arbor, S. 244-268.
Axworthy, Lloyd / Spiegel, Jerry 2002: Retaining Canada's Health Care System as a Global Public Good, in: Canadian Medical Assocation Journal, Jg. 167, Nr. 4, S. 365-366.
Bäcker, Gerhard 1993: Moderne Zeiten – alte Sozialpolitik? Sozialer Wandel, Flexibilität und Stabilität von sozialpolitischen Systemen, in: Soziale Sicherheit. Zeitschrift für Arbeitsmarkt- und Sozialpolitik, Jg. 42, Nr. 5, S. 140-146.
Bäcker, Gerhard / Bispinck, Reinhard / Hofemann, Klaus / Naegele, Gerhard ^{3}2000: Sozialpolitik und soziale Lage in Deutschland. Band II: Gesundheit und Gesundheitssystem, Familie, Alter, Soziale Dienste, Wiesbaden.
Badgley, Robin F. / Wolfe, Samuel 1967: Doctor's Strike: Medical Care and Conflict in Saskatchewan, Toronto.
Badura, Bernhard / Schellschmidt, Henner (Hrsg.) 2000: Bürgerbeteiligung im Gesundheitswesen – eine länderübergreifende Herausforderung: Ideen, Ansätze und internationale Erfahrungen, Köln.
Bahr, Holger 1998: Kanadas Finanzpolitik lehrt: Und des geht doch!, in: Wirtschaftsdienst. Zeitschrift für Wirtschaftspolitik, Jg. 78, Nr. 7, S. 407-412.
Baker, Herbert W. 1977: Beginn der deutschen Sozial- und Arbeitsmarktpolitik unter der Militärregierung, in: Bartholomäi, Reinhart / Bodenbender, Wolfgang / Henkel, Hardo / Hüttel, Renate (Hrsg.), Sozialpolitik nach 1945. Geschichte und Analysen, Bonn-Bad Godesberg, S. 23-31.
Bakvis, Herman 1997: Advising the Executive. Think Tanks, Consultants, Political Staff and Kitchen Cabinets, in: Weller, Patrick / Bakvis, Herman / Rhodes, R.A.W. (Hrsg.), The Hollow Crown. Countervailing Trends in Core Executives, London u.a., S. 84-125.
Bakvis, Herman / Skogstad, Grace (Hrsg.) 2002: Canadian Federalism: Performance, Effectiveness, and Legitimacy, Toronto.
Bandelow, Nils C. 1998: Gesundheitspolitik. Der Staat in der Hand einzelner Interessengruppen? Probleme, Erklärungen, Reformen, Opladen.

Bandelow, Nils C. 2003: Policy Lernen und politische Veränderungen, in: Schubert, Klaus / Bandelow, Nils C. (Hrsg.), Lehrbuch der Politikfeldanalyse, München, S. 289-334.
Bandelow, Nils C. / Schubert, Klaus 1998: Wechselnde Strategien und kontinuierlicher Abbau solidarischen Ausgleichs. Eine gesundheitspolitische Bilanz, in: Wewer, Göttrik (Hrsg.), Bilanz der Ära Kohl. Christlich-liberale Politik in Deutschland 1982-1998, Opladen, S. 113-128.
Bandemer, Stephan von / Cordes, Henry 1989: Policy-Forschung und Regierungslehre. Der politikwissenschaftliche Beitrag zur Erklärung politischer Ergebnisse, in: Bandemer, Stephan von / Wewer, Göttrik (Hrsg.), Regierungssystem und Regierungslehre. Fragestellungen – Analysekonzepte – Forschungsstand, Opladen, S. 289-306.
Banting, Keith G. / Boadway, Robin 2003: Defining the Sharing Community: The Federal Role in Health Care, in: Lazar, Harvey / St-Hilaire, France (Hrsg.) Money, Politics and Health Care, Kingston u.a., S. 1-78.
Banting, Keith G. 1997a: Degrees of Freedom: Canada and the United States in a Changing World, Montreal.
Banting, Keith G. / Corbett, Stan 2002: Health Policy and Federalism: An Introduction, in: Banting, Keith / Stan Corbett (Hrsg.), Health Policy and Federalism. A Comparative Perspective on Multi-Level Governance, Montreal u.a., S. 1-38.
Banting, Keith G. 1985: Institutional Conservatism. Federalism and Pension Reform, in: Ismael, Jacqueline S. (Hrsg.), Canadian Social Welfare Policy. Federal and Provincial Dimensions, Kingston u.a., S. 48-74.
Banting, Keith G. 1991: The Canadian Welfare State: Crisis and Continuity, in: Banting, Keith / Hawes, Michael / Simeon, Richard / Willis, Elaine (Hrsg.), Policy Choices. Political Agendas in Canada and the United States, Kingston, S. 29-46.
Banting, Keith G. ^{2}1997b: The Welfare State and Canadian Federalism, Kingston u.a.
Banting, Keith G. 1995: The Welfare State as Statecraft. Territorial Politics and Canadian Social Policy, in: Leibfried, Stephan / Pierson, Paul (Hrsg.), European Social Policy. Between Fragmentation and Integration, Washington D.C., S. 269-300.
Banting, Keith G. 1986: Images of the Modern State: An Introduction, in: Banting, Keith G. (Hrsg.), State and Society: Canada in Comparative Perspective, Toronto u.a., S. 1-20.
Banting, Keith G. 1998: The Past Speaks to the Future: Lessons from the Postwar Social Union. in: Lazar, Harvey (Hrsg.), Canada: The State of the Federation 1997. Non-Constitutional Renewal, Kingston, S. 39-69.
Bardens, Hans 1977: Zur Nachkriegsentwicklung der Gesundheitspolitik, in: Bartholomäi, Reinhart / Bodenbender, Wolfgang / Henkel, Hardo / Hüttel, Renate (Hrsg.), Sozialpolitik nach 1945. Geschichte und Analysen, Bonn-Bad Godesberg, S. 295-302.
Bégin, Monique 1988: Medicare. Canada's Right to Health, Montreal.
Bégin, Monique 2004: Public / Private Boundaries in Canadian Healthcare: Some Clarifications, in: HealthcarePapers, Vol. 4, Nr. 4, S. 35-40.
Bégin, Monique 2002a: Renewing Medicare, in: Canadian Medical Assocation Journal, Jg. 167, Nr. 1, S. 46-47.

Bégin, Monique 2002b: Revisiting the Canada Health Act (1984): What are the Impediments to Change?, The Institute for Research on Public Policy, 30th Anniversary Conference in Ottawa, 20. Februar 2002.
Behrens, Johann 2001: Rationierung als Ausflucht vor rationaler Allokation. Die Umdeutung von Rationierung in mangelnden Bedarf, in: Olk, Thomas / Evers, Adalbert / Heinze, Rolf G. (Hrsg.), Baustelle Sozialstaat – Umbauten und veränderte Grundrisse, Wiesbaden, S. 101-130.
Bennett, Colin J. / Howlett, Michael 1992: The Lessons of Learning: Reconciling Theories of Policy Learning and Policy Change, in: Policy Sciences, Vol. 25, Nr. 3, S. 275-294.
Benz, Arthur 2003: Konstruktive Vetospieler in Mehrebenensystemen, in: Mayntz, Renate / Streeck, Wolfgang (Hrsg.), Die Reformierbarkeit der Demokratie: Innovationen und Blockaden, Frankfurt/Main, S. 205-238.
Berger, Thomas 2003: Canadian Commissions of Inquiry: An Insider's Perspective, in: Manson, Allan / Mullan, David (Hrsg.), Commissions of Inquiry. Praise or Reappraise, Toronto, S. 13-28.
Berlepsch, Hans-Jörg v. 1994: Konsensfähige Alternativen zu Bismarcks Modell sozialpolitischer Gestaltung, in: Machtan, Lothar (Hrsg.), Bismarcks Sozialstaat. Beiträge zur Geschichte der Sozialpolitik und zur sozialpolitischen Geschichtsschreibung, Frankfurt/Main u.a., S. 61-82.
Beske, Fritz / Brecht, Josef Georg / Reinkemeier, Andrea-Marina 1993: Das Gesundheitswesen in Deutschland: Struktur – Leistungen – Weiterentwicklung, Köln.
Beske, Fritz / Drabinski, Thomas / Wolf, Jörn Henning 2002: Sicherstellungsauftrag in der vertragsärztlichen Versorgung – Standpunkte und Perspektiven, Kiel.
Beyme, Klaus von 2003: Die Asymetrisierung des postmodernen Föderalismus, in: Mayntz, Renate / Streeck, Wolfgang (Hrsg.), Die Reformierbarkeit der Demokratie: Innovationen und Blockaden, Frankfurt/Main, S. 239-258.
Bickerton, James 1991: Waiting for the Future: Atlantic Canada after Meech Lake, in: Abele, Frances (Hrsg.), How Ottawa Spends 1991-1992: The Politics of Fragmentation, Ottawa, S. 127-155.
Bittner, Jochen / Niejahr, Elisabeth 2004: Die Berater-Republik, in: Die Zeit vom 5. Februar 2004.
Blake, Raymond B. / Bryden, Penny E. / Strain, J. Frank (Hrsg.) 1997: The Welfare State in Canada. Past, Present and Future, Concord.
Blancke, Susanne / Schmid, Josef 2003: Bilanz der Bundesregierung Schröder in der Arbeitsmarktpolitik 1998-2002: Ansätze zu einer doppelten Wende, in: Egle, Christoph / Ostheim, Tobias / Zohlnhöfer, Reimut (Hrsg.) Das rot-grüne Projekt. Eine Bilanz der Regierung Schröder 1998 – 2002, Wiesbaden, S. 215-238.
Blankenau, Joe 2001: The Fate of National Health Insurance in Canada and the United States: A Multiple Streams Explanation, in: Policy Studies Journal, Vol. 29, Nr. 1, S. 38-55.
Bleek, Wilhelm 2002: Politikwissenschaftliche Politikberatung in Geschichte und Gegenwart, in: Jens Uwe / Romahn, Hajo (Hrsg.), Der Einfluss der Wissenschaft auf die Politik, Marburg, S. 75-94.

Bleses, Peter / Seeleib-Kaiser, Martin 1999: Zum Wandel wohlfahrtsstaatlicher Sicherung in der Bundesrepublik Deutschland: Zwischen Lohnarbeit und Familie, in: Zeitschrift für Soziologie, Jg. 28, Heft 2, S. 114-135.

Blüm, Norbert 2003: Ich stelle mir die CDU anders vor, in: Süddeutsche Zeitung vom 8. Oktober 2003.

Blüm, Norbert 2004: Wider den ordnungspolitischen Sündenfall der Pauschale, in: Ärztezeitung vom 18. Oktober 2004.

Boase, Joan Price 2001: Federalism and the Health Facility Fee Challenge in: Adams, Duane (Hrsg.), Federalism, Democracy and Health Policy in Canada, Kingston, S. 179-206.

Boase, Joan Price 2003: Is There Hope for Canadian Health Care?, in: Canadian Public Administration, Vol. 46, Nr. 3, S. 397-408.

Böcken, Jan / Butzlaff, Martin / Esche, Andreas ²2001: Reformen im Gesundheitswesen. Ergebnisse einer internationalen Recherche, Gütersloh.

Böckenförde, Ernst-Wolfgang 1976: Die politische Funktion wirtschaftlich-sozialer Verbände und Interessenträger in der sozialstaatlichen Demokratie. Ein Beitrag zum Problem der „Regierbarkeit", in: Der Staat, Band 15, Heft 1/4, S. 457-483.

Böhret, Carl 1997: Reformen im Staat mittels Politikberatung?, in: Blöcker, Antje / Heyder, Ulrich / Mangels-Voegt, Birgit (Hrsg.), Die Reformfähigkeit von Staat und Gesellschaft. Festschrift für Klaus Lompe zum 60. Geburtstag, Frankfurt/Main u.a., S. 81-96.

Bönker, Frank / Wollmann, Hellmut 2000: Sozialstaatlichkeit im Übergang: Entwicklungslinien der bundesdeutschen Sozialpolitik in den Neunzigerjahren, in: Czada, Roland / Wollmann, Hellmut (Hrsg.), Von der Bonner zur Berliner Republik. 10 Jahre Deutsche Einheit, Leviathan Sonderheft 19/1999, Wiesbaden, S. 514-538.

Bogner, Alexander / Menz, Wolfgang 2002: Wissenschaftliche Politikberatung? Der Dissens der Experten und die Autorität der Politik, in: Leviathan, Jg. 30, Heft 3, S. 384-399.

Boismenu, Gérard / Jenson, Jane 1998: A Social Union or a Federal State? Intergovernmental Relations in a New Liberal Era, in: Pal, Leslie A. (Hrsg.), How Ottawa Spends 1998-1999. Balancing Act. The Post-Deficit Mandate, Toronto u.a., S. 57-80.

Bonoli, Giuliano 2001: Political Institutions, Veto Points, and the Process of Welfare State Adaptation, in: Pierson, Paul (Hrsg.), The New Politics of the Welfare State, Oxford u.a., S. 238-264.

Bonß, Wolfgang 2004: Zwischen Verwendung und Verwissenschaftlichung. Oder: Gibt es eine „Lerngeschichte" der Politikberatung?, in: Zeitschrift für Sozialreform, Jg. 50, Nr. 1/2, S. 32-45.

Borchert, Jens 1998: Ausgetretene Pfade? Zur Statik und Dynamik wohlfahrtsstaatlicher Regime, in: Lessenich, Stephan / Oster, Ilona (Hrsg.), Welten des Wohlfahrtskapitalismus. Der Sozialstaat in vergleichender Perspektive, Frankfurt/Main u.a., S. 137-178.

Bothwell, Robert / Drummond, Ian / English, John 1989: Canada since 1945. Power, Politics, and Provincialism, Revised Edition, Toronto.

Boychuk, Gerard 2001: Aiming for the Middle. Challenges to Federal Income Maintenance Policy, in: Pal, Leslie (Hrsg.), How Ottawa Spends 2001-2002. Power in Transition, Don Mills, S. 123-144.
Boychuk, Gerard W. 2002: Federal Spending in Health. Why Here, Why Now?, in: Doern, G. Bruce (Hrsg.), How Ottawa Spends 2002-2003. The Security Aftermath and National Priorites, Don Mills, S. 121-136.
Boychuk, Gerard W. ²2003a: Social Assistance and Canadian Federalism, in: Rocher, François / Smith, Miriam (Hrsg.), New Trends in Canadian Federalism, Peterborough, S. 269-294.
Boychuk, Gerard 2004: The Canadian Social Model. The Logics of Policy Development, http://www.cprn.org/documents/26085_en.pdf - Zugriff 16. Juli 2006.
Boychuk, Gerard W. 2003b: The Federal Role in Health Care Reform. Legacy or Limbo?, in: Doern, G. Bruce (Hrsg.), How Ottawa Spends 2003-2004. Regime Change and Policy Shift, Don Mills, S. 89-104.
Bradford, Neil 1998: Commissioning Ideas. Canadian National Policy Innovation in Comparative Perspective, Toronto u.a.
Bradford, Neil / Jenson, Jane 1992: Facing Economic Restructuring and Constitutional Renewal: Social Democracy Adrift in Canada, in: Piven, Frances Fox (Hrsg.), Labor Parties in Postindustrial Societies, New York, S. 190-211.
Bradford, Neil 31999a: Innovation By Commission. Policy Paradigms and the Canadian Political System, in: Gagnon, Alain G. / Bickerton, James (Hrsg.), Canadian Politics, S. 541-564.
Bradford, Neil 1999b: The Policy Influence of Economic Ideas: Interests, Institutions and Innovation in Canada, in: Studies in Political Economy, Jg. 59, Nr. 2, S. 17-60.
Bradford, Neil 2000: Writing Public Philosophy. Canada's Royal Commissions on Everything, in: Journal of Canadian Studies, Vol. 34, Nr. 4, S. 136-167.
Brandhorst, Andreas 2003: Gesundheitspolitik zwischen 1998 und 2003: Nach der Reform ist vor der Reform, in: Gohr, Antonia / Seeleib-Kaiser, Martin (Hrsg.), Sozial- und Wirtschaftspolitik unter Rot-Grün, Wiesbaden, S. 211-228.
Brandt, Michael 2003: Ulla Schmidts Überflieger, in: Kölner Stadt-Anzeiger vom 7. Februar 2003.
Braß, Heiko 1990: Enquete-Kommissionen im Spannungsfeld von Politik, Wissenschaft und Öffentlichkeit, in: Petermann, Thomas (Hrsg.), Das wohlberatene Parlament. Orte und Prozesse der Politikberatung beim Deutschen Bundestag, Berlin, S. 65-96.
Braun, Bernard / Kühn, Hagen / Reiners, Hartmut 1998: Das Märchen von der Kostenexplosion, Frankfurt/Main.
Brede, Falko / Schultze, Rainer-Olaf 2006: Das politische System Kanadas, in: Stüwe, Klaus / Rinke, Stefan (Hrsg.), Die politischen Systeme in den Amerikas. Eine Einführung, Wiesbaden. (i.F.)
Brede, Falko 2005a: Ethikrat, Enquete, oder...? Perspektiven der bioethischen Politikberatung, in: Zeitschrift für Biopolitik, Jg. 4, Nr. 1, S. 29-36.
Brede, Falko 2005b: Medicare at the Crossroads? Gesundheitsreformvorschläge im kanadischen Bundeswahlkampf 2004, in: Zeitschrift für Kanada-Studien, Jg. 25, Nr. 1, S. 23-38.

Brede, Falko 2006a: Politikberatung in der Gesundheitspolitik, in: Falk, Svenja / Römmele, Andrea / Rehfeld, Dieter / Thunert, Martin (Hrsg.), Handbuch Politikberatung, Wiesbaden. (i.E.)

Brede, Falko 2006b: The Commission on the Future of Health Care in Canada: A Case Study of Aboriginal Health, in: Knopf, Kerstin (Hrsg.), Aboriginal Canada Revisited: Politics and Cultural Expression in the 21st Century, Ottawa. (i.E.)

Brohm, Winfried 1987: Sachverständige Beratung des Staates, in: Isensee, Josef / Kirchhof, Paul (Hrsg.), Handbuch des Staatsrechts der Bundesrepublik Deutschland. Band II: Demokratische Willensbildung – Die Staatsorgane des Bundes, Heidelberg, S. 207-248.

Broschek, Jörg 2004: „Collaborative Federalism" in Kanada: Eine neue Ära in den Beziehungen zwischen Bund und Provinzen? in: Zeitschrift für Parlamentsfragen, Jg. 35, Heft 3, S. 428-448.

Broschek, Jörg / Schultze, Rainer-Olaf 2003a: Föderalismus in Kanada: Pfadabhängigkeiten und Entwicklungswege, in: Europäisches Zentrum für Föderalismus-Forschung Tübingen, (Hrsg.), Jahrbuch des Föderalismus 2003, Baden-Baden, S. 333-366.

Broschek, Jörg / Schultze, Rainer-Olaf 2004: Föderalismus und Integration: Konzeptionen, Reformen und Reformwirkungen von Trudeau bis Chretien, in: Zeitschrift für Kanada-Studien, Jg. 24, Nr. 1, S. 7-32.

Broschek, Jörg / Schultze, Rainer-Olaf 2003b: Mehrebenensysteme und Sozialstaatsreform: Der Fall Kanada, Vortrag für die gemeinsame Tagung von SVPW, ÖGPW und DVPW, Bern, 14.-15. November 2003 „Governance, Partizipation und Demokratie" Workshop: Regieren unter den Bedingungen des Föderalismus.

Brown, Douglas 2002: Fiscal Federalism: The New Equilibrium Between Equity and Efficiency, in: Bakvis, Herman / Skogstad, Grace (Hrsg.), Canadian Federalism: Performance, Effectiveness, and Legitimacy, Toronto, S. 59-84.

Brownsey, Keith / Howlett, Michael (Hrsg.) 2001: The Provincial State in Canada. Politics in the Provinces and Territories, Petersborough.

Bruder, Wolfgang 1980: Sozialwissenschaften und Politikberatung. Zur Nutzung sozialwissenschaftlicher Informationen in der Ministerialverwaltung, Opladen.

Brychey, Ulf 2003: Regierung will Sozialbeiträge senken, in: Süddeutsche Zeitung vom 17. Februar 2003.

Bryden, Penny E. 1994: The Liberal Party of Canada: Organizing for Social Reform, 1957-1966, in: Schmidt, Gustav / Granatstein, Jack L. (Hrsg.), Canada at the Crossroads? The Critical 1960s, Bochum, S. 25-46.

Büsser, Muriel 2003: Der Ministerin-Flüsterer, in: Rheinischer Merkur vom 8. Mai 2003.

Bugl, Josef 1990: Zur Institutionalisierung von Technikfolgenabschätzung beim Deutschen Bundestag. Die Enquête-Kommission „Einschätzung und Bewertung von Technikfolgen", in: Fülgraff, Georges / Falter, Annegret (Hrsg.), Wissenschaft in der Verantwortung. Möglichkeiten der institutionellen Steuerung, Frankfurt/Main u.a., S. 196-204.

Buhl, Wolfgang / Rabe, Birgitta 2003: Die Empfehlungen der „Rürup-Kommission" für die gesetzliche Rentenversicherung, in: Die Angestellten-Versicherung, Jg. 50, Nr. 10, S. 473-480.

Burke, Mike / Stevenson, H. Michael ³1998: Fiscal Crisis and Restructuring in Medicare: The Politics of Health in Canada, in: Coburn, David / D'Arcy, Carl / Torrance, George (Hrsg.), Health and Canadian Socitey. Sociological Perspectives, Toronto, S. 597-618.
Busch, Susanne / Pfaff, Anita B / Rindsfüßer, Christian 1993: Selbstbeteiligung und daraus resultierende Beitragsentlastungen nach dem Gesundheits-Strukturgesetz, in: Sozialer Fortschritt, Jg. 42, Nr. 4/5, S. 114-121.
Butterwegge, Christoph ³2001: Wohlfahrtsstaat im Wandel. Probleme und Perspektiven der Sozialpolitik, Opladen.
Cairns, Alan C. 1990: Reflections on Commission Research, in: Pross, A. Paul / Christie, Innis / Yogis, John A. (Hrsg.), Commissions of Inquiry. Dalhousie Law Journal, Vol. 12, Nr. 3, S. 87-110.
Cairns, Alan C. 1968: The Electoral System and the Party System in Canada 1921-1965, in: Canadian Journal of Political Science, Vol. 1, Nr. 1, S. 55-80.
Cairns, Alan C. 1986: The Embedded State: State-Society Relations in Canada, in: Banting, Keith G. (Hrsg.), State and Society: Canada in Comparative Perspective, Toronto u.a., S. 52-86.
Cairns, Alan C. 1985: The Politics of Constitutional Renewal in Canada, in: Banting, Keith G. / Simeon, Richard (Hrsg.), The Politics of Constitutional Change in Industrial Nations. Redesigning the State, London, S. 95-145.
Cameron, David R. / Simeon, Richard 2001: Intergovernmental Relations and Democratic Citizenship, in: Peters, B. Guy / Savoie, Donald J. (Hrsg.), Governance in the Twenty-First Century, Revitalizing the Public Service, Montreal u.a., S. 58-118.
Cameron, David R. 1978: The Expansion of the Public Economy. A Comparative Analysis, in: The American Political Science Review, Vol. 72, Nr. 4, S. 1243-1261.
Cameron, David R. 1986: The Growth of Government Spending: The Canadian Experience in Comparative Perspective, in: Banting, Keith G. (Hrsg.), State and Society: Canada in Comparative Perspective, Toronto u.a., S. 21-52.
Carty, R. Kenneth / Cross, William / Young, Lisa ⁸2001: Building a Fourth Canadian Party System, in: Thorburn, Hugh G. / Whitehorn, Alan (Hrsg.), Party Politics in Canada, Kingston, S. 33-35.
Carty, R. Kenneth / Cross, William / Young, Lisa (Hrsg.) 2000: Rebuilding Canadian Party Politics, Vancouver.
Cassel, Dieter / Henke, Klaus-Dirk 1988: Reform der gesetzlichen Krankenversicherung in der Bundesrepublik Deutschland zwischen Utopie und Pragmatik: Kostendämpfung als Strukturreform?, Fachbereich Wirtschaftswissenschaften der Universität Hannover, Diskussionspapier Nr. 116.
Cassel, Susanne 2003a: Erfolgsbedingungen wissenschaftlicher Politikberatung am Beispiel des Gesundheitswesens, in: Gesundheit und Gesellschaft Wissenschaft, Jg. 3, Nr. 4, S. 7-14.
Cassel, Susanne 2003b: Politikberatung und Politikerberatung. Zum Dilemma wissenschaftlicher Politikberatung in Deutschland, in: Hirscher, Gerhard / Korte, Karl-Rudolf (Hrsg.), Information und Entscheidung. Kommunikationsmanagement der politischen Führung, Wiesbaden, S. 146-162.

Cassel, Susanne 2001: Politikberatung und Politikerberatung. Eine institutionenökonomische Analyse der wissenschaftlichen Beratung der Wirtschaftspolitik, Bern u.a.
Castles, Francis G. 1999: Comparative Public Policy. Patterns of Postwar Transformation, Cheltenham.
Castles, Francis G. 2000: The Dog that Didn't Bark: Economic Development and the Postwar Welfare State, in: European Review, Jg. 8, Nr. 3, S. 313-332.
Caulfield, Timothy / Downie, Jocelyn / Flood, Colleen [2]2002: Introduction, in: Downie, Jocelyn / Caulfield, Timothy / Flood, Colleen (Hrsg.), Canadian Health Law and Policy, Vancouver S. xxxi-xxxv.
Centre on Policy Alternatives 2002: Romanow Report: You Get What you Pay For, Pressemitteilung 28. November 2002, http://www.policyalternatives.ca/index.cfm?act=news&do=Article&call=556&pA=F4FB3E9D&type=1 - Zugriff 16. Juli 2006.
Chandler, William M. 1977: Canadian Socialism and Policy Impact: Contagion form the Left?, in: Canadian Journal of Political Science, Jg. 10, Nr. 4, S. 755-780.
Chodos, Howard / MacLeod, Jeffrey J. 2004: Romanow and Kirby on the Public/Private Divide in Healthcare: Demystifying the Debate, in: HealthcarePapers, Vol. 4, Nr. 4, S. 10-27.
Choudhry, Sujit 2002: The Canada Health Act and the Social Union. The Need for Institutions, in: Caulfield, Timothy A. / Tigerstrom, Barbara von (Hrsg.), Health Care Reform and the Law in Canada. Meeting the Challenge, Edmonton, S. 37-84.
Christie, Innis / Pross, A. Paul 1990: Introduction, in: Pross, A. Paul / Christie, Innis / Yogis, John A. (Hrsg.), Commissions of Inquiry. Dalhousie Law Journal, Vol. 12, Nr. 3, S. 1-20.
Claasen, Jochen 1999: Comparative Social Policy. Concepts, Theories and Methods, Oxford.
Clade, Harald 2004: Wilfrid Schreiber: Pionier der Gesundheitsökonomie, in: Deutsches Ärzteblatt, Jg. 101, Nr. 38, S. A2515-A2516.
Clarke, Harold D. / Kornberg, Allan / Wearing, Peter 2002: A Polity on the Edge. Canada and the Politics of Fragmentation, Petersborough.
Clarkson, Stephen / Lewis, Timothy 1999: The Contested State. Canada in the Post-Cold War, Post-Keynesian, Post-Fordist, Post-National Era, in: Pal, Leslie A. (Hrsg.) How Ottawa Spends 1999-2000. Shape Shifting. Canadian Governance Toward the 21st Century, Toronto u.a., S. 293-340.
Clarkson, Stephen 2001: The Liberal Threepeat: The Multi-System Party in the Multi-Party System, in: Pammett, Jon H. / Dornan, Christopher (Hrsg.), The Canadian General Election of 2000, Toronto, S. 13-57.
Coburn, David / Eakin, Joan M. [3]1998: The Sociology of Health in Canada, in: Coburn, David / D'Arcy, Carl / Torrance, George (Hrsg.), Health and Canadian Socitey. Sociological Perspectives, Toronto S. 619-634.
Coenen, Christopher 2004: Netzbasierte Kommunikation, politische Öffentlichkeit und die Rolle des Parlaments, in: TAB-Brief Nr. 26, S. 18-19.
Conrad, Christoph 1996: Wohlfahrtsstaaten im Vergleich: Historische und sozialwissenschaftliche Ansätze, in: Haupt, Heinz-Gerhard / Kocka, Jürgen (Hrsg.), Geschichte und Vergleich. Ansätze und Ergebnisse international vergleichender Geschichtsschreibung, Frankfurt/Main u.a., S. 155-180.

Cox, Robert Henry / Schmid, Josef 1999: Reformen in westeuropäischen Wohlfahrtsstaaten – Potentiale und Trends, Institut für Politikwissenschaft der Universität Tübingen – WIP Occasional Papers Nr.5 – 1999 http://www.uni-tuebingen.de/uni/spi/wip-05.pdf - Zugriff 16. Juli 2006.

Cross, William / Young, Lisa 2004: The Contours of Political Party Membership in Canada, in: Party Politics, Vol. 10, Nr. 4, S. 427-444.

Crouch, Colin / Farrell, Henry 2002: Breaking the Path of Institutional Development? Alternatives to the New Determinism, MPIfG Discussion Paper 02/5, Köln http://www.mpi-fg-koeln.mpg.de/pu/mpifg_dp/dp02-5.pdf - Zugriff 16. Juli 2006.

Crouch, Colin 2003: Institutions Within Which Real Actors Innovate, in: Mayntz, Renate / Streeck, Wolfgang (Hrsg.), Die Reformierbarkeit der Demokratie: Innovationen und Blockaden, Frankfurt/Main, S. 71-100.

Czada, Roland 2003: Der Begriff der Verhandlungsdemokratie und die vergleichende Policy-Forschung, in: Mayntz, Renate / Streeck, Wolfgang (Hrsg.), Die Reformierbarkeit der Demokratie: Innovationen und Blockaden, Frankfurt/Main, S. 173-204.

Czada, Roland 2004: Die neue Wohlfahrtswelt – Sozialpolitik und Arbeitsmarkt im Wandel, in: Lütz, Susanne / Czada, Roland (Hrsg.), Wohlfahrtsstaat – Transformation und Perspektiven, Wiesbaden, S. 127-154.

Czada, Roland 2000a: Dimensionen der Verhandlungsdemokratie. Konkordanz, Korporatismus, Politikverflechtung, Fern-Universität Hagen, polis Nr. 46/2000.

Czada, Roland 2000b: Konkordanz, Korporatismus und Politikverflechtung: Dimensionen der Verhandlungsdemokratie, in: Holtmann, Everhard / Voelzkow, Helmut (Hrsg.), Zwischen Wettbewerbs- und Verhandlungsdemokratie. Analysen zum Regierungssystem der Bundesrepublik Deutschland, Wiesbaden, S. 23-49.

Czada, Roland 1999: Reformloser Wandel. Stabilität und Anpassung im politischen Akteursystem der Bundesrepublik, in: Ellwein, Thomas / Holtmann, Everhard (Hrsg.), 50 Jahre Bundesrepublik Deutschland. PVS-Sonderheft 30/1999, Wiesbaden, S. 397-412.

Czada, Roland 1989: Traditionslinien wohlfahrtsstaatlicher Politik. Von der Politikfeldanalyse zum neuen Institutionalismus, in: Bandemer, Stephan von / Wewer, Göttrik (Hrsg.), Regierungssystem und Regierungslehre. Fragestellungen – Analysekonzepte – Forschungsstand, Opladen, S. 275-288.

David, Paul A. 1985: Clio and the Economics of QWERTY, in: The American Economic Review, Vol. 75, Nr. 2, S. 332-337.

David, Paul A. 2000: Path Dependence, its Critics and the Quest for „Historical Economics" http://www-econ.stanford.edu/faculty/workp/swp00011.pdf - Zugriff 16. Juli 2006.

Deber, Raisa B. / Baranek, Pat 1998: Canada: Markets at the Margin, in: Ranada, Wendy (Hrsg.), Markets and Health Care: A Comparative Analysis, Harlow, S. 73-100.

Deber, Raisa B. 2004a: Cats and Categories: Public and Private in Canadian Healthcare, in: HealthcarePapers, Vol. 4, Nr. 4, S. 51-60.

Deber, Raisa B. 2002: Maz Confusion? Reflections on A Framework for Reform, in: HealthcarePapers, Vol. 2, Nr. 4, S. 27-30.

Deber, Raisa B. 2004b: Taking Our Medicine: Who Should Pay for What?, in: HealthcarePapers, Vol. 4, Nr. 3, S. 27-28.

Decter, Michael B. 2003: The Health Council of Canada: A Speculation on a Constructive Agenda, in: Hospital Quarterly, Vol. 6, Nr. 4, S. 30-32.
Deeg, Richard 2001: Institutional Change and the Uses and Limits of Path Dependency: The Case of German Finance, Max-Planck-Institut für Gesellschaftsforschung (MPIfG) Discussion Paper 01/6, Köln http://www.mpi-fg-koeln.mpg.de/pu/mpifg_dp/dp01-6.pdf - Zugriff 16. Juli 2006.
Der Spiegel 2002: „Ich habe Läuse im Bauch", in: Der Spiegel vom 18. November 2002.
Der Spiegel Online 2003: „Wir wollten keine Bibel schreiben" vom 28. August 2003.
Der Tagesspiegel 2003a: „Leistungen zu streichen bringt nichts", in: Der Tagesspiegel vom 24. Februar 2003.
Der Tagesspiegel 2003b: Sind Sie taub für Kritik, Herr Bundeskanzler?, in: Der Tagesspiegel vom 27. Oktober 2003.
Detsky, A.S. / Naylor, C. David 2003: Canada's Health Care System: Reform Delayed, in: New England Journal of Medicine, Vol. 349, Nr. 8, S. 804-810.
Deutsches Ärzteblatt Online 2002: Bsirske lehnt Hartz-Kommission für Gesundheitswesen ab, in: Deutsches Ärzteblatt Online vom 13. November 2002.
Die Welt 2002: Gegenwind für die Rürup-Kommission, in: Die Welt vom 23. November 2002.
Die Zeit 2002: „Das ist der Tod der wissenschaftlichen Beratung", Interview mit Friedrich Wilhelm Schwartz in: Die Zeit vom 5. September 2002.
Döhler, Marian / Manow, Philip 1995: Formierung und Wandel eines Politikfeldes – Gesundheitspolitik von Blank zu Seehofer, MPIfG Discussion Paper 95/6, Köln.
Döhler, Marian 2002: Gesundheitspolitik in der Verhandlungsdemokratie, in: Gellner, Winand / Schön, Markus (Hrsg.), Paradigmenwechsel in der Gesundheitspolitik?, Baden-Baden, S. 25-40.
Döhler, Marian / Manow-Borgwardt, Philip 1992a: Gesundheitspolitische Steuerung zwischen Hierarchie und Verhandlung, in: Politische Vierteljahresschrift, Jg. 33, Heft 4, S. 571-596.
Döhler, Marian / Manow-Borgwardt, Philip 1992b: Korporatisierung als gesundheitspolitische Strategie, in: Staatswissenschaften und Staatspraxis, Jg. 3, Heft 1, S. 64-106.
Döhler, Marian 1991: Policy Networks, Opportunity Structures and Neo-Conservative Reform Strategies in Health Policy, in: Marin, Bernd / Mayntz, Renate (Hrsg.), Policy Networks: Empirical Evidence and Theoretical Considerations, Frankfurt u.a., S. 235-296.
Doemens, Karl 2003a: Dämpfer für Rürup aus dem Kanzleramt, in: Frankfurter Rundschau vom 23. Januar 2003.
Doemens, Karl 2002: Darf's ein Experte mehr sein?, in: Frankfurter Rundschau vom 22. November 2002.
Doemens, Karl 2003b: Intrigen gehören zum Geschäft, in: Frankfurter Rundschau vom 28. März 2003.
Doern, G. Bruce / Phidd, Richard W. ^{2}1992: Canadian Public Policy. Ideas, Structure, Process, Scarborough.
Doern, G. Bruce 1967: The Role of Royal Commissions in the General Policy Process and in Federal-Provincial Relations, in: Canadian Public Administration, Vol. 10, Nr. 4, S. 417-433.

Dolowitz, David / Marsh, David 2000: Learning from Abroad: The Role of Policy Transfer in Contemporary Policy-Making, in: Governance, Vol. 13, Nr. 1, S. 5-24.
D'Ombrain, Nicholas 1997: Public Inquiries in Canada, in: Canadian Public Administration, Vol. 40, Nr. 1, S. 86-107.
Drabinski, Thomas / Beske, Fritz 2003: Der Einfluss der Wiedervereinigung auf die Entwicklung des Beitragssatzes der gesetzlichen Krankenversicherung, Fritz Beske Institut für Gesundheits-System-Forschung, Band 97, Kiel.
Drache, Daniel / Ranachan, Andrew 1995: Ground Zero: Rebuilding the Future. Fiscal and Social Policy Reform in Canada, in: Drache, Daniel / Ranachan, Andrew (Hrsg.), Warm Heart, Cold Country. Fiscal and Social Policy Reform in Canada, Ottawa, S. 1-22.
Drache, Daniel 1995: The Eye of the Hurricane: Globalization and Social Policy Reform, in: Drache, Daniel / Ranachan, Andrew (Hrsg.), Warm Heart, Cold Country. Fiscal and Social Policy Reform in Canada, Ottawa, S. 23-56.
Duffin, Jacalyn / Falk, Leslie A. 1996: Sigerist in Saskatchewan. The Quest for Balance in Social and Technical Medicine, in: Bulletin of the History of Medicine, Vol. 40, Nr. 4, S. 658-683.
Dyck, Rand ^{3}2000: Canadian Politics. Critical Approaches, Scarborough.
Dyck, Rand 1980: The Canada Assistance Plan: The Ultimate in Cooperative Federalism, in: Meilicke, Carl A. / Storch, Janet L. (Hrsg.), Perspectives on Canadian Health and Social Services Policy. History and Emerging Trends, Ann Arbor, S. 115-136.
Eberle, Dagmar 2003: Looking Back: the Emergence of Right-Wing Populist Parties in the Canadian West and Their Performance in Government, in: Schultze, Rainer-Olaf / Sturm, Roland / Eberle, Dagmar (Hrsg.), Conservative Parties and Right-Wing Politics in North America. Reaping the Benefits of an Ideological Victory?, Opladen, S. 101-126.
Eberle, Dagmar / Schultze, Rainer-Olaf / Sturm, Roland 2003: Mission Accomplished? A Comparative Exploration of Conservatism in the United States and Canada, in: Schultze, Rainer-Olaf / Sturm, Roland / Eberle, Dagmar (Hrsg.), Conservative Parties and Right-Wing Politics in North America. Reaping the Benefits of an Ideological Victory?, Opladen, S. 11-30.
Eichenhofer, Eberhard 2000: Die Sozialversicherung – Hinterlassenschaft Bismarcks, in: Eichenhofer, Eberhard (Hrsg.), Bismarck, die Sozialversicherung und deren Zukunft, Berlin, S. 15-42.
Engelen-Kefer, Ursula / Wiesehügel, Klaus (Hrsg.) 2003: Sozialstaat – solidarisch, effizient, zukunftssicher, Hamburg.
Erickson, Lynda / Laycock, David 2002: Post-Materialism Versus the Welfare State? Opinion Among English Canadian Social Democrats, in: Party Politics, Vol. 8, Nr. 3, S. 301-325.
Esping-Andersen, GØsta 1998: Die drei Welten des Wohlfahrtskapitalismus. Zur Politischen Ökonomie des Wohlfahrtsstaates, in: Lessenich, Stephan / Oster, Ilona (Hrsg.), Welten des Wohlfahrtskapitalismus. Der Sozialstaat in vergleichender Perspektive, Frankfurt/Main, S. 19-58.
Esping-Andersen, GØsta 2004: Die gute Gesellschaft und der neue Wohlfahrtsstaat, in: Zeitschrift für Sozialreform, Jg. 50, Nr. 1/2, S. 189-210.

Esping-Andersen, Gøsta 1992a: Postindustrial Cleavage Structures: A Comparison of Evolving Patterns of Social Stratification in Germany, Sweden, and the United States, in: Piven, Frances Fox (Hrsg.), Labor Parties in Postindustrial Societies, New York, S. 147-168.

Esping-Andersen, Gøsta 1992b: The Three Political Economies of the Welfare State, in: Kolberg, Jon Eivind (Hrsg.), The Study of Welfare State Regimes, London u.a., S.92-123.

Esping-Andersen, Gøsta 1990: The Three Worlds of Welfare Capitalism, Princeton.

Esping-Andersen, Gøsta 1997: Towards a Post-Industrial Welfare State, in: Internationale Politik und Gesellschaft, Nr. 3, S. 237-245.

Esping-Andersen, Gøsta 2002: Towards the Good Society, Once Again?, in: Esping-Andersen, Gøsta / Gallie, Duncan / Hemerijck, Anton / Myles, John (Hrsg.), Why We Need a New Welfare State, Oxford u.a., S. 1-25.

Euchner, Walter / Hampel, Frank / Seidl, Thomas 1993: Länder-Enquete-Kommissionen als Instrumente der Politikberatung, Baden-Baden.

Evans, Peter B. / Rueschemeyer, Dietrich / Skocpol, Theda 1985: On the Road Toward a More Adequate Understanding of the State, in: Evans, Peter B / Rueschemeyer, Dietrich / Skocpol, Theda (Hrsg.), Bringing the State back in, Cambridge, S. 347-366.

Evans, Robert G. 1991: Health Care: Is the System Sick?, in: Doern, G. Bruce / Purchase, Bryne B. (Hrsg.), Canada at Risk? Canadian Public Policy in the 1990s, Toronto u.a., S. 224-244.

Evans, Robert G. / Stoddart, Gregory L. ^{3}1998: Producing Health, Consuming Health Care, in: Coburn, David / D'Arcy, Carl / Torrance, George (Hrsg.), Health and Canadian Socitey. Sociological Perspectives, Toronto, S. 549-579.

Evans, Robert G. 1984: Strained Mercy. The Economics of Canadian Health Care, Butterworths, Toronto.

Feldenkirchen, Markus 2002: SPD ärgert das „Reformgeschwätz" in: Der Tagesspiegel vom 4. Dezember 2002.

Felkner, Christian 1996: „Gesundheitswesen in Deutschland" – Kostenfaktor und Zukunftsbranche, in: Sozialer Fortschritt, Jg. 45, Heft 11, S. 260-262.

Ferber, Christian von 1987: Zur Strukturreform der Gesetzlichen Krankenversicherung, in: Zeitschrift für Sozialpolitik, Jg. 33, Heft 11/12, S. 778-787.

Fierlbeck, Katherine 1997: Canadian Health Care Reform and the Politics of Decentralization, in: Altenstetter, Christa / Björkman, James Warner (Hrsg.), Health Policy Reform, National Variations and Globalization, New York u.a., S. 17-38.

Fierlbeck, Katherine 2001: Cost Containment in Health Care: The Federalism Context, in: Adams, Duane (Hrsg.), Federalism, Democracy and Health Policy in Canada, Kingston, S. 131-178.

Fischer, Andrea 2003: Money is the Answer – What is the Question?, Comparative Program on Health and Society, 2002/3 Working Paper Series, University of Toronto http://www.utoronto.ca/cphs/WORKINGPAPERS/CPHS2002_Andrea_Fischer.pdf - Zugriff 16. Juli 2006.

Fischer, Frank 1993: Bürger, Experten und Politik nach dem „Nimby"-Prinzip: Ein Plädoyer für die partizipatorische Policy-Analyse, in: Héritier, Adrienne (Hrsg.), Policy-Analyse. Kritik und Neuorientierung. PVS-Sonderheft 24/1993, Opladen, S. 451-470.

Fleckenstein, Timo 2004: Policy-Lernen in der Arbeitsmarktpolitik. Das Beispiel der Hartz-Kommission, in: Zeitschrift für Sozialreform, Jg. 50, Nr. 6, S. 646-675.

Flood, Colleen M. / Sullivan, Terrence 2004: Chrétien's Prescription for Medicare: A Green Poultice in Lieu of Accountability, in: Canadian Medical Association Journal, Vol. 170, Nr. 3, S. 359-360.

Flood, Colleen [2]2002a: The Anatomy of Medicare, in: Downie, Jocelyn / Caulfield, Timothy / Flood, Colleen (Hrsg.), Canadian Health Law and Policy, Vancouver, S. 1-54.

Flood, Colleen 2002b: The Mazankowski Report: Can We Fix Medicare With More Private Financing?, in: HealthcarePapers, Vol. 2, Nr. 4, S. 61-67.

Flora, Peter / Heidenheimer, Arnold (Hrsg.) 1981: The Development of Welfare States in Europe and America, New Brunswick.

Flora, Peter / Alber, Jens / Kohl, Jürgen 1977: Zur Entwicklung der westeuropäischen Wohlfahrtsstaaten, in: Politische Vierteljahresschrift, Jg. 18, Nr. 4, S. 707-772.

Forest, Pierre-Gerlier / Marchildon, Gregory P. / McIntosh, Tom (Hrsg.) 2003: Health Care in Canada and the Process. The Romanow Papers Vol.2, Toronto.

Forest, Pierre-Gerlier 2004: To Build a Wooden Horse...Integrating Drugs Into the Public Health System, in: HealthcarePapers, Vol. 4, Nr. 3, S. 22-26.

Forget, Evelyn -L. 2002: National Identity and Challenge of Health Reform in Canada, in: Review of Social Economy, Vol. 60, Nr. 3, S. 359-375.

Fozouni, Behnam / Güntert, Bernhard J. 2000: Prioritätensetzung im deutschen Gesundheitswesen – die Triade zwischen Rationierung, Rationalisierung und rationaler Allokation, in: Das Gesundheitswesen, Jg. 62, Nr. 11, S. 559-567.

Frankfurter Allgemeine Zeitung 2003a: Breite Kritik an Rürups „Rente mit 67", in: Frankfurter Allgemeine Zeitung vom 27. August 2003.

Frankfurter Allgemeine Zeitung 2003b: Bürgerversicherung würde für Bezieher höherer Einkommen teuer, in: Frankfurter Allgemeine Zeitung vom 29. Juli 2003.

Frankfurter Allgemeine Zeitung 2003c: Kritik an Vorschlägen der Rürup-Kommission, in: Frankfurter Allgemeine Zeitung vom 26. August 2003.

Frankfurter Allgemeine Zeitung 2004: Oberster Verfassungsrichter rügt „Politik mit Kommissionen", in: Frankfurter Allgemeine Zeitung vom 15. April 2004.

Frankfurter Allgemeine Zeitung 2003d: Rürup: Entlastung um 24 Milliarden Euro möglich, in: Frankfurter Allgemeine Zeitung vom 9. April 2003.

Frankfurter Allgemeine Zeitung 2003e: SPD will den Arbeitgebern in der Gesundheitspolitik entgegenkommen, in: Frankfurter Allgemeine Zeitung vom 18. Februar 2003.

Frankfurter Rundschau 2003: „Es gibt immer Gewinner und Verlierer" in: Frankfurter Rundschau vom 5. Juli 2003.

Fraser, Graham 2002: Chrétien: „We will move quickly", in: Toronto Star vom 29. November 2002.

Freeman, Richard 1998: The Germany Model: The State and the Market in Health Care Reform, in: Ranade, Wendy (Hrsg.), Markets and Health Care: A Comparative Analysis, Harlow, S. 179-193.

Frenk, Julio 1994: Dimensions of Health System Reform, in: Health Policy, Vol. 27, Nr. 1, S. 19-34.

Frey, Bruno S. 1990: Vergleichende Analyse von Institutionen. Die Sicht der politischen Ökonomie, in: Staatswissenschaften und Staatspraxis, Jg. 2, Heft 1, S. 158-175.

Friedrich, Hannes 1970: Staatliche Verwaltung und Wissenschaft. Die wissenschaftliche Beratung der Politik aus der Sicht der Ministerialbürokratie, Frankfurt/Main.

Fröhlingsdorf, Michael / Jung, Alexander / Ludwig, Udo / Neumann, Conny / Schmidt, Caroline 2005: Generation Pflege, in: Der Spiegel Nr.19/2005 vom 9. Mai 2005.

Gäfgen, Gérard 1987: Wissenschaftliche Beratung der Politik. Die Verfahrung der Ökonomen, in: Arnold, Michael / Gäfgen, Gérard (Hrsg.), Wissenschaftliche Beratung der Politik. Probleme und Erfahrungen, Mainz, S. 11-34.

Gagnon, Alain-G. 1991a: Everything Old is New Again: Canada, Quebec and Constitutional Impasse, in: Abele, Frances (Hrsg.), How Ottawa Spends 1991-1992: The Politics of Fragmentation, Ottawa, S. 63-105.

Gagnon, Alain-G. 1991b: Québec and the Political Economy of Continental Integration, in: Schultze, Rainer-Olaf / Pal, Leslie A. (Hrsg.), The Nation-State versus Continental Integration. Canada in North America – Germany in Europe, Bochum, S. 165-186.

Gall, Lothar 1993: Bismarck. Der weiße Revolutionär, Frankfurt/Main u.a.

Gelber, Sylva M. 1980: The Path to Health Insurance, in: Meilicke, Carl A. / Storch, Janet L. (Hrsg.), Perspectives on Canadian Health and Social Services Policy. History and Emerging Trends, Ann Arbor, S. 156-165.

Gellner, Winand / Schön, Markus 2002: Gesundheitspolitische Alternativen: Ein internationaler Vergleich gesundheitspolitischer Strukturen und Prozesse, in: Gellner, Winand / Schön, Markus (Hrsg.), Paradigmenwechsel in der Gesundheitspolitik?, Baden-Baden, S. 9-24.

Gerlinger, Thomas 2001: Die Gesetzliche Krankenversicherung vor dem Systemwechsel? Gesundheitspolitik am Scheideweg, in: Blätter für deutsche und internationale Politik, Band 46, Heft 3, S. 1-6, Köln.

Gerlinger, Thomas 2002a: Vom korporatistischen zum wettbewerblichen Ordnungsmodell? Über Kontinuität und Wandel politischer Steuerung im Gesundheitswesen, in: Gellner, Winand / Schön, Markus (Hrsg.), Paradigmenwechsel in der Gesundheitspolitik?, Baden-Baden, S. 123-152.

Gerlinger, Thomas 2002b: Zwischen Korporatismus und Wettbewerb: Gesundheitspolitische Steuerung im Wandel, Veröffentlichungsreihe der Arbeitsgruppe Public Health des Wissenschaftszentrums Berlin für Sozialforschung P02-204 http://skylla.wz-berlin.de/pdf/2002/p02-204.pdf - Zugriff: 21. Dezember 2003.

Germis, Carsten / Kloepfer, Inge 2003: „Nur Luxus-Medizin privat versichern", in: Frankfurter Allgemeine Sonntagszeitung vom 12. Januar 2003.

Gerst, Thomas 2005: „...dass wir allen Grund haben, uns zu freuen", in: Deutsches Ärzteblatt, Jg. 102, Heft 26, S. A1866-1874.

Geva-May, I. / Maslove, Allan 2000: What Prompts Health Care Policy Change? On Political Power Contests and Reform of Health Care Systems (The Case of Canada and Israel), in: Journal of Health Politics, Policy and Law, Vol. 25, Part 4, S. 717-742.

Geyer, Martin H. 1994: Bismarcks Erbe – welches Erbe, in: Machtan, Lothar (Hrsg.), Bismarcks Sozialstaat. Beiträge zur Geschichte der Sozialpolitik und zur sozialpolitischen Geschichtsschreibung, Frankfurt/Main u.a., S. 280 – 309.

Gibbins, Roger 1991: Ideological Change as a Federal Solvent: Impact of the New Political Agenda on Continental Integration, in: Schultze, Rainer-Olaf / Pal, Leslie A. (Hrsg.), The Nation-State versus Continental Integration. Canada in North America – Germany in Europe, Bochum, S. 51-68.

Gibbins, Roger 2001: Shifting Sands. Exploring the Political Foundations of SUFA, in: Policy Matters, Institute for Research on Public Policy, Vol. 2, Nr. 3.

Gibbins, Roger 1999: Taking Stock. Canadian Federalism and Its Constitutional Framework, in: Pal, Leslie A. (Hrsg.), How Ottawa Spends 1999-2000. Shape Shifting. Canadian Governance Toward the 21st Century, Toronto u.a., S. 197-220.

Glaeske, Gerd / Lauterbach, Karl W. / Rürup, Bert / Wasem, Jürgen 2001: Weichenstellungen für die Zukunft – Elemente einer neuen Gesundheitspolitik, Gutachten vorgelegt zur Tagung der Friedrich-Ebert-Stiftung, Gesprächskreis Arbeit und Soziales, „Mittel- und langfristige Gestaltung des deutschen Gesundheitswesens" am 5. Dezember 2001 in Berlin.

Glotz, Peter / Schultze, Rainer-Olaf 1995: Reform, in: Nohlen, Dieter / Schultze, Rainer-Olaf (Hrsg.), Lexikon der Politik, Band 1, München, S. 519-526.

Glotz, Peter / Langenbucher, Wolfgang L. 1978: Reform als Kommunikationsprozeß – Eine Problemskizze, in: Greiffenhagen, Martin (Hrsg.), Zur Theorie der Reform. Entwürfe und Strategien, Heidelberg u.a., S. 163-188.

Göckenjan, Gerd 1987: Nicht länger Lohnsklaven und Pfennigkulis? Zur Entwicklung der Monopolstellung der niedergelassenen Ärzte, in: Deppe, Hans-Ulrich / Friedrich, Hannes / Müller, Rainer (Hrsg.), Medizin und Gesellschaft. Ärztliches Behandlungsmonopol und ambulanter Sicherstellungsauftrag, Frankfurt u.a., S. 9-36.

Gohr, Antonia 2003: Auf dem „dritten Weg" in den „aktivierenden Sozialstaat"? Programmatische Ziele von Rot-Grün, in: Gohr, Antonia / Seeleib-Kaiser, Martin (Hrsg.), Sozial- und Wirtschaftspolitik unter Rot-Grün, Wiesbaden, S. 37-62.

Gohr, Antonia 2001: Eine Sozialstaatspartei in der Opposition. Die Sozialpolitik der SPD in den 80er Jahren, in: Schmidt, Manfred G. (Hrsg.), Wohlfahrtsstaatliche Politik. Institutionen, politischer Prozess und Leistungsprofil, Opladen, S. 262-293.

Goldstone, Jack A. 1998: Initial Conditions, General Laws, Path Dependence and Explanation in Historical Sociology, in: American Journal of Sociology, Vol. 104, Nr. 3, S. 829-845.

Grad, Rachael 1999: Health Care Reform in Canada: Is There Room for Efficiency?, in: Health Law in Canada, Vol. 20, Nr. 2, S. 17-31.

Grande, Edgar 2002: Parteiensystem und Föderalismus – Institutionelle Strukturmuster und politische Dynamiken im internationalen Vergleich, in: Benz, Arthur / Lohmbruch, Gerhard (Hrsg.), Föderalismus. Analysen in entwicklungsgeschichtlicher und vergleichender Perspektive, PVS-Sonderheft 32/2001, Wiesbaden, S. 179-212.

Granovetter, Mark 1985: Economic Action and Social Structure. The Problem of Embeddedness, in: American Journal of Sociology, Jg. 91, Nr. 3, S. 481-510.

Gray, Charlotte 2000a: Can the Senate Save Medicare, in: Canadian Medical Assiocation Journal, Vol. 162, Nr. 8, S. 1201.

Gray, Charlotte 2002: Romanow's Biggest Hurdle? Skepticism, in: Canadian Medical Association Journal, Vol. 166, Nr. 9, S. 1199.
Gray, Charlotte 1996: The National Forum on Health is Talking, But is Anybody Listening?, in: Canadian Medical Association Journal, Vol. 154, Nr. 2, S. 233-235.
Gray, Charlotte 1997: The National Forum Reports: Crisis? What Crisis?, in: Canadian Medical Association Journal, Vol. 156, Nr. 6, S. 891-892.
Gray, Gwendolin 1991: Federalism and Health Policy. The Development of Health Systems in Canada and Australia, Toronto.
Gray, Jeff 2000b: Chrétien Launches Platform, Attacks Alliance on Health Care, in: The Globe and Mail vom 1. November 2000.
Greiffenhagen, Martin 1978: Überlegungen zum Reformbegriff, in: Greiffenhagen, Martin (Hrsg.), Zur Theorie der Reform. Entwürfe und Strategien, Heidelberg u.a., S. 7-34.
Greiner, Wolfgang / Schulenburg, J.-Michael Graf von der 1997: The Health System of Germany, in: Raffel, Marshall W. (Hrsg.), Health Care and Reform in Industrialized Countries, Pennsylvania, S. 77-104.
Green-Pedersen, Christoffer / Haverland, Markus 2002: The New Politics and Scholarship of the Welfare State, in: Journal of European Social Policy, Vol. 12, Nr. 1, S. 43- 51.
Greven, Michael Th. 1978: Zur Soziogenese und Gestalt von Theorien der Reform, in: Greiffenhagen, Martin (Hrsg.), Zur Theorie der Reform. Entwürfe und Strategien, Heidelberg u.a., S. 35-56.
Gruending, Dennis 1985: Emmett Hall. Establishment Radical, Toronto.
Grunenberg, Nina 2001: Die Mächtigen schlau machen, in: Die Zeit vom 5. Juli 2001.
Grunwald, Armin 2004: Parlamentarische TA als neutrale Politikberatung – das TAB-Modell, in: TAB-Brief Nr. 26, S. 6-9.
Guest, Dennis [3]1997: The Emergence of Social Security in Canada, Vancouver.
Guest, Dennis 1987: World War II and the Welfare State in Canada, in: Moscovitch, Allan / Albert, Jim (Hrsg.), The Benevolent State: The Growth of Welfare in Canada, Toronto, S. 205-221.
Habermas, Jürgen 1992: Faktizität und Geltung. Beiträge zur Diskurstheorie des Rechts und des demokratischen Rechtsstaats, Frankfurt/Main.
Habermas, Jürgen 1968: Verwissenschaftlichte Politik und öffentliche Meinung, in: Habermas, Jürgen, Technik und Wissenschaft als „Ideologie", Frankfurt/Main, S. 120-145.
Hacker, Jacob S. 1998: The Historical Logic of National Health Insurance: Structure and Sequence in the Development of British, Canadian and U.S. Medical Policy, in: Studies in American Political Development, Vol. 12, Nr. 1, S. 57-130.
Hale, Geoffrey 2002: The Politics of Taxation in Canada, Peterborough.
Hall, Peter A. / Soskice, David 2000: An Introduction to Varieties of Capitalism http://www.people.fas.harvard.edu/~iversen/PDFfiles/HallSoskice.pdf - Zugriff 16. Juli 2006.
Hall, Peter A. 1989a: Conclusion, in: Hall, Peter A. (Hrsg.) The Political Power of Economic Ideas: Keynesianism across Nations, Princeton, S. 361-391.
Hall, Peter A. 1986: Governing the Economy. The Politics of State Intervention in Britain and France, Cambridge.

Hall, Peter A. 1989b: Introduction, in: Hall, Peter A. (Hrsg.) The Political Power of Economic Ideas: Keynesianism across Nations, Princeton, S. 3-26.
Hall, Peter A. 1990: Policy Paradigms, Experts and the State: The Case of Economic Policymaking in Britain, in: Brooks, Stephen / Gagnon, Alain-G. 1990: Social Scientists, Policy, and the State, S. 53-78.
Hall, Peter A. 1993: Policy Paradigms, Social Learning, and the State: The Case of Economic Policymaking in Britain, in: Comparative Politics, Vol. 25, Nr. 3, S. 275-296.
Hall, Peter A. / Taylor, Rosemary C. R. 1996: Political Science and the Three New Institutionalisms, in: Political Studies, Jg. 44, Nr. 5., S. 936-957.
Ham, Laurie 2000: Strengthening Government-Citizen Connections. Health Policy in Canada, OECD Programme on Public Management and Governance Case Study PUMA/CIT(99)7 Paris http://www1.oecd.org/puma/citizens/pubs/Canada.pdf - Zugriff: 19. Februar 2004.
Hammerstein, Konstantin von / Neubacher, Alexander 2003: Außer Kontrolle, in: Der Spiegel Nr.14/2003 vom 31. März 2003.
Hampel, Frank 1991: Politikberatung in der Bundesrepublik. Überlegungen am Beispiel von Enquete-Kommissionen, in: Zeitschrift für Parlamentsfragen, Jg. 22, Heft 1, S. 111-133.
Handelsblatt 2003: Gesundheits-Weise wollen Kassenbeitrag um 4 Prozentpunkte drücken, in: Handelsblatt vom 25. Februar 2003.
Hansen, Eckhart / Heisig, Michael / Leibfried, Stephan / Tennstedt, Florian u.a. (Hrsg.) 1981: Seit über einem Jahrhundert...: Verschüttete Alternativen in der Sozialpolitik. 100 Jahre kaiserliche Botschaft zur Sozialversicherung. Eine Festschrift, Köln.
Harper, Tim / Whittington, Les 2003: $35B for Medicare Not Enough: Premiers Complain Cash Doesn't Match Romanow Findings, in: Toronto Star vom 6. Februar 2003.
Hart, Dieter 2005: Patientenrechte und Bürgerbeteiligung. Befunde und Perspektiven 2004, in: Gesundheit und Gesellschaft Wissenschaft, Jg. 5, Nr. 1, S. 7-13.
Hartmann, Anja K. 2003: Patientennah, leistungsstark, finanzbewusst? Die Gesundheitspolitik der rot-grünen Bundesregierung, in: Egle, Christoph / Ostheim, Tobias / Zohlnhöfer, Reimut (Hrsg.) Das rot-grüne Projekt. Eine Bilanz der Regierung Schröder 1998 – 2002, Wiesbaden, S. 259-282.
Hartwich, Hans-Hermann 2003: Die „Hartz-Kommission" im Wahlkampf 2002 oder über die Nützlichkeit des Sachverstandes für die Politik, in: Hankel, Wilhelm / Schachtschneider, Karl Albrecht / Starbatty, Joachim (Hrsg.), Der Ökonom als Politiker: Europa, Geld und die soziale Frage. Festschrift für Wilhelm Nölling, Stuttgart, S. 159-172.
Hastings, J. E. F. 1980: Federal-Provincial Insurance for Hospital and Physician's Care in Canada, in: Meilicke, Carl A. / Storch, Janet L. (Hrsg.), Perspectives on Canadian Health and Social Services Policy. History and Emerging Trends, Ann Arbor, S. 198-219.
Hauser, Siegfried 1992: Anforderungen an eine wissenschaftliche Politikberatung bei einem Radikalen Konstruktivismus als erkenntnistheoretischem Ansatz in der Ökonomie, in: Mäding, Heinrich / Sell, Friedrich L. / Zohlnhöfer, Werner (Hrsg.), Die

Wirtschaftswissenschaft im Dienste der Politikberatung. Grundsatzfragen und Anwendungsbereiche. Theodor Dams zum 70. Geburtstag, Berlin, S. 29-40.

Heagerty, John J. 1980: The Development of Public Health in Canada, in: Meilicke, Carl A. / Storch, Janet L. (Hrsg.), Perspectives on Canadian Health and Social Services Policy. History and Emerging Trends, Ann Arbor, S. 137-144.

Heclo, Hugh 1974: Modern Social Politics in Britain and in Sweden. From Relief to Income Maintenance, New Haven.

Heiber, S. / Deber, Raisa 1987: Banning Extra-Billing in Canada. Just What the Doctor Didn't Order, in: Canadian Public Policy, Vol. 13, Nr. 1, S. 62-74.

Heidenheimer, Arnold / Heclo, Hugh / Adams, Carolyn Teich ³1990: Comparative Public Policy: The Politics of Social Choice in Europe and America, New York.

Heinrichs, Harald 2002: Politikberatung in der Wissensgesellschaft. Eine Analyse umweltpolitischer Beratungssysteme, Wiesbaden.

Heinze, Rolf G. 2003: Das „Bündnis für Arbeit" – Innovativer Konsens oder institutionelle Erstarrung?, in: Egle, Christoph / Ostheim, Tobias / Zohlnhöfer, Reimut (Hrsg.) Das rot-grüne Projekt. Eine Bilanz der Regierung Schröder 1998 – 2002, Wiesbaden, S. 137-162.

Heinze, Rolf G. 2002: Die Berliner Räterepublik. Viel Rat – wenig Tat?, Wiesbaden.

Heinze, Rolf G. 2004: Verwissenschaftlichung der Politik? Zur neuen Rolle von Expertenkommissionen, in: Zeitschrift für Sozialreform, Jg. 50, Nr. 1/2, S. 51-55.

Heinze, Rolf G. / Schmid, Josef / Strünck, Christoph 1999: Vom Wohlfahrtsstaat zum Wettbewerbsstaat. Arbeitsmarkt- und Sozialpolitik in den 90er Jahren, Opladen.

Hemerijck, Anton / van Keersbergen, Kees 1999: Negotiated Policy Change: Towards a Theory of Institutional Learning in Tightly Coupled Welfare States, in: Braun, Dietmar / Busch, Andreas (Hrsg.), Public Policy and Political Ideas, Cheltenham, S. 168-185.

Henke, Klaus-Dirk 1988: Funktionsweise und Steuerungswirksamkeit der Konzertierten Aktion im Gesundheitswesen (KAiG), in: Gäfgen, Gérard (Hrsg.), Neokorporatismus und Gesundheitswesen, Baden-Baden, S. 113-158.

Henke, Klaus-Dirk / Kücking-Kipshoven, Monika 1995: Gesundheitsversorgung und Krankenversicherung 2000: Grundlagen für gesundheitspolitisches Umdenken, in: Die Ersatzkasse, Jg. 75, Nr. 8, S. 293-297.

Henke, Klaus-Dirk 1999: Rationale Politikberatung am Beispiel des Gesundheitswesens, in: Apolte, Thomas / Caspers, Rolf / Welfens, Paul J.J. (Hrsg.), Standortwettbewerb, wirtschaftspolitische Rationalität und internationale Ordnungspolitik, Baden-Baden, S. 195-210.

Hennecke, Hans-Günter 2004a: Die Saga um „Hartz IV": zur Reform der sozialen Sicherungssysteme und ihrer Umsetzung, in: Zeitschrift für Staats- und Europawissenschaften, Jg. 2, Nr. 4, S. 548-579.

Hennecke, Hans Jörg 2004b: Regieren ohne inneren Kompass. Eine Zwischenbilanz der zweiten Regierung Schröder, in: Aus Politik und Zeitgeschichte, B40/2004, S. 6-11.

Hennen, Leonhard / Petermann, Thomas / Scherz, Constanze 2004: Partizipative Verfahren der Technikfolgen-Abschätzung und parlamentarische Politikberatung, Arbeitsbericht Nr. 96 des Büros für Technikfolgen-Abschätzung beim Deutschen Bundestag, Berlin.

Hennen, Leonhard 2004: TA, Partizipation und Öffentlichkeit, in: TAB-Brief Nr. 26, S. 10-14.

Hentschel, Volker 1978: Das System der sozialen Sicherung in historischer Sicht 1880 – 1975, in: Archiv für Sozialgeschichte, Band 18, S. 307-352.

Hentschel, Volker 1983: Geschichte der Deutschen Sozialpolitik 1880-1980. Soziale Sicherung und kollektives Arbeitsrecht, Frankfurt/Main.

Hermann, Christopher 1990: Die Kassenorganisationsreform zwischen Politikberatung und Politikdominanz, in: Arbeit und Sozialpolitik, Jg. 44, Heft 2, S. 60-69.

Hobson, Paul A.R. / St-Hilaire, France 2000: The Evolution of Federal-Provincial Fiscal Arrangements. Putting Humpty Together Again, in: Lazar, Harvey (Hrsg.), Canada. The State of the Federation 1999/2000. Toward a New Mission Statement for Canadian Fiscal Federalism, Montreal u.a., S. 159-188.

Hockerts, Hans Günter 1998: Drei Wege deutscher Sozialstaatlichkeit. Das NS-Regime, die „alte" Bundesrepublik und die DDR in vergleichender Perspektive, in: Ruhland, Franz u.a. (Hrsg.), Verfassung, Theorie und Praxis des Sozialstaates. Festschrift für Hans F. Zacher zum 70. Geburtstag, Heidelberg, S. 267-279.

Hockerts, Hans Günter 1983: Sicherung im Alter. Kontinuität und Wandel der gesetzlichen Rentenversicherung 1889-1979, in: Conze, Werner / Lepsius, M. Rainer (Hrsg.), Sozialgeschichte der Bundesrepublik Deutschland. Beiträge zum Kontinuitätsproblem, Stuttgart, S. 296-323.

Hockerts, Hans Günter 1980: Sozialpolitische Entscheidungen im Nachkriegsdeutschland. Alliierte und deutsche Sozialversicherungspolitik 1945 bis 1957, Stuttgart.

Hodgetts, J.E. 1964: Should Canada Be De-Commissioned?, in: Queen's Quaterly, Vol. 70, Nr. 4, S. 475-490.

Hoernigk, Rudolf 1967: Sozial- und wirtschaftspolitische Abhängigkeit im Lichte der Sozialenquete, in: Chmielorz, Erwin / Rohwer-Kahlmann, Harry / Heinke, Horst (Hrsg.), Sozialenquete und Sozialrecht, Wiesbaden, S. 55-64.

Hoffmann, Andreas 2003a: Einmal richtig austoben, in: Süddeutsche Zeitung vom 7. Mai 2003.

Hoffmann, Andreas 2003b: Herzog-Kommission für Wettbewerb unter Ärzten, in: Süddeutsche Zeitung vom 16. August 2003.

Hoffmann, Andreas 2003c: Operation im Löwenkäfig ohne Dompteur, in: Süddeutsche Zeitung vom 9. April 2003.

Hoffmann, Andreas 2003d: Streit um Rürup eskaliert, in: Süddeutsche Zeitung vom 26. April 2003.

Hoffmann, Andreas 2003e: Zwei Professoren, drei Meinungen, in: Süddeutsche Zeitung vom 10. April 2003.

Hofmann, Gunter 1998: Die Berater sind los!, in: Die Zeit vom 8. Oktober 1998.

Hohlfeld, Rainer 1990: Die Enquête-Kommission „Chancen und Risiken der Gentechnologie" im Spannungsfeld von Politik und Wissenschaft, in: Fülgraff, Georges / Falter, Annegret (Hrsg.), Wissenschaft in der Verantwortung. Möglichkeiten der institutionellen Steuerung, Frankfurt/Main u.a., S. 205-217.

Horowitz, G. 1966: Conservatism, Liberalism, and Socialism in Canada: An Interpretation, in: Canadian Journal of Economics and Political Science, Jg. 32, Nr. 2, S. 143-171.

Howlett, Michael / Ramesh, M. 1993: Policy-Instrumente, Policy-Lernen und Privatisierung: Theoretische Erklärungen für den Wandel in der Instrumentenwahl, in: Héritier, Adrienne (Hrsg.), Policy-Analyse. Kritik und Neuorientierung. PVS-Sonderheft 24/1993, Opladen, S. 245-266.

Huber, Evelyn / Ragin, Charles / Stephens, John D. 1993: Social Democracy, Christian Democracy, Constitutional Structure, and the Welfare State, in: American Journal of Sociology, Vol. 99, Nr. 3, S. 711-749.

Huber, Evelyn / Stephens, John D. 2001: Welfare State and Production Regimes in the Era of Retrenchment, in: Pierson, Paul (Hrsg.), The New Politics of the Welfare State, Oxford u.a., S. 107-145.

Hunter, Justine 2001: Romanow: Ottawa's Spoonful of Sugar. The Difference Between a Cheap Senate Committee and a $15-Million Commission Investigating Health Care in Canada Comes Down to PR, in: The National Post vom 7. Juli 2001.

Iacobucci, Frank 1990: Commissions of Inquiry and Public Policy in Canada, in: Pross, A. Paul / Christie, Innis / Yogis, John A. (Hrsg.), Commissions of Inquiry. Dalhousie Law Journal, Vol. 12, Nr. 3, S. 21-28.

Ibbitson, John 2003: Let the National Health Council Games Begin, in: The Globe and Mail vom 22. Mai 2003.

Immergut, Ellen M. 1986: Between State and Market. Sickness, Benefits and Social Control, in: Rein, Martin / Rainwater, Lee (Hrsg.), Public/Private Interplay in Social Protection. A Comparative Study, London, S. 57-98.

Immergut, Ellen, M. 1992a: Health Politics. Interests and Institutions in Western Europe, Cambridge.

Immergut, Ellen M. 1992b: The Rules of the Game. The Logic of Health Policy-Making in France, Switzerland and Sweden, in: Steinmo, Sven / Thelen, Kathleen / Longstreth, Frank (Hrsg.), Structuring Politics. Historical Institutionalism in Comparative Analysis, Cambridge, S. 57-89.

Immergut, Ellen M. 1998: The Theoretical Core of the New Institutionalism, in: Politics & Society, Vol. 26, Nr. 1, S. 5-34.

Inlow, E. Burke 1967: The Project Method: National Health Grants, in: Canadian Public Administration, Vol. 10, Nr. 4, S. 434-449.

Inwood, Gregory J. 1998: „The Universe is in Trouble: Please Advise": Social Science Research and Knowledge Utilization in the Research Program of the Macdonald Royal Commission, Paper presented to the Annual Meeting of the Canadian Political Science Association, Ottawa, 31. Mai 1998.

Irving, Allan 1987: The Development of a Provincial Welfare State: British Columbia, 1900-1939, in: Moscovitch, Allan / Albert, Jim (Hrsg.), The Benevolent State: The Growth of Welfare in Canada, Toronto, S. 155-174.

Jackson, Robert J. / Jackson, Doreen [4]2005: Canadian Government in Transition, Scarborough.

Jackson, Robert J. / Jackson, Doreen [6]2006: Politics in Canada. Culture, Institutions, Behaviour and Public Policy, Toronto.

Jaehrling, Karen 1999: Der Einsatz wissenschaftlicher Beratung zur Strukturierung der politischen Kommunikation – eine „informelle Funktion" am Beispiel der Wehrpflichtdebatte, in: Zeitschrift für Parlamentsfragen, Jg. 30, Heft 3, S. 686-699.

Jaklin, Philip 2003: SPD trotzt Schröders Gesundheitsplänen, in: Financial Times Deutschland vom 13. Januar 2003.
Jann, Werner / Wegrich, Kai 2003: Phasenmodelle und Politikprozesse. Der Policy Cycle, in: Schubert, Klaus / Bandelow, Nils C. (Hrsg.), Lehrbuch der Politikfeldanalyse, München, S. 71-106.
Jansen, Dorothea 1997: Das Problem der Akteurqualität korporativer Akteure, in: Benz, Arthur / Seibel, Wolfgang (Hrsg.), Theorieentwicklung in der Politikwissenschaft – eine Zwischenbilanz, Baden-Baden, S. 193-236.
Jasanoff, Sheila 1990: The Fifth Branch: Science Advisers as Policymakers, Cambridge u.a.
Jens, Uwe 2002: Erkenntnisse aus der aktuellen Politik für die Sozialwissenschaften, in: Jens Uwe / Romahn, Hajo (Hrsg.), Der Einfluss der Wissenschaft auf die Politik, Marburg, S. 9-22.
Jenson, Jane 1994: Commissioning Ideas: Representation and Royal Commissions, in: Philips, Susan D. (Hrsg.), How Ottawa Spends 1994-1995: Making Change, Ottawa, S. 39-70.
Jenson, Jane 1989: „Different" but not „Exceptional": Canada's Permeable Fordism, in: Canadian Review of Sociology and Anthropology, Jg. 26, Nr. 1, S. 69-94.
Jenson, Jane 2001: Shifting the Paradigm. Knowledge and Learning for Canada's Future, CPRN Discussion Paper Nr. F/18 Canadian Policy Research Networks Inc., Ottawa http://www.cprn.com/documents/7872_en.pdf - Zugriff 16. Juli 2006.
Jenson, Jane 2003: The Canadian Citizenship Regime in a Conservative Era, in: Schultze, Rainer-Olaf / Sturm, Roland / Eberle, Dagmar (Hrsg.), Conservative Parties and Right-Wing Politics in North America. Reaping the Benefits of an Ideological Victory?, Opladen, S. 81-100.
Jérôme-Forget, Monique / Forget, Claude E. 1998: Who is the Master? A Blueprint for Canadian Health Care Reform, Montreal.
Jochem, Sven / Siegel, Nico A. 1999: Das Dilemma des Bündnisses für Arbeit, in: Forschungsjournal Neue Soziale Bewegungen, Jg. 12, Nr. 4, S. 50-60.
Jochem, Sven 2001: Reformpolitik im deutschen Sozialversicherungsstaat, in: Schmidt, Manfred G. (Hrsg.), Wohlfahrtsstaatliche Politik. Institutionen, politischer Prozess und Leistungsprofil, Opladen, S. 193-226.
Jochem, Sven 1999: Sozialpolitik in der Ära Kohl. Die Politik des Sozialversicherungsstaates, Zentrum für Sozialpolitik der Universität Bremen, ZeS-Arbeitspapier Nr. 12/99, Bremen.
Jochem, Sven 2004: Wohlfahrtsstaatliche Reformpolitik in Verhandlungsdemokratien: Die Niederlande, Dänemark, Schweden und Deutschland im Vergleich, in: Lütz, Susanne / Czada, Roland (Hrsg.), Wohlfahrtsstaat – Transformation und Perspektiven, Wiesbaden, S. 231-266.
Joss, Simon 2000: Die Konsensuskonferenz in Theorie und Anwendung, Stuttgart.
Jost, Timothy S. 1998: German Health Care Reform: The Next Steps, in: Journal of Health Politics, Policy and Law, Vol. 23, Nr. 4, S. 697-711.
Jungbauer-Gans, Monika / Schneider, Werner 2000: Gesundheit, in: Allmendinger, Jutta / Ludwig-Mayerhofer, Wolfgang (Hrsg.), Soziologie des Sozialstaats. Gesellschaftli-

che Grundlagen, historische Zusammenhänge und aktuelle Entwicklungstendenzen, Weinheim u.a., S. 201-236.

Kamke, Kerstin 1997: The German Health Care System and Health Care Reform, in: Health Policy, Vol. 43, Nr. 2, S. 171-194.

Kania, Helge / Blanke, Bernhard 2000: Von der „Korporatisierung" zum „Wettbewerb". Gesundheitspolitische Kurswechsel in den Neunzigerjahren, in: Czada, Roland / Wollmann, Hellmut (Hrsg.), Von der Bonner zur Berliner Republik. 10 Jahre Deutsche Einheit, Leviathan Sonderheft 19/1999, Wiesbaden, S. 567-591.

Kater, Michael 1986: Physicians in Crisis at the End of the Weimar Republic, in: Stachura, Peter D. (Hrsg.), Unemployment and the Great Depression in Weimar Germany, London, S. 49-77.

Katznelson, Ira 1997: Structure and Configuration in Comparative Politics, in: Lichbach, Mark Irving / Zuckerman, Alan S. (Hrsg.), Comparative Politics: Rationality, Culture and Structure, New York, S. 81-112.

Kaufmann, Franz-Xaver 1996: Diskurse über Staatsaufgaben, in: Grimm, Dieter (Hrsg.), Staatsaufgaben, Baden-Baden, S. 15-42.

Kaufmann, Franz-Xaver 1997: Schwindet die integrative Funktion des Sozialstaats?, in: Berliner Journal für Soziologie, Jg. 7, Heft 1, S. 5-20.

Kaufmann, Franz-Xaver 2000: Towards a Theory of the Welfare State, in: European Review, Jg. 8, Nr. 3, S. 291-312.

Kautz, Hanno 2003a: Rürup-Kommision verstrickt sich in einem Richtungsstreit, in: Ärztezeitung vom 27. März 2003.

Kautz, Hanno 2003b: Union treibt Gesundheitsministerin Ulla Schmidt in die Enge, in: Ärztezeitung vom 5. Februar 2003.

Kenny, Nuala 2004: Value(s) for Money? Assessing Romanow and Kirby, in: HealthcarePapers, Vol. 4, Nr. 4, S. 28-34.

Kent, Tom 2002: Medicare: It's Decision Time, Caledon Institute of Social Policy Paper http://www.caledoninst.org/Publications/PDF/306ENG.pdf - Zugriff 16. Juli 2006.

Kent, Tom 2003: The Next Priority: Children, in: HealthcarePapers, Vol. 3, Nr. 4, S. 30-33.

Kent, Tom 2000: What Should Be Done About Medicare, Caledon Institute of Social Policy Paper http://www.caledoninst.org/Publications/PDF/1-894598-10-5.pdf - Zugriff 16. Juli 2006.

Kirby, Michael 2003: Where Do We Go From Here?, in: HealthcarePapers, Vol. 3, Nr. 4, S. 23-29.

Kirchhof, Paul 2004: Entparlamentarisierung der Demokratie?, in: Kaiser, André / Zittel, Thomas (Hrsg.) Demokratietheorie und Demokratieentwicklung. Festschrift für Peter Graf Kielmansegg, Wiesbaden, S. 359-276.

Kirschner, Klaus 1990a: Gesundheitswesen gesamtdeutsch organisieren. Der Bericht der Enquete-Kommission „Strukturreform der gesetzlichen Krankenversicherung" zeigt die Untauglichkeit bloßer „Übernahme-Modelle" auf, in: Soziale Sicherheit, Jg. 39, Heft 4, S. 97-103.

Kirschner, Klaus 1999: Politikberatung aus der Sicht der politischen Praxis, http://www.bvgesundheit.de/Themen/politikberatung.html - Zugriff: 1. Juni 2004.

Kirschner, Klaus 1990b: Vorstellungen der Enquete-Kommission „Strukturreform der Gesetzlichen Krankenversicherung" zur Organisationsreform, in: Sozialer Fortschritt, Jg. 39, Heft 3-4, S. 66-69.

Kissling-Näf, Ingrid / Knoepfel, Peter 1998: Lernprozesse in öffentlichen Politiken, in: Albach, Horst / Dierkes, Meinolf / Antal, Ariane Berthoin / Vaillant, Kristina (Hrsg.), Organisationslernen – institutionelle und kulturelle Dimensionen, WZB-Jahrbuch 1998, Berlin, S. 239-268.

Kitchen, Brigitte 1995: Scaled Social Benefits: Are They a Step Up From Universality?, in: Drache, Daniel / Ranachan, Andrew (Hrsg.), Warm Heart, Cold Country. Fiscal and Social Policy Reform in Canada, Ottawa, S. 57-80.

Kitschelt, Herbert 1996: Technologiepolitik als Lernprozeß, in: Grimm, Dieter (Hrsg.), Staatsaufgaben, Baden-Baden, S. 391-426.

Kittel, Bernhard / Obinger, Herbert / Wagschal, Uwe 2000: Die gezügelten Wohlfahrtsstaaten im internationalen Vergleich: Politisch-institutionelle Faktoren der Entstehung und Entwicklungsdynamik, in: Obinger, Herbert / Wagschal, Uwe (Hrsg.), Der gezügelte Wohlfahrtsstaat. Sozialpolitik in reichen Industrienationen, Frankfurt/Main u.a., S. 329-364.

Knapp, Peter 1984: Can Social Theory Escape from History?, in: History and Theory, Jg. 23, Nr. 1, S. 34-52.

Knappe, Eckhard / Arnold, Robert / Hörter, Stefan 2003: Wie lassen sich mehr Wirtschaftlichkeit und Gerechtigkeit in der Sozialpolitik verwirklichen? Zur Notwendigkeit des Umbaus der Krankenversicherung, in: Berthold, Norbert / Gundel, Elke (Hrsg.), Theorie der sozialen Ordnungspolitik, Stuttgart, S. 173-194.

Kocka, Jürgen 1989: Sozialgeschichte im internationalen Überblick. Ergebnisse und Tendenzen der Forschung, Darmstadt.

Kramer, Hans-Jörg 2004: Rentenversicherungs-Nachhaltigkeitsgesetz. Ein Überblick, in: Die Angestellten-Versicherung, Jg. 51, Nr. 9, S. 404-414.

Krasner, Stephen D. 1984: Approaches to the State. Alternative Conceptions and Historical Dynamics, in: Comparative Politics, Jg. 16, Heft 2, S. 223-246.

Kretschmer, Gerald 1983: Enquete-Kommissionen – ein Mittel politischer Problemlösung?, in: Hartwich, Hans-Herrmann (Hrsg.), Gesellschaftliche Probleme als Anstoß und Folge von Politik, Opladen, S. 261-274.

Krevert, Peter 1993: Funktionswandel der wissenschaftlichen Politikberatung in der Bundesrepublik Deutschland. Entwicklungslinien, Probleme und Perspektiven im Kooperationsfeld von Politik, Wissenschaft und Öffentlichkeit, Münster.

Krockow, Christian Graf von 1976: Reform als politisches Konzept, München.

Kropp, Sabine 2003: „Deparlamentarisierung" als Regierungsstil?, in: Gohr, Antonia / Seeleib-Kaiser, Martin (Hrsg.), Sozial- und Wirtschaftspolitik unter Rot-Grün, Wiesbaden, S. 329-346.

Krott, Max 1999: Musterlösungen als Instrumentarien wissenschaftlicher Politikberatung. Das Beispiel des Naturschutzes, in: Zeitschrift für Parlamentsfragen, Jg. 30, Heft 3, S. 673-686.

Krüger, Jürgen 1975: Wissenschaftliche Beratung und sozialpolitische Praxis. Die Relevanz wissenschaftlicher Politikberatung für die Reformversuche um die Gesetzliche Krankenversicherung, Stuttgart.

Külp, Bernhard 1992: Zur These der Alibifunktion politikwissenschaftlicher Beratung, in: Mäding, Heinrich / Sell, Friedrich L. / Zohlnhöfer, Werner (Hrsg.), Die Wirtschaftswissenschaft im Dienste der Politikberatung. Grundsatzfragen und Anwendungsbereiche. Theodor Dams zum 70. Geburtstag, Berlin, S. 53-66.

Kuhn, Thomas S. 2003: Die Struktur wissenschaftlicher Revolutionen, Frankfurt/Main.

Kunisch, Johannes 1992: Bismarck und seine Zeit, Berlin.

Laghi, Brian 2002: Romanow Warns Critics Not to Hijack Health Report, in: The Globe and Mail vom 4. Dezember 2002.

Lauterbach, Karl W. 2001: Das deutsche Gesundheitssystem im Wandel: Finanzierbarkeit und soziale Gerechtigkeit durch Strukturreform und Prävention, in: Müntefering, Franz / Machnig, Matthias (Hrsg.), Sicherheit im Wandel, Berlin, S. 181-202.

Laycock, David 2003: Populism, Conservatism, and the New Right in English Canada. Blending Appeals, Constructing Constituencies and Reformulating Democracy, in: Schultze, Rainer-Olaf / Sturm, Roland / Eberle, Dagmar (Hrsg.), Conservative Parties and Right-Wing Politics in North America. Reaping the Benefits of an Ideological Victory?, Opladen, S. 127-150.

Laycock, David 2001: The New Right and Democracy in Canada. Understanding Reform and the Canadian Alliance, Don Mills.

Lazar, Harvey. 1998a: Non-Constitutional Renewal: Toward a New Equilibrium in the Federation, in: Lazar, Harvey (Hrsg.), Canada. The State of the Federation 1997: Non-Constitutional Renewal, Kingston, S. 3-38.

Lazar, Harvey 1998b: The Federal Role in a New Social Union: Ottawa at the Crossroads, in: Lazar, Harvey (Hrsg.), Canada. The State of the Federation 1997: Non-Constitutional Renewal, Kingston, S. 105-136.

Lazar, Harvey 2000: The Social Union Framework Agreement and the Future of Fiscal Federalism, in: Lazar, Harvey (Hrsg.), Canada. The State of the Federation 1999/2000. Toward a New Mission Statement for Canadian Fiscal Federalism, Montreal u.a., S. 99-130.

Lazar, Harvey / St-Hilaire, France / Tremblay, Jean-Francois 2003: Defining the Sharing Community: The Federal Role in Health Care, in: Lazar, Harvey / St-Hilaire, France (Hrsg.) Money, Politics and Health Care, Kingston u.a., S. 135-188.

Lazar, Harvey / St-Hilaire, France / Tremblay, Jean-Francois 2003: Federal Health Care Funding: Toward a New Fiscal Pact, in: Lazar, Harvey / St-Hilaire, France (Hrsg.) Money, Politics and Health Care, Kingston u.a., S. 189-250.

Lazar, Harvey / Banting, Keith / Boadway, Robin / Cameron, David R. / St-Hilaire, France 2003: Federal-Provincial Relations and Health Care: Reconstructing the Partnership, in: Lazar, Harvey / St-Hilaire, France (Hrsg.) Money, Politics and Health Care, Kingston u.a., S. 251-288.

Leatt, Peggy 2001: The Future of Health Care in Canada, in: Hospital Quarterly, Vol. 5, Nr. 1, S. 20-23.

Leatt, Peggy / Williams, A. Paul 1997: The Health System of Canada, in: Raffel, Marshall W. (Hrsg.), Health Care and Reform in Industrialized Countries, Pennsylvania, S. 1-28.

Lehmbruch, Gerhard 2000a: Bundesstaatsreform als Sozialtechnologie? Pfadabhängigkeit und Veränderungsspielräume im deutschen Föderalismus, in: Europäisches Zentrum

für Föderalismus-Forschung Tübingen (Hrsg.), Jahrbuch des Föderalismus 2000. Föderalismus, Subsidiarität und Regionen in Europa, Baden-Baden, S. 71-9.
Lehmbruch, Gerhard 1985: Constitution-Making in Young and Aging Federal Systems, in: Banting, Keith G. / Simeon, Richard (Hrsg.), The Politics of Constitutional Change in Industrial Nations. Redesigning the State, London, S. 30-41.
Lehmbruch, Gerhard 2003: Das deutsche Verbändesystem zwischen Unitarismus und Föderalismus, in: Mayntz, Renate / Streeck, Wolfgang (Hrsg.), Die Reformierbarkeit der Demokratie: Innovationen und Blockaden, Frankfurt/Main, S. 259-290.
Lehmbruch, Gerhard 1988: Der Neokorporatismus der Bundesrepublik im internationalen Vergleich und die „Konzertierte Aktion im Gesundheitswesen", in: Gäfgen, Gérard (Hrsg.), Neokorporatismus und Gesundheitswesen, Baden-Baden, S. 11-32.
Lehmbruch, Gerhard 2002a: Der unitarische Bundesstaat in Deutschland: Pfadabhängigkeit und Wandel, Max-Planck-Institut für Gesellschaftsforschung (MPIfG) Discussion Paper 02/2, Köln http://www.mpi-fg-koeln.mpg.de/pu/mpifg_dp/dp02-2.pdf - Zugriff 16. Juli 2006.
Lehmbruch, Gerhard 2002b: Der unitarische Bundesstaat in Deutschland: Pfadabhängigkeit und Wandel, in: Benz, Arthur / Lehmbruch, Gerhard (Hrsg.), Föderalismus. Analysen in entwicklungsgeschichtlicher und vergleichender Perspektive, PVS-Sonderheft 32/2001, Wiesbaden, S. 53-110.
Lehmbruch, Gerhard / Lang, Werner 1977: Die „Konzertierte Aktion" in: Der Bürger im Staat, Jg. 27, Heft 3, S. 202-208.
Lehmbruch, Gerhard 1996: Die Rolle der Spitzenverbände im Transformationsprozess: Eine neo-institutionalistische Perspektive, in: Kollmorgen, Raj / Reißig, Rolf / Weiß, Johannes (Hrsg.), Sozialer Wandel und Akteure in Ostdeutschland, Opladen, S. 117-146.
Lehmbruch, Gerhard / Singer, Otto / Grande, Edgar / Döhler, Marian 1988: Institutionelle Bedingungen ordnungspolitischen Strategiewechsels im internationalen Vergleich, in: Schmidt, Manfred G. (Hrg.), Staatstätigkeit, PVS-Sonderheft 19/1988, Opladen, S. 251-283.
Lehmbruch, Gerhard 2000b: Institutionelle Schranken einer ausgehandelten Reform des Wohlfahrtsstaates. Das Bündnis für Arbeit und seine Erfolgsbedingungen, in: Czada, Roland / Wollmann, Hellmut (Hrsg.), Von der Bonner zur Berliner Republik. 10 Jahre Deutsche Einheit, Leviathan Sonderheft 19/1999, Wiesbaden, S. 89-112.
Lehmbruch, Gerhard ³2000c: Parteienwettbewerb im Bundesstaat. Regelsysteme und Spannungslagen im politischen System der Bundesrepublik Deutschland, Opladen.
Leibfried, Stephan 1993: Towards a European Welfare State?, in: Jones, Catherine (Hrsg.), New Perspectives on the Welfare State in Europe, London u.a., S. 133-156.
Leibfried, Stephan / Obinger, Herbert 2001: Welfare State Futures. An Introduction, in: Leibfried, Stephan (Hrsg.), Welfare State Futures, Cambridge, S. 1-13.
Leisering, Lutz 1999. Der deutsche Sozialstaat, in: Ellwein, Thomas / Holtmann, Everhard (Hrsg.), 50 Jahre Bundesrepublik Deutschland. PVS-Sonderheft 30/1999, Wiesbaden, S. 181-192.
Leisering, Lutz 2003: Der deutsche Sozialstaat – Entfaltung und Krise eines Sozialmodells, in: Der Bürger im Staat, Jg. 53, Heft 4, S. 172-180.
Lepsius, M. Rainer 1990: Interessen, Ideen und Institutionen, Opladen.

Lessenich, Stephan 2000: Soziologische Erklärungsansätze zu Entstehung und Funktion des Sozialstaats, in: Allmendinger, Jutta / Ludwig-Mayerhofer, Wolfgang (Hrsg.), Soziologie des Sozialstaats. Gesellschaftliche Grundlagen, historische Zusammenhänge und aktuelle Entwicklungstendenzen, Weinheim u.a., S. 39-78.

Lessenich, Stephan / Oster, Ilona 1998: Welten des Wohlfahrtskapitalismus. Der Sozialstaat in vergleichender Perspektive, Frankfurt/Main.

Lessenich, Stephan / Ostner, Ilona 1998: Welten des Wohlfahrtskapitalismus – Wandel der Wohlfahrtsstaatsforschung. Beiträge aus der „dritten Welt", in: Lessenich, Stephan / Oster, Ilona (Hrsg.), Welten des Wohlfahrtskapitalismus. Der Sozialstaat in vergleichender Perspektive, Frankfurt/Main, S. 9-18.

Levi, Margaret 1997: A Model, a Method and a Map: Rational Choice in Comparative and Historical Analysis, in: Lichbach, Mark Irving / Zuckerman, Alan S. (Hrsg.), Comparative Politics: Rationality, Culture and Structure, New York, S. 19-41.

Levine, Tom 2003: Herzog-Kommission endet im Streit, in: Berliner Zeitung vom 30. September 2003.

Lewis, Steven 2002: The Bog, the Fog, the Future. 5 Strategies for Renewing Federalism in Health Care, in: Canadian Medical Assocation Journal, Jg. 166, Nr. 11, S. 1421-1422.

Lewis, Steven / Maxwell, Colleen 2002: Decoding Mazankowski: A Symphony in Three Movements, in: HealthcarePapers, Vol. 2, Nr. 4, S. 20-26.

Lewis, Steven / Donaldson, Cam / Mitton, Craig / Currie, Gillian 2001: The Future of Health Care in Canada, in: British Medical Journal, Vol. 323, 20. Oktober 2001, S. 926-929.

Lexchin, Joel 1993: Pharmaceuticals, Patents, and Politics: Canada and Bill C-22, in: International Journal of Health Sciences, Vol. 23, Nr. 1, S. 147-160.

Leyton-Brown, David 1991: Continental Harmonization and the Canada-U.S. Free Trade Agreement, in: Schultze, Rainer-Olaf / Pal, Leslie A. (Hrsg.), The Nation-State versus Continental Integration. Canada in North America – Germany in Europe, Bochum, S. 149-164.

Lijphart, Arend 1971: Comparative Politics and the Comparative Method, in: American Political Science Review, Vol. 65, S. 682-693.

Lijphart, Arend 1999: Patterns of Democracy. Government Forms and Peformance in Thirty-Six Countries, New Haven u.a.

Lijphart, Arend 1975: The Comparable Cases Strategy in Comparative Research, in: Comparative Political Studies, Vol. 8, Nr. 3, S. 158-177.

Lijphart, Arend 1968: The Politics of Accomodation. Pluralism and Democracy in the Netherlands, Berkeley u.a.

Lindner, Ralf 2000: Politikberatung und Politikwandel. Der Beitrag der Macdonald Commission am wirtschafts- und sozialpolitischen Paradigmenwechsel in Kanada, Augsburg (unveröffentlichte Diplomarbeit).

Lindquist, Evert A. 1999: Efficiency, Reliability, or Innovation? Managing Overlap and Interdependence in Canada's Federal System of Governance, in: Young, Robert A. (Hrsg.), Stretching the Federation. The Art of the State in Canada, Kingston, S. 35-68.

Lindquist, Evert A. 1993: Think Tanks or Clubs? Assessing the Influence and Roles of Canadian Policy Institutes, in: Canadian Public Administration, Vol. 36, Nr. 4, S. 547-579.

Lipset, Seymour Martin 1974: Agrarian Socialism. The Cooperative Commonwealth Federation in Saskatchewan. A Study in Political Sociology, Revised and Expanded Edition, Berkeley.

Lipset, Seymour Martin 1985: Canada and the United States: The Cultural Dimension, in: Doran, Charles F. / Sigler, John H. (Hrsg.), Canada and the United States. Enduring Friendship, Persistent Stress, Englewood Cliffs, S. 109-160.

Lipset, Seymour Martin 1990: Continental Divide: The Values and Institutions of the United States and Canada, New York.

Lipset, Seymour Martin 1963: The First New Nation. The United States in Historical and Comparative Perspective, New York.

Lompe, Klaus / Rass, Hans Heinrich / Rehfeld, Dieter (Hrsg.) 1981: Enquête-Kommissionen und Royal Commissions. Beispiele wissenschaftlicher Politikberatung in der Bundesrepublik Deutschland und in Großbritannien, Göttingen.

Lompe, Klaus 1981: Wissenschaft und politische Steuerung, in: Lompe, Klaus / Rass, Hans Heinrich / Rehfeld, Dieter (Hrsg.), Enquête-Kommissionen und Royal Commissions. Beispiele wissenschaftlicher Politikberatung in der Bundesrepublik Deutschland und in Großbritannien, Göttingen, S. 9-70.

Lütz, Susanne 2004: Der Wohlfahrtsstaat im Umbruch – Neue Herausforderungen, wissenschaftliche Kontroversen und Umbauprozesse, in: Lütz, Susanne / Czada, Roland (Hrsg.), Wohlfahrtsstaat – Transformation und Perspektiven, Wiesbaden, S. 11-38.

Macdonald, Roderick A. 2003: Interrogating Inquiries, in: Manson, Allan / Mullan, David (Hrsg.), Commissions of Inquiry. Praise or Reappraise, Toronto, S. 473-488.

Machnig, Matthias 2002: Strategiefähigkeit in der beschleunigten Mediengesellschaft, in: Nullmeier, Frank / Saretzki, Thomas (Hrsg.), Jenseits des Regierungsalltags. Strategiefähigkeit politischer Parteien, Frankfurt/Main u.a., S. 167-178.

Mackay, A. Wayne 1990: Mandates, Legal Foundations, Powers and Conduct of Commission of Inquiry, in: Pross, A. Paul / Christie, Innis / Yogis, John A. (Hrsg.), Commissions of Inquiry. Dalhousie Law Journal, Vol. 12, Nr. 3, S. 29-50.

MacKenzie, Hugh 1995: Renewing the Fiscal Capacity of the State, in: Drache, Daniel / Ranachan, Andrew (Hrsg.), Warm Heart, Cold Country. Fiscal and Social Policy Reform in Canada, Ottawa, S. 151-170.

Mahoney, James 2000: Path Dependence in Historical Sociology, in: Theory and Society, Vol. 29, Nr. 4, S. 507-548.

Mai, Manfred 1999: Wissenschaftliche Politikberatung in dynamischen Politikfeldern. Zur Rationalität von Wissenschaft und Politik, in: Zeitschrift für Parlamentsfragen, Jg. 30, Heft 3, S. 659-672.

Maioni, Antonia 1999: Decentralization in Health Policy: Comments on the ACCESS Proposals, in: Young, Robert A. (Hrsg.), Stretching the Federation. The Art of the State in Canada Kingston, S. 97-121.

Maioni, Antonia 2002: Federalism and Health Care in Canada, in: Banting, Keith G. / Corbett, Stan (Hrsg.), Health Policy and Federalism. A Comparative Perspective on Multi-Level Governance, Montreal u.a., S. 173-199.

Maioni, Antonia / Smith, Miriam ²2003: Health Care and Canadian Federalism, in: Rocher, François / Smith, Miriam (Hrsg.), New Trends in Canadian Federalism, Peterborough, S. 295-312.
Maioni, Antonia 2001: Health Care in the New Millennium, in: Bakvis, Herman / Skogstad, Grace (Hrsg.), Canadian Federalism. Performance, Effectiveness, and Legitimacy, Don Mills, S. 87-104.
Maioni, Antonia 1998: Parting at the Crossroads. The Emergence of Health Insurance in the United States and Canada, Princeton.
Maioni, Antonia 2003: Romanow – A Defence of Public Health Care, But is There a Map for the Road Ahead?, in: Policy Options, Januar/Februar, S. 50-53.
Maioni, Antonia 1997: The Canadian Welfare State at Century's End, in: International Journal of Canadian Studies, Jg. 16, Herbst, S. 173-194.
Maioni, Antonia / Manfredi, Christopher 2005: When the Charter Trumps Health Care – A Collision of Canadian Icons, in: Policy Options, September, S. 52-56.
Majone, Giandomenico 1989: Evidence, Argument, and Persuasion in the Policy Process, New Haven.
Majone, Giandomenico 1993: Wann ist Policy-Deliberation wichtig?, in: Héritier, Adrienne (Hrsg.), Policy-Analyse. Kritik und Neuorientierung. PVS-Sonderheft 24/1993, Opladen, S. 97-115.
Manow, Philip 1997: Entwicklungslinien ost- und westdeutscher Gesundheitspolitik zwischen doppelter Staatsgründung, deutscher Einigung und europäischer Integration, in: Zeitschrift für Sozialpolitik, Jg. 43, Nr. 2, S. 101-131.
Manow, Philip 1994: Gesundheitspolitik im Einigungsprozeß, Frankfurt/Main u.a.
Manzer, Ronald 1985: Public Policies and Political Development in Canada, Toronto.
March, James G. / Olsen, Johan P. 1989: Rediscovering Institutions. The Organizational Basis of Politics, New York.
March, James G. / Olsen, Johan P. 1986: Popular Sovereignty and the Search for Appropriate Institutions, in: Journal of Public Policy, Jg. 6, Nr. 4, S. 341-370.
March, James G. / Olsen, Johan P. 1984: The New Institutionalism. Orgazational Factors in Political Life, in: American Political Science Review, Vol. 78, Nr. 3, S. 734-749.
Marchildon, Gregory P. / McIntosh, Tom / Forest, Pierre-Gerlier (Hrsg.) 2004: Fiscal Sustainability of Health Care. The Romanow Papers Vol.1, Toronto.
Marchildon, Gregory P. 2001: Royal Commissions and the Policy Cycle in Canada: The Case of Health Care, The Scholar Series, Saskatchewan Institute of Public Policy, University of Regina http://www.uregina.ca/sipp/documents/pdf/ssgm.pdf - Zugriff 16. Juli 2006.
Marchildon, Gregory P. 2003: The Health Council of Canada Proposal in Light of the Council of the Federation, Constructive and Co-operative Federalism?, Diskussionspapier Nr.8, IIGR, Queen's University; Institute for Research on Public Policy, Montreal http://www.irpp.org/miscpubs/archive/federation/marchildon.pdf - Zugriff 16. Juli 2006.
Marchildon, Gregory P. 2004a: The Public / Private Debate in the Funding, Administration and Delivery of Healthcare in Canada, in: HealthcarePapers, Vol. 4, Nr. 4, S. 61-68.

Marchildon, Gregory P. 2004b: Three Choices for the Future of Medicare, Caledon Institute April http://www.caledoninst.org/Publications/PDF/466ENG.pdf - Zugriff 16. Juli 2006.

Marmor, Theodore R. 1997: Global Health Policy Reform: Misleading Mythology or Learning Opportunity, in: Altenstetter, Christa / Björkman, James Warner (Hrsg.), Health Policy Reform, National Variations and Globalization, New York u.a., S. 348-364.

Marsh, Leonard 1980: Report on Social Security for Canada 1943: Introduction to the 1975 Edition, in: Meilicke, Carl A. / Storch, Janet L. (Hrsg.), Perspectives on Canadian Health and Social Services Policy. History and Emerging Trends, Ann Arbor, S. 66-73.

Maslove, Allan M. 1992: Restructuring Fiscal Federalism, in: Abele, Frances (Hrsg.), How Ottawa Spends 1992-1993: The Politics of Competitiveness, Ottawa, S. 57-78.

Maslove, Allan M. 1996: The Canada Health and Social Transfer: Forcing Issues, in: Swimmer, Gene (Hrsg.), How Ottawa Spends 1996-1997: Life Under the Knife, Ottawa, S. 283-302.

Maxwell, Judith 2002: Bringing Values into Health Care Reform, in: Canadian Medical Assocation Journal, Jg. 166, Nr. 12, S. 1543-1544.

Maxwell, Judith / Rosell, Steven / Forest, Pierre-Gerlier 2003: Giving Citizens a Voice in Healthcare Policy in Canada, in: British Medical Journal, Vol. 326, S. 1031-1033.

Mayer, Klaus / Görgen, Roswitha 1979: Die wissenschaftliche Beratung der Bundesministerien, in: Aus Politik und Zeitgeschichte, B38/79, S. 31-38.

Mayntz, Renate / Streeck, Wolfgang 2003: Die Reformierbarkeit der Demokratie: Innovationen und Blockaden – Einleitung, in: Mayntz, Renate / Streeck, Wolfgang (Hrsg.), Die Reformierbarkeit der Demokratie: Innovationen und Blockaden, Frankfurt/Main S. 9-30.

Mayntz, Renate 1994: Politikberatung und politische Entscheidungsstrukturen. Zu den Voraussetzungen des Politikberatungsmodells, in: Murswieck, Axel (Hrsg.), Regieren und Politikberatung, Opladen, S. 17-30.

Mayntz, Renate 1990: Politische Steuerbarkeit und Reformblockaden. Überlegungen am Beispiel des Gesundheitswesens, in: Staatswissenschaften und Staatspraxis, Jg. 1, Heft 3, S. 283-307.

Mayntz, Renate 1987: Politische Steuerung und gesellschaftliche Steuerungsprobleme – Anmerkungen zu einem theoretischen Paradigma, in: Ellwein, Thomas / Hesse, Joachim Jens / Mayntz, Renate / Scharpf, Fritz W. (Hrsg.), Jahrbuch zur Staats- und Verwaltungswissenschaft. Band 1/1987, Baden-Baden, S. 89-110.

McCamus, John D. 2003: The Policy Inquiry: An Endangered Species?, in: Manson, Allan / Mullan, David (Hrsg.), Commissions of Inquiry. Praise or Reappraise, Toronto, S. 211-228.

McFarlane, Lawrie / Prado, Carlos 2002: The Best-Laid Plans: Health Care's Problems and Prospects, Kingston u.a.

McGowan, Tom 2004: Does the Private Sector Have a Role in Canadian Healthcare?, in: HealthcarePapers, Vol. 4, Nr. 4, S. 45-50.

McIntosh, Tom (Hrsg.) 2002: Building the Social Union: Perspectives, Directions and Challenges, Regina.

McIntosh, Tom / Forest, Pierre-Gerlier / Marchildon, Gregory P. (Hrsg.) 2003: Governance of Health Care in Canada. The Romanow Papers Vol.3, Toronto.

McNaughton, Garth 1988: Medicare in Canada, Toronto.

McPake, Barbara / Mills, Anne 2000: What Can We Learn Form International Comparisons of Health Systems and Health System Reform?, in: Bulletin of the World Health Organisation, Vol. 78, Nr. 6, S. 811-820.

Meier, Michael / Walzik, Eva 1991: „Das Gesundheitswesen muss reformiert werden". Jahresgutachten 1991 des Sachverständigenrates für die Konzertierte Aktion im Gesundheitswesen, in: Sozialer Fortschritt, Jg. 40, Heft 3, S. 57-62.

Meilicke, Carl A. / Storch, Janet L. 1980: Perspectives on Canadian Health and Social Services Policy. History and Emerging Trends, Ann Arbor.

Mendelson, Michael 2003: Accountability Versus Conditionality. The Future of the Canada Social Transfer, Caledon Institute of Social Policy, Ottawa http://www.caledoninst.org/Publications/PDF/5538269X.pdf - Zugriff 16. Juli 2006.

Merkel, Wolfgang 2003: Institutionen und Reformpolitik: Drei Fallstudien zur Vetospieler-Theorie, in: Egle, Christoph / Ostheim, Tobias / Zohlnhöfer, Reimut (Hrsg.) Das rot-grüne Projekt. Eine Bilanz der Regierung Schröder 1998 – 2002, Wiesbaden, S. 163-192.

Meßerschmidt, Klaus 2004: Die Hartz-Kommission und das Verfassungsrecht – Zu den Grenzen der Gesetzesvorbereitung und Öffentlichkeitsarbeit durch Regierungsberater, in: Zeitschrift für Gesetzgebung, Jg. 19, Nr. 4, S. 330-354.

Metzger, Christian 1995: Enquete-Kommissionen des Deutschen Bundestages. Rechtliche Grundlagen, Aufgaben und Arbeitsweise, Frankfurt/Main.

Mhatre, Sharmila L. / Deber, Raisa B. [3]1998: From Equal Access to Health Care to Equitable Access to Health: A Review of Canadian Provincial Health Commissions and Reports, in: Coburn, David / D'Arcy, Carl / Torrance, George (Hrsg.), Health and Canadian Socitey. Sociological Perspectives, Toronto S. 459-484.

Mihn, Andreas 2003a: Gewolltes Scheitern, in: Frankfurter Allgemeine Zeitung vom 11. April 2003.

Mihn, Andreas 2003b: Ideengeber, Minenhund, Rammbock, Prellbock, Blitzableiter, Schiedsrichter, in: Frankfurter Allgemeine Zeitung vom 6. Januar 2003.

Milne, David 1986: Tug of War. Ottawa and the Provinces under Trudeau and Mulroney, Toronto.

Moldenhauer, Meinolf 2003: Auch bei Rürup bleibt der Kreis rund, in: Die BKK, Jg. 91, Nr. 9, S. 459-462.

Montgomery, Frank Ulrich 2003: Ganz klar zum Scheitern verurteilt..., in: Marburger Bund Zeitung vom 9. Mai 2003.

Moran, Michael 1998: Explaining the Rise of the Market in Health Care, in: Ranade, Wendy (Hrsg.), Markets and Health Care: A Comparative Analysis, Harlow, S. 17-33.

Morgan, Steven G. / Willison, Donald J. 2004: Post-Romanow Pharmacare: Last-Dollar First...First Dollar Lost?, in: HealthcarePapers, Vol. 4, Nr. 3, S. 10-21.

Moscovitch, Allan 1990: „Slowing the Steamroller": The Federal Conservatives, the Social Sector and Child Benefits Reform, in: Graham, Katherine A. (Hrsg.), How Ottawa Spends 1990-1991: Tracking the Second Agenda, Ottawa, S. 171-217.

Moscovitch, Allan / Drover, Glenn 1987: Social Expenditures and the Welfare State: The Canadian Experience in Historical Perspective, in: Moscovitch, Allan / Albert, Jim (Hrsg.), The Benevolent State: The Growth of Welfare in Canada, Toronto, S. 13-43.

Müller, Albrecht 2003: Das Elend der Reformdebatte. Über die unreflektierte Modernisierungs- und Reformdiskussion in Deutschland, in: Aus Politik und Zeitgeschichte, Heft B51/03, S. 3-10.

Müller-Rommel, Ferdinand 1984: Sozialwissenschaftliche Politikberatung. Probleme und Perspektiven, in: Aus Politik und Zeitgeschichte, B25/1984, S. 26-39.

Münch, Ursula 1997: Sozialpolitik und Föderalismus. Zur Dynamik der Aufgabenverteilung im sozialen Bundesstaat, Opladen.

Murswieck, Axel 2003: Des Kanzlers Macht: Zum Regierungsstil Gerhard Schröders, in: Egle, Christoph / Ostheim, Tobias / Zohlnhöfer, Reimut (Hrsg.) Das rot-grüne Projekt. Eine Bilanz der Regierung Schröder 1998 – 2002, Wiesbaden, S. 117-136.

Murswieck, Axel 1989: ‚Parlament, Regierung und Verwaltung. „Parlamentarisches Regierungssystem" oder „Politisches System"?, in: Bandemer, Stephan von / Wewer, Göttrik (Hrsg.), Regierungssystem und Regierungslehre. Fragestellungen – Analysekonzepte – Forschungsstand, Opladen, S. 149-158.

Murswieck, Axel 1994: Wissenschaftliche Beratung im Regierungsprozeß, in: Murswieck, Axel (Hrsg.), Regieren und Politikberatung, Opladen, S. 103-120.

Muszynski, Leon 1995: Social Policy and Canadian Federalism: What are the Pressures for Change?, in: Rocher, Francois / Smith, Miriam (Hrsg.), New Trends in Canadian Federalism, Petersborough, S. 288-318.

Myles, John / Pierson, Paul 1997: Friedman's Revenge: The Reform of „Liberal" Welfare States in Canada and the United States, in: Politics & Society, Vol. 25, Nr. 4, S. 443-472.

Narr, Wolf-Dieter / Offe, Claus 1975: Wohlfahrtsstaat und Massenloyalität, Köln.

Naschold, Frieder 1967: Kassenärzte und Krankenversicherungsreform. Zu einer Theorie der Statuspolitik, Freiburg.

Naßmacher, Hiltrud 1991: Federalism and Government, in: Schultze, Rainer-Olaf / Pal, Leslie A. (Hrsg.), The Nation-State versus Continental Integration. Canada in North America – Germany in Europe, Bochum, S. 31-50.

Naßmacher, Hiltrud / Uppendahl, Herbert 1989 (Hrsg.): Kanada: Wirtschaft, Gesellschaft, Politik in den Provinzen, Opladen.

Naylor, C. David 1999: Canada under Fiscal Duress, in: Health Affairs, Vol. 18,Nr. 3, S. 9-25.

Naylor, C. David (Hrsg.) 1992: Canadian Health Care and the State: A Century of Evolution, Montreal.

Naylor, C. David 1986: Private Practice, Public Payment. Canadian Medicine and the Politics of Health Insurcance 1911 – 1966, Kingston.

NDR Info 2002: Rürup will Sozialbeiträge schnell senken http://www.ndrinfo.de/ndrinfo _pages_std/0,2758,OID43858_REF46,00.html - Zugriff 7. Juni 2005.

Netherton, Alex 1991: Continental Integration: Neo-Liberal Revolution or Social-Demokratic Consolidation?, in: Schultze, Rainer-Olaf / Pal, Leslie A. (Hrsg.), The

Nation-State versus Continental Integration. Canada in North America – Germany in Europe, Bochum, S. 69-98.
Neubauer, Günter 1988: Staat, Verwaltung und Verbände. Entwicklung der Ordnungs- und Steuerungsstrukturen in der gesetzlichen Krankenversicherung, in: Gäfgen, Gérard (Hrsg.), Neokorporatismus und Gesundheitswesen, Baden-Baden, S. 91-112.
Neumann, Wolfgang 1978: Normative und demokratietheoretische Aspekte der Reformdiskussion – Anmerkungen zur Literatur, in: Greiffenhagen, Martin (Hrsg.), Zur Theorie der Reform. Entwürfe und Strategien, Heidelberg u.a., S. 241-254.
Nevitte, Neil 1996: The Decline of Deference. Canadian Value Change in Crossnational Perspective, Peterborough.
Nevitte, Neil 2002 (Hrsg.): Value Change and Governance in Canada, Toronto.
Nevitte, Neil 2000: Value Change and Reorientations in Citizen State Relations, in: Canadian Public Policy, Vol. 26, Nr. 2, S. 73-94.
Niejahr, Elisabeth 2002: Der Arzt als Politikum, in: Die Zeit vom 22. August 2002.
Noël, Alain / Graefe, Peter 2000: Aus dem Schatten des Nachbarn: Der Wohlfahrtsstaat in Kanada, in: Obinger, Herbert / Wagschal, Uwe (Hrsg.), Der gezügelte Wohlfahrtsstaat. Sozialpolitik in reichen Industrienationen, Frankfurt/Main u.a., S. 130-160.
Noël, Alain 2000: General Study of the Framework Agreement, in: Gagnon, Alain-G. / Segal, Hugh (Hrsg.), The Canadian Social Union Without Quebec. 8 Critical Analyses, Montreal, S. 9-36.
Nohlen, Dieter 2002: Vergleichende Methode, in: Nohlen, Dieter / Schultze, Rainer-Olaf (Hrsg.), Lexikon der Politikwissenschaft, Band 2, München, S. 1020-1030.
North, Douglass C. / Weingast, Barry R. 1989: Constitutions and Commitment: The Evolution of Institutions Governing Public Choice in Seventeenth Century England, in: The Journal of Economic History, Vol. 49, Nr. 4, S. 803-832.
North, Douglass C. 1993: Institutions and Credible Commitment, in: Journal of Institutional and Theoretical Economics, Vol. 149, Nr. 1, S. 11-23.
North, Douglass C. 1990: Institutionen, institutioneller Wandel und Wirtschaftsleistung, Cambridge.
North, Douglass C. 1997: Some Fundamental Puzzles in Economic History / Development, in: Arthur, W. Brian / Durlauf, Steven N. / Lane, David A. (Hrsg.), The Economy as an Evolving Complex System II, Reading, S. 223-237.
Nullmeier, Frank / Rüb, Friedbert W. 1993: Die Transformation der Sozialpolitik. Vom Sozialstaat zum Sicherungsstaat, Frankfurt/Main u.a.
Nullmeier, Frank 2000: Politische Theorie des Sozialstaats, Frankfurt/Main u.a.
Nullmeier, Frank 2001: Sozialpolitik als marktregulative Politik, in: Olk, Thomas / Evers, Adalbert / Heinze, Rolf G. (Hrsg.), Baustelle Sozialstaat – Umbauten und veränderte Grundrisse, Wiesbaden, S. 77-100.
Nullmeier, Frank 2003: Spannungs- und Konfliktlinien im Sozialstaat, in: Der Bürger im Staat, Jg. 53, Heft 4, S. 181-185.
Oberender, Peter 1989: Notwendigkeit, Möglichkeiten und Grenzen einer Politikberatung durch die Wissenschaft, in: Schmidhuber, Peter M. / Müller, Lothar / Münnich, Frank E. / Spary, Peter (Hrsg.), Beiträge zur politischen Ökonomie. Festschrift für Clemens-August Andreae, Bonn, S. 81-89.

Oberender, Peter / Fleischmann, Jochen 2003: Zur Rolle der (ökonomischen) Politikberatung am Beispiel des Gesundheitswesens, in: Berthold, Norbert / Gundel, Elke (Hrsg.), Theorie der sozialen Ordnungspolitik, Stuttgart, S. 195-213.

Obinger, Herbert / Wagschal, Uwe 2000a: Ökonomie, Institutionen und Politik: Determinanten der gebremsten Sozialstaatlichkeit im Überblick, in: Obinger, Herbert / Wagschal, Uwe (Hrsg.), Der gezügelte Wohlfahrtsstaat. Sozialpolitik in reichen Industrienationen, Frankfurt/Main u.a., S. 365-390.

Obinger, Herbert / Wagschal, Uwe 2000b: Von Pionieren und Nachzüglern – Eine Einleitung, in: Obinger, Herbert / Wagschal, Uwe (Hrsg.), Der gezügelte Wohlfahrtsstaat. Sozialpolitik in reichen Industrienationen, Frankfurt/Main u.a., S. 8-21.

Offe, Claus 1975: Berufsbildungsreform. Eine Fallstudie über Reformpolitik, Frankfurt/Main.

Offe, Claus 1998a: Demokratie und Wohlfahrtsstaat: Eine europäische Regimeform unter dem Stress der europäischen Integration, in: Streeck, Wolfgang (Hrsg.), Internationale Wirtschaft, nationale Demokratie. Herausforderungen für die Demokratietheorie, Frankfurt/Main, S. 99-136.

Offe, Claus 1998b: Der deutsche Wohlfahrtsstaat: Prinzipien, Leistungen, Zukunftsaussichten, in: Berliner Journal für Soziologie, Jg. 8, Heft 3, S. 359-380.

Offe, Claus 1992: Smooth Consolidation in the West German Welfare State: Structural Change, Fiscal Policies, and Populist Politics, in: Piven, Frances Fox (Hrsg.), Labor Parties in Postindustrial Societies, New York, S. 124-146.

Offe, Claus 2000: The German Welfare State: Principles, Performance and Prospects after Reunification, in: Thesis Eleven, Nr. 63, S. 11-37.

Oldiges, Franz-Josef 1991: Konzertierte Aktion im Gesundheitswesen. Jahresgutachten 1991 des Sachverständigenrates, in: Die Ortskrankenkasse, Jg.73, Nr.14, S. 465-468.

Olk, Thomas / Evers, Adalbert / Heinze, Rolf G. 2001: Baustelle Sozialstaat – Umbauten und veränderte Grundrisse, in: Olk, Thomas / Evers, Adalbert / Heinze, Rolf G. (Hrsg.), Baustelle Sozialstaat – Umbauten und veränderte Grundrisse, Wiesbaden, S. 1-16.

Olk, Thomas / Rothgang, Heinz 1999: Demographie und Sozialpolitik, in: Ellwein, Thomas / Holtmann, Everhard (Hrsg.), 50 Jahre Bundesrepublik Deutschland. PVS-Sonderheft 30/1999, Wiesbaden, S. 258-278.

O'Neill, Michael A. 1997: Stepping Forward, Stepping Back? Health Care, the Federal Government and the New Canada Health and Social Transfer, in: International Journal of Canadian Studies, Jg. 15, Frühjahr, S. 169-185.

O'Reilly, Patricia 2001a: The Canadian Health System Landscape, in: Adams, Duane (Hrsg.), Federalism, Democracy and Health Policy in Canada, Kingston, S. 17-60.

O'Reilly, Patricia 2001b: The Federal/Provincial/Territorial Health Conference System, in: Adams, Duane (Hrsg.), Federalism, Democracy and Health Policy in Canada, Kingston, S. 107-130.

Organisation for Economic Cooperation and Development (OECD) 2001: Health at a Glance, Paris.

Organisation for Economic Cooperation and Development (OECD) 1990: Health Care Systems in Transition. The Search for Efficiency, Paris.

Organisation for Economic Cooperation and Development (OECD) 1994: The Reform of Health Care Systems. A Review of Seventeen OECD Countries, Paris.

Owram, Doug 1986: The Government Generation. Canadian Intellectuals and the State, 1900-1945, Toronto.

Pal, Leslie A. / Seidle, F. Leslie 1993: Constitutional Politics 1990-92: The Paradox of Participation, in: Phillips, Susan D. (Hrsg.), How Ottawa Spends 1993-1994: A More Democratic Canada...?, Ottawa, S. 143-202.

Pal, Leslie A. 1985: Federalism, Social Policy, and the Constitution, in: Ismael, Jacqueline S. (Hrsg.), Canadian Social Welfare Policy. Federal and Provincial Dimensions, Kingston, S. 1-20.

Pal, Leslie A. 1991a: How Ottawa dithers: The Conservatives and Abortion Policy, in: Abele, Frances (Hrsg.), How Ottawa Spends 1991-1992. The Politics of Fragmentation, Ottawa, S. 269-306.

Pal, Leslie A. 1988: State, Class and Bureaucracy. Canadian Unemployment Insurance and Public Policy, Kingston u.a.

Pal, Leslie A. 1991b: The State in Mind: The Future of the Traditional Nation-State, in: Schultze, Rainer-Olaf / Pal, Leslie A. (Hrsg.), The Nation-State versus Continental Integration. Canada in North America – Germany in Europe, Bochum, S. 361-378.

Papier, Hans-Jürgen 2003: Reform an Haupt und Gliedern. Eine Rede gegen die Selbstentmachtung des Parlaments, in: Frankfurter Allgemeine Zeitung vom 31. Januar 2003.

Patzelt, Werner J. 1994: Qualitative Sozialforschung, in: Kriz, Jürgen / Nohlen, Dieter / Schultze, Rainer-Olaf (Hrsg.), Lexikon der Politik, Band 2: Politikwissenschaftliche Methoden, München, S. 395-398.

Perschke-Hartmann, Christiane 1994: Die doppelte Reform. Gesundheitspolitik von Blüm zu Seehofer, Opladen.

Pfeiffer, Doris 1991: Jahresgutachten 1991 des Sachverständigenrates für die Konzertierte Aktion im Gesundheitswesen: Entwicklung in den neuen Bundesländern im Mittelpunkt, in: Die Ortskrankenkasse, Jg. 73, Nr. 6, S. 203-208.

Phillips, Paul / Watson, Stephen 1985: From Mobilization to Continentalism. The Canadian Economy in the Post-Depression Period, in: Cross, Michael S. / Kealey, Gregory S. (Hrsg.), Modern Canada 1930-1980's, Toronto, S. 20-45.

Picard, André / Scoffield, Heather 2002: Manley's Warning Touches Off Health Care Dispute, in: The Globe and Mail vom 21. August 2002.

Pick, Peter 1991: Zwei Jahre Gesundheits-Reformgesetz. Bilanz und weitere Perspektiven, in: Die Ortskrankenkasse, Jg. 73, Nr. 4-5, S. 151-157.

Pierson, Christopher [2]1998a: Beyond the Welfare State, Cambridge.

Pierson, Paul 2000a: Big, Slow Moving and...Invisible. Macro-Social Processes in the Study of Comparative Politics, Paper Presented at the American Political Science Association Meeting in Washington D.C. 30. August – 2. September 2000.

Pierson, Paul 1994: Dismantling the Welfare State? Reagan, Thatcher, and the Politics of Retrenchment, Cambridge.

Pierson Paul 1995: Fragmented Welfare States. Federal Institutions and the Development of Social Policy, in: Governance, Vol. 8, Nr. 4, S. 449-478.

Pierson, Paul 2000b: Historical Institutionalism in Contemporary Political Science, Paper presented at the Meeting of the American Political Science Association in Washington D.C. 30. August – 2. September 2000.

Pierson, Paul 2000c: Increasing Returns, Path Dependence, and the Study of Politics, in: American Political Science Review, Vol. 94, Nr. 2, S. 251-267.

Pierson, Paul 1998b: Irresistible Forces, Immovable Objects: Post-Industrial Welfare States Confront Permanent Austerity, in: Journal of European Public Policy, Vol. 5, Nr. 4, S. 539-560.

Pierson, Paul / Leibfried, Stephan (Hrsg.) 1998: Standort Europa. Sozialpolitik zwischen Nationalstaat und Europäischer Integration, Frankfurt/Main.

Pierson, Paul 1996: The New Politics of the Welfare State, in: World Politics, Vol. 48, Nr. 2, S. 143-179.

Pierson, Paul 2000d: Three Worlds of Welfare State Research, in: Comparative Political Studies, Vol. 33, Nr. 6-7, S. 791-821.

Pierson, Paul 2000e: The Limits of Design. Explaining Institutional Origins and Change, in: Governance, Vol. 13, Nr. 4, S. 475-499.

Pierson, Paul / Skocpol, Theda 1999: Why History Matters, in: Newsletter of the Organized Section in Comparative Politics of the American Political Science Association, Winter 1999, S. 29-31.

Pierson, Paul 1993: When Effect Becomes Cause: Policy Feedback and Political Change, in: World Politics, Vol. 45, Nr. 4, S. 595-628.

Prätorius, Rainer 1978: Zur Reformfähigkeit bürokratischer Institutionen, in: Greiffenhagen, Martin (Hrsg.), Zur Theorie der Reform. Entwürfe und Strategien, Heidelberg u.a., S. 113-134.

Prange, Paul 1954: Die gesetzliche Krankenversicherung in der Zeit der Weimarer Republik (1919 bis 1932), in: Rohrbeck, Walter (Hrsg.), Beiträge zur Sozialversicherung. Festgabe für Dr. Johannes Krohn zum 70. Geburtstag, Berlin, S. 209-230.

Prince, Michael J. 1999: From Health and Welfare to Stealth and Farewell. Federal Social Policy, 1980-2000, in: Pal, Leslie A. (Hrsg.), How Ottawa Spends 1999-2000. Shape Shifting. Canadian Governance Toward the 21st Century, Toronto u.a., S. 151-196.

Prince, Michael J. 1998: New Mandate, New Money, New Politics. Federal Budgeting in the Post-Deficit Era, in: Pal, Leslie A. (Hrsg.), How Ottawa Spends 1998-1999. Balancing Act. The Post-Deficit Mandate, Toronto u.a., S. 31-56.

Prince, Michael J. 2002: The Return of Directed Incrementalism. Innovating Social Policy the Canadian Way, in: Doern Bruce (Hrsg.), How Ottawa Spends 2002-2003. The Security Aftermath and National Priorities, Don Mills, S. 176-195.

Pross, A. Paul [2]1992: Group Politics and Public Policy, Toronto u.a.

Rabbata, Samir 2003: Zeit zum Luftholen, in: Deutsches Ärzteblatt, Jg. 100, Heft 31-32, S. A2050-2051.

Rachlis, Michael / Kushner, Carol 1994: Strong Medicine. How to Save Canada's Health Care System, Toronto.

Rachlis, Michael M. 2003: The Federal Government Can and Should Lead the Renewal of Canada's Health Policy, http://www.caledoninst.org/Publications/PDF/55382038X.pdf - Zugriff 16. Juli 2006.

Rae, Bob 2002: Some Thoughts on Medicare, in: Canadian Medical Assocation Journal, Jg. 167, Nr. 3, S. 258-259.
Ragin, Charles C. 1987: The Comparative Method. Moving Beyond Qualitative and Quantitative Strategies, Berkeley u.a.
Ranade, Wendy 1998a: Conclusions, in: Ranade, Wendy (Hrsg.), Markets and Health Care: A Comparative Analysis, Harlow, S. 194-215.
Ranade, Wendy 1998b: Introduction, in: Ranade, Wendy (Hrsg.), Markets and Health Care: A Comparative Analysis, Harlow, S. 1-16.
Rasmussen, Ken 2001: Regionalization and Collaborative Government: A New Direction for Health System Governance, in: Adams, Duane (Hrsg.), Federalism, Democracy and Health Policy in Canada, Kingston, S. 239-270.
Rass, Hans Heinrich 1981: Royal Commissions in Großbritannien, in: Lompe, Klaus / Rass, Hans Heinrich / Rehfeld, Dieter (Hrsg.), Enquête-Kommissionen und Royal Commissions. Beispiele wissenschaftlicher Politikberatung in der Bundesrepublik Deutschland und in Großbritannien, Göttingen, S. 71-180.
Rathwell, Tom 1994: Health Care in Canada: A System in Turmoil, in: Health Policy, Vol. 27, Nr. 1, S. 5-17.
Rebscher, Herbert 2003: Erwartungen an die Rürup-Kommission, in: Gesellschaftspolitische Kommentare, Nr. 2, S. 3-6.
Regina Leader Post 2001: User Fees Still an Option: Romanow, in: Regina Leader Post vom 4. Dezember 2001.
Reidegeld, Eckhart 1989: Krieg und staatliche Sozialpolitik, in: Leviathan, Jg. 17, Heft 4, S. 479-526.
Reidegeld, Eckhart 1994: Schöpfermythen des Wilhelminismus. Kaiser und Kanzler an der „Wiege des deutschen Sozialstaates", in: Machtan, Lothar (Hrsg.), Bismarcks Sozialstaat. Beiträge zur Geschichte der Sozialpolitik und zur sozialpolitischen Geschichtsschreibung, Frankfurt/Main u.a., S. 261-279.
Rehfeld, Dieter 1981: Enquête-Kommissionen in der Bundesrepublik Deutschland, in: Lompe, Klaus / Rass, Hans Heinrich / Rehfeld, Dieter (Hrsg.), Enquête-Kommissionen und Royal Commissions. Beispiele wissenschaftlicher Politikberatung in der Bundesrepublik Deutschland und in Großbritannien, Göttingen, S. 181-290.
Reiners, Hartmut 1990: Bericht der Enquetekommission „Strukturreform der Gesetzlichen Krankenversicherung" – außer Spesen nichts gewesen?, in: Jahrbuch für Kritische Medizin. Band 15: „Gesundheitsreform" und die Folgen, S. 16-30.
Reiners, Hartmut 1993: Das Gesundheitsstrukturgesetz – Ein „Hauch von Sozialgeschichte"?, Werkstattbericht über eine gesundheitspolitische Weichenstellung, Wissenschaftszentrum Berlin für Sozialforschung, Veröffentlichungsreihe der Forschungsgruppe Gesundheitsrisiken und Präventionspolitik P93-210, Berlin.
Renn, Ortwin 1999: Sozialwissenschaftliche Politikberatung. Gesellschaftliche Anforderungen und gelebte Praxis, in: Berliner Journal für Soziologie, Jg. 9, Heft 4, S. 531-548.
Resnick, Philip 1987: State and Civil Society. The Limits of a Royal Commission, in: Canadian Journal of Political Science, Vol. 20, Nr. 2, S. 379-402.

Reuter, Wolfgang / Schiller, Theo 1991: Strukturvergleich zur Gesundheitspolitik, in: Kempf, Udo / Michelmann, Hans J. / Schiller, Theo (Hrsg.), Politik und Politikstile im kanadischen Bundesstaat. Gesundheits- und energiepolitische Entscheidungsprozesse im Provinzvergleich, Opladen, S. 99-120.

Reuter, Wolfgang / Wienecke, Susanne 1991: Vergleich von Entscheidungsprozessen in der Gesundheitspolitik, in: Kempf, Udo / Michelmann, Hans J. / Schiller, Theo (Hrsg.), Politik und Politikstile im kanadischen Bundesstaat. Gesundheits- und energiepolitische Entscheidungsprozesse im Provinzvergleich, Opladen, S. 121-160.

Rice, James J. / Prince, Michael 2000: Changing Politics of Canadian Social Policy, Toronto u.a.

Rice, James J. 1995: Redesigning Welfare: The Abandonment of a National Commitment, in: Philips, Susan D. (Hrsg.), How Ottawa Spends 1995-1996: Mid-Life Crises, Ottawa, S. 185-208.

Rice, James J. / Prince, Michael J. 1993: Lowering the Safety Net and Weakening the Bonds of Nationhood: Social Policy in the Mulroney Years, in: Phillips, Susan D. (Hrsg.), How Ottawa Spends 1993-1994: A more democratic Canada…?, Ottawa, S. 381-416.

Richards, John 1998: Reducing the Muddle in the Middle: Three Propositions for Running the Welfare State, in: Lazar, Harvey (Hrsg.), Canada. The State of the Federation 1997: Non-Constitutional Renewal, Kingston, S. 71-104.

Richter, Max / Müller, Albert 1966: Kampf um die Krankenversicherung 1955-1965, Bad Godesberg.

Riege, Fritz 1999: Kurzer Abriss der Gesundheitspolitik. Das Gesundheitswesen in der Bundesrepublik Deutschland, Frankfurt/Main.

Riester, Sabine 2003: Bericht der Rürup-Kommission: „Richtig und vernünftig", in: Deutsches Ärzteblatt, PP2, September, Heft 9, S. 391.

Ritter, Ernst-Hasso 1982: Perspektiven für die wissenschaftliche Politikberatung? Beobachtungen aus der Sicht der Praxis, in: Hesse, Joachim Jens (Hrsg.), Politikwissenschaft und Verwaltungswissenschaft, PVS-Sonderheft 13, Opladen, S. 458-464.

Ritter, Gerhard A. 1998: Bismarck und die Grundlegung des deutschen Sozialstaates, in: Ruhland, Franz u.a. (Hrsg.), Verfassung, Theorie und Praxis des Sozialstaates. Festschrift für Hans F. Zacher zum 70. Geburtstag, Heidelberg, S. 789-820.

Ritter, Gerhard A. 1995: Der deutsche Sozialstaat, in: Wehler, Hans-Ulrich (Hrsg.), Scheidewege der deutschen Geschichte. Von der Reformation bis zur Wende: 1517-1989, München, S. 146-158.

Ritter, Gerhard A. ^{2}1991: Der Sozialstaat. Entstehung und Entwicklung im internationalen Vergleich, München.

Ritter, Gerhard A. 1996: Probleme und Tendenzen des Sozialstaates in den 1990er Jahren, in: Geschichte und Gesellschaft, Jg. 22, Nr. 3, S. 393-408.

Robertson, Gordon 1985: The United States and Problems of Canadian Federalism, in: Doran, Charles F. / Sigler, John H. (Hrsg.), Canada and the United States. Enduring Friendship, Persistent Stress, Englewood Cliffs, S. 9-44.

Robinson, John B. 1992: Risks, Predictions and Other Optical Illusions. Rethinking the Use of Science in Social Decision-Making, in: Policy Sciences, Vol. 25, Nr. 3, S. 237-254.

Romanow, Roy / Whyte, John / Leeson, Howard 1984: Canada Notwithstanding. The Making of the Constitution. 1976-1982, Toronto.
Romanow Roy / Marchildon, Gregory P. 2004: History, Politics, and Transformational Change in Canadian Health Care: A Rejoinder, in: Canadian Psychology, Vol. 45, Nr. 3, S. 239-243.
Romanow Roy / Marchildon, Gregory P. 2003: Psychological Services and the Future of Health Care in Canada, in: Canadian Psychology, Vol. 44, Nr. 4, S. 283-295.
Romanow, Roy 1998: Reinforcing „the Ties that Bind" in: Policy Options, November, S. 9-11.
Romanow, Roy 2003: Romanow: The Prognosis, in: The Globe and Mail vom 28. November 2003.
Rose, Richard 1990: Inheritance Before Choice in Public Policy, in: Journal of Theoretical Politics, Vol. 2,Nr. 3, S. 263-291.
Rosenau, Pauline Vaillancourt 1994: Impact of Political Structures an Informal Political Processes on Health Policy: Comparison of the United States and Canada, in: Policy Studies Review, Vol. 13, Nr. 3/4, S. 293-314.
Rosenberg, Hans 1967: Große Depression und Bismarckzeit. Wirtschaftsablauf, Gesellschaft und Politik in Mitteleuropa, Berlin.
Rosenbrock, Rolf 1998: Gesundheitspolitik: Einführung und Überblick, Berlin.
Rosenbrock, Rolf [2]2000: Versorgungsqualität – Solidarität – Wirtschaftlichkeit. Anforderungen an eine Strukturreform der gesetzlichen Krankenversicherung, in: Schmitthenner, Horst / Urban, Hans-Jürgen (Hrsg.), Sozialstaat als Reformprojekt. Optionen für eine andere Politik, Hamburg, S. 175-195.
Rosenbrock, Rolf 1990: Vom Nutzen von Enqueten. Parlamentsberatung in der Gesundheitspolitik, in: WZB-Mitteilungen, Heft 50, Dezember, S. 28-33.
Rosewitz, Bernd / Webber, Douglas 1990: Reformversuche und Reformblockaden im deutschen Gesundheitswesen, Frankfurt/Main.
Ruck, Michael 2004: Die Republik der Runden Tische: Konzertierte Aktionen, Bündnisse und Konsensrunden, in: Kaiser, André / Zittel, Thomas (Hrsg.) Demokratietheorie und Demokratieentwicklung. Festschrift für Peter Graf Kielmansegg, Wiesbaden, S. 333-358.
Rühmkorf, Daniel 2003: Zahlmodell für die Bürger, Wahlmodell für die Politiker, in: Deutsches Ärzteblatt, Jg. 100, Heft 16, S. A1031-A1032.
Rürup, Bert / Bizer, Kilian 2002: Der Sachverständigenrat und sein Einfluss auf die Politik, in: Jens Uwe / Romahn, Hajo (Hrsg.), Der Einfluss der Wissenschaft auf die Politik, Marburg, S. 59-74.
Rueschemeyer, Dietrich / Evans, Peter B. 1985: The State and Economic Transformation: Toward an Analysis of the Conditions Underlying Effective Intervention, in: Evans, Peter B / Rueschemeyer, Dietrich / Skocpol, Theda (Hrsg.), Bringing the State Back In, Cambridge, S. 44-77.
Ruggie, Mary 1996: Realignments in the Welfare State: Health Policy in the United States, Britain and Canada, New York.
Russell, Peter H. [3]2004: Constitutional Odyssey. Can Canadians Become a Sovereign People?, Toronto u.a.

Sabatier, Paul A. 1988: An Advocacy Coalition Framework of Policy Change and the Role of Policy-Oriented Learning Therein, in: Policy Sciences, Vol. 21, Nr. 2-3, S. 129-168.

Sabatier, Paul 1993: Advocacy-Koalitionen, Policy-Wandel und Policy-Lernen. Eine Alternative zur Phasenheuristik, in: Héretier, Adrienne (Hrsg.), Policy-Analyse. Kritik und Neuorientierung, PVS-Sonderheft 24/1993, Opladen, S. 116-148.

Sabatier, Paul 1987: Knowledge, Policy-Oriented Learning, and Policy Change: An Advocacy Coalition Framework, in: Knowledge: Creation, Diffusion, Innovation, Vol. 8, Nr. 4, S. 649-692.

Sabatier, Paul / Jenkins-Smith, Hank C. (Hrsg.) 1993: Policy Change and Learning. An Adocacy Coalition Approach, Boulder.

Sabatier, Paul 1998: The Advocacy Coalition Framework. Revisions and Relevance for Europe, in: Journal for European Public Policy, Vol. 5, Nr. 1, S. 98-130.

Salter, Liora 2003: The Complex Relationship Between Inquiries and Public Controversy, in: Manson, Allan / Mullan, David (Hrsg.), Commissions of Inquiry. Praise or Reappraise, Toronto, S. 185-210.

Salter, Liora 1990: The Two Contradictions in Public Inquiries, in: Pross, A. Paul / Christie, Innis / Yogis, John A. (Hrsg.), Commissions of Inquiry. Dalhousie Law Journal, Vol. 12, Nr. 3, S. 173-196.

Sarcinelli, Ulrich 1987: Symbolische Politik. Zur Bedeutung symbolischen Handelns in der Wahlkampfkommunikation der Bundesrepublik Deutschland, Opladen.

Saretzki, Thomas 2003: Aufklärung, Beteiligung und Kritik. Die „argumentative Wende" in der Policy-Analyse, in: Schubert, Klaus / Bandelow, Nils C. (Hrsg.), Lehrbuch der Politikfeldanalyse, München, S. 391-418.

Saretzki, Thomas 1998: Post-positivistische Policy-Analyse und deliberative Demokratie, in: Greven, Michael / Münkler, Herfried / Schmalz-Bruns, Rainer (Hrsg.), Bürgersinn und Kritik. Festschrift für Udo Bermbach zum 60. Geburtstag, Baden-Baden, S. 297-321.

Sartori Giovanni 1970: Concept Misformation in Comparative Politics, in: American Political Science Review, Vol. 64, Nr. 4, S. 1033-1053.

Sauerland, Dirk 2002: Gesundheitspolitik in Deutschland. Reformbedarf und Entwicklungsperspektiven, Gütersloh.

Sauga, Michael 2002: „Gut gelaunt in den Ruin" in: Der Spiegel vom 4. November 2002.

Savoie, Donald J. 1999: Governing from the Centre: The Concentration of Power in Canadian Politics, Toronto.

Schadendorf, Felix 1998: Trennung von Krankenversicherung und Verteilungspolitik, in: Wirtschaftsdienst. Zeitschrift für Wirtschaftspolitik, Jg. 78, Nr. 12, S. 728-735.

Schäfer, Hans / Schipperges, Heinrich / Wagner, Gustav 1984: Gesundheitspolitik. Historische und zeitkritische Analysen, Köln.

Scharpf, Fritz W. 1991: Die Handlungsfähigkeit des Staates am Ende des zwanzigsten Jahrhunderts, in: Politische Vierteljahrsschrift, Jg. 32, Heft 4, S. 621-634.

Scharpf, Fritz W. 1992: Einführung. Zur Theorie von Verhandlungssystemen, in: Benz, Arthur / Scharpf, Fritz W. / Zintl, Reinhard (Hrsg.), Horizontale Politikverflechtung. Zur Theorie von Verhandlungssystemen, Frankfurt/Main u.a., S. 11-27.

Scharpf, Fritz W. 1987: Grenzen der institutionellen Reform, in: Ellwein, Thomas / Hesse, Joachim Jens / Mayntz, Renate / Scharpf, Fritz W. (Hrsg.), Jahrbuch zur Staats- und Verwaltungswissenschaft. Band 1/1987, Baden-Baden, S. 111-154.

Scharpf, Fritz W. 2000a: Institutions in Comparative Policy Research, in: Comparative Political Studies, Vol. 33, Nr. 6-7, S. 762-790.

Scharpf, Fritz, W. 2000b: Interaktionsformen. Akteurszentrierter Institutionalismus in der Politikforschung, Opladen.

Scharpf, Fritz W. 1998: Jenseits der Regime-Debatte: Ökonomische Integration, Demokratie und Wohlfahrtsstaat in Europa, in: Lessenich, Stephan / Oster, Ilona (Hrsg.), Welten des Wohlfahrtskapitalismus. Der Sozialstaat in vergleichender Perspektive, Frankfurt/Main, S. 321-349.

Scharpf, Fritz W. 1993: Versuch über Demokratie im verhandelnden Staat, in: Czada, Roland / Schmidt, Manfred G. (Hrsg.), Verhandlungsdemokratie, Interessenvermittlung, Regierbarkeit. Festschrift für Gerhard Lehmbruch, Opladen, S. 25-50.

Scharpf, Fritz W. 1988: Verhandlungssysteme, Verteilungskonflikte und Pathologien der politischen Steuerung, in: Schmidt, Manfred G. (Hrsg.), Staatstätigkeit, PVS-Sonderheft 19/1988, Opladen, S. 61-87.

Scharpf, Fritz W. 1973: Verwaltungswissenschaft als Teil der Politikwissenschaft, in: Scharpf, Fritz W. (Hrsg.), Planung als politischer Prozeß. Aufsätze zur Theorie der planenden Demokratie, Frankfurt/Main, S. 9-32.

Schelsky, Helmut 1965: Der Mensch in der wissenschaftlichen Zivilisation, in: Schelsky, Helmut, Auf der Suche nach der Wirklichkeit. Gesammelte Aufsätze, Düsseldorf u.a., S. 439-480.

Schiller, Theo 1991: Social Policy and European Integration, in: Schultze, Rainer-Olaf / Pal, Leslie A. (Hrsg.), The Nation-State versus Continental Integration. Canada in North America – Germany in Europe, Bochum, S. 131-148.

Schiller, Theo 1994: Sozialpolitik in Kanada in den 80er Jahren, Baden-Baden.

Schmähl, Winfried 1998: Perspektiven der Sozialpolitik nach dem Regierungswechsel, in: Wirtschaftsdienst. Zeitschrift für Wirtschaftspolitik, Jg. 78, Nr. 12, S. 713-722.

Schmelzer, Josef A. 1987: Das Gesundheitswesen muss reformiert werden. Ein medizinischer und ökonomischer Orientierungsvorschlag zum Jahresgutachten 1987 des Sachverständigenrates für die Konzertierte Aktion im Gesundheitswesen, in: Gesellschaftspolitische Kommentare, Jg. 28, Nr. 2, S. 8-11.

Schmid, Josef 1998: Mehrfache Desillusionierung und Ambivalenz. Eine sozialpolitische Bilanz, in: Wewer, Göttrik (Hrsg.), Bilanz der Ära Kohl. Christlich-liberale Politik in Deutschland 1982-1998, Opladen, S. 89-112.

Schmid, Josef 1993: Parteien und Verbände. Konstitution, Kontingenz und Koevolution im System der Interessenvermittlung, in: Czada, Roland / Schmidt, Manfred G. (Hrsg.), Verhandlungsdemokratie, Interessenvermittlung, Regierbarkeit. Festschrift für Gerhard Lehmbruch, Opladen, S. 170-190.

Schmid, Josef 2003a: Referenzstaaten, Politikdiffusion und das Auflösen von Reformblockaden, in: Der Bürger im Staat, Jg. 53, Heft 4, S. 203-208.

Schmid, Josef 2002a: Sozialpolitik und Wohlfahrtsstaat in Bundesstaaten, in: Benz, Arthur / Lehmbruch, Gerhard (Hrsg.), Föderalismus. Analysen in entwicklungsge-

schichtlicher und vergleichender Perspektive, PVS-Sonderheft 32/2001, Wiesbaden, S. 279-305.
Schmid, Josef ²2002b: Wohlfahrtsstaaten im Vergleich, Opladen.
Schmid, Josef 2003b: Zwischen Expertenherrschaft und Minensuche, in: attempto!, Nr. 15, Oktober, S. 12-13.
Schmidt, Manfred G. 2001a: Einleitung, in: Schmidt, Manfred G. (Hrsg.), Wohlfahrtsstaatliche Politik. Institutionen, politischer Prozess und Leistungsprofil, Opladen, S. 7-32.
Schmidt, Manfred G. 2003a: Die „komplexe Demokratietheorie" nach drei Jahrzehnten, in: Mayntz, Renate / Streeck, Wolfgang (Hrsg.), Die Reformierbarkeit der Demokratie: Innovationen und Blockaden, Frankfurt/Main, S. 151-172.
Schmidt, Manfred G. 2000: Die sozialdemokratischen Nachzüglerstaaten und die Theorien der vergleichenden Staatstätigkeitsforschung, in: Obinger, Herbert / Wagschal, Uwe (Hrsg.), Der gezügelte Wohlfahrtsstaat. Sozialpolitik in reichen Industrienationen, Frankfurt/Main u.a., S. 22-36.
Schmidt, Manfred G. 2002: Politiksteuerung in der Bundesrepublik Deutschland, in: Nullmeier, Frank / Saretzki, Thomas (Hrsg.), Jenseits des Regierungsalltags. Strategiefähigkeit politischer Parteien, Frankfurt/Main u.a., S. 23-38.
Schmidt, Manfred G. 1992: Regieren in der Bundesrepublik Deutschland, Opladen.
Schmidt, Manfred G. 2003b: Rot-grüne Sozialpolitik (1998-2002), in: Egle, Christoph / Ostheim, Tobias / Zohlnhöfer, Reimut (Hrsg.) Das rot-grüne Projekt. Eine Bilanz der Regierung Schröder 1998 – 2002, Wiesbaden, S. 239-258.
Schmidt, Manfred G 1998a: Sozialstaatliche Politik in der Ära Kohl, in: Wewer, Göttrik (Hrsg.), Bilanz der Ära Kohl. Christlich-liberale Politik in Deutschland 1982-1998, Opladen, S. 59-88.
Schmidt, Manfred G. 2001b: Ursachen und Folgen wohlfahrtsstaatlicher Politik: Ein internationaler Vergleich, in: Schmidt, Manfred G. (Hrsg.), Wohlfahrtsstaatliche Politik. Institutionen, politischer Prozess und Leistungsprofil, Opladen, S. 33-53.
Schmidt, Manfred G. 2003c: Vetospielertheorem und Politik des mittleren Weges, in: Der Bürger im Staat, Jg. 53, Heft 4, S. 198-202.
Schmidt, Manfred G. 1982: Wohlfahrtsstaatliche Politik unter bürgerlichen und sozialdemokratischen Regierungen. Ein internationaler Vergleich, Frankfurt/Main u.a.
Schmidt, Manfred G. 1998b: Wohlfahrtsstaatliche Regime: Politische Grundlagen und politisch-ökonomisches Leistungsvermögen, in: Lessenich, Stephan / Oster, Ilona (Hrsg.), Welten des Wohlfahrtskapitalismus. Der Sozialstaat in vergleichender Perspektive, Frankfurt/Main, S. 179-200.
Schmidt, Manfred G. 1988: Sozialpolitik. Historische Entwicklung und internationaler Vergleich, Opladen.
Schmidt, Vivien A. 2003: The Boundaries of „Bounded Generalizations": Discourse as the Mission Factor in Actor-Centered Institutionalism, in: Mayntz, Renate / Streeck, Wolfgang (Hrsg.), Die Reformierbarkeit der Demokratie: Innovationen und Blockaden, Frankfurt/Main, S. 318-350.
Schmitt-Beck, Rüdiger 2002: Laufen, um auf der Stelle zu bleiben: „Postmoderne" Kampagnenpolitik in Deutschland, in: Nullmeier, Frank / Saretzki, Thomas (Hrsg.), Jen-

seits des Regierungsalltags. Strategiefähigkeit politischer Parteien, Frankfurt/Main u.a., S. 109-132.

Schneider, Hans-Peter 1990: „Denn sie tun nicht, was sie wissen!" Recht und Verfassung in der Herausforderung durch Wissenschaft und Technik, in: Fülgraff, Georges / Falter, Annegret (Hrsg.), Wissenschaft in der Verantwortung. Möglichkeiten der institutionellen Steuerung, Frankfurt/Main / New York, S. 133-150.

Schneider, Steffen 1997: Von der neoliberalen Agenda zur Fourth National Policy? Entwicklungslinien kanadischer Wirtschaftspolitik in den 80er und 90er Jahren, in: Schultze, Rainer-Olaf / Schneider, Steffen (Hrsg.) Kanada in der Krise. Analysen zum Verfassungs-, Wirtschafts- und Parteiensystemwandel seit den 80er Jahren, Bochum, S. 123-164.

Schneider, Volker 2003: Komplexität und Policy-Forschung: Über die Angemessenheit von Erklärungsstrategien, in: Mayntz, Renate / Streeck, Wolfgang (Hrsg.), Die Reformierbarkeit der Demokratie: Innovationen und Blockaden, Frankfurt/Main, S. 291-317.

Schneider, Wolfgang 1989: Kooperation als strategischer Prozeß, in: Beck, Ulrich / Bonß, Wolfgang (Hrsg.), Weder Sozialtechnologie noch Aufklärung? Analysen zur Verwendung sozialwissenschaftlichen Wissens, Frankfurt/Main, S. 302-331.

Schröder, Gerhard 2003: Wissenschaftliche Beratung und politische Durchsetzbarkeit, in: Sachverständigenrat zur Begutachtung der gesamtwirtschaftlichen Entwicklung (Hrsg.), Vierzig Jahre Sachverständigenrat 1963-2003, Wiesbaden, S. 15-21.

Schröder, Wolfgang 1994: Subjekt oder Objekt der Sozialpolitik? Zur Wirkung der Sozialgesetzgebung auf die Adressaten, in: Machtan, Lothar (Hrsg.), Bismarcks Sozialstaat. Beiträge zur Geschichte der Sozialpolitik und zur sozialpolitischen Geschichtsschreibung, Frankfurt/Main u.a., S. 126-162.

Schuh, Hans 2002: Wer hat da am Rat gedreht? in: Die Zeit vom 22. August 2002.

Schulte, Bernd 2000: Das deutsche System der sozialen Sicherheit. Ein Überblick, in: Allmendinger, Jutta / Ludwig-Mayerhofer, Wolfgang (Hrsg.), Soziologie des Sozialstaats. Gesellschaftliche Grundlagen, historische Zusammenhänge und aktuelle Entwicklungstendenzen, Weinheim u.a., S. 15-38.

Schultze, Rainer-Olaf 2004: Bundesstaaten unter Reformdruck: Kann Deutschland von Kanada lernen?, in: Zeitschrift für Staats- und Europawissenschaften, Jg. 2, Heft 2, S. 191-211.

Schultze, Rainer-Olaf 1985: Das politische System Kanadas im Strukturvergleich. Studien zur politischen Repräsentation, Föderalismus und Gewerkschaftsbewegung, Bochum.

Schultze, Rainer-Olaf 1999: Föderalismusreform in Deutschland: Widersprüche – Ansätze – Hoffnungen, in: Zeitschrift für Politik, Jg. 46, Heft 2, S. 173-194.

Schultze, Rainer-Olaf / Zinterer, Tanja 2002: Föderalismus und regionale Interessenkonflikte im Wandel: Fünf Fallbeispiele, in: Benz, Arthur / Lehmbruch, Gerhard (Hrsg.), Föderalismus. Analysen in entwicklungsgeschichtlicher und vergleichender Perspektive, PVS-Sonderheft 32/2001, Wiesbaden, S. 253-278.

Schultze, Rainer-Olaf / Schneider, Steffen 1995: Hat der kanadische Nationalstaat eine Zukunft? Aktuelle Probleme und Herausforderungen kanadischer Innenpolitik, in: Aus Politik und Zeitgeschichte, B17/95, S. 22-31.

Schultze, Rainer-Olaf 2000: Indirekte Entflechtung: Eine Strategie für die Föderalismusreform, in: Zeitschrift für Parlamentsfragen, Jg. 32, Heft 3, S. 681-698.

Schultze, Rainer-Olaf 1996: Interessenrepräsentation und Westminster-Modell: Kanada – ein abweichender Fall, in: Staatswissenschaften und Staatspraxis, Jg. 7, Nr. 2, S. 163-193.

Schultze, Rainer-Olaf / Pal, Leslie A. 1991: Introduction, in: Schultze, Rainer-Olaf / Pal, Leslie A. (Hrsg.), The Nation-State versus Continental Integration. Canada in North America – Germany in Europe, Bochum, S. 1-12.

Schultze, Rainer-Olaf 1989: Kanada und die Vereinigten Staaten. Ungleiche Nachbarn in Nordamerika, Augsburg.

Schultze, Rainer-Olaf / Zinterer, Tanja 1999: Kanadische Royal Commissions: Ein Vorbild für den Abbau von Reformstaus?, in: Zeitschrift für Parlamentsfragen, Jg. 31, Heft 4, S. 881-903.

Schultze, Rainer-Olaf 1991a: Models of Federalism and Canada's Political Crisis, in: Schultze, Rainer-Olaf / Pal, Leslie A. 1991 (Hrsg.), The Nation-State versus Continental Integration. Canada in North America – Germany in Europe, Bochum, S. 99-112.

Schultze, Rainer-Olaf, 1977: Politik und Gesellschaft in Kanada, Meisenheim.

Schultze, Rainer-Olaf 1997a: Repräsentationskrise, Parteiensystem- und Politikwandel in Kanada seit den 80er Jahren, in: Schultze, Rainer-Olaf / Schneider, Steffen (Hrsg.) Kanada in der Krise. Analysen zum Verfassungs-, Wirtschafts- und Parteiensystemwandel seit den 80er Jahren, Bochum, S. 269-314.

Schultze, Rainer-Olaf 1993: Statt Subsidiarität und Entscheidungsautonomie – Politikverflechtung und kein Ende: Der deutsche Föderalismus nach der Vereinigung, in: Staatswissenschaften und Staatspraxis, Jg. 4, Nr. 2, S. 225-255.

Schultze, Rainer-Olaf 2003: Strukturierte Vielfalt als Wählerentscheidung heute? Eine Analyse der Bundestagswahl vom 22. September 2002, in: Bayerische Landeszentrale für politische Bildungsarbeit (Hrsg.), Bilanz der Bundestagswahl 2002. Voraussetzungen, Ergebnisse, Folgen, München, S. 71-100.

Schultze, Rainer-Olaf 1997b: Verfassungspolitik im kanadischen Föderalismus seit Beginn der 1980er Jahre, in: Schultze, Rainer-Olaf / Schneider, Steffen (Hrsg.) Kanada in der Krise. Analysen zum Verfassungs-, Wirtschafts- und Parteiensystemwandel seit den 80er Jahren, Bochum, S. 3-42.

Schultze, Rainer-Olaf 1997c: Verfassungsreform als Prozeß, in: Zeitschrift für Parlamentsfragen, Jg. 28, Heft 3, S. 502-520.

Schultze, Rainer-Olaf 1991b: Weltwirtschaftskrise und Wohlfahrtsstaat. Kanada im Vergleich, Augsburg.

Schwartz, Bryan 2003: Public Inquiries, in: Manson, Allan / Mullan, David (Hrsg.), Commissions of Inquiry. Praise or Reappraise, Toronto, S. 443-460.

Schwartz, Friedrich Wilhelm 2001: Bedarf und bedarfsgerechte Versorgung aus der Sicht des Sachverständigenrates, in: Das Gesundheitswesen, Jg. 63, Heft 3, S. 127-132.

Schwartz, Friedrich Wilhelm 2003: Sachliche Unabhängigkeit versus Politiknähe. Bemerkungen zur politischen Funktion unabhängiger wissenschaftlicher Beratung, in: forum für gesundheitspolitik, Januar/Februar 2003, S. 6-9.

Schwenn, Kerstin 2003: „Unsere Vorschläge könnten in die Reform der Ministerin einfließen", in: Frankfurter Allgemeine Zeitung vom 13. Januar 2003.

Scott, Claudia 2001: Public and Private Roles in Health Care Systems. Reform Experience in Seven OECD Countries, Buckingham u.a.

Sebaldt, Martin 2004: Auf dem Weg zur „Räterepublik"? – Expertengremien und ihr Einfluss auf die deutsche Bundesgesetzgebung, in: Zeitschrift für Gesetzgebung, Jg. 19, Heft 2, S. 187-200.

Seeber, Gustav / Fesser, Gerhard 1994: Linsliberale und sozialdemokratische Kritik an Bismarcks Sozialreform, in: Machtan, Lothar (Hrsg.), Bismarcks Sozialstaat. Beiträge zur Geschichte der Sozialpolitik und zur sozialpolitischen Geschichtsschreibung, Frankfurt/Main u.a., S. 83-125.

Seeleib-Kaiser, Martin 2003a: Continuity or Change? Red-Green Social Policy after 16 Years of Christian-Democratic Rule, Zentrum für Sozialpolitik der Universität Bremen, ZeS-Arbeitspapier Nr.3/2003, Bremen.

Seeleib-Kaiser, Martin 2003b: Politikwechsel nach Machtwechsel?, in: Gohr, Antonia / Seeleib-Kaiser, Martin (Hrsg.), Sozial- und Wirtschaftspolitik unter Rot-Grün, Wiesbaden, S. 11-28.

Sepehri, Ardeshir / Chernomas, Robert 1993: Further Refinements of Canadian / U.S. Health Cost Containment Measures, in: International Journal of Health Sciences, Vol. 23, Nr. 1, S. 63-68.

Sesselmeier, Werner 2003: Zur Reform des Sozialstaats, in: Der Bürger im Staat, Jg. 53, Heft 4, S. 218-223.

Shepsle, Kenneth A. 1986: Institutional Equilibrium and Equilibrium Institutions, in: Weisberg, Herbert F. (Hrsg.), Political Science. The Science of Politics, New York, S. 51-81.

Sibbald, Barbara 2001: Can We Afford Medicare? Romanow to Find Out, in: Canadian Medical Association Journal, Vol. 164, Nr. 11, S. 1609.

Siefken, Sven T. 2003: Expertengremien der Bundesregierung – Fakten, Fiktionen, Forschungsbedarf, in: Zeitschrift für Parlamentsfragen, Jg. 34, Heft 3, S. 483-504.

Siegel, Nico A. 2001: Jenseits der Expansion? Sozialpolitik in westlichen Demokratien 1975-1995, in: Schmidt, Manfred G. (Hrsg.), Wohlfahrtsstaatliche Politik. Institutionen, politischer Prozess und Leistungsprofil, Opladen, S. 54-89.

Siems, Dorothea 2005: SPD will auch in der Pflege eine Bürgerversicherung, in: Die Welt vom 3. März 2005.

Simeon, Richard / Elkins, David J. 1980: Provincial Political Cultures in Canada, in: Elkins, David J. / Simeon, Richard (Hrsg.), Small Worlds. Provinces and Parties in Canadian Political Life, Toronto u.a., S. 31-76.

Simeon, Richard / Miller, Robert 1980: Regional Variations in Public Policy, in: Elkins, David J. / Simeon, Richard (Hrsg.), Small Worlds. Provinces and Parties in Canadian Political Life, Toronto u.a., S. 242-284.

Simeon, Richard / Robinson, Ian 1990: State, Society, and the Development of Canadian Federalism, Toronto u.a.

Sinclair, Duncan 2002: Speaking with Michael Kirby, in: Hospital Quarterly, Vol. 5, Nr. 4, S. 32-39.

Skocpol, Theda 1985: Bringing the State Back In: Strategies of Analysis in Current Research, in: Evans, Peter B / Rueschemeyer, Dietrich / Skocpol, Theda (Hrsg.), Bringing the State Back In, Cambridge, S. 3-43.
Smith, Miriam 1993: Constitutionalizing Economic and Social Rights in the Charlottetown Round, in: Phillips, Susan D. (Hrsg.), How Ottawa Spends 1993-1994: A more democratic Canada...?, Ottawa, S. 83-108.
Smith, Miriam 1995: Retrenching the Sacred Trust: Medicare and Canadian Federalism, in: Rocher, Francois / Smith, Miriam (Hrsg.), New Trends in Canadian Federalism, Petersborough, S. 319-337.
Solow, Robert M. 1985: Economic History and Economics, in: The American Economic Review, Vol. 75, Nr. 2, S. 328-331.
Stanford, Jim 1995: The Permanent Recesion and Canada's Debt: The Fiscal Context of Social Reform, in: Drache, Daniel / Ranachan, Andrew (Hrsg.), Warm Heart, Cold Country. Fiscal and Social Policy Reform in Canada, Ottawa, S. 259-292.
Steinmeier, Frank Walter 2001: Konsens und Führung, in: Müntefering, Franz / Machnig, Matthias (Hrsg.), Sicherheit im Wandel, Berlin, S. 263-272.
Steinmo, Sven / Thelen, Kathleen / Longstreth, Frank (Hrsg.) 1992: Structuring Politics. Institutionalism in Comparative Analysis, Cambridge.
St-Hilaire, France 1998: A New Federal-Provincial Equilibrium, in: Policy Options, Dezember, S. 40-44.
Stingl, Michael / Wilson, Donna 1996: Efficiency vs. Equality: Health Care Reform in Canada, Halifax.
Streeck, Wolfgang 2003a: From State Weakness as Strength to State Weakness as Weakness: Welfare Corporatism and the Private Use of the Public Interest, MPIfG Working Paper 03/2, Köln http://www.mpi-fg-koeln.mpg.de/pu/workpap/wp03-2/wp03-2.html - Zugriff 16. Juli 2006.
Streeck, Wolfgang (Hrsg.) 1999: Korporatismus in Deutschland. Zwischen Nationalstaat und Europäischer Union, Frankfurt/Main.
Streeck, Wolfgang 2003b: No Longer the Century of Corporatism: Das Ende des „Bündnisses für Arbeit", MPIfG Working Paper 03/4, Köln http://www.mpi-fg-koeln.mpg.de/pu/workpap/wp03-4/wp03-4.html - Zugriff 16. Juli 2006.
Streit, Manfred E. 1990: Möglichkeiten und Grenzen einer Politikberatung durch die Wissenschaft, in: Knappe, Eckhard. / Oberender, Peter (Hrsg.), Gesundheitsberichterstattung, Orientierungsdaten und Prioritätensetzung – Die Rolle der Experten im Gesundheitswesen, Gerlingen, S. 243-268.
Sturm, Roland 2003a: Episode oder Projekt? Die rot-grüne Koalition seit 1998, in: Bayerische Landeszentrale für politische Bildungsarbeit (Hrsg.), Bilanz der Bundestagswahl 2002. Voraussetzungen, Ergebnisse, Folgen, München, S. 139-152.
Sturm, Roland / Müler, Markus M. 1999: Public Deficits. A Comparative Study of Their Economic and Political Consequences in Britain, Canada, Germany and the United States, London u.a.
Sturm, Roland 2003b: The Promises Kept by Our Rivals – New Budgetary Strategies of the Conservatives in Canada, in: Schultze, Rainer-Olaf / Sturm, Roland / Eberle, Dagmar (Hrsg.), Conservative Parties and Right-Wing Politics in North America. Reaping the Benefits of an Ideological Victory?, Opladen, S. 279-296.

Sullivan, Terrence / Baranek, Patricia M. 2002: First Do No Harm: Making Sense of Canadian Health Reform, Vancouver.

Suzuki, David 2002: Expanding the Health Care Debate, in: Canadian Medical Assocation Journal, Jg. 166, Nr. 13, S. 1678-1679.

Swank, Duane 2001: Political Institutions and Welfare State Restructuring. The Impact of Institutions on Social Policy Change in Developed Democracies, in: Pierson, Paul (Hrsg.), The New Politics of the Welfare State, Oxford, S. 197-237.

Swartz, Donald ³1998: The Limits of Health Insurance, in: Coburn, David / D'Arcy, Carl / Torrance, George (Hrsg.), Health and Canadian Socitey. Sociological Perspectives, Toronto S. 536-548.

Swartz, Donald 1987: The Limits of Health Insurance, in: Moscovitch, Allan / Albert, Jim (Hrsg.) The Benevolent State: The Growth of Welfare in Canada, Toronto, S. 255-270.

Swartz, Donald 1993: The Politics of Reform: Public Health Insurance in Canada, in: International Journal of Health Sciences, Vol. 23, Nr. 2, S. 219-238.

Taylor, Malcolm G. ²1987: Health Insurance and Canadian Public Policy. The Seven Decisions that Created the Canadian Health Insurance System and their Outcomes, Kingston u.a.

Taylor, Malcolm G. 1990: Insuring National Health Care. The Canadian Experience, Chapel Hill / London.

Taylor, Malcolm G. 1980: The Canadian Health Insurance Program, in: Meilicke, Carl A. / Storch, Janet L. (Hrsg.), Perspectives on Canadian Health and Social Services Policy. History and Emerging Trends, Ann Arbor, S. 183-197.

Tennstedt, Florian 1997: Peitsche und Zuckerbrot oder ein Reich mit Zuckerbrot? Der Deutsche Weg zum Wohlfahrtsstaat 1871-1881, in: Zeitschrift für Sozialpolitik, Jg. 43, Nr. 2, S. 88-101.

Tennstedt, Florian 1976: Sozialgeschichte der Sozialversicherung, in: Blohmke, Maria (Hrsg.), Handbuch der Sozialmedizin. Band 3, Stuttgart, S. 385-492.

Tennstedt, Florian 1978: Sozialreform – Sozialversicherungsreform – Gesellschaftspolitik, in: Greiffenhagen, Martin (Hrsg.), Zur Theorie der Reform. Entwürfe und Strategien, Heidelberg u.a., S. 87-112.

Teppe, Karl 1977: Zur Sozialpolitik des Dritten Reiches am Beispiel der Sozialversicherung, in: Archiv für Sozialgeschichte, Band 17, S. 195-250.

Tesic, Dusan 1990: Endbericht der Enquete-Kommission „Strukturreform der gesetzlichen Krankenversicherung", in: Die Betriebskrankenkasse, Jg. 78, Heft 4, S. 212-218.

Thelen, Kathleen 1999: Historical Institutionalism and Comparative Politics, in: Annual Review of Political Science, Vol. 2, S. 369-404.

Thienen, Volker von 1990: Beratungswelt und Methode. Parlamentarische Politikberatung in der Perspektive unterschiedlicher Methoden der empirischen Sozialforschung, in: Petermann, Thomas (Hrsg.), Das wohlberatene Parlament. Orte und Prozesse der Politikberatung beim Deutschen Bundestag, Berlin, S. 171-216.

Thienen, Volker von 1987: Technischer Wandel und parlamentarische Gestaltungskompetenz – das Beispiel der Enquete-Kommission, in: Technik und Gesellschaft. Jahrbuch, Frankfurt/Main u.a., S. 84-106.

Thorburn, Hugh G. 1985: Interest Groups in the Canadian Federal System, Toronto.
Thorburn, Hugh G. / Whitehorn, Alan (Hrsg.) ^{8}2001: Party Politics in Canada, Kingston.
Thunert, Martin 2003a: Conservative Think Tanks in the United States and Canada, in: Schultze, Rainer-Olaf / Sturm, Roland / Eberle, Dagmar (Hrsg.), Conservative Parties and Right-Wing Politics in North America. Reaping the Benefits of an Ideological Victory?, Opladen, S. 229-254.
Thunert, Martin 2004: Politikberatung in der Bundesrepublik Deutschland: Entwicklungslinien, Leistungsfähigkeit und Legitimation, in: Kaiser, André / Zittel, Thomas (Hrsg.) Demokratietheorie und Demokratieentwicklung. Festschrift für Peter Graf Kielmansegg, Wiesbaden, S. 391-422.
Thunert, Martin 1999: Think Tanks als Ressourcen der Politikberatung, in: Forschungsjournal Neue Soziale Bewegungen, Jg. 12, Nr. 3, S. 10-19.
Thunert, Martin 2003b: Think Tanks in Deutschland – Berater der Politik?, in: Aus Politik und Zeitgeschichte, Heft B51/03, S. 30-38.
Tiemann, Heinrich 2004: Im Dickicht der Beratung: Politik und Wissenschaft im 21. Jahrhundert, in: Zeitschrift für Sozialreform, Jg. 50, Nr. 1/2, S. 46-50.
Timpson, Annis May 2003: Challenging Policy Paradigms: Women, Royal Commissions, and the Public-Private Divide, in: Manson, Allan / Mullan, David (Hrsg.), Commissions of Inquiry. Praise or Reappraise, Toronto, S. 229-246.
Torjman, Sherri / Battle, Ken 1995a: How Finance Re-Formed Social Policy, in: Drache, Daniel / Ranachan, Andrew (Hrsg.), Warm Heart, Cold Country. Fiscal and Social Policy Reform in Canada, Ottawa, S. 407-441.
Torjman, Sherri / Battle, Ken 1995b: Reforming Canada's Social Security System, in: Drache, Daniel / Ranachan, Andrew (Hrsg.), Warm Heart, Cold Country. Fiscal and Social Policy Reform in Canada, Ottawa, S. 363-390.
Torrance, George ^{3}1998: Socio-Historical Overview: The Development of the Canadian Health System, in: Coburn, David / D'Arcy, Carl / Torrance, George (Hrsg.), Health and Canadian Socitey. Sociological Perspectives, Toronto S. 3-22.
Trampusch, Christine 2003: Ein Bündnis für die nachhaltige Finanzierung der Sozialversicherungssysteme: Interessenvermittlung in der bundesdeutschen Arbeitsmarkt- und Rentenpolitik, MPIfG Discussion Paper 03/1, Köln http://www.mpi-fg-koeln.mpg.de/pu/mpifg_dp/dp03-1.pdf - Zugriff 16. Juli 2006.
Trampusch, Christine 2004: Das Scheitern der Politikwissenschaft am Bündnis für Arbeit. Eine Kritik an der Problemlösungsliteratur über das Bündnis für Arbeit, in: Politische Vierteljahresschrift, Jg. 45, Nr. 4, S. 541-562.
Tremblay, André 2000: Federal Spending Power, in: Gagnon, Alain-G. / Segal, Hugh (Hrsg.), The Canadian Social Union without Quebec. 8 Critical Analyses, Montreal, S. 155-188.
Tsalikis, George / Manga, Pran 1980: The Hall Review: A Commitment for Renewal?, in: Canadian Journal of Public Health, Vol. 71, Nr. 6, S. 385-389.
Tsebelis, George 2002: Veto Players. How Political Institutions Work, Princeton.
Tuohy, Carolyn J. 1999: Accidental Logics. The Dynamics of Change in the Health Care Arena in the United States, Britain, and Canada, New York u.a.

Tuohy, Carolyn J. 1980: Medical Politics after Medicare: The Ontario Care, in: Meilicke, Carl A. / Storch, Janet L. (Hrsg.), Perspectives on Canadian Health and Social Services Policy. History and Emerging Trends, Ann Arbor, S. 459-479.
Tuohy, Carolyn J. 1988: Medicine and the State in Canada: The Extra-Billing Issue in Perspective, in: Canadian Journal of Political Science, Jg. 21, Heft 2, S. 267-296.
Tuohy, Carolyn J. 1992: Policy and Politics in Canada. Institutionalized Ambivalence, Philadelphia.
Tuohy, Carloyn J. 1993: Social Policy. Two Worlds, in: Atkinson, Michael M. (Hrsg.), Governing Canada. Institutions and Public Policy, Toronto, S. 275-305.
Tuohy, Carolyn J. 2002: The Costs of Constraint and Prospects for Health Care Reform in Canada, in: Health Affairs, Vol. 21, Nr. 3, S. 32-46.
Underhill, Frank H. 1975: In Search of Canadian Liberalism, Toronto.
Urban, Hans-Jürgen 2003: Europäisierung der Gesundheitspolitik? Zur Evolution eines Politikfeldes im europäischen Mehrebenen-System, Veröffentlichungsreihe der Arbeitsgruppe Public Health des Wissenschaftszentrum Berlin.
Urban, Hans-Jürgen ²2000: Reformoptionen im Sozialstaat. Über die Perspektiven des sozial regulierten Kapitalismus, in: Schmitthenner, Horst / Urban, Hans-Jürgen (Hrsg.), Sozialstaat als Reformprojekt. Optionen für eine andere Politik, Hamburg, S. 11-59.
Urban, Hans-Jürgen 2001: Wettbewerbskorporatistische Regulierung im Politikfeld Gesundheit. Der Bundesausschuss Ärzte und Krankenkassen und die gesundheitspolitische Wende, Veröffentlichungsreihe der Arbeitsgruppe Public Health des Wissenschaftszentrum Berlin.
Van Loon, Richard J. 1980: From Shared Cost to Block Funding and Beyond, in: Meilicke, Carl A. / Storch, Janet L. (Hrsg.), Perspectives on Canadian Health and Social Services Policy. History and Emerging Trends, Ann Arbor, S. 342-366.
Vertesi, Les 2004: Romanow Versus Kirby: Resolving the Differences, in: Healthcare-Papers, Vol. 4, Nr. 4, S. 41-44.
Wagner, Gert G. 2004: Die Rolle der Wissenschaft in der Politikberatung muss klar erkennbar sein. Ein Diskussionsbeitrag aus Sicht des Kritischen Rationalismus, in: Zeitschrift für Sozialreform, Jg. 50, Nr. 1/2, S. 18-31.
Wagner, Gert G. 2003a: Politikberatung – altbekannt und groß in Mode?, in: attempto!, Nr.15, Oktober, S. 4-5.
Wagner, Gert G. 2002: Sozialberichterstattung und Politikberatung, in: Glatzer, Wolfgang / Habich, Roland / Mayer, Karl Ulrich (Hrsg.), Sozialer Wandel und gesellschaftliche Dauerbeobachtung, Opladen, S. 405-420.
Wagner, Gert G. / Wiegard, Wolfgang 2001: Volkswirtschaftliche Forschung und Politikberatung, in: Becker, Irene / Ott, Notburga / Rolf, Gabriele (Hrsg.), Soziale Sicherung in einer dynamischen Gesellschaft, Frankfurt/Main u.a., S. 770-788.
Wagner, Gert G. 2003b: Volkswirtschaftliche Politikberatung in Deutschland: stark und schwach zugleich, in: Wirtschaftswissenschaftliches Studium, Jg. 32, Nr. 2, S. 69.
Wagner, Gert G. 2005: Zeit für ein Experiment, in: Süddeutsche Zeitung vom 12. Januar 2005.
Wagner, Joachim 2003c: Die fünfte Gewalt, in: Die Zeit vom 30. Oktober 2003.

Wagschal, Uwe 2000a: Besonderheiten der gezügelten Wohlfahrtsstaaten, in: Obinger, Herbert / Wagschal, Uwe (Hrsg.), Der gezügelte Wohlfahrtsstaat. Sozialpolitik in reichen Industrienationen, Frankfurt/Main u.a., S. 37-72.
Wagschal, Uwe 2000b: Schub- und Bremskräfte sozialstaatlicher Anstrengungen, in: Obinger, Herbert / Wagschal, Uwe (Hrsg.), Der gezügelte Wohlfahrtsstaat. Sozialpolitik in reichen Industrienationen, Frankfurt/Main u.a., S. 73-94.
Walkom, Thomas 2002a: Romanow Tips his Hand on Health Care, in: Toronto Star vom 12. Februar 2002.
Walkom, Thomas 2002b: Subtle Criticism of Romanow, in: Toronto Star vom 19. Februar 2002.
Wannagat, Georg 1967: Das Leitbild der sozialrechtlichen Ordnung in der Sozialenquete, in: Chmielorz, Erwin / Rohwer-Kahlmann, Harry / Heinke, Horst (Hrsg.), Sozialenquete und Sozialrecht, Wiesbaden, S. 199-210.
Wasem, Jürgen / Igl, Gerhard / Vincenti, Aurelio / Behringer, Angelika / Schagen, Udo / Schleiermacher, Sabine 2001: Gesundheitswesen und Sicherung bei Krankheit und im Pflegefall, in: Bundesministerium für Arbeit und Sozialordnung und Bundesarchiv (Hrsg.), Bandverantwortlicher: Wengst, Udo, Geschichte der Sozialpolitik in Deutschland seit 1945. Band 2/1 1945-1949: Die Zeit der Besatzungszonen, Baden-Baden, S. 461-528.
Wasem, Jürgen 1997: Health Care Reform in the Federal Republic of Germany: The New and the Old Länder, in: Altenstetter, Christa / Björkman, James Warner (Hrsg.), Health Policy Reform, National Variations and Globalization, New York u.a., S. 161-174.
Wasem, Jürgen 1998: Institutionalisierte Politikberatung am Beispiel der Gesundheits- und Krankenversicherungspolitik, in: Ackermann, Rolf / Cassel, Susanne / Denner, Elke / Hannowsky, Dirk / Prüssmann, Olaf / Renner, Andreas / Schmidt, Dorothea / Wiest, Bertram (Hrsg.), Offen für Reformen? Institutionelle Voraussetzungen für gesellschaftlichen Wandel im modernen Wohlfahrtsstaat, Baden-Baden, S. 185-198.
Wasem, Jürgen 1990: Nach der „Gesundheitsreform": Weiterentwicklung der gesetzlichen Krankenversicherung, in: Staatswissenschaften und Staatspraxis, Jg. 1, Heft 3, S. 308-334.
Wassener, Dietmar 2002: Federalism and the German Health-Care System, in: Banting, Keith G. / Corbett, Stan (Hrsg.), Health Policy and Federalism. A Comparative Perspective on Multi-Level Governance, Montreal u.a., S. 69-106.
Watanabe, Mamoru 1997: A Call for Action From the National Forum on Health, in: Canadian Medical Association Journal, Vol. 156, Nr. 7, S. 999-1000.
Watts, Ronald L. 2002: Federal Evolution: The Canadian Experience, in: Benz, Arthur / Lehmbruch, Gerhard (Hrsg.), Föderalismus. Analysen in entwicklungsgeschichtlicher und vergleichender Perspektive, PVS-Sonderheft 32/2001, Wiesbaden, S. 157-178.
Webber, Douglas 1988: Krankheit, Geld und Politik: Zur Geschichte der Gesundheitsreformen in Deutschland, in: Leviathan, Jg. 16, Heft 2, S. 156-203.
Webber, Douglas 1989: Zur Geschichte der Gesundheitsreformen in Deutschland, Teil II: Norbert Blüms Gesundheitsreformen und die Lobby, in: Leviathan, Jg. 17, Heft 2, S. 262-300.

Weir, Margaret / Skocpol, Theda 1985: State Structures and the Possibilities for „Keynesian" Responses to the Great Depression in Sweden, Britain and the United States, in: Evans, Peter B / Rueschemeyer, Dietrich / Skocpol, Theda (Hrsg.), Bringing the State Back In, Cambridge, S. 107-168.

Weiss, Carol H. (Hrsg.) 1977: Using Social Research in Public Policy Making, Lexington.

Wewer, Göttrik 2003: Politikberatung und Politikgestaltung, in: Schubert, Klaus / Bandelow, Nils C. (Hrsg.), Lehrbuch der Politikfeldanalyse, München, S. 361-390.

White, Louise G. 1994: Policy Analysis as Discourse, in: Journal of Policy Analysis and Management, Vol. 13, Nr. 3, S. 506-525.

Whitehorn, Alan [8]2001: Alexa McDonough and NDP Gains in Atlantic Canada, in: Thorburn, Hugh G. / Whitehorn, Alan (Hrsg.), Party Politics in Canada, Kingston, S. 264-279.

Wiegard, Wolfgang 2003: Politikberatung im internationalen Vergleich, in: Sachverständigenrat zur Begutachtung der gesamtwirtschaftlichen Entwicklung (Hrsg.), Vierzig Jahre Sachverständigenrat 1963-2003, Wiesbaden, S. 67-75.

Wiesenthal, Helmut 2003: Beyond Incrementalism: Sozialpolitische Basisinnovationen im Lichte der politiktheoretischen Skepsis, in: Mayntz, Renate / Streeck, Wolfgang (Hrsg.), Die Reformierbarkeit der Demokratie: Innovationen und Blockaden, Frankfurt/Main, S. 31-70.

Wiesenthal, Helmut 1981a: Die Konzertierte Aktion im Gesundheitswesen. Ein Beispiel für Theorie und Politik des modernen Korporatismus, Frankfurt/Main u.a.

Wiesenthal, Helmut 1981b: Die Konzertierte Aktion im Gesundheitswesen. Ein korporatistisches Verhandlungssystem der Sozialpolitik, in: Alemann, Ulrich von (Hrsg.), Neokorporatismus, Frankfurt/Main u.a., S. 180-206.

Wiesenthal, Helmut 2002: Reformakteure in der Konjunkturfalle – Zur gegenläufigen Entwicklung von theoretischem „Wissen" und praktischem Wollen, in: Nullmeier, Frank / Saretzki, Thomas (Hrsg.), Jenseits des Regierungsalltags. Strategiefähigkeit politischer Parteien, Frankfurt/Main u.a., S. 57-84.

Willoweit, Dietmar [3]1997: Deutsche Verfassungsgeschichte. Vom Frankenreich bis zur Wiedervereinigung Deutschlands, München.

Wilsford, David 1994: Path Dependency, or Why History Makes It Difficult but Not Impossible to Reform Health Care Systems in a Big Way, in: Journal of Public Policy, Vol. 14, Heft 3, S. 251-283.

Windhoff-Héritier, Adrienne 1996: Die Veränderung von Staatsaufgaben aus politikwissenschaftlich-institutioneller Sicht, in: Grimm, Dieter (Hrsg.), Staatsaufgaben, Baden-Baden, S. 75-92.

Windhoff-Héritier, Adrienne 1989: Institutionelle Interessenvermittlung im Sozialsektor. Strukturmuster verbandlicher Beteiligung und deren Folgen, in: Leviathan, Jg. 17, Heft 1, S. 108-126.

Windhoff-Héritier, Adrienne 1980: Politikimplementation. Ziel und Wirklichkeit politischer Entscheidungen, Königstein.

Winter, Thomas von 2004: Vom Korporatismus zum Lobbyismus. Paradigmenwechsel in Theorie und Analyse der Interessenvermittlung, in: Zeitschrift für Parlamentsfragen, Jg. 35, Nr. 4, S. 761-776.

Wismar, Matthias 2003: Health Impact Assessment – Politikberatung als Bindeglied zwischen Wissensproduktion und Entscheidungsfindung, in: Gesundheitspolitik – Management - Ökonomie, Heft 4, S. 85-94.

Wolber, Cornelia 2003: Streit um Vorschläge aus Rürup-Kommission, in: Die Welt vom 3. Januar 2003.

Wolfe, David A. 1985: The Rise and Demise of the Keynesian Era in Canada. Economic Policy 1930-1982, in: Cross, Michael S. / Kealey, Gregory S. (Hrsg.), Modern Canada, 1930-1980's, Toronto, S. 46-78.

Wolf-Doettinchem, Lorenz / Gerster, Gaby 2003: Er steigt dem Sozialstaat aufs Dach, in: Stern vom 3. April 2003.

Woratschka, Rainer 2003: „Beiträge bald bei 20 Prozent", in: Tagesspiegel vom 11. Juni 2003.

World Health Organisation 1997: European Health Care Reform. Analysis of Current Strategies, Copenhagen.

Yankelovich, Daniel 1991: Coming to Public Judgment. Making Democracy Work in a Complex World, Syracuse.

Yankelovich, Daniel 2001: The Magic of Dialogue. Transforming Conflict into Cooperation, New York u.a.

Young, Lisa / Cross, William 2002: The Rise of Plebiscitary Democracy in Canadian Political Parties, in: Party Politics, Vol. 8, Nr. 6, S. 673-699.

Zacher, Hans F. 2000: Aktuelle Herausforderungen für die Sozialversicherung, in: Eichenhofer, Eberhard (Hrsg.), Bismarck, die Sozialversicherung und deren Zukunft, Berlin, S. 75-98.

Ziegler, Hansvolker 1990: Ohnmacht des Rechts? Lehren aus dem 1. Entwurf des Gentechnologiegesetzes, in: Fülgraff, Georges / Falter, Annegret (Hrsg.), Wissenschaft in der Verantwortung. Möglichkeiten der institutionellen Steuerung, Frankfurt/Main u.a., S. 174-177.

Zinterer, Tanja 2004: Politikwandel durch Politikberatung? Die kanadische Royal Commission on Aboriginal Peoples und die Unabhängige Kommission „Zuwanderung" im Vergleich, Wiesbaden.

Zintl, Reinhard 1999: Politikverflechtung und Machtverteilung in Deutschland, in: Ellwein, Thomas / Holtmann, Everhard (Hrsg.), 50 Jahre Bundesrepublik Deutschland. PVS-Sonderheft 30/1999, Wiesbaden, S. 471-481.

Zohlnhöfer, Reimut 2003b: Rot-grüne Regierungspolitik in Deutschland 1998-2002. Versuch einer Zwischenbilanz, in: Egle, Christoph / Ostheim, Tobias / Zohlnhöfer, Reimut (Hrsg.) Das rot-grüne Projekt. Eine Bilanz der Regierung Schröder 1998 – 2002, Wiesbaden, S. 399-422.

Zsolnay, Robert 2003: Union droht mit Blockade, in: Berliner Morgenpost vom 20. April 2003.

Interviewte Personen Kanada

Mitglieder der Commission on the Future of Health Care in Canada

    Romanow, Roy   17.02.2004   Ottawa

Mitarbeiter der Kommission

Marchildon, Gregory P.	06.02.2004	telefonisch
Forest, Pierre-Gerlier	26.02.2004	Ottawa
Lewis, Steven	08.03.2004	telefonisch
McIntosh, Tom	09.02.2004	telefonisch
Noseworthy, Andrew	22.03.2004	telefonisch

Weitere Interviewpartner

Armstrong, Hugh   07.04.2004   Ottawa
    Professor, School of Social Work, Carleton University, Ottawa

Armstrong, Pat   06.03.2004   Ottawa
    Professorin, Department of Sociology, York University, Toronto

Bégin, Monique   02.03.2004   Ottawa
    ehemalige Gesundheitsministerin, Professorin, School of Management, University of Ottawa

Davies, Janet   27.02.2004   Ottawa
    Canadian Nurses Association

Esmail, Nadeem   20.02.2004   telefonisch
    Senior Health Policy Analyst & Manager, Health Data Systems, The Fraser Institute

McBane, Mike   03.03.2004   Ottawa
    Canadian Health Coalition

Merrifield, Rob   12.02.2004   Ottawa
    (Conservative / zuvor: Canadian Alliance)
    Mitglied des House of Commons Standing Committee on Health / Conservative Health Critic

Wiggins, Cindy   22.03.2004   Ottawa
    Canadian Labour Congress

Interviewte Personen Deutschland

Mitglieder der Kommission Nachhaltigkeit in der Finanzierung der sozialen Sicherungssysteme

Müller, Edda	07.07.2004	telefonisch
Nullmeier, Frank	21.06.2004	telefonisch
Platzer, Helmut	07.07.2004	telefonisch
Rürup, Bert	06.07.2004	Berlin
Schmid, Josef	05.07.2004	telefonisch
Tiemann, Heinrich	13.07.2004	Berlin

Mitarbeiter der Kommission

Lang-Neyjahr, Roland	24.06.2004	Berlin

Weitere Interviewpartner

Blüm, Norbert 28.10.2004 telefonisch
  Bundesarbeitsminister, a.D. (CDU)

Fischer, Andrea 19.10.2004 telefonisch
  Bundesgesundheitsministerin, a.D. (Bündnis90/Die Grünen)

Glaeske, Gerd 09.11.2004 Berlin
  Mitglied des Sachverständigenrates zur Begutachtung der Entwicklung im Gesundheitswesen

Scriba, Peter 26.10.2004 Berlin
  Stellvertretender Vorsitzender des Sachverständigenrates zur Begutachtung der Entwicklung im Gesundheitswesen

Stapf-Finé, Heinz 10.08.2004 Berlin
  Leiter Abteilung Sozialpolitik, Deutscher Gewerkschaftsbund

N. N.[43] - -

---

[43] Eine interviewte Person erklärte sich nur unter Zusage völliger Anonymität zu einem Interview bereit.

Anhang

1. Commission on the Future of Health Care in Canada

1.1. Arbeitsauftrag

P.C. 2001 – 569

Certified to be a true copy of a Minute of a Meeting of the Committee of the Privy Council, approved by Her Excellency the Govenor General on the 3rd of April 2001

Whereas achieving and maintaining good health and ensuring universal access to quality health services is a matter of concern to all Canadians;

Whereas in September, 2000, all First Ministers on behalf of Canadians affirmed their support for a common vision for health and for the five principles embodied in the *Canada Health Act*;

Whereas all First Ministers, in addition to agreeing on specific measures, committed themselves and their governments to a partnership to strengthen and renew health sevices for Canadians;

And whereas the strong attachment of Canadians to a health system that meets the needs of all Canadians and the commitment of governments to work together constitute the foundation for a public dialogue on the long-term-sustainability of Canada's publicly funded health care system;

Therefore, the Committee of the Privy Council, on the recommendation of the Prime Minister,

(a) advise that a Commission do issue under Part I of the *Inquiries Act* and under the Great Seal of Canada appointing Mr. Roy J. Romanow, Q.C., as Commissioner to inquire into and undertake dialogue with Canadians on the future of Canada's public health care system, and to recommend policies and measures respectful of the jurisdictions and powers in Canada required to ensure over the long term the sustainability of a universally accessible, publicly funded health system, that offers quality services to Canadians and strikes an appropriate balance between investments in prevention and health maintenance and those directed to care and treatment;

(b) direct that the Commissioner be autorized to conduct the work of the inquiry in two stages, the first focusing on fact-finding resulting in an interim report and the second emphasizing dialogue with the Canadian public and interested stakeholders based on the interim report;

(c) direct that the Commissioner submit an interim report (based on the work conducted in stage one), in both official languages, to the Governor in Council in approximately nine months, and a final report (based on the interim report and the work conducted in stage two) with recommendations, in both official languages, to the Governor in Council on or about November, 2002; and

(d) advise that the Commissioner

(i) be authorized to appoint advisers and create advisory mechanisms as he deems approproate for the purpose of the inquiry.

(ii) be autorized to consult with provinces and territories and groups and individuals having an interest in or responsibility for health care in Canada and to use the means and vehicles required to ensure that a dialogue with Canadians occurs during the course of the inquiry,

(iii) be authorized to rent such space and facilities as may be required for the purposes of the inquiry, in accordance with Treasury Board policies,

(v) be authorized to engage the services of experts and other persons as are referred to in section 11 of the *Inquiries Act*, at such rates of remuneration and reimbursement as may be approved by the Treasury Board,

(vi) be directed, in making his interim and final reports, to consider and take all necessary steps to protect classified information, and

(vii) be directed to file the papers and records of the inquiry with the Clerk of the Privy Council as soon as is reasonably possible after the conclusion of the inquiry.

1.2. Diskussionspapiere

- Julia Abelson and John Eyles (McMaster University) Public Participation and Citizen Governance in the Canadian Health System.
- Pat Armstrong (York University) and Hugh Armstrong (Carleton University) Planning for Care: Approaches to Health Human Resources Policy and Planning.
- Gerard W. Boychuk (University of Waterloo) The Changing Political and Economic Environment of Health Care in Canada.
- André Braën (University of Ottawa) Health and the Distribution of Powers in Canada.
- Timothy Caulfield (University of Alberta) How Do Current Common Law Principles Impede or Facilitate Change?
- François Champagne (University of Montreal) The Ability to Manage Change in Health Care Organizations.

- Clémence Dallaire and Sonia Normand (Laval University) Changes and a Few Paradoxes: Some Thoughts on Health System Personnel.
- Raisa Deber (University of Toronto) Delivering Health Care Services: Public, Not-for-Profit, or Private?.
- Jean-Louis Denis (University of Montreal) Governance and Management of Change in Canada's Health System.
- Harley D. Dickinson (University of Saskatchewan) How Can the Public Be Meaningfully Involved in Developing and Maintaining an Overall Vision for the Health Care System Consistent with Its Values and Principles?
- Robert G. Evans (University of British Columbia) Raising the Money: Options, Consequences, and Objectives for Financing Health Care in Canada.
- Katherine Fierlbeck (Dalhousie University) Paying to Play? Government Financing and Health Care Agenda Setting.
- Colleen M. Flood and Sujit Choudhry (University of Toronto) Strengthening the Foundation: Modernizing the Canada Health Act.
- Anita J. Gagnon (McGill University) Responsiveness of the Canadian Health Care System Towards Newcomers.
- Sholom Glouberman and Brenda Zimmerman (Baycrest Centre for Geriatric Care, Toronto) Complicated and Complex Systems: What Would Successful Reform of Medicare Look Like?
- Donna Greschner (University of Saskatchewan) How Will the Charter of Rights and Freedoms and Evolving Jurisprudence Affect Health Care Costs?
- Michel Grignon, Valérie Paris, Dominique Polton, in collaboration with Agnès Couffinhal and Bertrand Pierrard (CREDES, Paris, France) Influence of Physician Payment Methods on the Efficiency of the Health Care System.
- Seamus Hogan and Sarah Hogan (University of Canterbury, New Zealand) How Will the Ageing of the Population Affect Health Care Needs and Costs in the Foreseeable Future?
- Louis M. Imbeau, Kina Chenard and Adriana Dudas (Laval University) The Conditions for a Sustainable Public Health System in Canada.
- Martha Jackman (University of Ottawa) The Implications of Section 7 of the Charter for Health Care Spending in Canada.
- Jon R. Johnson (Goodmans, Toronto) How Will International Trade Agreements Affect Canadian Health Care?
- John N. Lavis (McMaster University) Political Elites and Their Influence on Health-Care Reform in Canada.
- Howard Leeson (University of Regina) Constitutional Jurisdiction Over Health and Health Care Services in Canada.

- Pascale Lehoux (University of Montreal) Could New Regulatory Mechanisms Be Designed after a Critical Assessment of the Value of Health Innovations?
- Antonia Maioni (McGill University) Roles and Responsibilities in Health Care Policy.
- Theodore R. Marmor (Yale University), Kieke G. H. Okma (Queen's University and Ministry of Health, Welfare and Sport, the Netherlands) and Stephen R. Latham (Yale University) National Values, Institutions and Health Policies: What Do They Imply for Medicare Reform?
- Ian McKillop (Wilfrid Laurier University) Financial Rules as a Catalyst for Change in the Canadian Health Care System.
- Steve Morgan (University of British Columbia) and Jeremiah Hurley (McMaster University) Influences on the „Health Care Technology Cost-Driver".
- Richard Ouellet (Laval University) The Effects of International Trade Agreements on Canadian Health Measures: Options for Canada with a View to the Upcoming Trade Negotiations.
- Réjean Pelletier (Laval University) Intergovernmental Cooperation Mechanisms.
- Jayne Renee Pivik (University of Ottawa) Practical Strategies for Facilitating Meaningful Citizen Involvement in Health Planning.
- Marie-Claude Prémont (McGill University) The Canada Health Act and the Future of Health Care Systems in Canada.
- Cynthia Ramsay (Elm Consulting, Vancouver) A Framework for Determining the Extent of Public Financing of Programs and Services.
- Candace Johnson Redden (Brock University) Health Care Politics and the Intergovernmental Framework in Canada.
- Jean-Luc Migué (Fraser Institute) Funding and Production of Health Services: Outlook and Potential Solutions.
- François Rocher and Miriam Smith (Carleton University) Federalism and Health Care: The Impact of Political-Institutional Dynamics on the Canadian Health Care System.
- Melissa Rode (Independent Scholar) and Michael Rushton (University of Regina) Options for Raising Revenue for Health Care.
- Alan Shiell (University of Calgary) and Gavin Mooney (Curtin University of Technology, Perth, Australia) A Framework for Determining the Extent of Public Financing of Programs and Services.
- Stephen Tomblin (Memorial University) Creating a More Democratic Health System: A Critical Review of Constraints and a New Approach to Health Restructuring.

- Gail Tomblin-Murphy (Dalhousie University) and Linda O'Brien-Pallas (University of Toronto) How Do Health Human Resources Policies and Practices Inhibit Change? A Plan for the Future.

1.3. Untersuchungsprojekte

- Fiscal Federalism and Health – Institute of Intergovernmental Relations (Director: Harvey Lazar) Queen's University, Kingston, Ontario.
- Globalization and Health – Canadian Centre for Policy Alternatives (Executive Director: Bruce Campbell), Ottawa, Ontario.
- Health Human Resources – Health Network, Canadian Policy Research Networks, (Director: Cathy Fooks), Ottawa, Ontario.

1.4. Roundtable Gespräche als Teil der fact finding-Phase

- Expert Roundtable on Public-Private Partnerships – 27. November 2001, London School of Hygiene and Tropical Medicine in London, Großbritannien.
- Research Roundtable on Co-Payments and Related Policy Options – 29. November 2001, Collège des Économistes de la Santé in Paris, Frankreich.
- Expert Roundtable on Health System Cost-Drivers – 25. Februar 2002, School of Advanced International Studies at Johns Hopkins University in Washington, D.C., USA.
- Research Roundtable on Financing Options for Health Care – 24. Mai 2002, C. D. Howe Institute in Toronto, Ontario, Kanada.

1.5. Citizens' Dialogue Sessions

4. März 2002 Regina	4. April 2002 Ottawa	30. April 2002 Calgary
6. März 2002 Winnipeg	8. April 2002 Iqaluit	2. Mai 2002 Whitehorse
12. März 2002 Vancouver	11. April 2002 Sudbury	14. Mai 2002 Edmonton
14. März 2002 Victoria	15. April 2002 St. John's	16. Mai 2002 Yellowknife
25. März 2002 Québec City	17. April 2002 Halifax	28. Mai 2002 Ottawa
26. März 2002 Montreal	18. April 2002 Charlottetown	30. Mai 2002 Toronto
2. April 2002 Toronto	19. April 2002 Fredericton	31. Mai 2002 Toronto

1.6. Von CPAC übertragene Diskussionsforen

24. Januar 2002 Thema: Values: What do Canadians want from their health care system?	7. Februar 2002 Thema: Leadership: Who should call the shots in Canada's health care system?	21. Februar 2002 Thema: Principles: The Canada Health Act: Lightning rod or beacon?
31. Januar 2002 Thema: Sustainability: Can we afford Medicare?	14. Februar 2002 Thema: Access: What health care rights should Canadians have?	28. Februar 2002 Thema: Innovation: Can innovation save Canadian health care?

1.7. Workshops mit Experten

5. März 2002 Regina	27. März 2002 Montreal	16. April 2002 St. John's
7. März 2002 Winnipeg	3. April 2002 Toronto	18. April 2002 Halifax
13. März 2002 Vancouver	5. April 2002 Ottawa	15. Mai 2002 Edmonton

2. Kommission Nachhaltigkeit in der Finanzierung der sozialen Sicherungssysteme

2.1. Arbeitsauftrag

Pressemitteilung des Bundesministeriums für Gesundheit und Soziale Sicherung vom 12.11.2002

Kommission für die Nachhaltigkeit in der Finanzierung
der Sozialen Sicherungssysteme

Ausgangslage

Die Koalition von SPD und Bündnis 90/Die Grünen hat bei der Reform der Rentenversicherung bereits in der letzten Legislaturperiode das traditionelle System der Alterssicherung um die Säule der kapitalgedeckten Altersvorsorge ergänzt und damit erforderliche Weichen gestellt. Die betriebliche Alterssicherung wurde grundlegend modernisiert und den Betriebs- und Tarifpartnern bei der Alterssicherung Mitgestaltungsmöglichkeiten eingeräumt, die es in diesem Umfang vorher nicht gab. Es wurden neuartige Pensionsfonds nach modernen internationalen Standards eingeführt. Mit dem Aufbau der mit großzügigen staatlichen Hilfen ausgestatteten ergänzenden kapitalgedeckten Altersvorsorge wurden wichtige Schritte eingeleitet, um die Alterssicherung zukunftssicher und für die Aktiven bezahlbar zu machen.

Bundesministerin Ulla Schmidt wird im Jahr 2003 weitere grundlegende Strukturverbesserungen im Gesundheitswesen durchführen, die vor allem auf Qualität und Wettbewerb, Effizienz und Transparenz der Leistungsseite setzen. Dazu gehören die Modernisierung der Versorgungsstrukturen sowie des Honorarsystems im vertragsärztlichen Bereich, die Liberalisierung des Arzneimittelmarktes, die Einführung einer Patientenquittung und der freiwilligen elektronischen Patientenkarte sowie neue Initiativen zur Sicherung der Qualität in der Medizin, zur Stärkung der Patientenrechte und des Patientenschutzes sowie der Prävention. Ziel ist auch hier, das Krankenversicherungssystem, das im internationalen Maßstab immer noch vorbildlich ist, für die Zukunft leistungsfähig und bezahlbar zu halten.

Auch über diese Maßnahmen hinaus stehen die Systeme der Sozialen Sicherung mittel- und langfristig vor schwierigen Herausforderungen. Wir befinden uns in einer Zeit raschen Wandels, sowohl in der Arbeitswelt (z.B. Strukturwandel und grundlegende Veränderungen der Erwerbsbiographien) als auch in der

Gesellschaft insgesamt. Dazu kommen konjunkturelle Schwankungen, die ebenfalls im Sozialsystem aufgefangen werden müssen.

Bevölkerungsalterung und grundlegende Veränderungen der Erwerbsbiographien sowie die Entwicklung der Einkommensverteilung konfrontieren Renten-, Kranken- und Pflegeversicherung mit tiefgreifenden Problemen. Durch die am Arbeitsverhältnis ansetzende lohnzentrierte Finanzierung drohen diese Entwicklungen langfristig zu einer wachsenden Belastung des Faktors Arbeit zu werden. Dies ist mit weitreichenden Konsequenzen für das gesamtwirtschaftliche Wachstum verbunden.

Auftrag der Kommission

Vor diesem Hintergrund ist es Aufgabe der Kommission, Vorschläge für eine nachhaltige Finanzierung und Weiterentwicklung der Sozialversicherung zu entwickeln. Insbesondere muss es darum gehen, die langfristige Finanzierung der sozialstaatlichen Sicherungsziele und die Generationengerechtigkeit zu gewährleisten sowie die Systeme zukunftsfest zu machen. Um beschäftigungswirksame Impulse zu geben, sollen Wege dargestellt werden, wie die Lohnnebenkosten gesenkt werden können. Die Vorschläge müssen auch Aspekte der Geschlechtergerechtigkeit berücksichtigen. Die internationalen Diskussionen und Erfahrungen, insbesondere in der Europäischen Union, sind einzubeziehen.

In der Gesetzlichen Rentenversicherung wird es darum gehen, den eingeschlagenen Weg des Ausbaus der kapitalgedeckten Ergänzungssysteme weiterzuführen, ihre Wirkungen zu überprüfen und an der Orientierung der Ausgaben an den Einnahmen festzuhalten. Vorschläge zur Verbreiterung der Finanzierungsbasis sind zu prüfen.

In der Gesetzlichen Krankenversicherung geht es darum, im Hinblick auf die durch die Bevölkerungsentwicklung und den medizinisch-technischen Fortschritt bewirkte Ausgabendynamik die Finanzierung langfristig zu sichern. Darüber hinaus soll die Kommission Vorschläge entwickeln, wie zukünftig die immer stärker werdende Bedeutung der Prävention zur Vorbeugung gegen Krankheiten sowie auch zur finanziellen Stabilisierung des Systems genutzt werden kann.

Auch die Pflegeversicherung muss zukunftsfest gemacht werden und eine hohe Pflegequalität sichern. Die Bedeutung der Pflege wird in der Zukunft immer weiter wachsen. Die Kommission soll prüfen, wie die Weiterentwicklung der Pflegeversicherung mit ergänzenden Formen der Vorsorge kombiniert werden kann.

Viele Strukturen in der Sozialversicherung sind historisch gewachsen. Deshalb ist auch zu prüfen, ob bei der Organisation der Sozialversicherung mittel- und langfristig Reformbedarf besteht.

Die Kommission soll Vorschläge unterbreiten, wie im europäischen Rahmen zur Gewährleistung von Mobilität und Freizügigkeit der Bürgerinnen und Bürger eine unbürokratische Leistungsgewährung sichergestellt werden kann.

Die Kommission wird, soweit dies zeitlich möglich ist, die Ergebnisse der Gesundheitsreform 2003 in ihrem Bericht berücksichtigen. Dies gilt ebenfalls für die Organisationsreform in der Rentenversicherung sowie die Neuregelung der Besteuerung der Alterssicherungssysteme.

Die Kommission wird im Herbst 2003 ihren Bericht vorlegen. Bundesregierung und Koalitionsfraktionen werden hieraus Schlussfolgerungen für weitere Reformschritte in den Sicherungssystemen ziehen.

Organisation der Kommission

Zur Organisation der Kommissionsarbeit, insbesondere der Abfassung des Schlussberichts wird eine beim BMGS angesiedelte Geschäftsstelle eingerichtet. Für die Ausgaben der Kommission werden für das Haushaltsjahr 2003 rd. 1 Mio. € zur Verfügung stehen.

2.2. Mitglieder der Kommission

Prof. Dr. Dr. h.c. Bert Rürup (Vorsitzender)	Professor für Finanz- und Wirtschaftspolitik an der Technischen Universität Darmstadt
Heinrich Tiemann	Vertreter des Bundesministeriums für Gesundheit und Soziale Sicherung, Staatssekretär
Prof. Dr. h.c. Roland Berger	Chairman und Global Managing Partner von Roland Berger Strategy Consultants GmbH
Prof. Axel Börsch-Supan, Ph.D.	Professor für Makroökonomik und Wirtschaftspolitik an der Universität Mannhein
Dr. Claus Michael Dill	Vorsitzender des Vorstandes der AXA Konzern AG, der AXA Versicherung AG und der AXA Lebensversicherung AG
Dominique Döttling	Geschäftsführende Gesellschafterin Döttling und Partner Beratungsgesellschaft mbH
Dr. Ursula Engelen-Kefer	Stellvertretende Vorsitzende des Deutschen Gewerkschaftsbundes DGB

Prof. Dr. Gisela Färber	Professorin für gesellschaftliche Staatswissenschaften an der Deutschen Hochschule für Verwaltungswissenschaften Speyer
Günther Fleig	Mitglied des Vorstandes der DaimlerChrysler AG
Jürgen Husmann	Ehemaliges Mitglied der Hauptgeschäftsführung der Bundesvereinigung der Deutschen Arbeitgeberverbände (BDA), Mitglied des Vorstandes der Bundesversicherungsanstalt für Angestellte (BfA), alternierender Vorsitzender des Vorstandes des Verbandes der Deutschen Rentenversicherungsträger (VDR), Mitglied des Vorstandes der IVSS (Internationale Vereinigung für Soziale Sicherung), Mitglied des Sozialbeirates
Prof. Dr. Dr. Karl W. Lauterbach	Direktor des Instituts für Gesundheitsökonomie und klinische Epidemiologie (IGKE) der Universität zu Köln, Mitglied im Sachverständigenrat des Gesundheitswesens
Prof. Dr. Edda Müller	Vorstand der Verbraucherzentrale Bundesverband e.V., stellvertretende Vorsitzende des Rats für Nachhaltige Entwicklung, Ministerin a.D.
Prof. Dr. Dr. Eckhard Nagel	Direktor des Instituts für Medizinmanagement und Gesundheitswissenschaften an der Universität Bayreuth, Leiter des Transplantationszentrums am Klinikum Augsburg, stellvertretender Vorsitzender des Nationalen Ethikrates, Mitglied des Präsidiumsvorstandes und Präsident des Deutschen Evangelischen Kirchentages für die Jahre 2001 bis 2007
Prof. Dr. Frank Nullmeier	Professor für Politikwissenschaft an der Universität Bremen und Leiter der Abteilung Theorie und Verfassung des Wohlfahrtsstaates am Zentrum für Sozialpolitik
Dr. Helmut Platzer	Vorsitzender des Vorstandes der AOK Bayern
Prof. Dr. Bernd Raffelhüschen	Direktor des Instituts für Finanzwissenschaft und Volkswirtschaftslehre I an der Albert-Ludwigs-Universität Freiburg, Professor II an der Universität Bergen (Norwegen)
Prof. Dr. Franz Ruland	Geschäftsführer des Verbandes Deutscher Rentenversicherungsträger

Nadine Schley[44]	Bürokauffrau, Schering AG, ehemalige Vorsitzende der Jugend- und Auszubildendenvertretung, Mitglied der Tarifkommission der IGBCE
Prof. Dr. Josef Schmid	Professor für Politische Wirtschaftslehre und vergleichende Politikfeldanalyse am Institut für Politikwissenschaft der Eberhard Karls Universität Tübingen
Manfred Schoch	Gesamtbetriebsrats-Vorsitzender der BMW AG, stellvertretender Vorsitzender des Aufsichtsrates der BMW AG, Vorsitzender des BMW EURO-Betriebsrates, Mitglied des Verwaltungsrates des BKK Bundesverbandes
Barbara Stolterfoht	Staatsministerin a.D., Vorsitzende des Deutschen Paritätischen Wohlfahrtsverbandes – Gesamtverband e.V.
Dr. Gitta Trauernicht	Ministerin a.D., Mitglied des niedersächsischen Landtages, Geschäftsführerin des Instituts für soziale Arbeit e.V. und der ISA Planungs- und Beratungs-GmbH
Eggert Voscherau	Mitglied des Vorstandes der BASF AG, Präsident des Verbandes der Europäischen Chemieindustrie (Cefic), Präsident des Internationalen Chemieverbandes ICCA
Prof. Dr. Gerd W. Wagner	Professor für empirische Wirtschaftsforschung und Wirtschaftspolitik an der Technischen Universität Berlin, Forschungsdirektor für Sozialpolitik und Leiter der Längsschnittstudie Sozioökonomisches Panel (SOEP) am DIW Berlin, Mitglied der Kammer für soziale Ordnung der EKD
Klaus Wiesehügel	Bundesvorsitzender der IG Bauen-Agrar-Umwelt und Vizepräsident des Internationalen Bundes der Bau- und Holzarbeiter
Dr. Rosemarie Wilcken	Bürgermeisterin der Stadt Wismar und Stellvertreterin der amtierenden Präsidentin des Deutschen Städtetages

---

[44] Namensänderung: bei Einsetzung der Kommission: Nadine Franz

2.3. Minderheitenvoten im Abschlussbericht

Zur Anhebung der Regelaltersgrenze Kapitel 3.3.1	Engelen-Kefer, Schley, Stolterfoht, Schoch, Wiesehügel
Zu den flankierenden Maßnahmen im Rahme der Altersgrenzenanhebung Kapitel 3.3.1	Engelen-Kefer, Schley, Stolterfoht, Schoch, Wiesehügel
Zu den Renten wegen verminderter Erwerbsfähigkeit Kapitel 3.3.1	Engelen-Kefer, Schley, Stolterfoht, Schoch, Wiesehügel
Zur Veränderung der Rentenanpassungsformel Kapitel 3.3.2	Engelen-Kefer, Schley, Schoch, Stolterfoht, Wiesehügel
Zur Ausweitung der Beitragsbemessungs-grundlage und des versicherungspflichtigen Personenkreises Kapitel 3.4.6	Engelen-Kefer, Schley, Stolterfoht, Nullmeier, Schoch, Wiesehügel
Zur ergänzenden kapitalgedeckten Altersvorsorge Kapitel 3.5.2	Engelen-Kefer, Schley, Stolterfoht, Schoch, Wiesehügel
Zu den konzeptionellen Alternativen zur lohn-zentrierten Finanzierung der gesetzlichen Krankenversicherung Kapitel 4.3	Dill, Raffelhüschen
Zu den konzeptionellen Alternativen zur lohn-zentrierten Finanzierung der gesetzlichen Krankenversicherung Kapitel 4.3	Engelen-Kefer, Schley, Nullmeier, Schoch, Wiesehügel
Zu den konzeptionellen Alternativen zur lohn-zentrierten Finanzierung der gesetzlichen Krankenversicherung Kapitel 4.3	Nagel
Zu den konzeptionellen Alternativen zur lohn-zentrierten Finanzierung der gesetzlichen Krankenversicherung Kapitel 4.3	Platzer, Stolterfoht

Zu den konzeptionellen Alternativen zur lohn-zentrierten Finanzierung der gesetzlichen Krankenversicherung Kapitel 4.3	Platzer
Zu den konzeptionellen Alternativen zur lohn-zentrierten Finanzierung der gesetzlichen Krankenversicherung Kapitel 4.3	Stolterfoht, Müller
Zur finanziellen Angleichung der ambulanten und stationären Pflegeleistungen Kapitel 5.2.3	Engelen-Kefer, Schley, Nullmeier, Schoch, Wiesehügel
Zum intergenerativen Lastenausgleich Kapitel 5.3	Engelen-Kefer, Schley, Schoch, Wiesehügel
Zur finanziellen Angleichung der ambulanten und stationären Pflegeleistungen Kapitel 5.2.3	Wilcken
Zur Steuerfinanzierung von Rentenversicherungsbeiträgen für nicht erwerbsmäßig pflegende Angehörige Kapitel 5.2.3	Engelen-Kefer, Schley, Schoch, Wiesehügel
Zur abgelehnten Reformoption „Auslaufmodell soziale Pflegeversicherung" Kapitel 5.4.3	Dill, Döttling, Raffelhüschen

MIX
Papier aus verantwortungsvollen Quellen
Paper from responsible sources
FSC® C105338

If you have any concerns about our products,
you can contact us on
ProductSafety@springernature.com

In case Publisher is established outside the EU,
the EU authorized representative is:
**Springer Nature Customer Service Center GmbH
Europaplatz 3, 69115 Heidelberg, Germany**

Printed by Libri Plureos GmbH
in Hamburg, Germany